Les vapeurs: Eine literarische Nosologie
zwischen Klassik und Romantik

Europäische Hochschulschriften
Publications Universitaires Européennes
European University Studies

Reihe XIII
Französische Sprache und Literatur

Série XIII Series XIII
Langue et littérature françaises
French Language and Literature

Bd./Vol. 254

PETER LANG
Frankfurt am Main · Berlin · Bern · Bruxelles · New York · Oxford · Wien

Beate Appelt

Les vapeurs: Eine literarische Nosologie zwischen Klassik und Romantik

Kulturgeschichtliche Untersuchung, literarische Analyse und bibliographische Dokumentation

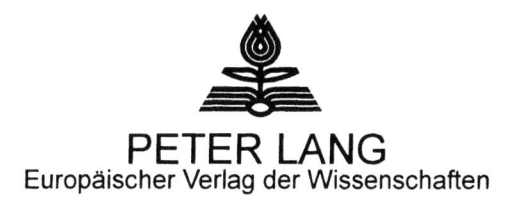

PETER LANG
Europäischer Verlag der Wissenschaften

Die Deutsche Bibliothek - CIP-Einheitsaufnahme

Appelt, Beate:
"Les vapeurs" : eine literarische Nosologie zwischen Klassik
und Romantik : kulturgeschichtliche Untersuchung,
literarische Analyse und bibliographische Dokumentation /
Beate Appelt. - Frankfurt am Main ; Berlin ; Bern ; Bruxelles ;
New York ; Oxford ; Wien : Lang, 2000
  (Europäische Hochschulschriften : Reihe 13, Französische
  Sprache und Literatur ; Bd. 254)
  Zugl: Hannover, Univ., Diss., 1999
  ISBN 3-631-36261-7

Gedruckt auf alterungsbeständigem,
säurefreiem Papier.

D 89
ISSN 0721-3360
ISBN 3-631-36261-7
© Peter Lang GmbH
Europäischer Verlag der Wissenschaften
Frankfurt am Main 2000
Alle Rechte vorbehalten.

Das Werk einschließlich aller seiner Teile ist urheberrechtlich
geschützt. Jede Verwertung außerhalb der engen Grenzen des
Urheberrechtsgesetzes ist ohne Zustimmung des Verlages
unzulässig und strafbar. Das gilt insbesondere für
Vervielfältigungen, Übersetzungen, Mikroverfilmungen und die
Einspeicherung und Verarbeitung in elektronischen Systemen.

Printed in Germany 1 2 3 4 5 7

Für E. Pantenius
und A. May

Inhaltsverzeichnis

Einleitung 13

I. Kapitel
Heilberufe und Therapeutika im 17. Jahrhundert in Frankreich:
eine Einführung 21

1. Zur Situation der Heilkunde im *siècle classique* 21

2. Die verschiedenen heilkundigen Professionen 24
2.1 Der gelehrte *médecin* 24
2.2 Der *chirurgien* 29
2.3 Der *barbier* 30
2.4 Der *charlatan, opérateur* oder *triacleur* 33
2.5 Der *apothicaire* 34

3. Medikation und Heilmittel 35
3.1 Allgemeine Einführung 35
3.2 Der Aderlaß 36
3.3 Klistiere, Abführ- und Brechmittel 39
3.4 Chinarinde, Brechwurzel und Antimon 40
3.5 Diverse Therapeutika 42
3.6 Kaffee, Tee und Schokolade 45

II. KAPITEL
Die *vapeurs* im Zeitalter der Klassik in Frankreich 51

1. Die Entwicklung der *vapeurs* vom Symptom
   der Melancholie zur eigenen Erkrankung 51

2. Die *vapeurs*: eine höfische Erkrankung 51
2.1 Exkurs: Die Leibärzte 53
2.2 Der *Journal de la santé du Roi* 58
2.3 Die *vapeurs* in der höfischen Gesellschaft 62

3. Die *vapeurs* verbreiten sich in der Stadt 65
3.1 Exkurs: Die Salons und die Preziösen 66

4. Die *vapeurs* in der schönen Literatur des *siècle classique* 68
4.1 Die ‹traditionellen› *vapeurs* 69
4.2 Die ‹modernen› *vapeurs* 73

III. KAPITEL
Von der höfischen Erkrankung zur Modekrankheit: Zur Verbreitung der *vapeurs* in der französischen Gesellschaft der Aufklärungszeit 79

1. Die *vapeurs* als Gegenstand populärmedizinischer Publikationen: Systematisierungsversuche und sprachliche Konfusion 79
2. Exkurs: England und der *spleen* 82
3. Die Modeärzte 85
3.1 Pierre Pomme 88
3.2 Théodore Tronchin 92
3.3 Simon-Auguste-André-David Tissot 99

4. Zu den allgemeinen Ursachen der *vapeurs* 103
4.1 Das Schema der *sex res non naturales* 103
4.2 Der *Essai sur les maladies des gens du monde* (1770) 105
4.2.1 Die Luft 106
4.2.2 Die Ernährung (Speisen und Getränke) 107
4.2.3 Bewegung und Ruhe 108
4.2.4 Schlafen und Wachen 110
4.2.5 Füllung und Entleerung 110
4.2.5.1 Sexuelle Ausschweifungen und Enthaltsamkeit 111
4.2.5.2 Bekleidung 112
4.2.5.3 Kosmetika 114
4.2.5.4 Tabak 115
4.2.6 Leidenschaften 116

IV. KAPITEL
Frauen und *vapeurs* im *siècle des lumières* 121

1. Die ‹vaporeuse› Frau 121
1.1 Die Frau als medizinisches Objekt 121
1.2 Vergnügungssucht und ‹Nervenübel› 123
1.2.1 Theaterbesuche 125
1.2.2 ‹Lesesucht› 127
1.3 Frau und Gelehrsamkeit: zwei inkompatible Größen 130

2. Ein Leben gegen die Natur oder Rousseau und die Klassifizierung der *vapeurs* als Zivilisationserkrankung 134
2.1 Gesundes Landleben und verderbliches Stadtleben 136

2.2	Der Einfluß Rousseaus auf die zeitgenössischen populärmedizinischen Publikationen	139
3.	Frauen und *vapeurs* in der Literatur der Aufklärungszeit	140
3.1	Die ‹realen› *vapeurs*	141
3.2	Die ‹simulierten› *vapeurs*	147

V. KAPITEL
Männer und *vapeurs* im *siècle des lumières* 155

1.	Der ‹vaporeuse› Mann	155
2.	*L'homme de lettres vaporeux*	156
2.1	Der Gelehrte als Gegenstand des medizinischen Interesses	158
2.2	Tissot: *De la santé des gens de lettres* (1768)	159
2.2.1	Die Ursachen der Gelehrtenkrankheiten	160
2.2.1.1	Die ausdauernde Geistesarbeit	162
2.2.1.2	Der Bewegungsmangel	164
2.2.2	Prophylaxen und Therapeutika	164
2.3	Falsche Erziehung und mangelnde wissenschaftliche Qualifikation	167
2.4	Völlerei und Purgativa	172
2.5	Ehestand und Onanie	176
3.	Die Verknüpfung der *vapeurs* der Gelehrten mit der klassischen Melancholie-Konzeption	179
4.	‹Vaporeuse› Männer in der Literatur der Aufklärungszeit	183
4.1	Die ‹realen› *vapeurs*	183
4.1.1	Die ‹einfachen› *vapeurs*	183
4.1.2	Die ‹nobilitierenden› *vapeurs*	187
4.2	Die ‹eingebildeten› *vapeurs*	189

VI. KAPITEL
Von der Zivilisationserkrankung zur Neurose:
Die *vapeurs* im Zeitalter der Romantik 197

1.	Zum Einfluß der gesellschaftspolitischen und medizinischen Veränderungen auf die ‹vaporeuse› Gesellschaft	197
2.	Die *vapeurs* in der Romantik	203

Bibliographische Dokumentation ... 211

   I. Quellen ... 211
      1. Lexika/Enzyklopädien ... 211
      2. Zeitschriften ... 213
      3. Weitere Quellentexte ... 215

   II. Forschungsliteratur ... 269

Indizes ... 327

   I. Personenindex ... 327

   II. Sachindex ... 330

«On n'a guère de santé,
si l'on ne s'en donne que par raison.»

Virey (1828), S. 95

«VAPEURS. Maladie sans maladie,
qui fait l'exercice des gens oisifs,
et la fortune de ceux
qui la traitent.»

Baudouin (^{2}1818), S. 208

«[...] un autre dans l'état où je suis
se plaindrait de ses nerfs,
et moi je dis vapeurs;
comme on voudra.»

Mme du Deffand in einem Brief
vom 27. Juni 1779 an Walpole
Walpole (1939), Bd. 5, S. 154

Einleitung

> «[...] mon projet est de vous parler vapeur.
> Quel triste sujet, vous écriéz-vous!
> Je vous pardonne l'exclamation [...]:
> votre peu d'expérience demande
> l'indulgence [...].»[1]

Die vorliegende Dissertation versteht sich als eine primär literaturwissenschaftlich ausgerichtete und durch kulturwissenschaftliche sowie medizinhistorische Erkenntnisse gestützte Untersuchung über die *vapeurs*.[2] Dieser Terminus, der zunächst die im Körper aufsteigenden melancholischen ‹Dämpfe› beschrieb, bezeichnete seit etwa dem letzten Drittel des 17. Jahrhunderts eine Erkrankungs-Erscheinung, die vom Hofe Ludwigs XIV. ihren Ausgang nahm, sich dann rasch in den Kreisen der städtischen Gesellschaft verbreitete und im Zeitalter der Aufklärung den Status einer in ganz Europa verbreiteten Mode- und Zivilisationserkrankung erreichte, um schließlich im 19. Jahrhundert zur Bedeutungslosigkeit zu verblassen.

Parallel zu diesen Studien über die Entwicklung und Bedeutung der *vapeurs* in der französischen Gesellschaft wird der Bedeutungswandel der *vapeurs* in den literarischen Texten der Klassik, der Aufklärung und der Romantik untersucht. Anhand exemplarisch ausgewählter Textauszüge soll dokumentiert werden, welche unterschiedlichen Konnotationen mit der Bezeichnung ‹vapeurs› von der Klassik bis zur Romantik verknüpft waren.

Die vorliegende Untersuchung über die *vapeurs* versteht sich nicht als eine weitere Studie zur Geschichte der Melancholie. Dennoch gibt es durchaus Berührungspunkte, wie die Anfänge dieser Erkrankung im Zeitalter der Klassik, aber auch die Wiederannäherung an die alte Melancholie-Konzeption im Zeitalter der Aufklärung dokumentieren.

Bis zum 17. Jahrhundert bezeichneten die *vapeurs* keine Erkrankung an sich, sondern lediglich ein Krankheitssymptom: die vornehmlich von der Unterleibsgegend (dem Hypochondrium oder der Gebärmutter), der Leber und der Milz aufsteigenden Dämpfe, die im Körper und besonders im Kopf die unterschiedlichsten pathologischen Folgeerscheinungen hervorriefen.

Das Entstehen dieser Dämpfe wurde in einen meist unmittelbaren Zusammenhang mit einem im Körper bestehenden Säfteungleichgewicht zu Gunsten der sogenannten ‹schwarzen Galle› gebracht. Der bis ins 18. Jahrhundert ver-

---

1 Paumerelle (^{2}1784), S. 2f.

2 Vorarbeiten für einen Teilaspekt des Untersuchungsgebietes habe ich in meiner Magisterarbeit mit dem Titel «*La maladie des vapeurs*» — *Zur Konzeption eines medizinischen, gesellschaftlichen und literarischen Phänomens des 18. Jahrhunderts in Frankreich* behandelt. — Bei dieser Gelegenheit sei darauf hingewiesen, daß in den angeführten Zitaten die alte und häufig fehlerhafte Schreibweise übernommen wurde.

breiteten Säftelehre zufolge bildeten diese ‹schwarze Galle›, die gelbe Galle, das Blut und der Schleim die vier den menschlichen Organismus bestimmenden Körpersäfte. Diesen vier Säften wurden bereits in den hippokratischen Schriften[3] die vier ‹kosmischen Elemente›: Erde, Feuer, Luft und Wasser sowie die vier ‹Qualitäten› trocken, warm, kalt und feucht zugeordnet.[4]

Im Laufe der Zeit erfuhr dieses Viererschema[5] eine ständige Erweiterung, so zum Beispiel um die vier Temperamente (melancholisch, cholerisch, sanguinisch und phlegmatisch) und um eine ganze Reihe anderer Faktoren, wie das Menschenalter, das Geschlecht[6], die Gemütsverfassung, Farben, die Jahreszeit, Sternzeichen und einige andere Aspekte.[7]

In diesem Viererschema, das sich sicherlich noch unendlich hätte erweitern lassen, kam das Bemühen der hippokratischen und galenischen[8] Ärzte um

---

[3] Die Rede ist hier von der berühmten Sammlung medizinischer Schriften (überwiegend aus dem 5. und 4. Jahrhundert v. Chr.), die unter dem Namen *Corpus Hippocraticum* bekannt geworden ist, obwohl der überwiegende Teil nicht von Hippokrates selbst stammt, der zu den bedeutendsten Ärzten der Antike gehörte. Diese Schriftensammlung vermittelt einen Überblick über Praxis und Theorie der zeitgenössischen Medizin. Teil des *Corpus Hippocraticum* ist auch der Traktat *Über die Natur des Menschen*, von dem man heute weiß, daß er um 410 v. Chr. von Polybos, einem Schüler und Schwiegersohn von Hippokrates, verfaßt wurde. Dieser Traktat enthält die Grundgedanken der klassischen Humorallehre, als deren Begründer ebenfalls Hippokrates gilt und deren Einfluß auf die Medizingeschichte nahezu zweitausend Jahre währte. Vgl. Grmek (1996), S. 268-270 und Pollak (1993), S. 86-89 sowie Jacques Jouanna in: Grmek (1996), S. 28-80. Zum Leben und Werk des Hippokrates von Kos (ca. 460-375 v. Chr.) vgl. Kollesch/ Nickel (1979), S. 6f. und K.-D. Fischer in: Kemper (1994), S. 79.

[4] Diesem Schema entsprechend war das Blut heiß und feucht wie die Luft, der Schleim kalt und feucht wie das Wasser, die gelbe Galle heiß und trocken wie das Feuer und die schwarze Galle kalt und trocken wie die Erde; vgl. Kollesch/ Nickel (1979), S. 19f.

[5] Zu dem Viererschema vgl. besonders Schöner (1964).

[6] Hinsichtlich der Zuordnung der Temperamente und des Geschlechts bemerkt Schiebinger (1993), S. 232f.: «Im Denken der Antike definierte sich auch das Temperament (des Geschlechts oder anderer Art) durch eine Neigung zu Hitze oder Kälte, Feuchtigkeit oder Trockenheit. Jedes Ding im Universum hatte sein Temperament. Was heiß und trocken war — die Sonne zum Beispiel —, galt als männlich; Feuchtkaltes indessen, wie der Mond oder die westlichen Regionen der Erde, als weiblich. [...] Männlichkeit und Weiblichkeit in diesem Sinn hatten nichts mit männlicher oder weiblicher Genitalität zu tun, sondern waren das Ergebnis einer besonderen Mischung der vier Elemente. Die Unterschiede zwischen den beiden Geschlechtern reflektierten ein System dualer Prinzipien, die den Kosmos und auch den männlichen und weiblichen Körper durchdrangen. [...] Das Element Wärme, das den Sexualcharakter prägte, d.h. je nach Anteiligkeit den Grad der Weiblichkeit bzw. Männlichkeit bestimmte, legte durch seinen Einfluß auf die Ausbildung der Sexualorgane auch das Geschlecht selbst fest.»

[7] Vgl. u.a. Schöner (1964).

[8] Galen von Pergamon (ca. 129 — 210 n. Chr.) wird das große Verdienst zugesprochen, aus den wissenschaftlichen Erkenntnissen der Hippokratiker und verschiedener anderer antiker Mediziner-Schulen ein alle Bereiche der Heilkunde umfassendes Gesamtsystem ge-

die rationale Erfassung von Gesundheit und Krankheit des menschlichen Organismus zum Ausdruck. Erkrankungen wurden also nicht mehr auf übernatürliche oder magische Einflüsse zurückgeführt, sondern auf natürliche, rational erklärbare Ursachen oder Gegebenheiten, wie beispielsweise den Säftehaushalt des Körpers, das jeweilige Klima oder die Ernährung.

Gesund war der menschliche Organismus dieser Humorallehre zufolge dann, wenn sich die vier Elementarsäfte in einem richtigen Verhältnis, einer guten Mischung (Eukrasie) befanden. Jedes Ungleichgewicht, jede Störung des menschlichen Säftehaushaltes (Dyskrasie) dagegen mußte zu einer Erkrankung führen.[9] Den verschiedenartigen Mischungen der Säfte bei den einzelnen Menschen entsprechend, gab es eine Vielzahl individueller Krankheitsformen, die der Arzt bei den Patienten in ihrer Besonderheit erkennen und gezielt behandeln mußte.[10]

Ein Übermaß des angeblich in der Milz gebildeten schwarzen Gallensaftes, der sich im Magen, der Leber und der Milz stauen konnte, führte den humoralpathologischen Vorstellungen zufolge zu einer Erhitzung dieses Saftes und zur Entwicklung scharfer und fauliger Dämpfe (später dann auch *vapeurs* genannt), die im menschlichen Organismus bis zum Gehirn aufsteigen, den Verstand verwirren, Wahnideen hervorrufen (Manie) oder aber Melancholie erzeugen konnten.[11]

---

schaffen zu haben; vgl. Kemper (1994), S. 115-126 und Grmek (1996), S. 135-150. Die sogenannten ‹galenischen› Ärzte bezogen sich auf dieses System und damit gleichzeitig auf eine erweiterte Form der hippokratischen Viersäftelehre.

[9] Vgl. Grmek in: Grmek (1996), S. 267.

[10] Die Heilmittel, die der Arzt einsetzen konnte, um den Säftehaushalt wieder zu regulieren, beschränkten sich vornehmlich auf den Aderlaß, das Schröpfen und den Einsatz von schweißtreibenden, abführenden und Erbrechen hervorrufenden Mitteln.

[11] Einen deutlichen Eindruck von den Vorstellungen, die mit den Auswirkungen der schwarzen Galle verknüpft waren, vermittelt der folgende Auszug aus der 1858 erschienen deutschen Übersetzung der Schriften des Aretaios von Kappadokien (81-138 n. Chr.), Aretaios (1969), S. 48-50: «Steigt [...] die Galle nach oben in den Magen oder zum Zwerchfell, so entsteht Melancholie. Es entwickeln sich Blähungen und ein übel nach Fischen riechendes Aufstossen tritt ein; auch nach unten gehen laute Winde ab. Die geistigen Fähigkeiten werden beeinträchtigt. Die Alten bezeichneten wegen dieser Erscheinungen die Melancholischen auch mit dem Namen: Blähsüchtige. Bei Einigen aber erzeugen sich weder Blähungen noch schwarze Galle, sondern es entsteht unbändiger Zorn, Traurigkeit und grosse Niedergeschlagenheit; indessen nennt man auch diese Menschen: Melancholiker, weil Galle so viel wie Zorn, schwarze Galle aber heftigen, wüthenden Zorn bedeutet. [...] Die Melancholie besteht in einer durch eine fixe Idee hervorgebrachten Muthlosigkeit und ist ohne alle Fiebererscheinungen. [...] Die Melancholie tritt aber keineswegs immer in einer und derselben Form auf: die Einen fürchten immer vergiftet zu werden, die Andren sind Misanthropen und fliehen in die Einsamkeit, noch Andre werden abergläubisch und endlich giebt es welche, die alle Lebenslust verlieren. Bei Vielen verschwindet zu Zeiten die Traurigkeit und es tritt dafür eine ausgelassene Lustigkeit ein; solche aber verfallen in Manie. [...] Die Kennzeichen sind nicht undeutlich: die Kranken sind entweder ruhig, oder

Diese Theorie von der Entstehung der Melancholie wurde von den Medizinern in der Renaissance wieder aufgenommen und fand selbst in der Aufklärungszeit noch Anhänger, obwohl sich das angenommene organische Substrat der Melancholie, die ‹schwarze Galle›, längst als nicht existent erwiesen hatte.

Die *vapeurs* dagegen wurden im letzten Drittel des 17. Jahrhunderts zunehmend als eigene Erkrankung und nicht mehr als Symptom der Melancholie oder als Folge des übermäßigen schwarzen Gallensaftes im Körper verstanden. Die derart ‹modern› konnotierten *vapeurs* manifestierten sich zunächst in den höfischen Kreisen des Zeitalters der französischen Klassik und verbreiteten sich dann im *siècle des lumières* gerade unter den ‹gens du monde› derartig, daß von einer (wohlgemerkt nicht ansteckenden) Mode- und Zivilisationserkrankung gesprochen wurde. Viele populärmedizinische Publikationen setzten sich mit dieser Erkrankung, mit ihren Ursachen, Symptomen sowie den Folgen auseinander und gaben den Lesern ‹diätetische› Ratschläge an die Hand.

Das Interesse an den *vapeurs* schlug sich bereits in der Literatur der Klassik, zunehmend aber in derjenigen der Aufklärung nieder. Wie die Textuntersuchungen zeigen werden, lassen sich hierbei unterschiedlich konnotierte Typen der *vapeurs* nachweisen, die zudem seit dem 18. Jahrhundert häufig geschlechtsspezifisch bestimmt waren. Während die Frauen in den verschiedenen Genres der Aufklärungszeit mit den ‹realen›, häufig aber auch mit den ‹simulierten› *vapeurs* in Verbindung gebracht wurden, waren die *vapeurs* der Männer meist ‹real›, zuweilen sogar ‹nobilitierend› und in wenigen Fällen ‹eingebildet›. In der Romantik ging schließlich die Bedeutung der *vapeurs* zurück; die Protagonisten litten fortan eher an einer «tristesse» oder einer «maladie des nerfs» als an *vapeurs*. Das, was schließlich von den *vapeurs* in der romantischen Literatur übrig blieb, war nicht viel mehr als die Vorstellung von einer simulierten ‹femininen Attitüde›.

Die *vapeurs* sind nach meinen Erkenntnissen literaturwissenschaftlich bislang so gut wie gar nicht und medizinhistorisch nur sehr oberflächlich untersucht worden. In kultur- und medizinhistorischer Hinsicht fanden die *vapeurs* zudem meist nur als Randerscheinung der Melancholie, der Hysterie oder Hypochondrie Beachtung.[12]

Neben vereinzelten Publikationen zu den Modeärzten[13] des *siècle des*

---

traurig, niedergeschlagen, träge; sie werden ohne allen Grund zornig, ohne besondre Veranlassung missmuthig und haben einen unruhigen Schlaf, aus dem sie oft emporfahren. — Nimmt die Krankheit zu, so überfällt die Erkrankten eine ungeheure Furcht. [...] Sie sind sehr veränderlich in ihren Meinungen, unanständig, kleinlich, knauserig, bald nachher aber wieder schlicht, freigebig, verschwenderisch, nicht in Folge ihres Charakters, sondern in der Folge der Veränderlichkeit der Krankheit. Erreicht das Uebel einen noch höheren Grad, so hassen und fliehen sie die Menschen und klagen über ganz unerhebliche Sachen. Sie schmähen auf das Leben und wünschen sich den Tod herbei.»

12 Vgl. in diesem Zusammenhang Abricossoff (1897), Cesbron (1909), Deruisseau (1937), S. 1784-1796 und Laignel-Lavastine/Vinchon (1930) sowie Le Maguet (1971), S. 194-196.

Neben vereinzelten Publikationen zu den Modeärzten[13] des *siècle des lumières*, die lediglich Facetten der zeitgenössischen *vapeurs* widerspiegeln, haben sich bisher nur sehr wenige Untersuchungen mit dem Thema beschäftigt. In diesem Zusammenhang ist besonders hinzuweisen auf das Kapitel mit dem Titel «Les maladies des vapeurs» in dem umfangreichen Werk von Paul Hoffmann: *La femme dans la pensée des Lumières* [14] und auf die 1984 erschienene Untersuchung von Jacelyne Livi mit dem Titel *Vapeurs de femmes* [15], die wohl umfangreichste moderne Untersuchung zu den *vapeurs*.

Während Hoffmann den Akzent auf die medizinhistorische Bedeutung der *vapeurs* legt und diese in Verbindung mit den diversen zeitgenössischen Theorien erläutert, hebt Livi auch auf die kulturgeschichtliche Relevanz der Erkrankung ab. Beide Autoren beziehen sich allerdings überwiegend auf das 18. Jahrhundert und verstehen die *vapeurs* als vornehmlich weibliche Erkrankung, obwohl ihnen die wichtigsten populärmedizinischen Publikationen der Aufklärung zu den *vapeurs* bekannt sind, in denen sowohl von den *vapeurs* der Frauen als auch von denen der Männer die Rede ist.[16]

---

[13] Vgl. Juquelier/ Vinchon (1913) und Kempf (1980) sowie Tronchin, H. (1906), S. 67-74.

[14] Vgl. Hoffmann (1977a), S. 176-199; von dieser Publikation liegt mittlerweile ein Nachdruck vor (Genève, Slatkine, 1995). — Obwohl weniger ausführlich, beschäftigt sich auch Robert Mauzi in dem Artikel «Les maladies de l'âme au XVIIIe siècle» mit dieser Erkrankung, wenngleich er die *vapeurs* auch nur als eine abgeschwächte Form der Melancholie versteht; siehe Mauzi (o.J.), S. 470: «En somme, la mélancolie est un état beaucoup plus complexe et plus riche que les vapeurs.» Bei Foucault, der die *vapeurs* in seiner Publikation *Wahnsinn und Gesellschaft* ebenfalls erwähnt, wird das Verständnis dieser Erkrankung vom *Wahnsinnsdiskurs* bestimmt und damit verfälscht; vgl. Foucault [13]1994, S. 200-203 (u.ö.).

[15] Livi, Jacelyne: *Vapeurs de femmes: Essai historique sur quelques fantasmes médicaux et philosophiques*, Paris, Navarin, 1984

[16] Paul Hoffmann zieht am Ende des betreffenden Kapitels — siehe Hoffmann (1977a), S. 198 — die Bilanz: «Les vapeurs, tous les médecins que nous avons étudiés dans ce chapitre l'ont affirmé, sont une affection propre aux femmes. [...] Progressivement les vapeurs sont apparues comme une maladie sans cause organique, comme une maladie de l'âme féminine. Les neurologues y ont vu le moyen privilégié d'une définition de la nature féminine.» — Jacelyne Livi geht sogar noch einen Schritt weiter, wenn sie die *vapeurs* mit der Hysterie gleichsetzt; siehe Livi (1984), S. 12: «Cette exquise sensibilité qui se prolongera dans cette maladie que le XVIIIe siècle a appelée les ‹affections vaporeuses›, ou plus simplement les vapeurs, et que nous connaissons sous le nom d'hystérie.» Livi erwähnt zwar wie Hoffmann, daß die medizinischen Publikationen der Aufklärungszeit auch von ‹vaporeusen› Männern berichteten, berücksichtigt dieses bei ihren Untersuchungen aber genausowenig wie Hoffmann; siehe ebenda, S. 89: «De tous les maux qui rongent la femme, le XVIIIe siècle en a particulièrement distingué un, original: les vapeurs. — Certes, la question n'est pas tranchée une fois pour toutes de savoir si l'homme, lui aussi, peut être vaporeux. Raulin ou Whytt affirment qu'il en est bien capable; Louyer de Villermay, qu'il ne l'est certainement pas. Tous, cependant, acquiescent: la femme est prioritairement élue par cette maladie.» — Diese Kritik betrifft freilich in gleicher Weise die Brüder Edmond und Jules de Goncourt, die in der *Femme au dix-huitième siècle* — einem Werk, das ebenfalls die Frau in den Mittelpunkt der Betrachtungen stellt — bei ihren Erläuterungen zu den *vapeurs* nicht darauf hinweisen, daß von dieser Erkrankung im 18. Jahrhundert auch Män-

Tatsächlich wurden die *vapeurs* bislang hauptsächlich als Frauenkrankheit verstanden und fanden deshalb nur in medizinhistorischen Untersuchungen zu spezifischen Erkrankungen der Frauen oder aber in kulturwissenschaftlichen Publikationen zum Thema Frauenbildung (im weitesten Sinne) Erwähnung.[17]

Das Ziel der vorliegenden Untersuchung liegt also darin, über die bisherigen Untersuchungsergebnisse hinaus erstmalig aufzuzeigen, daß die *vapeurs* sehr wohl auch als Erkrankung von Männern und hier vornehmlich der Gelehrten galten. Zudem sollen die bislang nicht untersuchte Entwicklung der *vapeurs* in der Gesellschaft von der Klassik bis zur Romantik dokumentiert sowie die literarischen *vapeurs*-Typen und entsprechenden Konnotationen, denen noch gar keine literaturgeschichtliche Beachtung geschenkt wurde, analysiert werden.

In dem ersten Kapitel sollen zunächst einleitend die Situation der Heilkunde, die unterschiedlichen Heilberufe und die Therapeutika im Zeitalter der Klassik beleuchtet werden.

Das zweite Kapitel behandelt die *vapeurs* im Zeitalter der französischen Klassik und zeigt auf, wie sich die zunächst höfische Erkrankung in den gehobenen Kreisen der städtischen Gesellschaft verbreitete. In diesem Zusammenhang werden literarische Texte analysiert, die im wesentlichen zwei Formen der *vapeurs* dokumentieren: die ‹klassischen› und die ‹modernen› *vapeurs*.

Das dritte Kapitel thematisiert die Verbreitung der *vapeurs* in der französischen Gesellschaft der Aufklärungszeit. Hier werden die drei eindrucksvollsten zeitgenössischen Modeärzte und ihre jeweilige Bedeutung für die ‹vaporeuse› Gesellschaft vorgestellt: Pierre Pomme, Théodore Tronchin und Simon-Auguste-André-David Tissot. Im Anschluß daran werden die in den populärmedizinischen Publikationen am häufigsten genannten zentralen Ursachen für die *vapeurs* erläutert.

Das vierte Kapitel erörtert die *vapeurs* bei den Frauen in der Aufklärungszeit, d.h. thematisiert zunächst die Entdeckung der Frau als medizinischem Objekt und die angeblichen Verfehlungen, die den Frauen unterstellt und für die unter ihnen angeblich so stark verbreiteten *vapeurs* verantwortlich gemacht wurden. Ein zentraler Abschnitt behandelt hier die Bedeutung Rousseaus im Hinblick auf die Klassifizierung der *vapeurs* als Zivilisationserkrankung und zeigt den Einfluß des Rousseauschen Œuvres auf die zeitgenössischen populärmedizinischen Publikationen auf. Im Anschluß daran werden die ‹vaporeusen› Protagonistinnen in der Literatur des *siècle des lumières* untersucht und zwei

---

ner betroffen waren.

[17] Allerdings sind die dort angegebenen Erläuterungen zu den *vapeurs* äußerst dürftig und häufig unrichtig; vgl. Cesbron (1909), S. 86-93 und Geitner (1985), S. 130-133 sowie Meise (1992), S. 102-107 und Mohr (1990), S. 7.

unterschiedliche Typen ihrer *vapeurs* vorgestellt: die ‹realen› und die ‹simulierten› *vapeurs*.

Im fünften Kapitel werden die *vapeurs* bei den Männern beleuchtet. Es wird aufgezeigt, warum diese Erkrankung gerade unter den Gelehrten so verbreitet war und inwiefern diese *vapeurs* an die alte Melancholie-Konzeption anknüpften. Im Hinblick auf die motivische Kopplung dieser Erkrankung mit den Männern werden in der Literatur des *siècle des lumières* zwei Haupttypen herausgearbeitet: die ‹realen› *vapeurs*, die sich wiederum unterteilen in eine ‹einfache› und eine ‹nobilitierende› Variante, und die ‹eingebildeten› *vapeurs*.

Das sechste Kapitel behandelt abschließend die *vapeurs* in der Zeit der Romantik, in der die Bezeichnung durch die neuen medizinischen Theorien und die Erkenntnisse gerade im Bereich der Psychiatrie gegenstandslos geworden war und durch neue Neurosenbegriffe abgelöst wurde. Die Literatur der Romantik reflektierte diese Tendenz: die Protagonisten litten zunehmend an einer «tristesse» oder einer «mélancolie profonde», immer seltener dagegen an *vapeurs*. Wenn jedoch in einigen Fällen dennoch von den *vapeurs* die Rede war, dann bezeichneten diese entweder eine geschlechtsneutrale Gemütstrübung oder aber eine pejorativ konnotierte simulierte Attitüde der Frauen. — Am Ende des 19. Jahrhunderts verblaßten dann auch diese Konnotationen, und die *vapeurs* verschwanden aus der Literatur wie sie zuvor schon aus den medizinischen Schriften und der Gesellschaft überhaupt verschwunden waren.

An dieser Stelle möchte ich mich für die Unterstützung und den Beistand meines Doktorvaters, Herrn Professor Dr. Reinhold R. Grimm (Universität Jena), und seiner Frau Renate Schrodi-Grimm bedanken.

Zu danken habe ich auch den Mitarbeitern der Niedersächsischen Landesbibliothek Hannover, der Niedersächsischen Staats- und Universitäts-Bibliothek Göttingen sowie der Universitäts- und Landesbibliothek Jena, die mir bei der oft schwierigen Literaturbeschaffung behilflich waren.

Mein besonderer Dank gilt meinen Freundinnen und Freunden in Hannover, Jena und Poissons, die mich in den schwierigen Jahren der Literaturrecherche stets ermutigt und ermuntert haben, besonders aber Frau Anja Köbe und Frau Angela Fischoeder, die mir bei der Durchsicht der Arbeit behilflich waren.

I. Kapitel

Heilberufe und Therapeutika im 17. Jahrhundert in Frankreich: eine Einführung

1. Zur Situation der Heilkunde im *siècle classique*

Im Zeitalter der Klassik war die Heilkunde gerade in Frankreich durch eine große Widersprüchlichkeit[1] gekennzeichnet: Trotz einer Reihe neuer medizinischer Erkenntnisse blieben die alten Erklärungsschemata und Behandlungsweisen und damit auch die Lehren des Hippokrates und des Galen bestimmend.[2]

Sehr deutlich wurde dieser Sachverhalt im Hinblick auf die Entdeckung des Blutkreislaufes im Jahre 1628 von William Harvey (1578-1657).[3] Obwohl dieses bedeutende Forschungsergebnis vielerorts angenommen und gewürdigt wurde, weigerte sich die konservative Pariser Fakultät lange ganz entschieden, es anzuerkennen. Gegen die «circulateurs»[4], die Feinde der jahrhundertealten medizinischen Tradition, wurden erbitterte Kämpfe ausgefochten.[5] Die vehemente Verteidigung der traditionellen Heilkunde lag darin begründet, daß dem Galenischen Theoriegebäude mit der Erkenntnis der Bedeutung des Herzens für den menschlichen Blutkreislauf ein entscheidender Baustein entzogen wurde. Der auf Galen zurückgehenden zeitgenössischen Lehrmeinung zufolge war

---

[1] Grmek spricht in diesem Zusammenhang sogar von einem «recul objectif», einer «décadence»; vgl. Grmek (1976), S. 274.

[2] Siehe ebenda, S. 277: «Les médecins étaient, dans leur majorité, toujours attachés au galénisme.»

[3] Die Rede ist hier wohlgemerkt von der Entdeckung des sogenannten ‹großen› Blutkreislaufes, die sich zudem auf empirische Experimente stützte. Der ‹kleine› Blutkreislauf war dagegen schon lange zuvor von dem islamischen Arzt Ibn al Nafis (1210-1288) entdeckt worden, der in einer Schrift aus dem Jahre 1268 zum ersten Mal theoretische Überlegungen zum Lungenkreislauf, dem sogenannten kleinen Blutkreislauf, angestellt hatte. Die Schriften Ibn al Nafis wurden erst 1924 unter alten arabischen Handschriften entdeckt. Vgl. zu diesem Aspekt Bischoff (1991), S. 636-638.

[4] Siehe Molière (1991-1992), Bd. 2 (1991), S. 1134 (*Le Malade imaginaire*, II, 5): «MONSIEUR DIAFOIRUS: [...] il [= Thomas Diafoirus] s'attache aveuglément aux opinions de nos anciens, et que jamais il n'a voulu comprendre ni écouter les raisons et les expériences des prétendus découvertes de notre siècle, touchant la circulation du sang, et autres opinions de même farine. — THOMAS DIAFOIRUS. *Il tire une grande thèse roulée de sa poche, qu'il présente à Angélique*: J'ai contre les circulateurs soutenu une thèse [...].»

[5] Zur Rezeption der Theorie Harveys vgl. Lévy-Valensi (1933), S. 9f. und Le Maguet (1971), S. 84ff. sowie Millepierres (1964), S. 49-57.

nämlich die Leber das zentrale Organ des menschlichen Organismus, welches das zirkulierende Blut immerwährend mit neuen ‹Lebensgeistern›[6] versorgte und von dem alle Gefäße ausgingen. Auf dieser Annahme basierte ein großer Teil der Galenischen Theorien, die den Kern des von der Pariser Fakultät vermittelten Lehrkanons bildeten.[7] Als Hüterin der medizinischen Tradition und Bewahrerin des Ansehens der alten Autoritäten[8] stritt sie erbittert für den Fortbestand dieses ‹baufälligen› und eigentlich bereits nicht mehr haltbaren medizinischen ‹Theoriegebäudes›.[9]

---

[6] Zu der Theorie der ‹Lebensgeister› vgl. besonders Putscher (1973) und Rothschuh (1958); vgl. auch das Kapitel III.1 dieser Untersuchung.

[7] Zur Bedeutung der Leber in dem System Galens vgl. Lévy-Valensi (1933), S. 9f. und siehe Le Maguet (1971), S. 84f.: «Le foie était tout dans l'organisme; il était l'origine de tous les vaisseaux, fabriquait le sang, qui, après avoir parcouru l'organisme, revenait lui demander de nouveaux principes nutritifs; cela était admis depuis des siècles, satisfaisait toutes les curiosités, permettait d'expliquer tous les phénomènes vitaux. Et voilà qu'un étranger, un Anglais, voulait déposséder le foie de sa royauté et osait dire que: ‹le sang nourricier de l'organisme se répand du cœur dans toutes les parties du corps pour y porter la chaleur et la vie; puis, refroidi et vicié par son contact avec ces parties, il revient au cœur y reprendre ses qualités premières et retourne ensuite encore une fois aux organes d'où il était venu›. C'était le bouleversement de toute l'ancienne médecine et l'on peut comprendre les emportements et les colères des vieux docteurs régents voyant les idées qu'ils avaient vénérées pendant toute leur vie médicale, battues en brèche par un novateur de génie.»

[8] Siehe Lévy-Valensi (1933), S. 10f.: «La Faculté de médecine de Paris accrochée au Passé ne veut rien admettre de ce qui n'est pas dans les Anciens; alors que partout ailleurs les médecins se recommandent de l'observation et de l'expérience, elle ne veut connaître que la tradition.»

[9] Boileau, berühmt und berüchtigt für seine pointierten Satiren, verspottete in seinem bekannten *Arrêt burlesque* von 1671 (mit dem Untertitel: *Donné en la grand'chambre du Parnasse, en faveur des maîtres-es-arts, medecins et professeurs de l'université de Stagyre au pays des chimeres: pour le maintien de la doctrine d'Aristote*) diesen aussichtslosen und sturen Kampf der Pariser Fakultät; siehe Boileau (1979), S. 327-329: «Veu par la Cour la Requeste presentée par les Regens, Maîtres-és-Arts, Docteurs et Professeurs de l'Université, tant en leurs noms que comme Tuteurs, et deffenseurs de la Doctrine de Maître *en blanc* Aristote […] contenant que depuis quelques années, une inconnuë nommée la Raison, auroit entrepris d'entrer par force dans les Ecôles de ladite Université, et pour cet effet, à l'aide de certains Quidams factieux, prenans les surnoms de Gassendistes, Cartésiens, Malebranchistes et Pourchotistes, gens sans aveu, se seroit mise en estat d'en expulser ledit Aristote ancien et paisible possesseur desdites Ecôles, contre lequel, Elle et ses Consorts auroient déja publié plusieurs livres, traités, dissertations et raisonnemens diffammatoires, voulant assujettir ledit Aristote à subir devant Elle l'examen de sa Doctrine; ce qui seroit directement opposé aux loix, us et coûtumes de ladite Université, où ledit Aristote auroit toûjours esté reconnu pour Juge sans appel et non comptable de ses opinions. Que même sans l'aveu d'icelui elle auroit changé et innové plusieurs choses en et au dedans de la Nature, ayant osté au Cœur la prerogative d'estre le principe des nerfs, que ce Philosophe lui avoit accordée liberalement et de son bon gré, et laquelle Elle auroit cédée et transportée au Cerveau. Et ensuite, par une procedure nulle, de toute nullité, auroit attribué audit Cœur la charge de recevoir le chile appartenant cydevant au Foye; comme aussi de faire voiturer le Sang par tout le corps, avec plein pouvoir audit Sang d'y vaguer, errer et circuler impunément par les veines et arteres, n'ayant autre droit ni titre, pour faire lesdites vexa-

Nicht alle Mediziner standen jedoch den neuen Erkenntnissen im Bereich der Medizin, der Biologie, der Chemie und der Pharmakologie genauso ablehnend gegenüber wie die ‹altehrwürdige› Medizinische Fakultät von Paris. Tatsächlich kristallisierte sich eine regelrechte Opposition zwischen traditioneller Medizin auf der einen Seite und ‹unorthodoxer›, ‹innovativer› Medizin der sogenannten *empiriques* auf der anderen Seite heraus.[10] Neben der offiziellen Medizin der Pariser Fakultät und der ‹inoffiziellen› Medizin der *empiriques* — die übrigens auch in den höfischen Kreisen auf großes Interesse stieß[11] —, kam

---

tions que la seule Experience, dont le témoignage n'a jamais été reçu dans lesdites Ecôles. [...] La Cour ayant égard à ladite Requeste, a maintenu et gardé, maintient et garde ledit Aristote en la pleine et paisible possession et joüissance desdites Ecôles. Ordonne qu'il sera toûjours suivi et enseigné par les Regens, Docteurs, Maîtres-és-Arts et professeurs de ladite Université. Sans que pour ce ils soient obligés de le lire ni de sçavoir la langue ni ses sentimens. Et sur le fond de sa doctrine, les renvoye à leurs cahiers. Enjoint au Cœur de continuer d'estre le principe des Nerfs, et à toutes personnes de quelque condition et profession qu'elles soient de le croire tel, nonobstant toute experience à ce contraire. Ordonne pareillement au Chile d'aller droit au Foye sans plus passer par le Cœur, et au Foye de le recevoir. Fait deffense au Sang d'estre plus vagabond, errer ni circuler dans le corps, sous peine d'estre entierement livré et abandonné à la Faculté de Médecine. [...] Remet les entités, identités, virtualités, ecceités, et autres pareilles formules Scotistes, en leur bonne fâme et renommée. [...] Enjoint à tous Regens, Maîtres-és-Arts et Professeurs d'enseigner comme ils ont accoûtumé, et de se servir pour raison de ce, de tels raisonnemens qu'ils aviseront bon estre [...].»

10 Zu dem Unterschied zwischen der ‹offiziellen› Medizin der Medizinischen Fakultät und der sogenannten ‹inoffiziellen› der *empiriques* siehe besonders Lebrun (1984), S. 559: «D'ailleurs, la différence entre médecine officielle et médecine empirique est essentiellement institutionnelle. Nicolas de Blégny, en 1692, définit la première ‹celle qui est légitimement pratiquée par gens gradués›, et la seconde ‹celle qui est pratiquée par des particuliers dont l'étude n'a pas été assez réglée pour parvenir aux degrés et qui se fondent principalement sur les épreuves de quelques recettes médicinales›. Ainsi, l'empirisme est-il proprement l'exercice illégal de la médecine.» Den Erfolg der *empiriques* sieht Lebrun besonders in der Anwendung angeblich neuartiger, tatsächlich jedoch andernorts bereits bekannter Heilmittel oder Pflanzen begründet; vgl. ebenda, S. 560. Zudem profitierte der *empirique* von dem Umstand, daß man meist erst nach ihm verlangte, wenn die herkömmlichen Ärzte mit ihren Behandlungsarten gescheitert waren. Versagte der *empirique*, konnte er darauf verweisen, daß dem Patienten nicht mehr zu helfen gewesen sei; gelang es ihm aber, diesen zu heilen, konnte er sicher sein, daß sein Name in Windeseile bekannt wurde. Im Grunde aber war der Unterschied zwischen *empiriques* und *médecins* im Hinblick auf die große Unwissenheit beider wohl eher unbedeutend; vgl. ebenda, S. 563. — Meyer dagegen betont, daß einige *empiriques* durchaus ‹talentiert› gewesen seien; siehe Meyer (1973), S. 106: «Les médecins ‹empiriques›, qui connaissent souvent la vogue, sont des autodidactes qui exercent en fraude, mais sans toujours être inquiétés. En fait, il y a parmi les empiristes de bons esprits en rupture de ban avec la Faculté, et qui ne sont pas sans talent.»

11 Siehe Millepierres (1964), S. 138: «[...] l'empirique a souci de se présenter avec la gravité, le sérieux d'un docteur de la Faculté. L'empirique se garde bien d'offrir ses remèdes à la canaille. Il recherche la belle clientèle, les malades de qualité, les seigneurs et même le souverain, sans oublier évidemment les belles dames. Aussi connaît-il les bonnes manières, la mode et les élégances. On le prendrait pour un gentilhomme, et il connaît le pouvoir de la particule nobiliaire dont il s'affuble volontiers.» Siehe auch ebenda, S. 150: «Les empiriques flairent de très loin le malade de qualité pour parvenir à son chevet. C'est que les

jedoch auch der wunder- und zaubergläubigen Medizin im 17. Jahrhundert noch große Bedeutung zu.[12]

2. Die verschiedenen heilkundigen Professionen

Bis zum Beginn des 19. Jahrhunderts war das Medizinalwesen in Frankreich durch die Untergliederung in drei zentrale heilpraktische Professionen bestimmt: durch diejenige des *médecin*, des *chirurgien* und des *barbier*. Diese Differenzierung manifestierte sich nicht nur in der Regelung der Zuständigkeitsbereiche, sondern umfaßte die jeweilige Ausbildung ebenso wie den gesellschaftlichen Status. Nur der *médecin* wurde als eigentlicher Gelehrter angesehen; der *chirurgien* und der *barbier* hatten — zumindest bis zum Ende des 17. Jahrhunderts — einen deutlich niedrigeren Status: sie waren Handwerker, keine Gelehrten.

2.1 Der gelehrte *médecin*

> «Enfin trois sortes de gens sont envoyez au monde,
> tout exprès, pour martyriser l'homme pendant la vie:
> l'Avocat tourmente la bourse, le Médecin le corps,
> et le Théologien l'âme; encore ils s'en vantent,
> nos Escuyers à mules!»[13]

Bis zum 15. Jahrhundert lag die medizinische Hochschulausbildung fest in der Hand des Klerus.[14] Um Medizin studieren zu dürfen, mußten sich die Schüler einem strengen Reglement unterwerfen und — für den Fall, daß sie keinem Kloster angehörten — dem Zölibat verpflichten.[15]

---

seigneurs et les belles dames sont encore plus crédules que les gens du commun; ils sont aussi plus attentifs à leur santé, enfin ils sont généreux, même quand le traitement se révèle inefficace.» Siehe zudem ebenda, S. 146: «A la Cour on reçoit volontiers les empiriques. Car on y est encore plus crédule qu'ailleurs.»

[12] Vgl. zu diesem Aspekt Lebrun (1983), S. 103ff.

[13] Cyrano de Bergerac (1968), S. 199 (*Lettres satyriques*)

[14] Vgl. Le Maguet (1971), S. 14.

[15] Siehe ebenda, S. 237: «Au XIIe siècle les médecins étaient des clercs ou des laïques; tous étaient astreints au célibat et soumis aux règles qui régissaient alors le clergé.»

Nach der Säkularisierung des Medizinstudiums[16] in der Mitte des 15. Jahrhunderts nahm die Zahl der geistlichen Medizinstudenten ab.[17] Zu den Erfordernissen aber, die zur Aufnahme an der Medizinischen Fakultät von Paris gestellt wurden, gehörten das Bekenntnis zum katholischen Glauben ebenso wie die Teilnahme an den Gottesdiensten der Fakultät.[18] Über diese Verpflichtungen hinaus mußte der Student die lateinische Sprache beherrschen, den Schulabschluß mit dem «diplôme de maître ès arts» nachweisen und ein Führungszeugnis, ein «certificat de bonnes mœurs signé par trois docteurs», erbringen.[19]

Während des mehrjährigen Studiums[20] wurden dem Medizinstudenten die Grundsätze der medizinischen Doktrin vermittelt; der angehende *médecin* hatte die in lateinischer Sprache abgefaßten Theorien der alten Vorbilder auswendig zu lernen.[21] Zu den lange Zeit unumstößlichen Vorbildern gehörte besonders ein Mediziner: Hippokrates.[22]

---

[16] Zum Medizinstudium, den Anforderungen desselben, den unterschiedlichen Schwerpunkten usw. in Frankreich allgemein vgl. u.a. Millepierres (1964), S. 13-38 und Lotte (1929). — Millepierres verweist auch auf die relativ hohen Kosten des Medizinstudiums und der zu absolvierenden Prüfungen, für die extra gezahlt werden mußte; vgl. Millepierres (1964), S. 13 und Franklin (1887-1901), Bd. 11 (1892), S. 114f.

[17] Siehe Millepierres (1964), S. 10: «La Faculté s'était laïcisée depuis le milieu du XVe siècle, et il ne restait plus que très peu de médecins ecclésiastiques.»

[18] Vgl. ebenda, S. 13.

[19] Siehe Franklin (1887-1901), Bd. 11 (1892), S. 93: «Pour être inscrit sur les registres de la Faculté, il fallait posséder le diplôme de maître ès arts ou prouver que l'on avait suivi pendant deux ans un cours de philosophie. La Faculté des arts représentait notre enseignement secondaire, et le diplôme de maître ès arts peut être comparé à notre diplôme de bachelier. [...] Après deux années d'études à l'école, on avait le droit de tenter l'examen du baccalauréat en médecine. Mais d'autres conditions étaient encore exigées du candidat. Il devait alors être maître ès arts et avoir vingt-deux ans accomplis; présenter un certificat signé de trois docteurs et établissant qu'‹il a été trouvé de bonnes mœurs et d'une conduite rangée›; enfin, déclarer qu'il professe et pratique la religion catholique.»

[20] Häufig ist hier von vier Jahren die Rede; Franklin dagegen spricht von insgesamt sechs bis sieben Jahren; Franklin (1887-1901), Bd. 11 (1892), S. 101: «La durée des études à la Faculté était en général de six à sept ans, pendant lesquels examens, disputs et thèses se succédaient à courts intervalles.»

[21] Siehe Grmek (1976), S. 284: «Jusqu'à la fin du règne de Louis XIV, l'enseignement médical à Paris se fit en dehors des hôpitaux et exclusivement par des leçons de caractère théorique. On inculquait aux étudiants la ‹bonne doctrine›, définie par la majorité des membres attitrés de la *Faculté* et conforme aux anciens us et coutumes.»

[22] Siehe zu diesem Aspekt Millepierres (1964), S. 18: «[...] Hippocrate [...], la grande autorité qu'on ne discute pas, qu'on ne manque pas d'invoquer à l'appui des diagnostics et des décisions.» Vgl. auch Moravia (1972), S. 1100 und siehe King, D.L. (1929), S. 24: «Cette instruction médicale formait des docteurs, capables de discuter avec éloquence tout ce que Galien et Hippocrate avaient dit, mais impuissants à guérir un malade.»

Abgesehen von der Vermittlung botanischer Kenntnisse[23] erfuhr der Medizinstudent keine praktische Ausbildung[24]; diese war für die Ausübung seines Berufes auch nicht erforderlich, da er selbst kaum Hand an seine Patienten legen durfte:

> «Le médecin est un savant et un érudit. Il observe, interprète, dispute, raisonne. Il se refuse à tout ce qui est intervention par la main, selon le principe que seul le cerveau est noble et non la main.»[25]

Der Arzt war ein Gelehrter, und als solcher durfte er keine ‹handwerklichen Tätigkeiten› verrichten, sich weder des Skalpells noch der Lanzette bedienen:

> «[...] le médecin [...] fut toujours dans l'impossibilité de pratiquer aucune opération chirurgicale. Il avait été reçu ‹noblement› dans le corps médical; faire une simple saignée eût été se ravaler au rang d'un artisan, d'un simple manœuvre, et des peines très sévères punissaient toute infraction [...].»[26]

Der *médecin* durfte zwar den Puls des Patienten fühlen — aber alles, was einen intimeren Kontakt mit dem Körper des Patienten erforderte, fiel nicht in seinen Zuständigkeitsbereich.

Nach den bestandenen Prüfungen, dem Ablegen des Eides und der anschließenden Doktorthese[27] erhielt der Absolvent ein Diplom und wurde damit in die Reihen der gelehrten *médecins* aufgenommen. Die Diplome hatten jedoch nur regionale Gültigkeit, und so durfte beispielsweise nur derjenige *médecin* in Paris ‹praktizieren›, der seine Ausbildung an der Pariser Universität absolviert hatte. Diese Bestimmung wurde zum einen mit den unterschiedli-

---

[23] Millepierres verweist auf die Bedeutung des ‹Jardin du roi›, in dem Heilpflanzen und Kräuter angebaut wurden. Die Oberaufsicht über diesen ‹Garten des Königs› hatte der Erste Leibarzt des Königs; vgl. Millepierres (1964), S. 20f.

[24] Auch in der anatomischen Ausbildung war es dem Medizinstudenten untersagt, selber Hand an einen menschlichen Körper zu legen. Seine theoretisch erworbenen anatomischen Kenntnisse konnte er nur als Zuschauer bei den Leichensezierungen, die von einem *barbier-chirurgien* ausgeführt wurden, mit Erfahrung verknüpfen. Millepierres verweist diesbezüglich darauf, daß oft ein Mangel an Leichen bestanden habe; siehe ebenda, S. 19: «Si les leçons d'anatomie étaient rares, c'est que la religion et la loi interdisaient d'ouvrir un mort à moins que ce ne fût le corps d'un condamné à la peine capitale.» Siehe auch Dumesnil (1935), S. 116: «[...] des mœurs qui s'opposent encore à l'étude de l'anatomie et qui obligent les chercheurs à voler les cadavres dans les cimetières.»

[25] Meyer (1973), S. 107

[26] Le Maguet (1971), S. 238

[27] Diese ‹thèse› hatte nicht den Umfang heutiger Publikationen, sondern umfaßte höchstens vier Seiten; siehe Franklin (1887-1901), Bd. 11 (1892), S. 105: «Ces thèses ne formaient pas, comme aujourd'hui, un volume ou une brochure; simple feuille au temps où elles étaient in-folio, elles ne dépassent guère ensuite huit pages inquarto.» Millepierres verweist zudem auf eine auffällige Häufung der erotisch-medizinischen Themen; vgl. Millepierres (1964), S. 24.

chen Ausbildungs-Modalitäten begründet, zum anderen aber mit der modernistischen und damit suspekten Haltung vieler Universitäten.[28] Tatsächlich stand gerade die als fortschrittlich geltende Fakultät von Montpellier unter dem Verdacht, die altehrwürdigen medizinischen Grundsätze zu verraten:

> «[...] mais Montpellier est suspecte d'accueillir les nouveautés, de violer la tradition, elle est suspecte aussi d'hérésie puisqu'elle accueille les protestants, alors que Paris n'admet que les croyants de la vrai religion.»[29]

Im Gegensatz zum *chirurgien* und zum *barbier* war es dem gelehrten *médecin* verboten, seinen Titel an der Haus- oder Wohnungstür anzuschlagen und damit auf seine Tätigkeit hinzuweisen.[30]

Das Einkommen eines *médecin* war im 17. Jahrhundert im allgemeinen noch nicht sehr hoch[31] — es sei denn, er verstand es, Zutritt zu höfischen Kreisen zu erhalten und und sich eine wohlhabende Klientel aufzubauen.

In Anbetracht der Ausbildung des *médecin* und der Beschränkung seines Zuständigkeitsbereiches stellt sich die Frage nach seinen tatsächlichen Untersuchungsmöglichkeiten. In der Tat umfaßten sie lediglich die Beurteilung des Pulsschlages[32], des Urins[33], der Exkremente und des Blutes. In Verbindung mit anderen sichtbaren Erkrankungssymptomen, wie beispielsweise der Verfär-

---

[28] Siehe Dupic (1911), S. 57: «Les diplômes n'étant pas nationaux mais seulement corporatifs, ils avaient une valeur uniquement locale; ils ne donnaient droit d'exercer que dans le ressort de la Corporation [...]. [...] pour exercer dans la capitale il fallait y faire ses études. On pouvait, il est vrai, obtenir une dispense, assez rare du reste [...].» Siehe auch Meyer (1973), S. 106: «[...] la Faculté de Paris interdit l'exercice de la médecine aux médecins ‹étrangers›, c'est-à-dire provinciaux. Cette interdiction s'étend même aux médecins de Montpellier, pourtant justement réputés [...].»

[29] Meyer (1973), S. 106 — Trotz dieses bestehenden Verbotes gab es einige Ärzte aus Montpellier, die in Paris tätig und erfolgreich waren. Meist gehörten sie zum Ärztestab der königlichen Familie; vgl. das Kapitel II.2.1 dieser Untersuchung.

[30] Vgl. Treue (1955), S. 17.

[31] Treue macht darauf aufmerksam, daß viele der Ärzte von den Einkünften ihres Berufes allein nicht leben konnten und sich aus diesem Grunde noch andere Verdienstmöglichkeiten suchten. So lehrten einige von ihnen beispielsweise an den Fakultäten; vgl. Treue (1955), S. 19. — Im Gegensatz dazu bekundet Lévy-Valensi, daß die Ärzte auch im 17. Jahrhundert schon gut verdienten; siehe Lévy-Valensi (1933), S. 354: «Le médecin, au XVIIe siècle [...] gagne largement sa vie, même sans être âpre au gain [...]. En 1675, on compte, pour 540 000 habitants, 105 docteurs-régents. La visite se paye un écu (12 francs).»

[32] Zur Beurteilung des Pulses und der Einordnung desselben in das Schema der zwölf Puls-Typen vgl. Millepierres (1964), S. 45-47 und Lévy-Valensi (1933), S. 77-81.

[33] Siehe Millepierres (1964), S. 47: «Après examen [sic] du pouls vient celui des urines que l'on recueille dans un de ces récipients de chimiste appelé ballon, afin de les mirer à la lumière. On en distingue maintes espèces, selon la couleur, l'odeur, la fluidité, la limpidité, la nature, l'hypostase, c'est-à-dire les dépôts. Ce sont encore là des signes qui permettent de déterminer la maladie.» Vgl. auch Lévy-Valensi (1933), S. 81-86.

bung der Haut, ungewöhnlichen Schweißabsonderungen oder Abszessen[34], und mit weiteren Körperbefindlichkeiten, zu denen der Patient befragt wurde, ergaben diese Faktoren ein Gesamtbild, das der *médecin* nach den traditionellen Schemata der Pathogenese einzuordnen und zu diagnostizieren gelernt hatte.[35]

Gerade in den höheren Gesellschaftskreisen wurden häufig mehrere *médecins* gleichzeitig (und nicht nacheinander) zu Rate gezogen.[36] Konsultationen mit mehreren Ärzten waren durchaus nicht ungewöhnlich und endeten nicht zwangsläufig — wie es Molière in der Komödie *L'Amour médecin* suggerierte[37] — in heillosen Kompetenzstreitigkeiten und Grundsatzdiskussionen. Zudem waren derartige Konsultationen reglementiert: Zuerst hatte der jüngste Arzt seine Meinung mitzuteilen, danach der nächstältere; die endgültige Diagnose wurde dem Kranken oder seinen Angehörigen von dem dienstältesten *médecin* mitgeteilt.[38]

Nach dem Stellen der Diagnose ordnete der *médecin* — sei es nun in Absprache mit den anderen Kollegen oder alleine — die therapeutischen Maßnahmen an, die nicht sehr vielfältig waren und sich im wesentlichen tatsächlich auf die molièresche Trias «Cysterium donare,/ Postea seignare,/ Ensuitta purgare»[39] beschränkten.[40]

---

34 Zur Beurteilung der Haut, des Blutes usw. vgl. Millepierres (1964), S. 48.

35 Zu den Untersuchungsmethoden des *médecin* siehe Le Maguet (1971), S. 75: «Les symptômes physiques étaient pour lui quantité négligeable; les investigations matérielles telles que la palpation méthodique de l'abdomen, l'examen des cavités naturelles étaient inusités et même défendus au médecin qui ne devait pas déroger. Il pouvait seulement tâter le pouls, faire l'examen optique des urines, examiner de très loin les selles. A cela se limitait son rôle actif. Tout examen plus approfondi eût nécessité l'intervention d'un chirurgien. — Mais l'interrogation du malade venait corroborer l'opinion première que le médecin s'était faite. Le siège des douleurs, leurs caractères, leur irradiations, l'état des fonctions, les qualités du sommeil, l'appétence ou le dégoût pour tel ordre de mets décelaient à ses yeux une modification de tempérament ou une lésion humorale de tel organe, intempérie, sécheresse, obstruction ou cacochymie.» Vgl. auch Meyer (1973), S. 106f. und Millepierres (1964), S. 45-57.

36 Vgl. Le Maguet (1971), S. 224.

37 Vgl. Molière (1991-1992), Bd. 2 (1991), S. 107f. (II, 4).

38 Vgl. Le Maguet (1971), S. 224 und Lévy-Valensi (1933), S. 354f.

39 Molière (1991-1992), Bd. 2 (1991), S. 1174 [u.ö.] (*Le Malade imaginaire*)

40 Zu der Medikation siehe Lebrun (1983), S. 62: «Les remèdes dont il [= le médecin] dispose sont, au total, peu nombreux: la diète, la saignée, les diverses purgations et potions, les topiques, quelques rares spécifiques et, dans certains cas limités, le recours aux opérations de chirurgie et aux cures thermales.»

2.2 Der *chirurgien*

Obwohl es in der Antike noch keine Differenzierung zwischen den Bereichen *médecine* und *chirurgie* gegeben hatte[41], setzten sich die *médecins* im 17. und 18. Jahrhundert massiv für die Beibehaltung der Jahrhunderte währenden Trennung beider Professionen ein.[42]

Zu Beginn des 17. Jahrhunderts waren die *chirurgiens* einfache Handlanger der *médecins*. Auf ihre Anweisung führten sie den Aderlaß durch, schnitten Abszesse auf, behandelten Wunden, richteten Knochenbrüche und halfen bei schwierigen Geburten.[43] In dieser Tätigkeit unterschieden sie sich nicht wesentlich von den *barbiers*, zu deren Tätigkeiten ebenfalls die Behandlung von Wunden und Abszessen sowie der Aderlaß gehörten.

Lediglich der Erste Chirurg des Königs, der wiederum dem *premier médecin du Roi* unterstellt war[44], genoß ein gewisses Ansehen, das nach der berühmten Fisteloperation im November des Jahres 1686[45] noch weiter stieg.[46] Erst zu Beginn des 18. Jahrhunderts gelang es den *chirurgiens*, sich aus dem Schatten der *médecins* zu lösen:

> «En effet, vers la fin du règne de Louis XVI, la chirurgie française s'était élevée à la dignité d'une discipline qui se voulait sœur, et non pas une servante illettrée, de la médecine. Et cela d'autant plus que cette dernière pataugeait désespérément dans les vieilles erreurs.»[47]

---

[41] Siehe z.B. Lévy-Valensi (1933), S. 360: «Les anciens auteurs, Hippocrate comme Galien, ne séparaient pas la médecine de la chirurgie; leur œuvre immense est médico-chirurgicale.»

[42] Siehe ebenda: «Le médecin a lutté, sans cesse pour obtenir et conserver le droit d'enseigner au chirurgien, en un mot de le dominer. [...] Le médecin est un savant, le chirurgien un artisan; la main doit être subordonnée au cerveau; cette opinion des médecins, les autorités la sanctionnent, le Parlement la consacre.»

[43] Vgl. Goubert/ Lebrun (1973), S. 119; siehe auch Millepierres (1964), S. 175: «Faute de connaissances suffisantes en anatomie et en biologie, la chirurgie devait se contenter, la plupart du temps, d'opérations externes, ou du moins périphériques.»

[44] Siehe Lévy-Valensi (1933), S. 376: «Au XVIIe siècle, le chirurgien n'est pas très considéré; il est très au-dessous du médecin qui, lui, déjà, n'est pas placé très haut. Les chirurgiens des princes [...] et des grands, ont néanmoins un certain prestige et le premier chirurgien du roi, qui approche constamment le monarque est un personnage considérable. Il est cependant subordonné à l'archiatre et prête, à genoux, entre ses mains le serment [...].»

[45] Vgl. das Kapitel II.2 dieser Untersuchung.

[46] Zu dem Bedeutungszuwachs trug sicher auch die 1691 (oder 1692 [vgl. Huard]) offiziell vollzogene Trennung der *barbiers* oder *barbiers-perruquiers* und der *chirurgiens* bei; vgl. Goubert/ Lebrun (1973), S. 130 und Huard (1964), S. 191.

[47] Grmek (1976), S. 292

Die Annäherung der beiden medizinischen Professionen war nicht zuletzt das Resultat der Bemühungen der *chirurgiens* um eine bessere Ausbildung, die 1731 mit der Gründung der *Académie royale de chirurgie* ihr Ziel erreichte. Bekräftigt wurde dieses 1743 durch die Verpflichtung der *chirurgiens* auf den Abschluß ihrer Ausbildung mit einer schriftlichen Arbeit in lateinischer Sprache, die ihnen den ‹akademischen› Titel ‹maître ès arts› verlieh.[48]

Diese Veränderungen, mit denen eine zunehmende Angleichung der Reputation des *chirurgien* und des *médecin* einherging, riefen im Verlauf des 18. Jahrhunderts in Frankreich zahlreiche Konflikte und Auseinandersetzungen zwischen den beiden Berufszweigen hervor.[49]

Bis zu der gesetzlichen Vereinigung der beiden Berufszweige im Jahre 1803 setzten sich die Auseinandersetzungen und Streitigkeiten zwischen den gelehrten *médecins* auf der einen Seite und den ‹Handwerkern›, den *chirurgiens* und den *barbiers*, auf der anderen Seite fort.

2.3 Der *barbier*

Die *barbiers*, die mehr als nur Bärte scheren und Perücken machen, waren die «médecins du peuple», die «chirurgiens des pauvres»: für ein geringes Entgelt ließen sie den ‹gemeinen Mann› zur Ader und öffneten Abszesse.[50] Doch

---

[48] Die Verpflichtung auf den Abschluß mit einer Thèse erfolgte in zwei Schritten: 1743 wurde diese Verordnung durch eine königliche Deklaration für alle zukünftigen *chirurgiens* der Stadt Paris erlassen, und 1756 erfolgte eine Ausweitung der Verordnung durch den ‹Edit de Compiègne› auf alle zukünftigen *chirurgiens*; vgl. Goubert/ Lebrun (1973), S. 130 und Huard (1964), S. 192.

[49] Zu den Auseinandersetzungen nahmen auch bedeutende Zeitgenossen Stellung. Neben Voltaire, der sich sehr lobend über die *chirurgiens* aussprach — vgl. Bréhant (1982), S. 2794 — nahm Diderot 1748 in der *Lettre d'un citoyen zélé qui n'est ni chirurgien ni médecin à M. D. M. Maitre en chirurgie sur les troubles qui divisent la médecine et la chirurgie* zu den Auseinandersetzungen Stellung und betonte hierbei die enge Zusammengehörigkeit der beiden Professionen; siehe Diderot (1966), Bd. 9, S. 214: «Les chirurgiens et les médecins continueront d'être mortels ennemis, tant que les uns se regarderont comme les maîtres, et que les autres ne voudront point être des valets.» Siehe auch ebenda, S. 217: «Qu'étaient, s'il vous plaît, Esculape, Hippocrate et Galien? Médecins et chirurgiens. Pourquoi donc leurs derniers successeurs ne les imiteraient-ils pas? Quel inconvénient y a-t-il aujourd'hui à ce que le même homme ordonne et fasse une saignée? Conservons l'ancien titre de médecin, mais abolissons le nom de chirurgien; que les médecins et les chirurgiens forment un même corps; qu'ils soient rassemblés dans un même collége [sic], où les élèves apprennent les opérations de la chirurgie, et où les principes spéculatifs de l'art de guérir leur soient expliqués; qu'ils composent une même académie; que chacun y soit rangé dans la classe qui lui sera marquée par son talent particulier [...].»

[50] Siehe Le Maguet (1971), S. 267: «Les *Barbiers*, non contents de faire le poil et d'apprêter les perruques, étaient les saigneurs et les médecins du peuple, et pour quelques sols ils ouvraient une veine ou délivraient une ordonnance. Non contents d'exercer illégalement la médecine, ils tenaient commerce de tout [...].»

obwohl die *barbiers* gerade den unteren Bevölkerungsschichten gute Dienste leisteten, wurden sie häufig verspottet.[51]

Die *chirurgiens* waren zwar um eine bessergestellte Klientel bemüht, dennoch aber gab es zu Beginn des 17. Jahrhunderts offensichtliche Affinitäten zwischen den *chirurgiens* und *barbiers*, die nicht nur auf ihren Tätigkeitsbereich beschränkt waren, sondern sich auch in dem jeweiligen Sozialprestige niederschlugen. Ursprünglich gehörten beide Professionen einer gemeinsamen Zunft an, waren im 13. Jahrhundert aber voneinander getrennt worden.[52]

Während die *chirurgiens* um eine bessere Ausbildung kämpften und sowohl ihre Latein- als auch ihre Anatomiekenntnisse erweiterten, gingen die *barbiers* weiterhin ihren vornehmlich praktischen Tätigkeiten nach, rasierten und schnitten Haare, ließen zur Ader, öffneten Abszesse und legten Verbände und Pflaster an — Tätigkeiten, zu denen sie durch einen Erlaß Karls V. 1372 autorisiert worden waren.[53]

Im 15. Jahrhundert erstarkte auch bei den *barbiers* das Interesse an einer fundierteren theoretischen Ausbildung. Nachdem der Versuch der gemeinsamen Unterweisung von *chirurgiens* und *barbiers* am Ende des 15. Jahrhunderts gescheitert war, nahm sich die Medizinische Fakultät der (in ihren Augen weniger unbequemen) *barbiers* an, um sich mit ihnen gegen die *chirurgiens* zu verbünden.[54] Gleichwohl kam es 1655 zu einer Fusion dieser beiden ‹medizinischen Handwerker-Vereinigungen›, die jedoch auf Betreiben der Medizinischen Fakultät im Februar 1660 wieder aufgehoben wurde.[55] Die endgültige

---

51 Siehe Montariol (1912), S. 89: «Les barbiers, d'une façon générale, furent couverts de ridicule, dans les diverses manifestations de l'art.» Siehe auch ebenda, S. 90f.: «Même lorsque leur communauté fut unie à celle des chirurgiens, les barbiers continuèrent à être ridiculisés. [...] on les appelait vulgairement ‹sangraïres›. Ils étaient peu honorés comme tels, recevaient des abonnés à la barbe et à la saignée, maniant autant le rasoir que le bistouri. [...] souvent aussi les paysans préféraient consulter les vieilles femmes où les curés qui ne leur demandaient aucun salaire. Cependant les barbiers rendirent à leur époque les plus signalés services.»

52 Siehe Millepierres (1964), S. 170: «A l'origine barbiers et chirurgiens formaient une même corporation. Ils s'étaient séparés au XIIIe siècle. Les barbiers ne s'occupaient que de petite chirurgie; ils s'employaient à inciser les furoncles, panser les plaies, opérer les saignées. Les chirurgiens, eux, se chargeaient des grandes opérations.»

53 Siehe Montariol (1912), S. 89: «La lettre de Charles V, 1372, qui les ‹autorise à panser les clous, bosses, aposthèmes et autres playes qui ne sont pas mortelles› en les opposant aux chirurgiens ‹gens de grand état et de grand salaire› leur donne presque ce titre.»

54 Vgl. Millepierres (1964), S. 171 und Lévy-Valensi (1933), S. 368f.

55 Vgl. Millepierres (1964), S. 171f. und Lévy-Valensi (1933), S. 370-372.

Trennung der beiden Bereiche erfolgte 1691[56], die Auflösung der *barberie* selbst im Jahre 1803 mit der Neuorganisation der medizinischen Ausbildung.[57] Ergänzend soll in diesem Zusammenhang noch darauf hingewiesen werden, daß auch die *barbiers* selbst keine homogene Gruppe darstellten. So wurde häufig zwischen den einfachen *barbiers-barbants*, den *barbiers-perruquiers*, die sich vornehmlich mit den Haaren und Perücken beschäftigten, und den *barbiers-étuvistes* oder *étuves* unterschieden.[58] Letztere betreuten als ‹Bader› die noch bestehenden öffentlichen Badehäuser, die von den Herren der gehobenen Gesellschaft zu bestimmten Anlässen und nicht nur der Reinlichkeit wegen aufgesucht wurden.[59]

Neben den *médecins*, den *chirurgiens* und den *barbiers* gab es viele weitere Heilkundige, die sich auf bestimmte Praktiken spezialisiert hatten, wie zum Beispiel die Geburtshelferinnen oder -helfer, die Kräuterkundigen, die Steinschneider, Zahnärzte bzw. Zahnausreißer, Einrenker usw.

---

[56] Restif de la Bretonne kommentierte die 1671 endgültig vollzogene Trennung der *barbiers* oder *barbiers-perruquiers* von den *chirurgiens* etwa 120 Jahre später in seinen *Nuits de Paris* mit den folgenden Worten: «[...] autrefois, avant que les barbiers-perruquiers fussent séparés des chirurgiens, les boutiques de raserie étaient des bureaux de nouvelles et d'esprit. On y passait la soirée du samedi, la matinée du dimanche, et en attendant son tour, on parlait nouvelles, politique, littérature, telle qu'elle était alors. Tout est bien changé! A-t-on bien fait de séparer les barbiers des chirurgiens? Est-ce qu'il est bas de raser? Pas plus que de saigner. Les hommes ont de temps en temps des idées baroques de dignité. La barberie est vile, depuis qu'on l'a avilie: la perruquerie même n'est pas indigne du chirurgien, ni du médecin. C'est un médecin, qui le premier inventa la perruque, pour préserver du rhume les vieux magistrats! Il est vrai qu'ensuite la perruque devint une mode et un abus... Mais laissons cela. Personne ne va plus chez les barbiers-perruquiers-étuvistes, qui tous devraient avoir des étuves, dont nous aurions grand besoin! en place, on va respirer le mauvais air, entassé les uns sur les autres dans un café, dans un Musée [...], aux Variétés [...], aux ariettes, aux tragédies [...]»; Restif de la Bretonne (1990), S. 934.

[57] Siehe Montariol (1912), S. 105: «[...] la corporation des barbiers, ces médecins des pauvres disparurent en France avec la nouvelle constitution de l'Université au début du XIXe siècle. Les barbiers disparurent, mais il semble que leur race ne s'éteignit pas [...].»

[58] Vgl. Franklin (1887-1901), Bd. 2 (1887).

[59] Siehe zu diesem Aspekt Vigarello (1992), S. 33: «Im 17. Jahrhundert findet sich vor allem in Paris nur noch eine Art von Etablissement, das sowohl als Herberge dient, als auch die Möglichkeit bietet, sich zu baden. Derartige Häuser werden von einem ‹Bader› betrieben. Ihre Nutzung ist der Aristokratie vorbehalten und auch in diesen Kreisen sucht man einen derartigen Ort nicht oft auf. Solche, der Sauberkeit dienenden Aufenthalte bleiben auf besondere Anlässe beschränkt. So begibt man sich zum Beispiel vor einer Hochzeit, einem galanten Stelldichein und vor oder nach einer Reise dorthin.» Siehe auch Le Maguet (1971), S. 268: «Les étuves avaient été introduites à Paris par les Italiens venues à la suite de Marie de Médicis; les gens de toute condition s'y rendaient pour se reposer de leurs fatigues ou pour chercher des amusements illicites, car les étuvistes avaient ‹grand renom de bordellerie et de maquerellerie.› Après un bain de vapeur le client se faisait souvent saigner ou poser des sétons; mais le Barbier étuviste excellait dans l'application des *cornets* ou ventouses.»

2.4 Der *charlatan*, *opérateur* oder *triacleur*

Am unteren Ende der heilpraktischen Rangordnung fanden sich die *charlatans* [60], die *opérateurs* oder *triacleurs* [61], die von Ort zu Ort zogen, um auf den Jahrmärkten oder Marktplätzen ihre Wundermittel und -salben anzupreisen.[62] Sofern es sich diese ‹Medizin-Händler› leisten konnten, führten sie eine kleine ‹Wanderbühne› mit sich. Die Aufgabe der sie dann begleitenden Gaukler und Possenreißer bestand darin, mit einer kleinen Darbietung ein möglichst großes Publikum anzulocken, dem im Anschluß an die Vorführung die Allheil- und Wundermittel feilgeboten wurden.[63] Ohne diese Art der possenhaften Theatervorstellung, so betont Stichler, «ging kein Heilmittelverkauf auf damaligen Märkten. Die Schaulust der Volksmasse fand da eigenartige Befriedigung und die Behörden mußten sich darauf beschränken, den ärgsten Auswüchsen abzuwehren, soweit es möglich war.»[64]

---

[60] Siehe Millepierres (1964), S. 138: «Ce mot de ‹charlatan› serait dérivé du verbe italien *ciarlare*, bavarder. Le charlatan [...] fait du boniment sur la voie publique [...].»

[61] Siehe Franklin (1887-1901), Bd. 11 (1892), S. 129: «La thériaque, dite tyriacle, triacle, etc. dans la langue populaire, avait donné naissance aux substantifs *thériacleur* et *triacleur*, qui en arrivèrent à désigner toute espèce de charlatans. Elle n'en était pas moins regardée comme une panacée par lous les médecins.» Siehe auch Furetière (1972), Bd. 3 (ohne Seitenzählung): «OPERATEUR, se dit plus particulièrement d'un Empyrique, d'un Charlatan qui vend ses drogues, & ses remedes en public & sur le theatre, qui annonce son legis & sa sience par des affiches & des billets qu'il distribue. Il ne se faut pas fier à ces gens [...].»

[62] Siehe Le Maguet (1971), S. 401: «Au XVIIe siècle, ainsi que nous le montre une estampe de Rigaut, le Pont-Neuf était couvert de boutiques et de tréteaux sur lesquels une foule de charlatans, de dentistes, d'opérateurs débitaient des baumes, des onguents, des eaux merveilleuses qui guérissaient toutes les maladies.» Siehe auch Millepierres (1964), S. 138: «[...] le charlatan qui s'installe sur le Pont-Neuf derrière une table couverte d'un drap rouge où sont rangées des fioles et des boîtes use d'un bagou vulgaire pour attirer à lui les badauds [...].»

[63] Molière (1991-1992), Bd. 2 (1991), S. 1321 (*L'Amour médecin*, Anm.): «Au XVIIe siècle sont vendus des remèdes miraculeux (mithridate, thériaque, poudre de sympathie, etc.). Leurs inventeurs, ou leurs vendeurs, les ‹triacleurs› ou les ‹opérateurs›, lorsqu'ils sont assez aisés, se font accompagner d'une troupe de comédiens. Ils installent leurs tréteaux place Dauphine, ou sur le Pont-Neuf ou dans les foires. La troupe joue une parade; lorsque les badauds sont assez nombreux, l'opérateur vante sa marchandise et la vend.» Vgl. auch Stichler (1909), S. 285-300. Stichler verweist darauf, daß diese marktschreierischen Ärzte, Wunderdoktoren oder Medizinhändler wegen ihrer marktschreierischen Manier bezeichnenderweise sehr häufig «‹Schreier› [oder ‹Schryger›]» genannt wurden; vgl. ebenda, S. 285.

[64] Ebenda, S. 299 — Einen Einfluß auf die Tätigkeit der Wunderdoktoren hatten die Behörden insofern, als sie deren Tätigkeit genehmigen mußten; vgl. dazu den ganzen Aufsatz von Stichler (ebenda).

Diese ‹Wunderdoktoren› verfügten in der Regel weder über eine medizinische Ausbildung noch über eine gezielte Methodik, nach der sie vorgingen: «c'était la médecine des non-médecins».[65]

2.5 Der *apothicaire*

Neben dem *médecin*, dem *chirurgien*, *barbier* und *charlatan* soll noch kurz auf den *apothicaire* [66] hingewiesen werden. Der *apothicaire* war kein einfacher Kräuterhändler[67], sondern hatte eine vierjährige Ausbildung zu absolvieren, nach der er zunächst als Geselle arbeitete, um dann später seine Meisterprüfung ablegen zu können.[68]

---

[65] Siehe Millepierres (1964), S. 137 (Millepierres verweist in diesem Zusammenhang auf Lévy-Valensi): «[...] il y avait quantité de guérisseurs qui se vantaient de posséder des recettes infaillibles contre certains maux ou même contre tous les maux. Ils n'avaient fait aucune étude, ils ne s'appuyaient sur aucun principe [...], c'était la médecine des non-médecins.»

[66] Zu den *apothicaires* vgl. Franklin (1887-1901), Bd. 9 (1891), S. 1-87 und Millepierres (1964), S. 115-124 sowie Le Maguet (1971), Kapitel 10.

[67] Zu der Unterscheidung von *épicier* und *apothicaire* siehe Millepierres (1964), S. 115: «Au Moyen Age on ne faisait pas de distinction entre les apothicaires et les épiciers [...]. [...] depuis certains statuts du début du XVIIe siècle, il est entendu que, si l'apothicaire est autorisé à débiter des épices comme poivre, canelle, gingembre, girofle, auxquelles il ajoute le sucre, le riz, les dattes, l'huile d'olive, les confitures et le jambon, l'épicier, lui, n'est nullement autorisé à débiter des médicaments, à l'exception des drogues végétales, simples et en nature [...].»

[68] Zur Ausbildung der *apothicaires* vgl. Millepierres (1964), S. 116-119. — Bis zum ersten Drittel des 17. Jahrhunderts war die Ausbildung der *apothicaires-apprentis* vorwiegend praktisch ausgerichtet. 1636 aber wurde festgelegt, daß sie während eines Jahres den Lesungen der medizinischen Fakultät beiwohnen müssen; vgl. ebenda, S. 118. Seit 1696 hatte der Promovent einen Eid abzulegen, der Millepierres zufolge (siehe ebenda, S. 119) den folgenden Wortlaut hatte: «Je jure,/ de rapporter tout ce qui me sera possible pour la gloire, l'ornement et la majesté de la médecine;/ de n'enseigner point aux idiots et ingrats les secrets et raretés d'icelle;/ de ne donner aucun médicament purgatif aux malades affligés de quelque maladie aiguë, que premièrement je n'aie pris conseil de quelque docte médecin;/ de ne toucher aux parties honteuses et défendues des femmes, que ce ne soit par grande nécessité, c'est-à-dire lorsqu'il sera question d'appliquer dessus quelque remède;/ de ne donner jamais aucune sorte de poison à personne et ne conseiller jamais à aucun d'en donner, pas même à mes plus grands amis;/ d'exécuter de point en point les ordonnances des médecins, n'y ajouter ni diminuer, en tant qu'elles seront faites selon l'art;/ de découvrir et fuir comme la peste la façon scandaleuse et totalement pernicieuse des charlatans, empiriques et souffleurs d'alchimie à la grande honte des magistrats qui les tolèrent;/ finalement de ne tenir aucune mauvaise drogue dans ma boutique.»

Zu den hauptsächlichen Aufgaben und damit auch der größten Einnahmequelle der *apothicaires* gehörte das Anmischen der Klistierflüssigkeiten[69], die mit einer großen Klistier-Spritze[70] verabreicht wurden.[71]

3. Medikation und Heilmittel

3.1 Allgemeine Einführung

> «*Clysterium donare,
> Postea seignare,
> Ensuitta purgare.*»[72]

Der im 17. Jahrhundert noch vorherrschenden Humorallehre entsprechend, suchten die gelehrten *médecins* mit der Medikation das bei einer Erkrankung im Körper postulierte Säfteungleichgewicht zu beheben und nach dem klassischen Grundsatz *contraria contrariis curantur* wieder in ein Gleichgewicht zu bringen. Jedem Nahrungsmittel, jedem Medikament wurden demnach ein bestimmtes Temperament, gewisse Qualitäten und Wirkungen zugeschrieben, nach denen sie klassifiziert und indiziert wurden.[73]

---

[69] Siehe Le Maguet (1971), S. 357: «La préparation et l'administration des *lavements* étaient la principale source des revenues pour un apothicaire, car il préparait non seulement le ‹clystère, émolliant ou carminatif›, mais encore il se rendait à domicile, pour le donner de sa propre main. Le maître apothicaire se déplaçait, il est vrai, rarement; c'était aux compagnons et aux apprentis que revenait ce soin. Ils se rendaient chez le client, vêtus de l'habit de serge noire, avec le petit tablier blanc et le large bonnet classiques, porteurs du ‹pot d'estain à mettre clystère› et de l'énorme seringue enveloppée dans son étui de cuir et suspendue à leur ceinture.»

[70] Siehe ebenda, S. 357f.: «Cette seringue [...] était singulièrement en faveur au XVIIe siècle. [...] Il fallut pour ruiner l'empire du clystère la verve railleuse de Molière, qui se moqua si bien des garçons apothicaires et de leur instrument, qu'il causa plus de mal à l'apothicaire que le *Médecin charitable* lui-même. [...] Cependant, les lavements n'en furent pas moins en vogue et l'on a pu dire avec raison que le siècle du Grand Roi fut aussi le ‹siècle des clystères›.»

[71] Vgl. hierzu auch den folgenden Absatz 3.3 der vorliegenden Untersuchung.

[72] Molière (1991-1992), Bd. 2 (1991), S. 1174 [u.ö.], (*Le Malade imaginaire*)

[73] Siehe Le Maguet (1971), S. 78: «Toute la thérapeutique résultait des théories résumées ci-dessus, de la doctrine des tempéraments et de l'humorisme galénique. De la doctrine des tempéraments naissait une thérapeutique très complexe. Chaque médicament ou chaque plante avait son tempérament, chaud, froid, sec et humide. Cette qualité première du médicament de la plante suppléait aux qualités manquantes de l'organe malade ou neutralisait celles qui étaient en excès.»

In diesem System der ‹Heilung durch den Einsatz der gegensätzlichen Qualitäten› wurden den drei Grundtherapeutika Aderlaß, Abführmittel und Einlauf besondere Bedeutung und Effizienz zugebilligt.[74] Zu den geläufigen Indikationen gehörten aber auch bestimmte Diäten, körperliche Betätigung, Bäder und eine Reihe unterschiedlicher Heilmittel.[75]

3.2 Der Aderlaß

Der Aderlaß galt in Frankreich bis zum Ende des 18. Jahrhunderts[76] als Haupttherapeutikum. Grundlegend für diese Behandlungsmethode war die Annahme, daß der menschliche Organismus über etwa zwölf Liter[77] Blut verfüge, von dem die Ärzte bis zu zehn Liter ‹abzapfen› könnten, ohne den Patienten in ernsthafte Gefahr zu bringen.[78] Zudem war man davon überzeugt, daß sich das Blut besonders schnell erneuere und daß das neue, ‹frische› Blut von weit besserer Qualität sei als das ‹alte›, ‹verbrauchte›.[79]

Grundsätzlich wurden zwei Indikationen für den Aderlaß unterschieden: der vorbeugende Aderlaß, der zu den prophylaktischen Maßnahmen, den sogenannten ‹remèdes de précaution›[80], gehörte, und der therapeutische Aderlaß,

---

[74] Aderlaß, Abführ- und Brechmittel hatten im 17. Jahrhundert schon eine lange Tradition, da sie bereits von den hippokratischen Autoren zu den bedeutsamen therapeutischen Mitteln gezählt wurden; vgl. Bauer, J. (^{2}1966) und Wellman (1895), S. 219-231.

[75] Vgl. Lévy-Valensi (1933), S. 113ff. und Franklin (1887-1901), Bd. 9 (1891).

[76] Siehe in diesem Zusammenhang Millepierres (1964), S. 184: «La manie dangereuse, on peut même dire meurtrière, de la saignée, dura jusqu'à la veille de la Révolution.» Vgl. auch Lebrun (1983), S. 63-65.

[77] Lebrun und Legué sprechen sogar von der doppelten Menge Blutes; siehe Lebrun (1983), S. 63: «[...] la croyance selon laquelle le corps contient vingt-quatre litres [sic] de sang et que l'on peut en perdre vingt sans mourir [...].» Vgl. auch Legué (1896), S. 9.

[78] Siehe Millepierres (1964), S. 181: «On considérait qu'il n'y avait aucun inconvénient, au contraire, à débarasser le corps d'une partie des vingt-quatre livres de sang dont il était, pensait-on, chargé. Quatre livres suffisaient.» Zu den Folgen dieser irrtümlichen Annahme siehe z.B. Elisabeth Charlotte (1988), Bd. 1, S. 113 (Brief vom 29. Juni 1709 an die Raugräfin Louise): «[...] ich hatte Eüch meine vettern de la Trimoüille todt mitt allen umbstanden beschrieben. Die docktoren haben ihn zehn mal zur ader gelaßen, so erschrecklich, daß, wie man ihn geöffnet, hatt man kein andere ursach deß todts in ihm gefunden, alß daß er keinen tropffen bludt mehr in den adern gehabt. Vor 2 jahren hatt derselbe docktor dießes herrn gemahlin auch so hingericht. Es ist unbeschreiblich, wie viel leütte von kundtschafft undt vom hoff seyder ein jahr her hir im landt gestorben sein.»

[79] Siehe Millepierres (1964), S. 181: «D'ailleurs le sang nouveau, très vite revenue, était meilleur, étant tout frais, sans impuretés [...].»

[80] Zum ‹remède de précaution› siehe Elisabeth Charlotte (1988), Bd. 6, S. 410f. (Brief an die Raugräfin Louise vom 11. Juni 1722): «[...] sie haben die verfluchten maniren hir mitt ihrem

der je nach Art der Erkrankung an einer genau bestimmten Körperstelle[81] ausgeführt wurde, um das Gleichgewicht der Säfte wieder herzustellen. Der mehr oder minder rigiden Reglementierung der jeweiligen Zuständigkeiten entsprechend, wurde der Aderlaß von einem *médecin* angeordnet und von einem *chirurgien* oder einem *barbier* — unter Umständen nach der Einnahme eines Bades auch von einem *étuve* bzw. *barbier-étuviste* — ausgeführt.

Besonders bei der wohlhabenden Klientel wurde das Aderlassen häufig regelrecht zelebriert; einer solchen Zeremonie wohnten dann neben dem praktizierenden *chirurgien* auch ein *médecin* und ein *apothicaire* bei. Bedeutsam war hierbei auch die Verdunkelung des Zimmers, das nur durch das Licht einer

---

remede de precaution undt daß deücht nichts in der welt. Ich wuste es woll, den es ist mir [nie] woll bekommen, aber auß forcht, geplagt zu werden, thue ich alles, waß man will. [...] Wen ich meine gutte ursachen gegen die remede de precaution sage, andt[wortet man]: ‹Vous aves toutte vostre vie hay les remedes, mais quand on vie[i]llit, il en faut faire; on previent plus tost les meaux, qu'on ne les guerit. Vous ne pouves plus faire de l'exercice, comme quand vous esties jeune; il faut donc vous saigner et purger pour vous oster les mauvaises humeur[s] qui vous peuvent rendre malade.› Ich sage, daß artzeneyen die natur schwachen undt mich mehr, alß ein anderst, indem ich nicht dazu gewohnt bin worden; da antwort man mir: ‹Vous n'en avies pas besoin et dissipies ... par vostre violent exercisse, mais vous n'en pouves plus faire ny a pied ny a cheval.› Wen man mich den so plagt, so sage ich: ‹He bien, faittes ce que vous voudres, et qu'il n'en soit plus parles! En ar[r]ivera ce qui pour[r]a!›» Siehe auch ebenda, S. 462f. (Brief an die Raugräfin Louise vom 17. Sept. 1722): «Man hatt mich mitt den remedien de precaution, wie sie es hir heißen. schir umbs leben gebracht; erstlich die verfluchte aderläße, so mich so viel bludt hatt verlieren machen; hernach die 6 jus, so mich erschrecklich purgirt, haben mich so abgematt undt die gall so auffrührisch gemacht, daß ich endlich eine braffe gelbsucht bekommen. Es ist mir just gangen wie in der commedie vom medecin malgré luy, wen er seine krancke fragt: ‹Manges vous bien, dormes vous bien, alles vous bien, ou vous saves?› Wie dieß mitt ‹ouy› beantwortet wirdt, sagt S[g]anarelle: ‹He bien, je vous donneres quelque choses qui vous ostera tout cela›. So ist es mir eben [gegangen]; den ich war gantz gesundt, wie man mir zur ader gelaßen, undt alle die remedien die haben mir erstlich alle kräfften undt apetit benohmen, mich recht ellendt gemacht.»

[81] Die zu öffnende Vene sollte sich in der Nähe des diagnostizierten Sitzes der Erkrankung befinden; siehe Lebrun (1983), S. 63: «Elle [=la saignée] se pratique en divers points du corps qui ne sont pas indifférents, mais varient selon la nature de la maladie qu'il faut combattre. En général, la veine que l'on perforce est à proximité du siège du mal, mais rarement *in situ*; ainsi, au 17ᵉ siècle, les veines du front, des tempes, du bout du nez et des angles internes des yeux, pour les maux de tête, les infirmités de la face et les maux d'yeux; les veines de la lèvre inférieure et de la langue, pour les ulcères de la bouche et les douleurs de dents; la veine médiane du bras, pour les maux du cœur et des poumons; la veine basilique du bras droit, pour le foie, du bras gauche, pour la rate; les veines des genoux, pour les douleurs des reins, des cuisses et de la vessie; la veine sciatique, pour la goutte; les veines malléolaires, au-dessus du pied, pour la gravelle et la stérilité; les veines des pieds, pour les hémorroïdes, les maux de matrice et l'aménorrhée.» — Insgesamt wurden 47 mögliche ‹Aderlaßstellen› unterschieden; siehe Millepierres (1964), S. 183: «On distinguait quarante-sept veines propres à la saignée, et chacune d'elles s'imposait pour telle ou telle affection. Le grand principe consistait à enlever du sang sur ou aux alentours de la partie malade.»

Kerze erhellt werden durfte, damit der Patient beim Anblick seines Blutes nicht in Ohnmacht fiel.[82]

In Frankreich herrschte im 17. und auch noch im 18. Jahrhundert eine regelrechte ‹Aderlaßmanie›.[83] Zunehmend mehrten sich aber bereits gegen Ende des 17. Jahrhunderts und dann verstärkt im 18. Jahrhundert die Stimmen der Mediziner, die vor einem Mißbrauch dieses Therapeutikums warnten und es sogar für eine Vielzahl von Erkrankungen verantwortlich machten.[84]

---

[82] Zu dem Ablauf dieser kleinen Zeremonie siehe Millepierres (1964), S. 184: «La saignée se présentait comme une cérémonie tout de même plus compliquée et plus grave que la purge ou le lavement. Pour la saignée, on restait au lit, on faisait la nuit dans la chambre, et le chirurgien se faisait éclairer à la flamme d'une chandelle ou d'une bougie que tenait le médecin, tandis que l'apothicaire présentait la palette. Il s'agissait d'empêcher le patient de voir son sang; certains auraient pu s'évanouir.» — Der *médecin* und der *apothicaire* scheinen diesen Zeremonien aber eher selten (und überhaupt nur bei der wohlhabenden Klientel) beigewohnt zu haben.

[83] Siehe Dumesnil (1935), S. 115: «On saignait donc à tout propos, périodiquement.» Siehe auch Millepierres (1964), S. 181: «La vogue de la saignée ‹de la fréquente saignée›, dure pendant tout le XVIIe siècle. Cela tourne à la manie, voire à la folie, et surtout à Paris.» — Exemplarisch für die Pariser Ärzte, die sich dieses Mittels zu jedem geringfügigen Anlaß bedienten, soll hier Guy Patin (1602-1672), Professor am Collège de France und Doyen der Medizinischen Fakultät von Paris, genannt werden. Siehe Lanson (1906), S. 195, der den durch seine Briefe bekannten Patin folgendermaßen beschreibt: «D'abord, c'est un vrai médecin de Molière, avec l'esprit en plus. Il a été nourri dans les saines opinions et n'a jamais varié. Du jour où il a commencé d'étudier jusqu'au jour de sa mort, il a aimé et vénéré Hippocrate, Galien, Fernel, la Faculté de Paris, la saignée, la casse et le séné: il a méprisé et haï les Arabes, la Faculté de Montpellier, Pecquet et Renaudot, le quinquina, l'antimoine, les chirurgiens, les apothicaires. [...] Pour lui, il saigne intrépidement, opiniâtrément, avec l'âme apaisée d'un homme qui fait son devoir. [...] Il saigne un enfant de deux mois, un enfant de trois jours. Il purge après, mais il saigne d'abord. Il pratique sur les siens, sur lui-même la méthode approuvée des anciens [...]» Patin bestätigt seine Vorliebe für den Aderlaß in einem Brief an einen «Monsieur C.S.D.M.», in dem er schreibt: «Il n'y a point de remédes [sic] au monde qui fassent tant de miracles que la saignée. Nos Parisiens font ordinairement peu d'exercice, boivent & mangent beaucoup & deviennent fort pléthoriqués; en cet état ils ne sont presque jamais soulagés de quelque mal qui leur vienne, si la saignée ne marche devant puissamment & copieusement: & néanmoins si ce n'est une maladie aiguë, on n'en voit point si-tôt les effets comme de la purgation. [...] Les Idiots qui n'entendent pas nôtre métier s'imaginent qu'il n'y a qu'à purger; mais ils se trompent, car si la saignée n'a précédé copieusement, pour reprimer l'impétuosité de l'humeur vagabonde, vuider les grands vaisseaux & châtier l'intempérie du foye qui produit cette sérosité, la purgation ne sauroit être utile»; Patin (1692), Bd. 1, S. 7f.

[84] Zu den Autoren, die bereits im 17. Jahrhundert vor einem zu häufig angewandten Aderlaß warnten, gehörte Devaux. Exemplarisch soll hier nur auf die Publikation von Pierre Prébandier mit dem Titel *Les Abus de la saignée démontrés par des raisons prises dans la nature et de la pratique des plus célèbres médecins avec un appendice sur les moyens de perfectionner la médecine* (Paris 1759) verwiesen werden. — Zu einem vernünftigen Gebrauch des Aderlasses mahnte im 18. Jahrhundert auch Bienville (1775), S. 179f.: «Elles [= les erreurs de nos jours] consistent principalement dans l'usage des fréquentes saignées, des boissons, des anti-spasmodiques & du tabac. Toutes ces choses sont ou bonnes ou indifférentes en elles-mêmes; ce n'est que l'usage excessif ou déplacé qu'on en fait qui mérite le blâme, & c'est sur quoi vont s'étendre mes réflexions./Je connois & me fais gloire de connoître tous les avantages de la saignée. Je sçais que c'est un remède [sic]

3.3 Klistiere, Abführ- und Brechmittel

Nicht nur mit dem Aderlaß, auch mit diversen Abführmitteln wurde im Zeitalter der Klassik und noch in der Aufklärungszeit häufig Mißbrauch getrieben. Zu den Purgativa gehörten im wesentlichen das Klistier, die Abführ- und die Brechmittel, die als Therapeutikum und als Prophylaktikum verabreicht wurden.

Das Klistier, das im Französischen mit den beiden (häufig pejorativ konnotierten[85]) Ausdrücken ‹clystère› und ‹lavement› bezeichnet wurde, erfreute sich besonders in den höfischen Kreisen großer Beliebtheit:

> «[...] le 17e et le 18e siècle usent et abusent du clystère. [...] A la cour de Louis XIV, c'est une pratique courante [...]. La mode s'en maintient au 18e siècle [...].»[86]

Das Klistier diente vornehmlich der Darmentleerung und -reinigung.[87] Die injizierten Flüssigkeiten waren aus den unterschiedlichsten Ingredienzen zusammengesetzt, bestanden hauptsächlich aber aus Wasser oder Milch, die mit verschiedenartigen Kräutern und Pulvern, zum Teil mit Honig und anderen Komponenten angereichert waren.[88]

énergique qui produit les effets les moins espérés lors qu'il est employé avec connoissance; mais c'est par cette raison même qu'il est énergique, & pour ainsi dire decisif, qu'il doit être plus rare, & qu'on doit sur-tout craindre de l'employer sans des indications pressantes.»

[85] Zu den Bezeichnungen ‹clystère› und ‹lavement› siehe Millepierres (1964), S. 124: «Le terme de *lavement* avait pris un ton vulgaire [...]; le mot de lavement fut mis à l'index comme celui de clystère. Au début du XVIIIe siècle, clystère est considéré par Furetière comme un mot vieilli qui ‹ne trouve plus place que dans le burlesque›.» — Dennoch wurde die Bezeichnung beibehalten; vgl. auch Lebrun (1983), S. 66 und Le Maguet (1971), S. 358.

[86] Lebrun (1983), S. 65f. — Siehe auch Franklin (1887-1901), Bd. 9 (1891), S. 71: «[...] la seringue avait été singulièrement en faveur sous Louis XIII; elle atteint sous Louis XIV l'apogée de sa gloire. Le siècle du grand roi est aussi celui des clystères. Ils furent à la mode d'abord, puis devinrent une habitude impérieuse, une des nécessités de la vie.»

[87] Furetière verwies zudem auf die Bedeutung der Einläufe vor Schwangerschaften, aber auch zur ‹Befeuchtung› der Organe; siehe Furetière (1972), Bd. 1, Artikel «CLYSTERE» (ohne Seitenangabe): «C'est un remede ou injection liquide qu'on introduit dans les intestins par le fondement, pour les rafraîchir, pour lâcher le ventre, pour humecter et amollir les matieres, pour dissiper les vents, aider à l'accouchement, &c. On fait des *clysteres* d'eau, de son, de lait, & particulierement de decoctions de certaines herbes. On y mêle du miel, du sucre rouge quelquefois du catholicon & autres drogues. Il y a des *clysteres* émolliens, carminatifs, lenitifs, astringens, laxatifs, anodins, &c.»

[88] Siehe Lebrun (1983), S. 67: «La composition du liquide [...] introduit dans le corps par voie anale ou buccale, fait intervenir dans des proportions variables selon chaque cas, quelques-uns des multiples produits de la pharmacopée de l'époque. [...] Ce qui caractérise en effet la plupart de ces remèdes, c'est l'étonnante variété de leurs composants et leur absence de véritable spécifité. Héritée des siècles précédents, la pharmacopée des 17e et 18e siècles reste essentiellement galénique, c'est-à-dire à base de plantes auxquelles s'ajoutent quelques produits d'origine animale et de rares remèdes chimiques, au total plusieurs centaines de substances différentes.» — Zu den einzelnen Ingredienzen siehe ebenda, S. 67-76.

Eingeführt wurden die Flüssigkeiten mittels einer großen Klistierspritze, die der *apothicaire* selbst oder einer seiner Gehilfen verabreichte. In einigen vornehmen Häusern übernahmen auch besondere Bedienstete diese Tätigkeit.[89]

Neben dem Klistier erfreuten sich auch die Abführmittel großer Beliebtheit. Vor einem übertriebenen Gebrauch wurde aber auch hier besonders in der Aufklärungszeit häufig gewarnt, weil man die Abführmittel für die verbreiteten «Nervenzufälle» verantwortlich machte:

«[...] ein häufiger Mißbrauch purgirender [sic], Speichelabführender, Schleimabführender fremder und andrer abführenden [sic] Arztneymittel erregt sowohl ganz besondre Zufälle in den kranken Theilen, als auch diesjenigen allgemeinen Zeichen, die der Ausleerung zugehören. Wenn nämlich jemand durch allzu häufige Abführungen erschöpft ist, und daher in eine Nervenkrankheit verfällt; so hat er eine mit Reizung und Trockenheit der Nerven vermischte Schwäche: und damit ich mit den alten rede, er empfindet eine Erschöpfung der Lebensgeister. [...] so hat es doch manchmal auch geschienen, als wenn in einem vorher dazu geneigten Körper bloß durch unzeitigen Gebrauch einer einzigen Abführarztney eine höchst fürchterliche Nerven-Melancholie erregt worden sey.»[90]

Als drittes Purgativum dienten die Brechmittel, die bereits bei den hippokratischen Autoren bekannt waren und zu therapeutischen Zwecken eingesetzt wurden. Das Brechen wurde durch die wirksame Nieswurz hervorgerufen, aber auch durch andere Brechmittel, wie beispielsweise Wasser und Öl.[91]

3.4 Chinarinde, Brechwurzel und Antimon

Zu den neuen Heilmitteln, die im 17. Jahrhundert bekannt und für ihre Wirkung berühmt wurden, gehörten besonders die Chinarinde (*quinquina*), die Brechwurzel (*ipécacuana*, kurz: *ipéca*) und das Antimon (*antimoine*). Wie bei

---

[89] Siehe ebenda, S. 66: «Son administration au moyen d'une longue seringue — ‹d'escopette d'Hippocrate› —, de taille variable selon les sujets et les cas, demande prudence et adresse. C'est le fait théoriquement des apothicaires, ce qui justifie les surnoms que leur donnent les Parisiens — ‹mirancus›, ‹limonadiers des postérieurs› [...]. Mais dans la plupart des maisons bourgeoises, cela fait partie des attributions habituelles de la servante.»

[90] Lorry (1770), Bd. 1, S. 160f. — Siehe auch Luce (1797), S. 36: «Zu häufiges und zu starkes Purgieren ist eine, leider! bisher zu sehr übersehene Quelle der Hypochondrie.» Verwiesen werden kann in diesem Zusammenhang ebenso auf die Publikation von P. Hecquet mit dem Titel *Remarques sur l'abus des Purgatifs et des Amers, au commencement et à la fin des maladies. Et sur l'utilité de la Saignée, dans les maladies des Yeux, dans celles des Vieillards, des Femmes et des Enfants. En forme de Lettres* (1729). — Vgl. hierzu das Kapitel V.2.4 der vorliegenden Untersuchung.

[91] Vgl. in diesem Zusammenhang Wellmann (1895), S. 219-222. Wellmann verweist hier auch auf äußere Reizmittel, die zum Erbrechen benutzt wurden, wie beispielsweise Federn, die mit Irissalbe bestrichen waren und mit denen der Gaumen gekitzelt wurde; vgl. ebenda, S. 221.

der Entdeckung des Blutkreislaufes durch Harvey stand die Medizinische Fakultät von Paris auch diesen Neuerungen lange Zeit sehr ablehnend gegenüber.

Die fiebersenkende Wirkung der Chinarinde wurde Le Maguet zufolge 1638 von einem Jesuiten in Amerika entdeckt, als dieser auf einer Reise selber an einem Fieber erkrankte. Später sei dieses Mittel von den Jesuiten dann in Frankreich eingeführt und deshalb auch häufig mit dem Namen «Poudre des Jésuites» oder «Poudre des Pères» bezeichnet worden.[92] Obwohl die Effizienz der Chinarinde bereits 1658 in einer Pariser Doktorarbeit hervorgehoben worden war, konnte sich dieses fiebersenkende Mittel erst durchsetzen, nachdem Ludwig XIV. 1679 von dem Engländer Robert Talbor (1641-1681)[93] durch die Anwendung der Chinarinde von einem schweren Wechselfieber geheilt worden war und nachdem sich besonders der letzte der fünf Ersten Leibärzte Ludwigs XIV., Guy-Crescent Fagon, für die Verbreitung dieser ‹remède anglais›[94] eingesetzt hatte.[95]

Die Verwendung und Verbreitung der Brechwurzel setzte im letzten Viertel des 17. Jahrhunderts ein. Der Arzt, dem der Durchbruch dieses Medikamen-

---

[92] Siehe Le Maguet (1971), S. 105f.: «Le quinquina avait été découvert en 1638 en Amérique. Un jésuite, voyageant au Pérou, atteint d'un violent accès de fièvre, eut l'idée d'employer l'écorce d'un arbre indigène dont se servaient les naturels du pays: le remède fit merveille et les jésuites introduisirent bientôt en France le précieux médicament qui, connu tout d'abord sous le nom de *Poudre des Jésuites*, ou de *Poudre des Pères*, s'appela ensuite *Cinchina*, dont nous avons fait quinquina.» — Zu den verschiedenartigen Geschichten über die Entdeckung der Chinarinde vgl. u.a Lévy-Valensi (1933), S. 114f. und Millepierres (1964), S. 78-83.

[93] Zu Robert Talbor vgl. Franklin (1887-1901), Bd. 9 (1891), S. 235 und Grmek (1990), S. 256. Es wird darauf hingewiesen, daß in den zeitgenössischen Publikationen sowie in diversen jüngeren Schriften häufig Variationen dieses Namens wie beispielsweise ‹Talbot› oder ‹Tabor› aufzufinden sind.

[94] Vgl. Millepierres (1964), S. 79.

[95] Siehe Grmek (1976), S. 295: «La matière médicale s'enrichit [...] de deux produits végétaux réellement efficaces: le quinquina et l'ipécacuana. En 1658, une thèse parisienne concluait déjà en faveur du premier; néanmoins, le conservatisme de la *Faculté* garda le dessus jusqu'en 1679, quand le roi fut guéri d'une fièvre intermittente grâce à la teinture de quinquina. Le secret de cette teinture fut acheté par le roi à l'apothicaire anglais Robert Talbor et rendu public, sur l'ordre de la couronne, dans une brochure de Nicolas de Blégny./ La vogue du quinquina fut définitivement établie, en France du moins, par l'acceptation de ce médicament de la part de Guy-Crescent Fagon (1638-1718) qui lui consacra un petit volume intitulé *Les admirables qualitez du kinkina confirmées par plusieurs expériences et la matière de s'en servir* (Paris 1705).» — Lévy-Valensi weiß darüber hinaus von den Gratifikationen zu berichten, die Talbor für seine Angaben zum ‹remède anglais› erhalten habe; siehe Lévy-Valensi (1933), S. 115: «En 1679, le quinquina est introduit mystérieusement chez nous par un empirique anglais Tabor ou Talbot que le roi fait chevalier pour l'avoir guéri de la fièvre./ Louis XIV accorde à Talbot [sic] une pension de 2.000 livres, sous réserve qu'il distribuera son *remède secret* au Louvre. Plus tard, il lui achète [sic] pour 48.000 livres le *remède anglais*, simple teinture de quinquina que de Blégny se charge de vulgariser, tout en prétendant l'avoir conseillé avant Talbor.»

tes wohl zu verdanken ist, war der Holländer Jean-Adrien Helvétius (1661-1727), der in Paris praktizierte und 1686 den an der Ruhr erkrankten Dauphin mit der Brechwurzel heilte.[96]

Das dritte, wohl am heftigsten umstrittene, neue Therapeutikum war das Antimon[97]: ein Halbmetall, das chemisch und pharmakologisch dem Arsen ähnelt und als Heilmittel bei vielen Tropenkrankheiten geschätzt wurde. Auch das Antimon konnte sich erst als Heilmittel durchsetzen, nachdem ein Mitglied der königlichen Familie damit erfolgreich geheilt worden war:

> «[...] l'antimoine qui, après avoir été condamné deux fois par la Faculté, appuyée par le Parlement (1566 et 1615), a fini par gagner sa bataille contre les traditionalistes à la suite de la guérison de Louis XIV d'une fièvre typhoïde, guérison attribuée à l'emploi fait de l'antimoine. Cet événement souleva l'intérêt du public et le médicament reçut une véritable ovation avec poèmes et articles d'éloges à son propos.»[98]

Trotz dieser neuen Therapeutika standen die Ärzte den infektiösen Krankheiten noch lange nahezu machtlos gegenüber.[99] Es erstaunt daher nicht, daß im 17. und im 18. Jahrhundert eine Vielzahl recht dubioser Heilmittel zur Anwendung kam.

3.5 Diverse Therapeutika

Zu den weiteren Arzneimitteln, die in der Klassik und noch in der Aufklärungszeit recht verbreitet und beliebt waren, gehörten zahlreiche Pulver, Salben, Tropfen, Pillen und dergleichen mehr, die aus unterschiedlichen tierischen, pflanzlichen, mineralischen und chemischen Stoffen bestanden und deren Nutzen (zumindest aus heutiger Sicht) sehr fragwürdig war.[100]

---

[96] Siehe Grmek (1976), S. 296: «L'introduction de l'ipécacuana en France fut surtout l'œuvre de Jean-Adrien Helvétius (1661-1727) qui réussit à guérir le dauphin dysentérique.» Siehe auch Lévy-Valensi (1933), S. 116: «En 1686, un marchand français Grenier, transporte du Brésil 150 grammes de racine d'ipécacuana; Helvétius, médecin hollandais, exerçant à Paris, l'essaie avec succès sur les dysentériques de l'Hôtel-Dieu et guérit le Dauphin d'un flux de sang. Louis XIV lui donne mille louis de récompense et l'exclusivité de l'ipéca. Grenier, frustré, intente un procès, le perd et pour se venger divulgue le secret du remède dit hollandais.» — Zu der Verbreitung der Brechwurzel in Frankreich vgl. auch Millepierres (1964), S. 84.

[97] Zu den Kämpfen um das Antimon vgl. Millepierres (1964), S. 99-108 und Lévy-Valensi (1933), S. 132f. sowie Lebrun (1983), S. 71f.

[98] King, D.L. (1929), S. 25f.

[99] Siehe Grmek (1976), S. 296: «Malgré le quinquina [...] et l'ipécacuana [...] les médecins du XVIIe siècle n'avaient presqu'aucune prise sur les maladies infectieuses. Deux tiers des enfants de la haute noblesse mourraient au berceau.»

[100] Vgl. Lévy-Valensi (1933), S. 123-129 und Millepierres (1964), S. 84ff.

Zu den ‹tierischen Stoffen› (menschlicher und tierischer Provenienz) gehörten Fett, Blut, Haare und Urin[101] sowie auch Teile bestimmter Tiere, die in zermahlener Form den Arzneimitteln zugefügt wurden. So schrieb man beispielsweise den Zangen des Krebses eine fiebersenkende und den Kellerasseln und Regenwürmern eine schweißtreibende Wirkung zu, diverse Käfer und Ameisen wurden als Aphrodisiakum verabreicht, und auch eine ganze Reihe weiterer Kleintiere wie Eidechsen, Schmetterlinge, Libellen, Spinnen, Schnecken usw. fanden zerkleinert (und zermahlen) vielfältige Verwendung.[102]

Zu den ‹pflanzlichen Stoffen› zählten zahlreiche Kräuter, Blumen und Pflanzen[103], aber auch (zermahlene) Edelsteine[104] und Perlen.

Bei den sogenannten ‹chemischen Stoffen› handelte es sich neben dem Antimon hauptsächlich um Quecksilber, um Eisen und Gold.[105] Gerade Gold wurde eine große therapeutische Wirkung zugesprochen:

«L'or est le remède par excellence, un homme qui se nourrirait d'or serait immortel!»[106]

Diese diversen ‹Materialien› wurden entweder in reiner Form oder aber, was verbreiteter war, in einer Vielzahl unterschiedlicher Zusammensetzungen[107] und Darreichungsformen verordnet. Die verschiedenen Pulver, Wässerchen, Tropfen, Salben, Salze, Pflaster usw. trugen meist Namen, die auf den ‹Entdecker› der jeweiligen Komposition oder aber auf die angestrebte Wirkung hinwiesen. Zu den bekanntesten Pulvern gehörte der «poudre de sympathie»[108], und unter den ‹Wässerchen› war besonders dasjenige der ‹Königin von

---

[101] Haaren und Urin sprach man eine gute Wirkung gegen die *vapeurs* zu; vgl. Lévy-Valensi (1933), S. 123 und Franklin (1887-1901), Bd. 9 (1891), S. 98-100.

[102] Vgl. Lévy-Valensi (1933), S. 123-125 und Millepierres (1964), S. 84-93 sowie Laget (1984), S. 574f. und Lebrun (1983), S. 70f.

[103] Vgl. Lévy-Valensi (1933), S. 125f. und Millepierres (1964), S. 94-97 sowie Lebrun (1983), S. 71.

[104] Zu den Edelsteinen vgl. besonders Franklin (1887-1901), Bd. 9 (1891), S. 138-150.

[105] Vgl. Lévy-Valensi (1933), S. 126 und Millepierres (1964), S. 96f.

[106] Lévy-Valensi (1933), S. 126 — Vgl. auch Franklin (1887-1901), Bd. 9 (1891), S. 146f.

[107] Zu den zusammengesetzten Arzneimitteln vgl. Lévy-Valensi (1933), S. 126-129 und Millepierres (1964), S. 109-114. — Deneke berichtet, daß es seit dem Ende des 17. Jahrhunderts «überall in der Tages- und Zeitschriftenpresse» «genaueste Rezepte für Medikamente mit Gebrauchsanweisungen» gegeben habe; vgl. Deneke (1969), S. 127.

[108] Zum «poudre de sympathie» vgl. Franklin (1887-1901), Bd. 9 (1891), S. 200-207 und Millepierres (1964), S. 146-149; zu den Pudern allgemein vgl. Franklin (1887-1901), Bd. 9 (1891), S. 230-234. Lévy-Valensi erwähnt beispielsweise die folgenden Puder: «la poudre de l'empereur Ferdinand», «la poudre pannonique», «la poudre de M. d'Aquin», «la poudre de la comtesse de Kanth», «la poudre le Lorme», «la poudre du Duc» und «la poudre du comte de Warwick»; vgl. Lévy-Valensi (1933), S. 127f.

Ungarn› bekannt.[109] Die «gouttes royales d'Angleterre» stellten nur eine Komposition unter vielen Tropfen dar[110], wie auch der «baume du Commandeur» nur eine Salbe unter vielen[111] und der «sel polychreste de Glaser» nur eines unter vielen Salzen war.[112] Darüber hinaus gab es unzählige Heilpflästerchen[113] und eine Reihe weiterer Mixturen, zu denen beispielsweise die «thériaque», der «mithridat» und der «orviétan» gehörten.[114] Hinter diesen drei Bezeichnungen verbargen sich opiumhaltige Elixiere, die in ähnlicher Form bereits in der Antike bekannt waren und dazu dienten, vor Giftanschlägen zu schützen.[115] Gerade im 17. Jahrhundert aber dienten ‹Wundergetränke›, wie eben die «thériaque», als Universaltherapeutika:

> «La thériaque est l'une de ces préparations dont le principe fut défini par la médecine antique, et qui a survécu sous des formes diverses, mais en répondant à la même attente: guérir par l'accumulation des drogues. [...] La thérique peut donc tout soigner, et se présente en général comme un sirop utilisé à tout propos.»[116]

Neben diesen unterschiedlichen Kompositionen wurde freilich immer wieder auf die Bedeutung der verschiedenen Mineral- und Heilwässer und damit zusammenhängend der Trink- und Badekuren verwiesen.[117] Zu einem der belieb-

---

[109] Zu den ‹Wässerchen› mit den Titeln «l'eau excellentissime», «l'eau de la reine de Hongrie» und «l'eau de Rabel» vgl. Lévy-Valensi (1933), S. 128; vgl. auch Franklin (1887-1901), Bd. 9 (1891), S. 217-222.

[110] Vgl. Lévy-Valensi (1933), S. 128 und Franklin (1887-1901), Bd. 9 (1891), S. 224-227.

[111] Zu den Salben vgl. Lévy-Valensi (1933), S. 129 und Franklin (1887-1901), Bd. 9 (1891), S. 207-216.

[112] Vgl. Lévy-Valensi (1933), S. 128.

[113] Vgl. Franklin (1887-1901), Bd. 9 (1891), S. 223f.

[114] Vgl. hierzu Lévy-Valensi (1933), S. 126f. Zu der ‹thériaque› siehe auch Millepierres (1964), S. 110: «La thériaque comprenait près de soixante-dix ingrédients. Elle était de l'invention de Galien.» Zum ‹orviétan› vgl. ebenda, S. 154-156 und siehe ebenda, S. 155: «L'orviétan n'était autre chose qu'une manière de thériaque; il contenait seulement vingt-sept substances [...].»

[115] Vgl. Kupfer (1996), S. 15.

[116] Laget (1984), S. 577 — Studien über Opium und die davon ausgehende Suchtgefahr wurden bereits von Galen unternommen; vgl. Kupfer (1996), S. 15. Auch im 17. Jahrhundert beschäftigten sich einige Publikationen mit dieser Thematik; vgl. z.B. den *Discours sur la thériaque et les ingrédients d'icelle* (Montpellier 1626) von Laurent Catelan und den *Traité du tabac et traité de la thériaque* (Paris 1626) von Neander. Vgl. auch die historisch-pharmazeutische Studie zu der «thériaque» von Bernhard: Brehand (1893).

[117] Zu den Mineral- und Heilwassern vgl. Franklin (1887-1901), Bd. 9 (1891), S. 162-199 und Lévy-Valensi (1933), S. 129-132; zu den Badekuren vgl. auch Millepierres (1964), S. 189-197.

testen ‹Wasserkur-Orte› gehörte im 17. Jahrhundert Vichy.[118] Den Briefen der Mme de Sévigné[119] ist zu entnehmen, daß auch sie sich regelmäßig nach Vichy begab, um sich einer Trink- und Wasserkur zu unterziehen. So berichtete sie beispielsweise ihrer Tochter in einem Brief vom 20. Mai 1676 von dem gewöhnlichen Tagesrhythmus in Vichy, von dem frühen Aufstehen und den Versammlungen bei der Therme, dem Heilwassertrinken und den Ergehungen bis zum Mittag, dem Mittagessen, den anschließenden Gesellschaftsbesuchen, den Spaziergängen, den leichten Abendmahlzeiten und dem frühen Zubettgehen:

> «J'ai donc pris des eaux ce matin, ma très chère. Ah! qu'elles sont méchantes! [...] On va à six heures à la fontaine. Tout le monde s'y trouve. On boit, et l'on fait une fort vilaine mine, car imaginez-vous qu'elles sont bouillantes et d'un goût de salpêtre fort désagréable. On tourne, on va, on vient, on se promène, on entend la messe, on rend les eaux, on parle confidemment de la manière qu'on les rend; il n'est question que de cela jusqu'à midi. Enfin, on dîne. Après dîner, on va chez quelqu'un; [...]. Mais enfin, à cinq heures, on se va promener dans des pays délicieux; à sept heures, on soupe légèrement. On se couche à dix. Vous en savez présentement autant que moi. Je me suis assez bien trouvée de mes eaux. J'en ai bu douze verres: elles m'ont un peu purgée; c'est tout ce qu'on désire. Je prendrai la douche dans quelques jours.»[120]

Die Trink- und Badekuren waren also nicht nur Therapie, sondern gleichzeitig gesellschaftliches Ereignis.

3.6 Kaffee, Tee und Schokolade

Die sogenannten ‹heißen Getränke› Kaffee, Tee und Schokolade[121] wurden im 17. Jahrhundert in Europa bekannt und erfreuten sich recht bald großer Be-

---

[118] Vgl. Lévy-Valensi (1933), S. 130-132; Lévy-Valensi führt hier auch weitere beliebte Wasser-Kurorte wie beispielsweise Sainte Reine, Forges, Vals, Balaruc, Vichy, Bourbonne, Plombières, Baretgez (Barèges), Bourbon, La Motte und Cauterez an.

[119] Die Briefe der Marie de Rabutin-Chantal, Marquise de Sévigné (1626-1696) spiegeln ihre Vorliebe für medizinische Fragen wider. Siehe dazu Burill (1931), S. 31: «[...] la médecine occupe la première place, dès le début de cette volumineuse correspondance.» Vgl. auch Le Maguet (1971), S. 216f. — Binet/Valléry-Radot weisen zudem auf die Bedeutung der Briefe für die zeitgenössische Medizingeschichte hin; siehe Binet/Valléry-Radot (1965), S. 46f.: «Outre leurs qualités littéraires, elles [= les lettres de Mme de Sévigné] apportent une importante contribution à l'histoire de la médecine au temps de Louis XIV. C'est ainsi qu'on y trouve cités à côté des remèdes les plus extravagants, une soixantaine de noms de médecins. Très sceptique à l'égard du corps médical, qu'elle raille avec esprit, elle sait cependant faire appel à lui, suivre ses avis et se louer de ses services pour le recommander à son entourage.» — Vgl. auch Deruisseau (1937), S. 1783-1786 und Freundmann (1973) sowie Franklin (1887-1901), Bd. 13 (1893), S. 47-51 und ebenda, S. 167-170.

[120] Sévigné (1995-1996), Bd. 2 (1996), S. 296f. — Zur Beschreibung der «douche» vgl. ebenda, S. 302f.

[121] Zu einem Schriftenverzeichnis über diese Getränke vgl. Mueller, W. (1960); vgl. allgemein auch Franklin (1887-1901), Bd. 13 (1893).

liebtheit. Im 18. Jahrhundert gehörten sie zu den verbreiteten Modegetränken[122], und die Ärzte sahen sich zunehmend dazu veranlaßt, vor dem übermäßigen Genuß derselben zu warnen.[123]

Zunächst aber wurden der Kaffee, der Tee und die Schokolade zu Beginn ihres ‹Siegeszuges durch Europa› von den französischen Ärzten im 17. Jahrhundert als Heilmittel verordnet.[124]

Der Kaffee wurde in Frankreich in den siebziger Jahren des *siècle classique* bekannt, nachdem Soliman Aga, ein Gesandter Mohammeds IV. (1641-1692), dieses Getränk bei seinem Frankreichbesuch im Jahre 1669 am Hofe Ludwigs XIV. eingeführt hatte.[125]

Zu der Verbreitung des Kaffees trug zunächst aber entscheidend die Heilwirkung bei, die ihm zugesprochen wurde[126]; tatsächlich wurde er anfänglich sogar als Allheilmittel betrachtet. Allerdings gab es schon in der zweiten Hälfte des 17. Jahrhunderts eine Reihe von Medizinern, die sich entschieden gegen den Kaffee aussprachen.[127] Die Kritik verstärkte sich dann im 18. Jahrhundert.

---

[122] Schivelbusch weist darauf hin, daß diese Getränke nicht nur einfache Modegetränke waren, sondern daß neben dem Reiz, den ihre die anfängliche ‹Exotik› ausmachte, auch der Aspekt der Selbstinszenierung eine große Rolle spielte; siehe Schivelbusch (1990), S. 30: «Kaffee, Tee und Schokolade interessieren den höfischen Menschen des 17. und 18. Jahrhunderts nicht nur als exotische Getränke, sondern ebenso als Gelegenheit zur Selbstinszenierung. Das kunstvolle Service und der Mohrenjunge, der bedient, sind für den aristokratischen Geschmack im Grunde wichtiger als der Genußartikel selber.»

[123] Siehe hierzu Revillon (^{2}1786), S. 130: «Je ne dis rien du café [...], du chocolat; tout le monde sait que ces boissons ne conviennent à personne; qu'elles irritent sans fortifier.» Vgl. auch Jacquin (1762), S. 187f. und Mai (1786), S. 36-40 sowie Weikard (1797), S. 236 und Bienville (1775), S. 185ff.

[124] Vgl. zu diesem Aspekt Burill (1931), S. 40 und Lebrun (1983), S. 69f. sowie Lévy-Valensi (1933), S. 116-122 und Schaarschmidt (1755), S. 587-787.

[125] Siehe Lebrun (1983), S. 70: «C'est dans les années 1670 que le café passe dans l'usage en France, à la suite du séjour à Paris, en 1669, de Soliman Aga, ambassadeur du Grand Turc, qui en abreuve ses nombreux visiteurs. La mode s'en mêle [...]». Vgl. auch Lévy-Valensi (1933), S. 116-119 und Dufour (1685), S. 1-185 sowie Sandgruber/Kühnel (1994), S. 30. Letztere weisen darauf hin, daß die erste schriftliche Nachricht über den Kaffee von Charles de l'Ecluse (1526-1609) stammte und daß der erste, der über das Getränk Kaffee «aus eigener Anschauung» berichtet habe, der Augsburger Arzt Leonhard Rauwolf (gest. 1596) gewesen sei; vgl. ebenda, S. 28.

[126] Das Spektrum der ihm zugeschriebenen Effekte und damit auch der Indikationen war sehr umfangreich; vgl. Heischkel-Artelt, S. 250f. und Lebrun (1983), S. 70.

[127] Siehe Sandgruber/Kühnel (1994), S. 31: «Ein ganz besonderer Zankapfel waren die neuen Warmgetränke Kaffee, Tee und Schokolade unter Medizinern, wobei die Schokolade aber nur am Rande berücksichtigt wurde. Schon Rauwolf [...] machte einige Bemerkungen aus medizinischer Sicht zum Kaffee. Die Kontroverse wurde aber erst mit dem Buch von Antonio Fauseo Naiuroni (1636-1707) eröffnet, der in seinem 1671 in Rom erstmals erschienen Werk dem Kaffee Heilerfolge bei Podagra, Steinleiden, Wassersucht, Kopfschmerzen, Husten, Katarrh, Verstopfungen aller Art, Hysterie, Gicht, Rheuma, Trunkenheit und ‹Vapo-

Zu den Ärzten, die sogar einen ursächlichen Zusammenhang von *vapeurs* und Kaffeekonsum konstatierten, gehörte beispielsweise Bienville:

> «Le caffé dont nombre d'Auteurs ont fait les plus grands éloges, & que tant d'autres proscrivent a été présenté en Europe comme un reméde; mais bientôt il y est devenu une boisson familiére, & dans certains lieux préférée à bien d'autres, & même à celles qu'il est plus facile de s'y procurer. Cependant si nous consultons l'analyse de cette graine devenue aujourd'hui si fameuse, nous verrons qu'elle n'a jamais été destinée à entrer dans la composition d'une boisson ordinaire. [...] Une tasse de caffé après le diner fait-elle donc tant de mal? non: à certaines personnes; j'avoue qu'elle pourra même faire un grand bien. Mais dix ou douze tasses de caffé par jour, quel est le malade pour si dévoué qu'il fût à la Médecine qui voulut se soumettre à une pareille doze de remédes. [...] l'abus qu'on en fait aujourd'hui est tout-à-fait pernicieux; car il dispose précisément aux maladies qui ne sont déja que trop communes. En effet il occasione [sic] cette dissipation d'esprits si fréquente aujourd'hui, & que nous pourrions peut-être regarder comme un de ses effets immédiats. Par son huile chaude & piquante il attaque directement les nerfs. Que de vaporeux & de vaporeuses perfectionés dans leurs maux à l'aide meurtrière de cette fatale liqueur! [...] Outre qu'il dissipe les esprits, il a encore le pouvoir de les troubler; d'où viennent ces inquiétudes, ces agitations presque spasmodiques pour ceux qui n'ont point contracté une longue habitude de ce poison.»[128]

Auch in den Kreisen der höfischen Gesellschaft stieß der Kaffeegenuß zuweilen auf Ablehnung. So sprach sich die Herzogin von Orléans, die für ihre Offenheit und Direktheit bekannt war, in ihren Briefen ausdrücklich gegen den Kaffee und die anderen heißen Getränke aus:

> «[...] chocolatte, thé undt caffé [...]. Ich nehme mein leben keins von dießen dreyen gedrencken, schocolatte thut mir wehe im magen, thé findt ich, alß wen man mist und heü eße, undt caffé findt ich ahn allerärgsten, ist bitter undt wie ein stinckender ahtem, mögte gleich speyen, findt nichts eckelhafftiger.»[129]

---

res› zuschrieb. Andere schrieben diese Liste ab, ja erweiterten sie noch. Anders dagegen der Arzt Colomb, der im Jahre 1679 in einer öffentlichen Disputation in Marseille dem Kaffee eine ganze Reihe von üblen Folgen zuschrieb, so schlimm, daß er durch den Genuß die ganze Einwohnerschaft von Marseille gefährdet sah. Auch er fand viele Nachfolger. Festzuhalten ist, daß die Kontroversen kaum auf der Basis empirischer Befunde ausgetragen wurden, sondern ihren Ursprung in Annahmen aus dem Bereich der theoretischen Medizin, den Krankheitslehren, hatten. Auf eine neue Basis wurde die Debatte erst mit der Entdeckung des Coffeins im Jahre 1820 durch Friedlieb Ferdinand Runge (1795-1867) gestellt.»

[128] Bienville (1775), S. 269f. — Selbst im 19. Jahrhundert wurde noch auf die Schädlichkeit des häufigen Kaffeegenusses hingewiesen; siehe Reveille-Parise (1843), Bd. 2, S. 254: «[...] il [= le café] excite les forces, mais ne les répare pas. [...] Son effet principal est de pousser à l'extrême la constitution nerveuse et d'affaiblir l'énergie musculaire. C'est là son danger, et danger d'autant plus perfide, qu'on ne l'aperçoit pas. [...] le café tue en caressant.»

[129] Elisabeth Charlotte (1988), Bd. 6, S. 151 (Brief an die Raugräfin Louise vom 14. Juni 1721) — Siehe auch ebenda, Bd. 4, S. 144 (Brief an die Raugräfin Louise vom 11. Juni 1719): «Es ist gar gewiß, daß caffé den gliedern nicht gesundt ist; kan nicht begreiffen, wie jemandts daß stinckende, bittere weßen lieben kan; ich habe all mein leben ein eckel undt abscheü davor gehabt, welches alle welt wunder niembt, den es ist le delice von allen leütten in allen lände[r]n. Jedoch so habe ich observirt, daß, seyder die frebte sachen, alß thé, chocolat, caffé undt taba[c] regieren, hört man mehr von schlein[i]gen todtsfallen, alß vorher.»

Trotzdem erfreute sich der Kaffee großer Beliebtheit, besonders in den Städten, in denen auch die Anzahl der Kaffeehäuser ständig stieg.[130]

Dem Tee wurden ähnliche Heilwirkungen zugeschrieben[131]; allerdings scheint er im 17. und 18. Jahrhundert etwas weniger beliebt gewesen zu sein als der Kaffee.[132] Besondere Heilkraft wurde ihm bei Migräne, Harngrieß und Gicht bescheinigt[133]; auch zur Heilung der verbreiteten *vapeurs* wurde auf Tee zurückgegriffen.[134] Im Zeitalter der Aufklärung mehrten sich allerdings die Stimmen der Ärzte, die vor dem häufigen Genuß des Tees warnten, weil sie ihn u.a. für die Verbreitung der ‹Gemütskrankheiten› verantwortlich machten.[135]

Die Schokolade war wohl das teuerste und damit gleichzeitig auch ‹vornehmste› der drei heißen Getränke. Sie wurde zunächst nicht gesüßt, sondern nur mit Vanille, Nelken, Jasmin oder Zimt verfeinert getrunken.[136] Auch der Schokolade wurde eine große Heilwirkung bei den *vapeurs* zugeschrieben.[137]

---

[130] Siehe Lévy-Valensi (1933), S. 117f.: «La Ville, néanmoins, à la fin du XVIIe siècle, se passionne pour le café et les établissements où on le débite se multiplient. De cette époque date le café Procope.» — Zu den Kaffeehäusern vgl. zudem Sandgruber/ Kühnel (1994), S. 31ff. und Thiele-Dohrmann (1997), S. 205-223. — Es sei allerdings angemerkt, daß die Kaffeehäuser vornehmlich Orte der Geselligkeit darstellten und nicht primär wegen des Kaffees aufgesucht wurden.

[131] Vgl. Franklin (1887-1901), Bd. 13 (1893), S. 109-155.

[132] Vgl. Lebrun (1983), S. 70.

[133] Vgl. Lévy-Valensi (1933), S. 119.

[134] Vgl. Millepierres (1964), S. 219.

[135] Zu dem Tee und seinen Risiken vgl. Bienville (1775), S. 274ff. und Tissot, S.-A.-A.-D. (1768), S. 195-200. — Ein ursächlicher Zusammenhang zwischen dem Teegenuß und dem Ausbrechen einer Gemütserkrankung ist freilich nicht vorhanden; es kann aber angenommen werden, daß die Ärzte hierbei an die Engländer dachten, deren Vorliebe für das Teetrinken ebenso bekannt war wie der unter ihnen verbreitete *spleen*.

[136] Vgl. Sandgruber/ Kühnel (1994), S. 64ff. und Camporesi (1992), S. 126ff.; allgemein zur Schokolade vgl. Dufour (1685), S. 257-379 und den Anhang dieser Schrift mit dem Titel «Dialogue du chocolate entre un Medecin, un Indien & un Bourgeois» sowie Franklin (1887-1901), Bd. 13 (1893), S. 156-191.

[137] Zu der guten Wirkung der Schokolade bei den *vapeurs* siehe Lévy-Valensi (1933), S. 120: «Le premier client qui en usa, en France, paraît avoir été, en 1642, le frère aîné du grand Cardinal, Alphonse-Louis du Plessis, archevêque de Lyon après consultation de René Moreau, ‹pour modifier les vapeurs de sa rate› [...].»

Allerdings stand das ‹exotische› Getränk zuweilen unter dem Verdacht, ebendiese Erkrankung auszulösen.[138] Erstaunlicherweise hatte die Medizinische Fakultät von Paris nichts gegen den Genuß der Schokolade einzuwenden.[139] Dennoch stieß sie in der Bevölkerung zuweilen auf entschiedene Ablehnung und wurde für die unterschiedlichsten Erkrankungen verantwortlich gemacht, wie der folgende Brief von Mme de Sévigné verdeutlicht:

«Le chocolat n'est plus avec moi comme il était; la mode m'a entraînée, comme elle fait toujours. Tous ceux qui m'en disaient du bien m'en disent du mal. On le maudit; on l'accuse de tous les maux qu'on a. Il est la source des vapeurs et des palpitations; il vous flatte pour un temps, et puis vous allume tout d'un coup une fièvre continue, qui vous conduit à la mort.»[140]

Ein halbes Jahr später machte Mme de Sévigné die Schokolade sogar für die Geburt eines farbigen Kindes, das bald darauf starb, verantwortlich:

«La marquise de Coëtlogon prit tant de chocolat, étant grosse l'année passée, qu'elle accoucha d'un petit garçon noir comme le diable, qui mourut.»[141]

Der allgemeinen Beliebtheit der sogenannten ‹heißen Getränke› Kaffee, Tee und Schokolade wurde aber trotz derartiger Gerüchte und den zunehmenden Warnungen der Ärzte kein Abbruch getan.

Die allgemeinen medizinhistorischen und kulturwissenschaftlichen Erörterungen dieses Kapitels sollten dazu beitragen, die folgenden Ausführungen zu der Entwicklung, der Behandlung und der literarischen Bedeutung der *vapeurs* von der Klassik bis zur Romantik besser verstehen zu können. Auf spezifische Unterscheidungen (wie beispielsweise diejenige zwischen den unterschiedlichen heilpraktischen Berufen) und auf detaillierte Ausführungen zu den einzelnen hier bereits vorgestellten Therapeutika kann deshalb im folgenden größtenteils verzichtet werden.

---

[138] Vgl. Millepierres (1964), S. 222; einige Gegner der Schokolade behaupteten, daß sie *vapeurs* produziere; siehe ebenda: «Le chocolat eut ses détracteurs. On l'accusait de donner des vapeurs [...].»

[139] Vgl. Lévy-Valensi (1933), S. 120.

[140] Sévigné (1995-1996), Bd. 1 (1995), S. 220 (Brief an ihre Tochter vom 15. April 1671)

[141] Ebenda, S. 370 (Brief an ihre Tochter vom 25. Oktober 1671)

II. Kapitel

Die *vapeurs* im Zeitalter der Klassik in Frankreich

1. Die Entwicklung der *vapeurs* vom Symptom der Melancholie zur eigenen Erkrankung

Den im *siècle classique* noch vorherrschenden humoralpathologischen Theorien entsprechend, blieb die Vorstellung von den *vapeurs* zunächst weiterhin mit der Melancholie verknüpft, d.h. der Terminus ‹vapeurs› bezeichnete nach wie vor pathogene Dämpfe, die sich aufgrund des übermäßigen melancholischen Saftes, der schwarzen Galle, und der Stauung und Erhitzung dieses Saftes in verschiedenen Organen des Körpers[1] bilden konnten, dann zum Gehirn aufstiegen und die unterschiedlichsten Erkrankungen hervorriefen, besonders aber das Gemüt trübten.

Obwohl diese Vorstellung noch bis zum 18. Jahrhundert in Frankreich und ganz Europa verbreitet war, fällt auf, daß sich die *vapeurs* im letzten Drittel des 17. Jahrhunderts zunehmend ‹emanzipierten› und fortan als eigene Erkrankung verstanden wurden — eine Erkrankung, die zunächst als höfische, ja ‹königliche› bezeichnet werden konnte.

2. Die *vapeurs*: eine höfische Erkrankung

Die Entwicklung der *vapeurs* vom Symptom der Melancholie zu einer eigenen Erkrankung, die sich im letzten Drittel des 17. Jahrhunderts immer deutlicher abzeichnete, nahm ihren Ausgang vom Hof Ludwigs XIV.

Nach der Unterwerfung des Feudaladels in der *Fronde* hatte Ludwig XIV. seine Residenz nach Paris und später nach Versailles verlegt. Der Hof, der mit zahllosen Feierlichkeiten und rauschenden Festen (zumindest bis 1680), mit diversen kulturellen Veranstaltungen, vornehmlich aber mit der Aussicht auf Glück, Macht und Karriere den Adel nahezu magnetisch anzuziehen vermochte, diente gleichsam der Festigung der absolutistischen Staatsform.

---

[1] Hatten die hippokratischen Autoren die Gebärmutter und ihr Umherwandern im Körper für die nervlichen Erkrankungen verantwortlich gemacht, so schrieben die ersten Galenisten diese Beschwerden den Dämpfen und ‹humores› zu, die — wie man annahm — ihren Ursprung zum einen im Unterleib hatten, zum anderen aber von den Verdauungsprozessen im Körper herrührten. — Vgl. auch das Kapitel IV.1.1 dieser Untersuchung.

Im Mittelpunkt des höfischen Lebens, das einem strengen Protokoll unterworfen war[2], stand Ludwig XIV., dem zu gefallen vordringliches Ziel der Höflinge war. Das zeigte sich am anschaulichsten im Befolgen eines höfischen Verhaltenskodexes, der sowohl das äußere Erscheinungsbild des Höflings als auch einen gewissen Bildungsstand, den gesellschaftlichen Umgangston und die Manieren bei Hofe betraf, und der nicht zuletzt zur Etablierung des neuen Ideals des *honnête homme* [3] führte.

Das Leben bei Hofe war für den einzelnen mit der steten Hoffnung auf königliche Gunstbezeugungen, eine gute Partie oder eine Karriere verknüpft und spielte sich tagtäglich zwischen dem morgendlichen *lever* und dem nächtlichen *coucher* des Königs ab. Dieses Leben war nicht nur sehr kostspielig[4], sondern zudem auch recht langweilig. Immer auf der Suche nach Unterhaltung, fand die Hofgesellschaft nicht nur im Tanz[5], dem Kartenspiel[6] und den unterschiedlichsten Divertissements, sondern auch in der dilettantischen Beschäftigung mit der Medizin im allgemeinen und der eigenen Gesundheit im besonderen einen bevorzugten Zeitvertreib. Gegenstand der Konversation bei Hofe waren somit persönliche Unpäßlichkeiten und Krankheiten ebenso wie die Quali-

---

[2] Siehe in diesem Zusammenhang die Memoiren einiger Höflinge, z.B. die *Mémoires* des Marquis Philippe Dangeau (1638-1720) oder die sich darauf stützenden *Mémoires* des Duc de Saint-Simon (1675-1755); vgl. Saint-Simon (1983-1988), Bd. 5 (1985), S. 603-615.

[3] Zum Ideal des ‹honnête homme› vgl. Du Bosc (⁴1658), Faret (1634), Handbuch politisch-sozialer Grundbegriffe in Frankreich (1985ff.), Heft 7 (1986), S. 1-73 sowie Magendie (1970) und Scheffers (1980).

[4] Siehe Étienne François in: Buck (1981), Bd. 3, S. 729: «[...] noch wirksamer erwiesen sich die sehr hohen Unkosten, die für jeden, der sich in der Versailler Parade standesgemäß behaupten wollte, erforderlich waren. [...] Solche Summen aufzubringen, war nur einer Minderheit möglich, so daß die Mehrheit der Hofleute zwangsläufig darauf angewiesen war, um die Pensionen des Königs zu ersuchen.» — Durch das Gewähren von Pensionen hatte der König wiederum die Möglichkeit, den Adel noch stärker an sich zu binden und damit die Gefahren einer möglichen ‹zweiten Fronde› zu bannen.

[5] Zur Bedeutung der Tanzkultur am absolutistischen Hof vgl. Braun, R./ Gugerli (1993), S. 96-165.

[6] Zu der großen Verbreitung des Kartenspiels und den Unsummen, die dabei verspielt wurden, siehe u.a. die Briefe der Herzogin von Orléans, die in einem Brief an die Raugräfin Louise vom 14. Mai 1695 berichtet: «[...] hir in Franckreich sobaldt assambléen sein, thut man nichts alß landtsknecht spielen, diß spiel ist ahm meisten in vogue [...]. [...] auß zweyen gar starcken ursachen spiel ich nicht; die erste ist, daß ich kein gelt habe, undt die zweyte, daß ich spiel nicht liebe. Daß spielen ist hir greülich hoch undt die leütte werden wie dolle menschen, wen sie spielen [...]»; Elisabeth Charlotte (1988), Bd. 1, S. 33. Auch Saint-Simon weist in seinen *Mémoires* auf die Bedeutung des Kartenspiels bei Hofe hin und betont, daß es ausdrücklicher Wunsch des Königs gewesen sei, daß häufig und mit einem hohen Einsatz gespielt wurde; siehe Saint-Simon (1983-1988), Bd. 5 (1985), S. 611: «Il en était de même du jeu, qu'il [le roi] voulait gros et continuel dans le salon de Marly pour le lansquenet, et force de tables d'autre jeux par tout le salon.»

fikation gewisser Ärzte und die Wirksamkeit unterschiedlicher Heilmittel.⁷ Tatsächlich überrascht es nicht, daß zu einer Zeit, in der die Gesundheit als etwas unendlich Wichtiges und Kostbares galt und in der die relative Ohnmacht der Medizin und die Unzulänglichkeit der Hygiene eine Gefahr für jeden einzelnen darstellten, die persönlichen Unpäßlichkeiten und Krankheiten eine große Rolle spielten. Von vordringlichem Interesse aber war der Gesundheitszustand des Königs, der minuziös dokumentiert und von einem umfangreichen Ärztestab überwacht wurde.

2.1 Exkurs: Die Leibärzte

Das höchstmögliche Amt, das ein *médecin* erreichen konnte, war dasjenige des Ersten Leibarztes des Königs (‹le premier médecin du roi›), des Archiaters (‹l'archiâtre›).⁸

> «ARGAN: N'est-ce pas votre intention, Monsieur, de le [= Thomas Diafoirus, le fils de M. Diafoirus] pousser à la cour, et d'y ménager pour lui une charge de médecin?
>
> MONSIEUR DIAFOIRUS: A vous en parler franchement, notre métier auprès des grands ne m'a jamais paru agréable, et j'ai toujours trouvé qu'il valait mieux, pour nous autres, demeurer au public. Le public est commode. Vous n'avez à répondre de vos actions à personne; et pourvu que l'on suive le courant des règles de l'art, on ne se met point en peine de tout ce qui peut arriver. Mais ce qu'il y a de fâcheux auprès des grands, c'est que, quand ils viennent à être malades, ils veulent absolument que leurs médecins les guérissent.
>
> TOINETTE: Cela est plaisant, et ils sont bien impertinents de vouloir que vous autres messieurs vous les guérissiez: vous n'êtes point auprès d'eux

---

7 Siehe in diesem Zusammenhang Deruisseau (1937), S. 1782: «Man erzählte sich von Wunderkuren, tauschte allerlei Quacksalberrezepte aus, man kritisierte die Hofärzte, wußte alles besser [...]. Man vertraute sich gegenseitig jede Nuance seines körperlichen Befindens an, man schilderte alle Arten körperlichen Mißbehagens bis in die intimsten Details; keiner schämte sich, die geringste Funktion seiner Organe mehr als deutlich zu beschreiben.» — Siehe hierzu auch Elisabeth Charlotte (1988), Bd. 1, S. 469 (Brief an die Raugräfin Louise vom 15. Juli 1706): «Frantzösche weiber seindt nie so kräncklich, alß sie sich anstellen. Daß dint zur conversation, sich zu klagen; ich sehe es taglich hir.»

8 Eine Auflistung sämtlicher Leibärzte der französischen Könige seit dem 15. Jahrhundert findet sich bei Franklin (1887-1901), Bd. 11 (1892), S. 157ff.; zu den Leibärzten allgemein vgl. auch Deruisseau (1937), S. 1796-1800. Siehe ebenda, S. 1797f.: «Er [= der Archiater] zählte zu den hohen Hofbeamten und war damit den Kammerherren gleichgestellt. Zudem erhielt er den Grafentitel, durfte seinen Nachkommen den Adel vererben und ein Wappen mit der Grafenkrone und dem Äskulapstab führen. Ferner wurde ihm der Titel eines Staatsrates verliehen, samt dessen Bezügen.»

> pour cela; vous n'y êtes pour recevoir vos pensions, et leur ordonner des remèdes; c'est à eux à guérir s'ils peuvent.»[9]

Auch wenn die Verantwortung des Ersten Leibarztes des Königs sehr groß war[10] — wie Molière in diesem kurzen Auszug aus dem *Malade imaginaire* durch seinen allgemeinen Ärztespott hindurch erkennen läßt — und den Neid vieler Mißgünstiger mit sich brachte[11], war diese Stellung nicht nur wegen der hohen Reputation, sondern besonders auch wegen der beträchtlichen finanziellen Vergütung begehrt:

> «Das Gehalt eines solchen Mannes war reichlich — höher aber noch lagen die Honorare, die er von einer unübersehbaren Zahl ihn bedrängender Patienten fordern konnte. Jeder Höfling rechnete es sich zur Ehre — vielleicht auch zur Pflicht — an, vom Ersten Leibarzt des Königs behandelt zu werden.»[12]

Um vom König zum Archiater ernannt zu werden, bedurfte es keiner besonderen Ausbildung[13], wohl aber eines guten Rufes und eines sicheren, hofgewandten Umgangs.[14]

Dem Archiater unterstanden alle anderen Leibärzte des recht umfangreichen königlichen Ärztestabes, zu dem zahlreiche praktizierende und beratende

---

[9] Molière (1991-1992), Bd. 2 (1991), S. 1135 (*Le Malade imaginaire*) — Vgl. in diesem Zusammenhang auch die kleine dreiaktige Prosakomödie *L'Amour médecin* (1665), in der gerade die Hofärzte zur Zielscheibe des molièreschen Spottes wurden.

[10] Siehe Deruisseau (1937), S. 1797: «Die Könige, die ihr Leben einem Leibarzt anvertrauten, trafen Vorsorge, daß er sich seiner Verantwortung bewußt werde. So wurde bestimmt, daß das Amt des Archiaters mit dem Leben des Königs erlosch; der Leibarzt hatte somit alles Interesse, des Herrschers Leben möglichst zu verlängern.» — Zudem mußte der Archiater einen Treueeid ablegen, in dem er beschwor, für die Gesundheit des Königs Sorge zu tragen und keine Pensionen oder Geschenke von anderen Fürsten anzunehmen.

[11] Zum Neid der ‹Kollegen› vgl. Deruisseau (1937), S. 1796.

[12] Treue (1955), S. 26 — Siehe auch ebenda, S. 62: «[...] wer immer auch im 17. Jahrhundert Leibarzt wurde, er mochte geschäftstüchtig sein oder nicht, er wurde reich. Nicht etwa nur diejenigen, die hohe Honorare forderten, brachten es zu einem stattlichen Vermögen — sondern die Patienten betrachteten es als einen Teil ihrer Repräsentationspflichten, dem tüchtigen Arzt gegenüber sich dankbar und nobel zugleich zu erweisen.»

[13] Siehe Franklin (1887-1901), Bd. 11 (1892), S. 155: «Le choix fait par le souverain dispensait même de toute grade universitaire [...].» Siehe auch Treue (1955), S. 21: «Allen Universitäten und ihren Prüfungen zum Trotz genügte der Federstrich eines Königs, um einen unstudierten Mann zum Arzt zu machen, ihm damit die Möglichkeit zur Ausübung dieses Berufes zu geben und ihn selbst zum Leibarzt zu erheben.» Siehe zudem ebenda, S. 23: «Die Herkunft des Doktordiploms, die Nationalität des Arztes bedeutete wenig oder nichts, sobald der König die Überzeugung hatte, daß [...] er sich auf ihn verlassen könne.»

[14] Siehe Franklin (1887-1901), Bd. 11 (1892), S. 156: «[...] la science ne suffisait pas pour faire bonne figure à la Cour. Il y fallait réunir le tact de l'homme du monde, l'exquise politesse de manières et la souplesse du courtisan, montrer de la complaisance sans servilité, n'être ni négligent ni trop empressé, ni hautain ni trop familier.»

Ärzte unterschiedlicher Schulen, Chirurgen, Astrologen[15], Apotheker, Augenoperateure, Steinschneider, Kräuterkundige und weitere Heilkundige gehörten.[16]

Die Aufgaben des Ersten Leibarztes waren zahlreich und erhöhten sich noch erheblich, wenn der König tatsächlich erkrankte. Gewöhnlich begleitete der Archiater den König auf allen Reisen, wohnte den alltäglichen höfischen Zeremonien bei[17], überwachte die königlichen Mahlzeiten, die prophylaktisch verabreichten Medikamente, die medizinischen Behandlungen und hatte die oberste Aufsicht über alles gesundheitlich und medizinisch Relevante bei Hofe.[18]

Vom Archiater hingen alle Zweiten und übrigen Leib- und Hofärzte sowie auch die Chirurgen und weiteren Personen des Ärztestabes ab. Er besaß ein absolutes Aufsichtsrecht über die Apotheker, und auch die Heilbäder und Mineralquellen waren ihm unterstellt.[19] Als Erste Leibärzte Ludwigs XIV. waren

---

[15] Siehe Millepierres (1964), S. 129f.: «Cette astrologie médicale avait été fort en vogue au XVIe siècle, où les faiseurs d'almanachs ne manquaient pas d'en entretenir leurs lecteurs, en leur indiquant les jours favorables pour les purges ou saignées selon les conjonctions des astres. Car l'essentiel, pour se tenir en bonne santé, est de se mettre d'accord avex eux. [...] parmi les médecins chargés de veiller à la santé de Louis XIV, il y en eût trois qui fussent désignés sous l'épithète précisément ‹mathématiciens›; ils se chargeaient des calculs astrologiques et nul doute qu'on ne les ait consultés pour savoir si la position des astres par rapport au Soleil était favorable à l'opération de la fistule. — De l'astrologie à la magie, il n'y a qu'un pas.»

[16] Siehe Franklin (1887-1901), Bd. 11 (1892), S. 193: «Le service médical de Louis XIV comprenait encore un médecin ordinaire et huit médecins servant par quartier. [...] Il faut ajouter encore à ce personnel:/ 1 médecin anatomiste./ 1 [médecin] botaniste. [...]/ 1 médecin mathématicien [...]/ 66 [médecins] consultants [...]/ 4 [médecins] spagiristes [...].» Vgl. in diesem Zusammenhang auch Lévy-Valensi (1933), S. 356f. und Le Maguet (1971), S. 186-200. — Zu ungewöhnlichen weiteren Tätigkeiten wie denjenigen der Spionage usw. vgl. Treue (1955), S. 66f.

[17] Exemplarisch soll an dieser Stelle auf die Aufgaben des Leibarztes beim morgendlichen *lever* hingewiesen werden. Siehe z.B. Treue (1955), S. 63f.: «Die Pflichten des Ersten Leibarztes waren umfangreich und nicht immer gerade rühmlich. Wie er des Morgens gegen 7 Uhr den König in Begleitung des Ersten Chirurgen besuchte, so hatte er anschließend auch Madame de Maintenon bzw. einer anderen ‹Maitresse en titre› aufzuwarten. Nach einer kurzen Unterhaltung über das Befinden der Dame in Verbindung mit dem einen oder anderen Rat für den kommenden Tag kehrten die beiden Ärzte zum König zurück und wohnten seinem ‹Reveil› in dem Salon bei, der dem königlichen Schlafzimmer am nächsten lag. Ludwig XIV. pflegte sich um 8.30 Uhr zu erheben. Vor allen anderen Würdenträgern betraten Arzt und Chirurg das Schlafzimmer und fühlten dem König den Puls. Dann wechselte er die Wäsche, während Fagon mit äußerster Sorgfalt darauf achtete, daß der König sich bei dieser Handlung nicht erkältete. [...] Während des Wäschewechsels frottierten Arzt und Chirurg den Leib Seiner Majestät sorgfältig mit warmen Tüchern.»

[18] Vgl. ebenda, S. 25.

[19] Vgl. ebenda, S. 26.

Jacques Cousinot, François Vaultier, Antoine Vallot, Antoine d'Aquin und Guy-Crescent Fagon tätig. Jacques Cousinot (1567-1646), der in Paris Medizin studiert hatte und Dekan der Fakultät geworden war, hatte die Tochter des Leibarztes Ludwigs XIII. geheiratet und war durch die Protektion seines Schwiegervaters bei der Geburt des Dauphins zu dessen Leibarzt ernannt worden. Nach dem Tod Ludwigs XIII. (1643) wurde er zum offiziellen Archiater des fünfjährigen Ludwig XIV. berufen und erfüllte diese Funktion bis zu seinem Tode 1646.[20] Sein Nachfolger wurde François Vaultier (1590-1652)[21], der an der fortschrittlichen Medizinischen Fakultät von Montpellier studiert hatte und mehr Hofmann und Politiker als Arzt war:

> «[...] mit 23 Jahren kam er 1623 als Arzt nach Paris und fiel dort sehr bald durch sein gewinnendes Äußeres, durch Haltung und Kleidung, Klugheit und Gewandtheit auf; es wurde modern, ihn zu konsultieren. Einer seiner hochgestellten Patienten führte ihn bei Hofe ein; er war bald Leibarzt der Königin Maria von Medici und genoß deren Protektion. Richelieu fürchtete Vaultiers Einfluß auf die Königin, und tatsächlich war er an einer Verschwörung zum Sturze des Ministers beteiligt. Das Komplott wurde aufgedeckt und Vaultier in die Bastille gesteckt. Dort saß er 12 Jahre lang — bis zum Tode Richelieus; dann kam er frei, kehrte zum Hof zurück, wurde sogar Mazarins Leibarzt und behandelte Ludwig XIII. bei dessen letzter Krankheit. Im Jahre 1646 wurde er nach Cousinots Tod auch zum Ersten Leibarzt Ludwigs XIV. ernannt.»[22]

Antoine Vallot (1594-1671), der dritte der Ersten Leibärzte Ludwigs XIV., hatte sein Medizinstudium ebenfalls in Montpellier absolviert, in Paris die Bekanntschaft Vaultiers gemacht und sich bei der Behandlung der Pockenerkrankung des neunjährigen Königs bewährt, so daß ihm nach dem Tode Vaultiers im Jahre 1652 die Stellung des Archiaters angetragen wurde. Vallot war ein Adept der Astrologie, setzte sich für die Anwendung des bei seinen zeitgenössischen Kollegen noch sehr umstrittenen Brechweins und der Chinarinde ein und begann mit den Aufzeichnungen des Gesundheitszustandes des Königs im *Journal de la santé du Roi*.[23]

---

[20] Zu Jacques Cousinot vgl. Deruisseau (1937), S. 1798 und Journal de la Santé du Roi (1862), «Introduction», S. XVf. sowie Treue (1955), S. 45.

[21] Vgl. Journal de la santé du Roi (1862), «Introduction», S. XVI; andernorts ist zuweilen von dem Geburtsjahr 1589 die Rede.

[22] Treue (1955), S. 45f. — Zu François Vaultier vgl. auch Deruisseau (1937), S. 1798 und Journal de la santé du Roi (1862), «Introduction», S. XVI-XX sowie Lévy-Valensi (1933), S. 447-449.

[23] Von Vallot berichtet Treue zudem, daß ihn später sein Glück verlassen und man ihn für den Tod von Henriette, der Tochter Heinrichs IV. und Gemahlin Karls I. von England, verantwortlich gemacht habe; vgl. Treue (1955), S. 46. — Zu Vallot vgl. Deruisseau (1937), S. 1798f. und Journal de la santé du Roi (1862), «Introduction», S. XX-XXIV sowie Lévy-Valensi (1933), S. 498-501 und Treue (1955), S. 46f.

Nach dem Tode Vallots[24] erhielt Antoine d'Aquin (1632-1696)[25] die Stelle des Ersten Leibarztes des Königs. D'Aquin, der wie seine Vorgänger Vaultier und Vallot Absolvent der Medizinischen Fakultät von Montpellier war, hatte sich durch die Eheschließung mit der Tochter Vallots den Weg für eine Karriere geebnet. Unter den fünf Ersten Leibärzten Ludwigs XIV. machte d'Aquin sicherlich die unrühmlichste Figur. Von Molière in der Ballettkomödie *L'Amour médecin* (1665) in der Figur des M. Tomès als ein eifrig den Aderlaß praktizierender und ein an den überholten medizinischen Theorien blindlings festhaltender Arzt verspottet, zeichneten auch seine übrigen Zeitgenossen, so Treue, ein wenig vorteilhaftes Bild von ihm:

> «[...] er galt als ehrgeizig, intrigant, anmaßend und habgierig, soll mehr Hofmann als Arzt und immer mindestens so stark auf seine Stellung wie auf das Wohl seiner Patienten bedacht gewesen sein. Man schreibt ihm die Schuld am frühen Tode der Königin Maria Theresia, seiner Gönnerin, infolge falscher Behandlung eines Abszesses zu [...], doch d'Aquin brachte es fertig, die Schuld auf die anderen behandelnden Ärzte zu schieben. Er gewann die Gunst der mächtigen Madame de Montespan; mit ihrem Sturz durch die Maintenon fiel auch er in Ungnade.»[26]

Mit Guy-Crescent Fagon (1638-1718), dem fünften und letzten Ersten Leibarzt Ludwigs XIV., besetzte seit Cousinot zum ersten Mal wieder ein Absolvent der Medizinischen Fakultät von Paris die bedeutendste Position im königlichen Ärztestab. Fagon, der als ein Günstling der Mme de Maintenon galt und die Stelle der Archiaters 1693 von dem in Ungnade gefallenen d'Aquin übernommen hatte, setzte sich für die Anwendung der Chinarinde zur Fieberbekämpfung ein und gilt als der bedeutendste dieser fünf Leibärzte.[27]

---

[24] Lévy-Valensi spricht von dem Jahr 1672; vgl. Lévy-Valensi (1933), S. 611.

[25] Vgl. ebenda — Im *Journal de la santé du Roi* ist das Geburtsjahr mit «vers 1620» angegeben; vgl. Journal de la santé du Roi (1862), «Introduction», S. XXIV.

[26] Treue (1955), S. 47 — Vgl. darüber hinaus Deruisseau (1937), S. 1799 und Journal de la santé du Roi (1862), «Introduction», S. XXIV-XXIX sowie Lévy-Valensi (1933), S. 611-614 und Treue (1955), S. 47. — Bernier weist darauf hin, daß d'Aquin für die mißglückte Zahnoperation Ludwigs XIV. verantwortlich gewesen sei; siehe Bernier (1993), S. 250: «Die unsachgemäße Extraktion eines Zahnes hatte zu einem Abszeß geführt, woraufhin d'Aquin, [...] ein Mann von unglaublicher Inkompetenz, beschloß, seinem Patienten [= Ludwig XIV.] sämtliche Zähne des Oberkiefers zu ziehen. Diese schwere und extrem schmerzhafte Operation wurde zur Katastrophe: D'Aquin entfernte aus Versehen Teile des Gaumens, und natürlich bildeten sich neue Geschwüre, die dann mit glühenden Eisen ausgebrannt wurden. All das natürlich ohne Betäubungsmittel [...].»

[27] Vgl. Deruisseau (1937), S. 1799. Deruisseau berichtet zudem, daß Fagon es war, der den Streit zwischen den Fakultäten von Paris und Montpellier beendete und daß er schon aus diesem Grunde Eingang in die Medizingeschichte seines Jahrhunderts gefunden habe; vgl. ebenda. Vgl. zu Fagon auch Journal de la santé du Roi (1862), «Introduction», S. XXIX-XXXVI und Lévy-Valensi (1933), S. 624-632 sowie Treue (1955), S. 47f.

2.2 Der *Journal de la santé du Roi*

Der *Journal de la santé du Roi* [28], der von den drei Leibärzten Vallot, d'Aquin und Fagon in den Jahren 1647 bis 1711[29] nacheinander geführt wurde, stellt eine Art ‹Tagebuch des königlichen Gesundheitszustandes› dar, in dem die Unpäßlichkeiten und Erkrankungen Ludwigs XIV. notiert, die Symptome derselben genau beschrieben, analysiert und mit den entsprechenden Behandlungsmethoden und Therapeutika verzeichnet wurden.[30]

Das Bild, das der *Journal de la santé du Roi* über 65 Jahre hinweg vom Gesundheitszustand des Königs zeichnete, ist recht eindrucksvoll[31]: Ludwig XIV., ein zunächst kraftvoller, sportlicher junger Herrscher, der das Reiten im allgemeinen und die Jagd im besonderen liebte, sich überhaupt gerne an der frischen Luft aufhielt und gerne tanzte; dann aber auch ein Mann, der schon recht frühzeitig an unterschiedlichen Erkrankungen litt, und der aus diesem Grunde und wegen der zeitgenössischen Manie der Prophylaxe nahezu sein ganzes Leben lang den Ärzten und den von ihnen verordneten Einläufen, dem Aderlaß und den Abführmitteln ‹ausgeliefert› war.[32]

Unter den im *Journal de la santé du Roi* aufgezeichneten Krankheiten, zu denen leichtere Erkältungen, Magenschmerzen, Hautkrankheiten, Furunkel usw., aber auch eine Vielzahl schwererer Erkrankungen gehören, nehmen sich die *vapeurs* ganz besonders aus. Tatsächlich diagnostizierten alle drei Leibärzte bei Ludwig XIV. seit den sechziger Jahren immer wieder und mit zunehmender Häufigkeit sogenannte Anfälle von *vapeurs*.

---

[28] *Journal de la santé du Roi Louis XIV de l'année 1647 à l'année 1711 écrit par VALLOT, D'AQUIN et FAGON.* Tous trois ses Premiers-Médecins, avec Introduction, Notes, Réflexions critiques et Pièces justificatives par J.-A. Le Roi, Paris, Auguste Durand, 1862.

[29] Die Eintragungen im *Journal* reichen nur bis zum Jahre 1711. Warum Fagon die Aufzeichnungen nicht bis zum Todesjahr Ludwigs XIV. (1715) fortgeführt hat, ist unklar.

[30] Es fällt auf, daß die Analysen und Behandlungsmethoden von Arzt zu Arzt leicht variierten; die Haupttherapeutika waren aber auch bei der Behandlung des Königs Aderlaß, Abführ- und Brechmittel, Pillen, Pastillen sowie Pflaster.

[31] Dieser Eindruck entsteht sicherlich auch deshalb, weil ‹Louis le Grand› hier von einer sehr intimen Seite vorgestellt wird.

[32] Siehe Treue (1955), S. 60: «Ein französischer Medizinhistoriker des 19. Jahrhunderts hat ausgerechnet, daß Ludwig zwischen 1647 und 1715, also in 68 Jahren, gegen 2000 Purgantien und mehrere hundert Klistiere erhalten hat [...] Dagegen scheint man ihn insgesamt nur achtunddreißigmal zur Ader gelassen zu haben — nicht häufig, wenn man berücksichtigt, daß der Anfang mit dieser Behandlung bereits bei Säuglingen gemacht [...] wurde.» Siehe auch Bernier (1993), S. 47f.: «Bereits im Jahre 1648 hatten die Ärzte mit jenen Behandlungen begonnen, denen er [= Ludwig XIV.] sich sein Leben lang unterziehen sollte: Einmal pro Monat gab man ihm einen extrem starken Einlauf — nach einer Aktennotiz pflegte er zehn heftige Entleerungen hervorzurufen — oder ein ebenso wirksames Abführmittel, und mindestens zweimal jährlich wurde er zur Ader gelassen.»

Treue datiert den Beginn dieser Krankheit auf das Jahr 1662[33], Le Maguet zufolge litt Ludwig XIV. seit 1659 an *vapeurs* [34]. Im *Journal de la santé du Roi* selbst wird die Bezeichnung ‹vapeurs› erstmalig in den Eintragungen für das Jahr 1665 benutzt:

> «Au commencement du mois de juillet, le roi ressentant ses vapeurs un peu plus qu'à l'ordinaire [...]. Je lui ai fait prendre médecine le 13 juillet, de l'eau de pimprenelle [...] et son opiat préparé avec la conserve vitriolée, mon spécifique de mars, avec un peu de poudre spécifique. Ce remède a enfin *apaisé les vapeurs* [...]. Le commencement du mois d'août s'est pareillement passé sans aucune vapeur, ni aucun ressentiment de ses maux ordinaires, continuant toujours son opiat martial.»[35]

Dieser Eintrag macht aber deutlich, daß der König schon vorher unter derartigen Beschwerden gelitten haben muß, und tatsächlich berichtete Vallot bereits 1662 von Kopf- und Herzschmerzen, Schwindelanfällen und Mattigkeitsgefühlen, die zu den Symptomen der *vapeurs* gerechnet wurden:

> «[...] à Saint-Germain, où il [= le roi] prenait trop de plaisir à la chasse, durant les grandes chaleurs de l'été sans toutefois se relâcher de ses affaires, ne dormant pas tant qu'il avait besoin, *il se trouva enfin en une douleur de tête sourde et pesante, avec quelques ressentiments de vertiges, maux de cœur, faiblesse et abattement.*»[36]

Seit 1662 litt Ludwig XIV. demnach an *vapeurs*, und alle drei Leibärzte machten vornehmlich den maßlosen Appetit Ludwigs XIV., seine Arbeitsbelastung, in späteren Jahren dann auch den Bewegungsmangel für seine Beschwerden verantwortlich und verordneten Abführmittel, Einläufe, Aderlässe, Bäder, diverse Heilwässer und Opiate sowie körperliche Bewegung.[37]

---

33 Vgl. Treue (1955), S. 50.

34 Siehe Le Maguet (1971), S. 194f.: «Ce furent surtout les vapeurs qui jouèrent un grand rôle dans la vie de Louis XIV: il en souffre de 1659 à 1715. Fagon lui attribuait à la présence de vers intestinaux; mais à la lecture du *Journal de la Santé du Roi*, on reconnaît nettement *l'étiologie stomacale* de ces fameuses vapeurs. Elles viennent en effet et à la suite d'une série d'indigestions violentes chez un tempérament sanguin, et sont amenées par des ‹baillements, non chalance, pesanteurs de tout le corps, angoisses d'estomac, tournoiements, sommeils agités et cauchemars à faire mal à la gorge à force de crier›. [...] Tout ceci montre bien que les vapeurs du grand Roi étaient le fait d'une surcharge constante de l'estomac, et qu'elles auraient cédé facilement à un régime d'exclusion. [...] Toutes ces misères n'étaient que des indispositions et le Roi eut, en outre, de graves maladies [...].»

35 Journal de la santé du Roi (1862), S. 91 (aus dem Jahr 1665); die hier und im folgenden angeführten Kursivierungen sind Bestandteil der zugrundeliegenden Ausgabe.

36 Ebenda, S. 80 (aus dem Jahr 1662). Siehe auch die Fußnote des Herausgebers, ebenda: «C'est la première fois que Louis XIV ressent ces vertiges, revenus fréquemment depuis. — Il était alors dans le plus fort de ses amours avec mademoiselle de la Vallière.» Siehe auch ebenda, «Introduction», S. VI: «[...] en 1672, c'est-à-dire lorsque le roi était âgé de trente-quatre ans. A cette époque, Louis XIV était déjà sujet à des vapeurs, à des tournoiements de tête, pour lesquels on le saignait quelquefois et on le purgeait fréquemment.»

37 Siehe ebenda, S. 98 (aus dem Jahr 1667): «Après l'entière et parfaite guérison *des vapeurs*

Die umfangreichste Analyse der königlichen *vapeurs* nahm d'Aquin bei seinen Eintragungen für das Jahr 1675 in den «*Réflexions sur les vapeurs du roi*»[38] vor. Diese ‹Überlegungen› machen deutlich, daß die Ursachen für die Erkrankung zum einen in der natürlichen Disposition Ludwigs XIV. zum Melancholiker, d.h. in seinem melancholischen Temperament, zum anderen in sei-

---

et vertiges qui avaient travaillé S. M. assez longtemps et avec des incommodités très considérables [...]»; siehe ebenda, S. 101 (aus dem Jahr 1669): «[...] je lui ai proposé les bains de la chambre, qui ont fort bien réussi et détourné les orages de ses vapeurs dont il était menacé»; siehe ebenda, S. 102 (aus dem Jahr 1670): «[...] *sa tête était menacée de quelque plus grand orage, qui nous pouvait causer des vapeurs*, je lui ai fait prendre un lavement [...], puis je lui proposai l'usage de son opiat simple, dont le roi s'est servi quelques jours, et enfin en a pris du composé, après avoir été saigné.» Siehe ebenda, S. 103: «[...] très souvent, lorsque S. M. sortait du Conseil sur le soir, *sa tête était fort pesante, douloureuse et remplie de vapeurs* [...]»; siehe ebenda, S. 104f.: «[...] je proposai les bains de chambre, le 14 juin, pour empêcher le retour *de ses vapeurs*, et d'autres accidents qui pouvaient lui arriver ensuite des grandes chaleurs. Après avoir tiré quelques avantages de ses bains, *désirant empêcher la cause de ses vapeurs*, j'ordonnai à S. M. les eaux d'Encausse [...]»; siehe ebenda, S. 107 (aus dem Jahr 1671): «[...] il fut un peu tourmenté de *ses vapeurs vertigineuses* [...]»; siehe ebenda: «[...] il jouit d'une santé parfaite, et nous fit voir visiblement que le grand exercice qu'il faisait ne contribuait pas peu à le rendre plus solide et à le délivrer *de ses fâcheuses vapeurs*.» Siehe ebenda, S. 117 (aus dem Jahr 1673): «[...] S. M. a très sagement partagé son temps, s'en réservant une partie pour se promener et faire de l'exercice; et sitôt qu'elle a été arrivée, elle a recommencé, par mes conseils, à boire le matin un verre de bonne eau de fontaine, dont la fraîcheur tempère fort la chaleur des entrailles, et *supprime utilement les vapeurs qui avaient coutume de s'élever de ses parties jusques à son cerveau.*» Siehe ebenda, S. 119 (aus dem Jahr 1674): «Le mal de tête, duquel le roi s'était plaint à la fin de l'année passée, *était le commencement de quelques vapeurs qui se portaient à son cerveau et retraçaient un chemin de ses vapeurs autrefois si longtemps tenu*. En effet, *le roi fut assez fortement attaqué d'étourdissement* le premier jour de janvier, *et fut contraint de chercher où se prendre et où s'appuyer un moment pour laisser dissiper cette fumée qui se portait à sa vue et affaiblissait les jarrets, par sympathie, en attaquant le principe des nerfs*. Cet accident ne dura qu'un moment, et son ventre s'ouvrit favorablement sur l'heure même, ce qui fit prendre un chemin contraire à cette substance vaporeuse, et dissipa cette méchante halenée, en évacuant l'humeur dont elle s'élevait. Je conseillai à S. M. de faire un peu plus d'exercice, remarquant visiblement que l'air et le mouvement lui font un bien très notable pour cette incommodité, que la vie sédentaire et la continuelle application des affaires renouvelle plus que toutes choses [...].» Siehe ebenda, S. 134f. (aus dem Jahr 1676): «[...] *s'étant trouvé depuis quelques jours attaqué de quelques vapeurs, qui le rendaient plus languissant qu'à son ordinaire*, le roi se *résolut de se purger pour empêcher les progrès decette* [sic] *incommodité.*» Siehe ebenda, S. 204 (aus dem Jahr 1692): «Il se porta fort bien jusque sur la fin d'octobre, *qu'il fut travaillé de maux de tête, et de vapeurs fréquentes causées par l'excès de son travail et de son application, qui se dissipaient et diminuaient visiblement à mesure que les affaires relâchaient et diminuaient.* [...] Et il est à remarquer *que dans le temps que ses vapeurs l'incommodaient, on lui conseilla à la traverse, et assez mal à propos, l'usage du café, duquel je n'avais jamais été d'avis.*» — In den Jahren 1693-1704 werden immer wieder Anfälle von *vapeurs* dokumentiert. — Siehe auch ebenda, S. 287 (aus dem Jahr 1706): «[...] *ce sentiment de pesanteur et d'embarras de la tête qu'on appelle vapeurs*, et qu'on attribue à des fumées des humeurs élevées à la tête, quoiqu'il n'y ait point de passage pour les y porter et qu'elles ne pussent pas, si elles y étaient enfermées, se dissiper aussi promptement que finissent ordinairement ces accidents que l'on nomme vapeurs.»

[38] Vgl. Journal de la santé du Roi (1862), S. 130-133 (aus dem Jahr 1675)

nem von regelrechten ‹Freßgelagen› und Bewegungsmangel geprägten Lebenswandel gesehen wurden, und verdeutlichen, daß die zeitgenössische Diagnostik noch ganz von der Humoralpathologie und der Temperamentenlehre bestimmt war:

> «*Le roi était sujet aux vapeurs depuis sept à huit années*, mais beaucoup moins qu'il ne l'avait été auparavant, *vapeurs élévées de la rate et de l'humeur mélancolique, dont elles portent les livrées par le chagrin qu'elles impriment, et la solitude qu'elles font désirer.* Elles se glissent par les artères au cœur et au poumon, où elles excitent *des palpitations, des inquiétudes, des nonchalances* et *des étouffements considérables*; de là s'élevant jusques au cerveau, elles y causent, en agitant les esprits dans les nerfs optiques, *des vertiges et tournoiements de tête,* et, frappant ailleurs le principe des nerfs, *affaiblissent les jambes, de manière qu'il est nécessaire de secours pour se soutenir et pour marcher, accident très fâcheux à tout le monde, mais particulièrement au roi,* qui a grand besoin de sa tête pour s'appliquer à toutes ses affaires. *Son tempérament penchant assez à la mélancolie, sa vie sédentaire pour la plupart du temps, et passée dans les conseils, sa voracité naturelle qui le fait beaucoup manger,* ont fourni l'occasion à cette maladie, par les obstructions fortes et invétérées que les crudités ont excitées dans les veines, qui, retenant l'humeur mélancolique, l'empêchent de s'écouler par les voies naturelles, et lui donnent occasion, par leur séjour, de s'échauffer et de fermenter, et d'exciter toute cette tempête [...].»[39]

Den humoralpathologischen Deutungsmustern entsprechend, bestand auch die Therapie der *vapeurs* des Königs darin, das Säfteungleichgewicht durch das *Abführen* (im wörtlichen Sinne) des übermäßigen melancholischen Saftes, der ‹schwarzen Galle›, zu beheben und das sich neu eingestellte Säftegleichgewicht durch eine geregelte Lebensweise zu stützen:

> «Cette considération, et *la crainte que j'ai des suites d'un si fâcheux mal*, me firent croire que S. M. pouvait se résoudre à régler sa vie et faire des remèdes de suite, et qui pussent bien déboucher les vieilles obstructions de sa rate, et en vider un peu l'humeur mélancolique. Qu'indubitablement le roi se trouverait, non-seulement soulagé, mais même guéri, *de ce seul et unique mal qui lui faisait tant de peine*; et les raisons que j'alléguai à S. M. la persuadèrent, de manière qu'elle se résolut à faire tout ce que je jugerais à propos, *durant tout le temps nécessaire pour venir à bout d'un si grand dessin.* Sa confiance n'a pas été trompée, puisque depuis que le roi pratique mes remèdes, il ne s'est aucunement ressenti de ses vapeurs. Sa tête s'est trouvée plus libre, sa respiration meilleure, ses jambes plus fermes, son teint plus net et plus vif, son sommeil plus tranquille, et sa bouche, qui tous les matins se trouvait pâteuse et amère, fraîche et douce dans son naturel. [...] Le roi, depuis le 27 d'octobre, prend tous les matins trois petites pilules de sel de tamaris, et de mon spécifique chalybé incorporé dans l'extrait de rhubarbe, et en trouve son estomac plus fort. Ses excréments se vident régulièrement tous les jours, bien digérés et bien teints, non-seulement du remède, mais encore de l'humeur de la rate, dont je vis sortir avec plaisir une bonne quantité [...].»[40]

An der Analyse der *vapeurs* und an entsprechenden weiteren Erörterungen im *Journal de la santé du Roi* wird deutlich, daß die *vapeurs* eindeutig auf der Grundlage der zeitgenössischen humoralpathologischen Theorien erklärt und

---

39 Ebenda, S. 130f.

40 Ebenda, S. 131

sowohl auf die Lebensweise des Königs als auch auf seine Veranlagung, sein melancholisches Temperament, zurückgeführt wurden. Die Einträge zeigen aber auch, daß die Lebensumstände immer häufiger und die Veranlagung immer weniger im Vordergrund der ätiologischen Überlegungen standen. Darüber hinaus hat es den Anschein, als ob die Häufigkeit der *vapeurs* bei Ludwig XIV. zu einer ‹Emanzipation› dieser Erkrankung beigetragen hätte, denn wie die folgenden Ausführungen belegen, wurden die *vapeurs* fortan immer weniger als Symptom der Melancholie oder als Folge des melancholischen Temperaments, immer häufiger aber als eine eigene Erkrankung verstanden.

2.3 Die *vapeurs* in der höfischen Gesellschaft

Wie die Aufzeichnungen in dem von seinen Leibärzten geführten *Journal de la santé du Roi* dokumentieren, erkrankte Ludwig XIV. seit den sechziger Jahren des 17. Jahrhunderts immer häufiger an *vapeurs*.

Da die Verbreitung dieser Erkrankung in der höfischen Gesellschaft ebenfalls in diesen Jahren einsetzte — eine Verbreitung, die im 18. Jahrhundert nahezu ‹epidemische› Ausmaße annehmen sollte —, liegt es nahe, einen Zusammenhang zwischen diesem Sachverhalt und den in jener Zeit häufig auftretenden *vapeurs* Ludwigs XIV. zu sehen.

Erinnert werden soll an dieser Stelle nur an die berühmte Fistelerkrankung[41] des Königs, die — nach der erfolgreichen Operation durch den Ersten Chirurgen Félix im Jahre 1686[42] — ebenfalls zu einer höfischen Modekrankheit avancierte.[43]

---

[41] Bevor die Fistel am 18. oder 20. November 1686 operativ entfernt wurde, war eine große Anzahl weiterer ‹Darmfistelpatienten› vom Ersten Chirurgen Félix und seinen Kollegen operiert worden, um ein ‹Eingriffsverfahren› und entsprechende Instrumente entwickeln zu können, welche die Operation erleichtern und weniger schmerzhaft gestalten sollten; vgl. in diesem Zusammenhang Franklin (1887-1901), Bd. 12 (1893), S. 135ff. und Millepierres (1964), S. 176ff. sowie Treue (1955), S. 54ff.

[42] Charles-François Félix de Tassy, der durch die Fisteloperation berühmt wurde, war der Sohn des (bis 1676) Ersten Leibchirurgen des Königs, François Félix de Tassy. Nach Félix d.J. wurde Georges Mareschal (1658-1736) die Position des Ersten Chirurgen des Königs übertragen, der diese Position wegen seiner hervorragenden operativen Fähigkeiten auch noch unter Ludwig XV. beibehalten konnte.

[43] Zu der Mode, sich nach der Fisteloperation des Königs ebenfalls einer solchen Operation zu unterziehen und zu dem Bedeutungszuwachs der *chirurgiens* nach diesem Eingriff vgl. Franklin (1887-1901), Bd. 12 (1893), S. 135ff. Vgl. auch Millepierres (1964), S. 176-179; siehe ebenda, S. 178: «Naturellement cela eut un grand retentissement à la Cour comme à la ville, et cette année 1686, on ne l'appela plus désormais que l'année de la fistule. [...] après l'opération subie par Louis XIV [...] (t)ous les gens qui se flattaient d'être à la mode se découvrirent une fistule, et considèrent comme un titre de gloire de se faire opérer.»

Fistelerkrankung, Gicht, Rheuma oder *vapeurs* — der König adelte die Krankheiten, an denen er litt, und «wer seinen König Ludwig XIV. wirklich verehrte und bewunderte, wer bereit war, mit ihm zu leiden und für ihn zu sterben, der — hatte die gleichen Krankheiten wie er.»[44]

Belegt werden kann die Verbreitung der *vapeurs* in der höfischen Gesellschaft in erster Linie anhand der zeitgenössischen Korrespondenzen und Memoiren. Die Briefe der Mme de Sévigné weisen bereits in den sechziger Jahren[45], besonders häufig aber in den siebziger und achtziger Jahren des 17. Jahrhunderts auf diese in der höfischen Gesellschaft verbreitete Erkrankung hin. So spricht sie beispielsweise 1689 von einer ‹umfangreichen Truppe der Vaporeusen› und warnt ihre Tochter vor diesem in den Kreisen der Gesellschaft so verbreiteten Leiden:

> «Je vous avertis, ma chère enfant, de la part de Mme de La Fayette et de toute la nombreuse troupe des vaporeux, que les vapeurs d'épuisement sont les plus dangereuses et les plus difficiles à guérir.»[46]

Auch sie selbst litt — wenn man ihren Briefen Glauben schenken darf — immer wieder an *vapeurs*. Ihrem Vetter Roger de Bussy-Rabutin (1618-1693) schrieb sie in einem Brief vom 6. August 1675:

> «J'ai eu bien des vapeurs, et cette belle santé, que vous avez vue si triomphante, a reçu quelques attaques dont je me suis trouvée humiliée, comme si j'avais reçu un affront.»[47]

Nicht nur die Damen der höfischen Gesellschaft, auch die Herren waren von diesem Leiden betroffen:

---

[44] Treue (1955), S. 44

[45] Siehe Sévigné (1995/1996), Bd. 1 (1995), S. 59 (Brief an Pomponne vom 20. November 1664): «Mme Fouquet la mère a donné un emplâtre à la Reine, qui l'a guérie de ses convulsions, qui étaient à proprement parler des vapeurs.»

[46] Ebenda, Bd. 3 (1996), S. 570 (Brief an ihre Tochter vom 6. April [1689])

[47] Ebenda, Bd. 2 (1996), S. 32 — Siehe in diesem Zusammenhang auch einen Brief Bussy-Rabutins aus dem Vorjahr, in dem er seiner Verwandten augenzwinkernd zu verstehen gibt, daß ein Mann ihre *vapeurs* sicherlich schnell *kurieren* könne; siehe ebenda, Bd. 1 (1995), S. 696f. (Brief von Bussy-Rabutin an Mme de Sévigné vom 16. August 1674): «J'ai appris que vous aviez été fort malade, ma chère cousine. Cela m'a mis en peine pour l'avenir et m'a obligé de consulter votre mal à un habile médecin de ce pays-ci. Il m'a dit que les femmes d'un bon tempérament comme vous, demeurées veuves de bonne heure, et qui s'étaient un peu contraintes, étaient sujettes à des vapeurs. Cela m'a remis de l'appréhension que j'avais d'un plus grand mal; car enfin, le remède étant entre vos mains, je ne pense pas que vous haïssiez assez la vie pour n'en pas user, ni que vous eussiez plus de peine à prendre un galant que du vin émétique. Vous devriez suivre mon conseil, ma chère cousine, et d'autant plus qu'il ne vous saurait paraître intéressé, car si vous aviez besoin de vous mettre dans les remèdes, étant, comme je suis, à cent lieues de vous, vraisemblablement ce ne serait pas moi qui vous en servirais. — Raillerie à part, ma chère cousine, ayez soin de vous. Faites-vous tirer du sang plus souvent que vous ne faites; de quelque manière que ce soit, il n'importe, pourvu que vous viviez.»

«L'abbé Têtu est toujours dans ses vapeurs très noires.»[48]

«Vous m'affligez, ma fille, de me représenter Monsieur le Chevalier comme vous faites; je ne l'ai jamais vu avec de telles vapeurs, ni une poitrine si malade.»[49]

Auch wenn mit diesem Begriff all diejenigen Krankheiten und Unpäßlichkeiten benannt wurden, für die eben noch keine eigene Bezeichnung existierte[50], plädierte Mme de Sévigné doch ausdrücklich für die Beibehaltung dieses Ausdrucks:

> «Vous ne voulez donc pas qu'on dise *vapeurs*, mais que ferons-nous si vous nous ôtez ce mot? car on le met à tout. En attendant que vous autres cartésiens en ayez trouvé un autre, je vous demande permission de m'en servir. Tâchez donc de vous guérir de ces maux, de ces étourdissements qui rendent incapable de tout.»[51]

Wie in den Briefen der Mme de Sévigné, so ist auch in den Mémoiren Saint-Simons[52], den Briefen von Mme de La Fayette[53] und in der umfangreichen

---

[48] Ebenda, Bd. 3 (1996), S. 475 (Brief an ihre Tochter vom 17. Januar [1689] — Siehe auch ebenda, Bd. 3 (1996), S. 501 (Brief an ihre Tochter vom 9. Februar [1689]): «L'abbé Têtu vous rend mille grâces de votre souvenir. Il a porté ses vapeurs à Versailles.»

[49] Ebenda, Bd. 3 (1996), S. 634 (Brief vom 6. Juli [1689] an Madame de Grignan)

[50] Siehe ebenda, Bd. 3 (1996), S. 634 (Brief an Mme de Grignan vom 6. Juli [1689]): «Vous me paraissez raccommodée avec le mot de *vapeurs*, que vous ne vouliez plus prononcer qu'on ne vous l'eût expliqué. Vous vous êtes relâchée en faveur du commerce, qui serait entièrement rompu si vous en aviez banni ce mot; c'est un secours pour expliquer mille choses qui n'ont point de nom.»

[51] Ebenda, Bd. 3 (1996), S. 583 (Brief an Mme de Grignan vom 22. April [1689]

[52] Siehe Saint-Simon (1983-1988), Bd. 1 (1983), S. 256 (für das Jahr [1695]): «Les vapeurs gagnèrent l'Archevêque [= Harlay, archevêque de Paris]; elle s'augmentèrent bientôt et se tournèrent en légères attaques d'épilepsie.» Siehe ebenda, Bd. 2 (1983), S. 876 (für das Jahr [1707]): «[Le Ministre] Chamillart, accablé du double travail de la guerre et des finances, n'avait le temps de manger ni de dormir. [...] il lui prit des vapeurs, des éblouissements, des tournements de tête [...].» Siehe auch ebenda, Bd. 3 (1984), S. 68f. (für das Jahr [1708]): «A la fin, sa santé [= la santé de Chamillart] y succomba. Les vapeurs lui firent traîner une vie languissante qui ressemblait à une longue mort: une petite fièvre fréquente, un abattement universel, presque aucuns aliments indifférents, le travail infiniment pénible, des besoins de lit et de sommeil à des heures bizarres; en un mot, un homme à bout, et qui se consumait peu à peu.»

[53] Siehe beispielsweise den Brief von Mme de La Fayette an Mme de Sévigné vom 19. September [1691]; Sévigné (1995/1996), Bd. 3 (1996), S. 979f.: «Ma santé est un peu meilleure qu'elle n'a été, c'est-à-dire que j'ai un peu moins de vapeurs; je ne connais point d'autre mal. Ne vous inquiétez pas de ma santé; mes maux ne sont pas dangereux, et quand ils le deviendraient, ce ne serait que par une grande langueur et par un grand dessèchement [sic], ce qui n'est pas l'affaire d'un jour.»

Briefsammlung der Herzogin von Orléans[54] zuweilen die Rede von den *vapeurs*, die — so Madame — «so sehr gemein hir im landt sein».[55]

3. Die *vapeurs* verbreiten sich in der Stadt

Ausgehend vom Hofe Ludwigs XIV. verbreiteten sich die *vapeurs* bald auch in den höheren Kreisen der städtischen Bevölkerung. Die «nombreuse troupe des vaporeux»[56], die sich sowohl bei Hof aufhielt als auch die Salons[57] frequentierte, führte die *vapeurs* sozusagen in diese städtischen Zentren der ‹gehobenen Geselligkeit› ein, in denen sich Gelehrsamkeit und Lebensart, literarische, künstlerische und gesellschaftliche Interessen verbanden.

Neben der tatsächlichen Erkrankung, an der die Betroffenen litten und die von den Ärzten mit den unterschiedlichsten Mitteln zu heilen oder zu lindern versucht wurde, läßt sich in der zweiten Hälfte des *siècle classique* aber auch eine Form der ‹modisch simulierten› *vapeurs* feststellen, eine modische Attitüde, die in den fünfziger und sechziger Jahren nicht selten mit den Preziösen in Verbindung gebracht wurde. So sprach auch der Abbé Claude Fleury in seinem Erziehungstraktat, dem *Traité du Choix et de la Methode des Études* ([1]1675), von den Preziösen, die den Leuten mit ihren Migränen und *vapeurs* ‹den Kopf vollschwatzen›:

> «[...] ces vains discours des precieuses, qui rompent la tête à tout le monde de leurs défauts, comme de leurs indispositions, par vanité toute pure, pour se faire admirer, & se distinguer de tout le genre humain, par leur delicatesse & la bizarrerie [sic] de leurs sentimens. — J'ay, disent-elles, une peur effroyable du tonnerre. J'ay une aversion incon-

---

54 Vgl. Elisabeth Charlotte (1891), Elisabeth Charlotte (1988), Kiesel (1981), Lebigre (1992), Mattheier/ Valentin (1990), Paas (1996) und Van der Cruysse ([2]1991).

55 Siehe Elisabeth Charlotte (1988), Bd. 5, S. 41 (Brief an die Raugräfin Louise vom 4. Februar 1720): «Viel leütte können die pomade divine wegen ihres gutten geruch nicht vertragen, gibt ihnen fapeurs [= vapeurs], so sehr gemein hir im landt sein.» — Siehe ebenda, Bd. 1, S. 429 (Brief an die Raugräfin Louise vom 9. Dezember 1705): «Mich verlangt auff die zukünfftige post, umb zu erfahren, ob ma tante vapeur zu keinen fieber geworden sein. Die vapeurs möchten woll kommen, daß ma tante etliche trawerige erinerungen verschluckt, so Hannover I.L. geben hatt.» Siehe auch ebenda, Bd. 2, S. 226 (Brief an die Raugräfin Louise vom 10. Januar 1711): «Den ich kan den bal nicht leyden undt die stundt, so ich drinen habe sitzen müßen, hatt mir 3 stundt geschienen. Mein gott, wie ist daß frantzösche tantzen ein langwillige sach! Mir hats fapeurs [= vapeurs] geben undt ich thue nichts, alß gahen [= gähnen? (Anm. d. Hg.)].» Siehe zudem ebenda, S. 511 (Brief an die Raugräfin Louise vom 25. Januar 1715): «Der duc de Schonburg thut gar woll, alle tag in die lufft [zu gehen]; daß ist daß eintzige rechte remeden gegen die vapeurs.»

56 Sévigné (1995/1996), Bd. 3 (1996), S. 570

57 Zu den Salons im 17. Jahrhundert vgl. Baader (1985), Falke (1977), Heyden-Rynsch (1992), Keating (1941), Kroll (1996), Lougee (1976) und Picard (1943).

cevable des sottes gens. Je ne puis avoir de patience avec mes valets. Je m'emporte à tous momens. Et cent autres sottises pareilles, dont elles se plaignent, comme de leurs migraines & de leurs vapeurs.[58]

3.1 Exkurs: Die Salons und die Preziösen

Obwohl es bereits in der Renaissance und der Barockzeit Literatur- und Konversations-Kreise gegeben hatte[59], wird der Salon der Marquise de Rambouillet[60] gemeinhin als der erste eigentliche Salon Europas, als «Wiege der Salongeselligkeit»[61], betrachtet. Nach dem Umzug in das mehr Raum bietende, neugebaute Hôtel de Rambouillet erreichte dieser Salon in den Jahren zwischen 1638 und 1645 seine Blütezeit. In der berühmten ‹chambre bleue› der Marquise traf sich der Hochadel und nahezu all jene, die «Rang und Namen in dieser Zeit hatte[n]».[62]

Bei diesen Zusammenkünften widmete man sich nicht nur der Literatur, sondern ebenso der Verfeinerung der Sprache und des geselligen Umgangs.[63]

Nach dem Modell des Hôtel de Rambouillet entstanden besonders nach 1650 in Paris und in der Provinz eine Anzahl weiterer literarischer Salons, von denen an dieser Stelle nur derjenige der Mme de Scudéry namentlich erwähnt

---

[58] Fleury, C. (1706), S. 126

[59] Heyden-Rynsch verweist auf die «Belle Cordière», die Lyoneser Dichterin Louise Labé (1525-1565), und den literarischen Kreis, den sie um sich versammelte; vgl. Heyden-Rynsch (1992), S. 35f.

[60] Zur Vita der Catharine de Vivonne, Marquise de Rambouillet (1588-1665) vgl. u.a. Falke (1977), S. 21-34.

[61] Heyden-Rynsch (1992), S. 37

[62] Vgl. Falke (1977), S. 34. Zwischen 1610 und 1617 ließ die Marquise das prachtvolle und architektonisch interessante neue Gebäude errichten; vgl. ebenda, S. 23-26. Der ‹blaue Salon›, in dem die Marquise — zumeist wegen ihres schwachen Gesundheitszustandes auf dem Bett liegend — ihre Freunde empfing, war nach der blauen, mit Gold- und Silbermuster bemalten Samttapete benannt; vgl. ebenda, S. 26. Vgl. auch Heyden-Rynsch (1992), S. 38-40.

[63] In diesem Zusammenhang siehe Büff (1979), S. 116: «Zu den Hauptanliegen der Marquise gehörten die Verfeinerung von Sprache und Sitten und die Pflege einer kultivierten Geselligkeit. Die literarische Beschäftigung, das heißt, das Verfassen galanter Gedichte und Briefe und deren Beurteilung, stellte ein Spiel unter vielen dar.» Siehe auch Falke (1977), S. 55: «Die Gesprächsthemen und der Unterhaltungsstoff waren ebenso verschiedenartig wie die soziologische Zusammensetzung des Salons. Zwar nahm die Literatur einen großen Raum ein, aber [...] das Hauptamüsement bestand im Wechsel der Unterhaltungsarten und Gesprächsthemen [...]. Die Musik spielte im damaligen Salon nicht die Rolle wie in späteren Jahrhunderten [...].»

werden soll.⁶⁴ Viele dieser gesellschaftlichen Zirkel hatten nicht nur die vorherrschende literarische Beschäftigung⁶⁵ gemeinsam, sondern zeugten auch vom Umschwung des gesellschaftlichen Tons zum Prüden und Preziösen.⁶⁶

Die ‹préciosité›, die als «*soziales* Phänomen und als Modeerscheinung»⁶⁷ in den Jahren zwischen 1650 und 1660 einen Höhepunkt erreichte⁶⁸ und die sich zunächst in der Verfeinerung und Sensibilisierung des sprachlichen Ausdrucks in der Kunst der Konversation und in den literarischen Produktionen⁶⁹ manifestierte, nahm sehr rasch eine übertrieben unnatürliche, gekünstelte Form an.

Die Zuordnung einzelner Personen zur ‹Gemeinschaft der Preziösen› ist noch heute sicherlich ebenso problematisch⁷⁰ wie die Differenzierung in ‹positive› und ‹negative› bzw. ‹wahre› und ‹falsche› Preziöse⁷¹. — Wohl aber läßt sich

---

64 Madeleine de Scudéry (1607-1701), Verfasserin des *Artamène ou le grand Cyrus* (10 Bde., Paris 1649-1653) und der *Clélie* (10 Bde., Paris 1654-1660) — Die ‹Samedis› der Mme de Scudéry vereinigten im Gegensatz zum Hôtel de Rambouillet in erster Linie Vertreter des Bürgertums und erreichten ihre größte Popularität Ende der vierziger Jahre, als sich der Salon Rambouillet allmählich auflöste. Der Zirkel verfolgte vorrangig literarische Interessen. Man befaßte sich mit dem Dichten von Fabeln, Metamorphosen, Madrigalen und mit Improvisationen, analysierte und beurteilte literarische Produkte; vgl. Falke, S. 89-97. — Zu Mme de Scudéry und ihrer ‹poésie précieuse› vgl. besonders Kroll (1996) und Büff (1979).

65 Siehe Falke (1977), S. 81: «Im Unterschied zum früheren Salon wendete man sich nun ausschließlich der Literatur zu [...].»

66 Zur Thematik der Preziosität und den Preziösen vgl. Baader (1985), Bray (1948), Büff (1979), Fleury, C. (1706), Kroll (1996), Pure (1938), Somaize (1972) und Zimmer (1978).

67 Büff (1979), S. 114

68 Ebenda — Büff verweist in diesem Zusammenhang darauf, daß die Bezeichnung «précieuse» für einen gesellschaftlichen Modetyp erstmals 1652 schriftlich in der *Epître chagrine* Scarrons an den Maréchal d'Albret fixiert worden zu sein scheint. Sie macht zudem darauf aufmerksam, daß das Wort als solches schon lange vor Beginn der eigentlichen preziösen Bewegung existiert habe. Die «semantische Metamorphose» des Begriffs, die seine «spezielle Bedeutung» zur Folge hatte, situiert Büff in der Mitte des 17. Jahrhunderts; vgl. ebenda, S. 113f.

69 Siehe ebenda, S. 114: «Der Begriff ‹précieux› wird in der Literatur auf mehrere zeitlich nicht kongruente Erscheinungen angewandt: Man spricht von der ‹littérature précieuse›, der ‹société précieuse›, dem ‹style précieux›, und schließlich wird neben Sprache und Gesellschaftsform auch die Einstellung zu bestimmten moralischen Fragen als ‹précieux› bezeichnet.»

70 Vgl. zu diesem Aspekt ebenda, S. 118f.

71 Somaize, der in seinem *Dictionnaire des précieuses* nahezu sämtliche Damen und Herren der gehobenen zeitgenössischen Gesellschaft zum Kreise der Preziösen zählte, differenziert zwischen ‹galanten› und ‹pedanten› Preziösen; siehe Somaize (1972), Buch 1, «Préface», S. XVj: «Les Précieuses se divisent en deux classes bien tranchées: Précieuses galantes et Précieuses pédantes.»

feststellen, daß in der literarischen Auseinandersetzung mit dem Phänomen der Preziosität auch den *vapeurs* eine nicht unerhebliche Bedeutung zufiel. So bildeten ‹falsche Preziosität› und ‹modisch simulierte› *vapeurs* in der Figur der «fausse précieuse» eine Einheit, die sich als ideale Zielscheibe für den Spott der Satiriker und Komödiendichter erwies.

4. Die *vapeurs* in der schönen Literatur des *siècle classique*

Ebenso, wie die zeitgenössischen Ärzte und die Medizin (beispielsweise in den Theaterstücken von Molière[72]) verspottet wurden, gab man auch die modischen Preziösen der Lächerlichkeit preis.[73] An dieser Stelle sollen jedoch weder die Ärzte- noch die Preziösen-Kritik an sich eingehender thematisiert werden. Dennoch kann festgestellt werden, daß diese beiden Themen häufig anklingen, wenn in der schönen Literatur des *siècle classique* von den *vapeurs* die Rede ist.

Die Bedeutung der *vapeurs* in der zeitgenössischen Literatur und die unterschiedlichen Konnotationen, die mit dieser Bezeichnung verknüpft waren, werden im folgenden anhand von Auszügen aus dramatischen Texten dokumentiert. Tatsächlich stellen die französischen Komödien des 17. Jahrhunderts die ergiebigste Quelle für die Dokumentation des Begriffes ‹vapeurs› dar; die Anzahl der von mir nachgewiesenen Textbelege aus zeitgenössischen lyrischen[74] und epischen[75] Texten ist wesentlich geringer.

---

[72] Molière soll an dieser Stelle nur stellvertretend für eine Reihe weiterer zeitgenössischer Autoren genannt werden, die sich über die Ärzte und die Medizin lustig machten. Zu diesen Kritikern gehörten u.a. auch Boileau und Lesage; vgl. hierzu Grmek (1976), S. 271. — Zu Molière und der Ärztekritik vgl. vor allem die Komödien *L'Amour médecin* (1665), in der Molière die zeitgenössischen Hofärzte verspottete, sowie *Le Médecin malgré lui* (1666), *Monsieur de Pourceaugnac* (1669) und *Le Malade imaginaire* (1673), in denen die Ärzte und die zeitgenössische Medizin der Lächerlichkeit preisgegeben wurden. — Zu dem Thema der Medizin und der Krankheit im Theater Molières vgl. besonders die umfangreiche Studie Patrick Dandreys: Dandrey (1998) sowie Pihlström (1991).

[73] In der 1659 erstmals aufgeführten Komödie *Les Précieuses ridicules* und in den *Femmes savantes* (1672) wurden preziöse Exzentrik, Luxus und Müßiggang, Putz- und Verschwendungssucht sowie ein übertriebenes Bildungsstreben der Frauen angeprangert.

[74] Siehe z.B. das Gedicht «A M. Le marquis de la Fare (1695)» aus den *Poésies* des Guillaume A. de Chaulieu (ca. 1636-1720): «Et les noires vapeurs, et les brûlans transports/ Alloient de ma raison offusquer la lumière;/ [...]/ Dans ce pénible état mon esprit abattu/ [...]»; Chaulieu (1928), S. 145.

[75] Exemplarisch soll hier ein Auszug aus den posthum veröffentlichten *Réflexions diverses* von La Rochefoucault angeführt werden, in dem er unter dem Abschnitt mit dem Titel «De l'origine des maladies» bemerkt: «Si on examine la nature des maladies, on trouvera qu'elles tirent leur origine des passions et des peines de l'esprit. [...] l'ennui du mariage a

Bis zum Beginn des 18. Jahrhunderts blieben grundsätzlich zwei verschiedene Konzeptionen des Begriffs ‹vapeurs› nebeneinander bestehen: zum einen wurden die *vapeurs* noch als Symptom der Melancholie, zum anderen aber als eigene Erkrankung verstanden. Beide Konnotationen sind in den unterschiedlichen literarischen Texten nachzuweisen.

Die *vapeurs*, die inhaltlich mit der ersteren, älteren Konzeption verknüpft wurden, werden vor dem Hintergrund der Klassik im folgenden als ‹traditionelle› *vapeurs* bezeichnet, diejenigen dagegen, die sich mit dem zweiten Verständnis verbanden, als ‹moderne› *vapeurs*. Für beide Varianten werden nun jeweils drei Beispiele angeführt.

4.1 Die ‹traditionellen› *vapeurs*

Der erste Beleg für die ‹traditionellen› *vapeurs* stammt aus der von Molière 1666 aufgeführten Komödie *Le Médecin malgré lui*. In diesem bekannten Stück, in dem die auf Rache sinnende Bauersfrau Martine ihren Mann Sganarelle als ‹Arzt wider Willen› ausgibt, den man nur kräftig schlagen muß, damit er sein Können unter Beweis stellt, kommt der so genötigte Sganarelle nach der Untersuchung der *sprachlosen* Lucine zu der folgenden unsinnigen Diagnose:

> «[...] je tiens que cet empêchement de l'action de sa langue est causé par de certaines humeurs, qu'entre nous autres savants nous appelons humeurs peccantes; peccantes, c'est à dire... humeurs peccantes; d'autant que les VAPEURS formées par les exhalaisons des influences qui s'élèvent dans la région des maladies, venant... pour ainsi dire... à... Entendez vous le latin? [...] Or ces VAPEURS dont je vous parle venant à passer, du côté gauche, où est le foie, au côté droit, où est le cœur, il se trouve que le poumon, [...] ayant communication avec le cerveau, [...] par le moyen de la veine cave, [...] rencontre en son chemin lesdites VAPEURS, qui remplissent les ventricules de l'omoplate; et parce que lesdites VAPEURS... [...] ont une certaine malignité... [...] Qui est causée par l'âcreté des humeurs engendrées dans la concavité du diaphragme, il arrive que ces VAPEURS... [...] Voilà justement ce qui fait que votre fille est muette.»[76]

Auch wenn die anatomischen Kenntnisse Sganarelles, die in dieser Diagnose zum Ausdruck kommen, besorgniserregend sind — worin selbstverständlich die Komik und gleichzeitig auch die vom Autor an seinen Zeitgenossen geübte Kritik an der Leichtgläubigkeit gerade den Ärzten gegenüber liegen —, wird doch deutlich, daß beim Publikum gewisse humoralpathologische Grundkenntnisse vorausgesetzt wurden, zu denen auch die Begriffe ‹humeurs peccantes› und ‹vapeurs› gehörten. — Die *vapeurs* werden hier als schädliche

---

produit la fièvre quarte, et la lassitude des amants qui n'osent se quitter a causé les vapeurs. L'amour, lui seul, a fait plus de maux que tout le reste ensemble [...]»; La Rochefoucauld (1992), S. 208f.

[76] Molière (1991-1992), Bd. 2 (1991), S. 245f. (*Le Médecin malgré lui*); (Hervorhebung durch Versalien von mir)

Dämpfe verstanden, die im menschlichen Organismus vom Unterleib oder aber von einer erkrankten Körpergegend aus aufsteigen und zu mannigfaltigen Störungen führen.[77]

Auf ebensolche Kenntnisse verweist auch die Komödie *Élomire hypochondre ou les médecins vengés*, die 1670 von einem Gegner Molières unter dem Pseudonym Le Boulanger de Chalussay veröffentlicht wurde und einen

---

[77] Eine ähnliche (allerdings ausführlichere und weniger unsinnige) Schilderung, welche zudem die *vapeurs* als Symptom der Melancholie kennzeichnet, führt Molière in seiner Komödie *Monsieur de Pourceaugnac* (1669) an. In I, 8 erörtert ein Arzt, der dem gesunden Titelhelden eine Krankheit einreden will, diese Diagnose einem anderen Arzt gegenüber folgendermaßen: «Comme ainsi soit qu'on ne puisse guérir une maladie qu'on ne la connaisse parfaitement, et qu'on ne la puisse parfaitement connaître sans en bien établir l'idée particulière, et la véritable espèce, par ses signes diagnostiques et prognostiques, vous me permettrez, Monsieur notre ancien, d'entrer en considération de la maladie dont il s'agit, avant que de toucher à la thérapeutique, et aux remèdes qu'il nous conviendra faire pour la parfaite curation d'icelle. Je dis donc, Monsieur, avec votre permission, que notre malade ici présent est malheureusement attaqué, affecté, possédé, travaillé de cette sorte de folie que nous nommons fort bien mélancolie hypocondriaque, espèce de folie très fâcheuse, et qui ne demande pas moins qu'un Esculape comme vous, consommé dans notre art, vous, dis-je, qui avez blanchi, comme on dit, sous le harnois, et auquel il en a tant passé par les mains de toutes les façons. Je l'appelle mélancolie hypocondriaque, pour la distinguer des deux autres; car le célèbre Galien établit doctement à son ordinaire trois espèces de cette maladie que nous nommons mélancolie, ainsi appelée non seulement par les Latins, mais encore par les Grecs, ce qui est bien à remarquer pour notre affaire: la première, qui vient du propre vice du cerveau; la seconde, qui vient de tout le sang, fait et rendu atrabilaire; la troisième, appelée hypocondriaque, qui est la nôtre, laquelle procède du vice de quelque partie du bas-ventre et de la région inférieure, mais particulièrement de la rate, dont la chaleur et l'inflammation porte au cerveau de notre malade beaucoup de fuligines épaisses et crasses, dont la VAPEUR NOIRE et maligne cause dépravation aux fonctions de la faculté princesse, et fait la maladie dont, par notre raisonnement, il est manifestement atteint et convaincu. [...] cette tristesse accompagnée de crainte et de défiance, signes pathognomoniques et individuels de cette maladie, si bien marquée chez le devin vieillard Hippocrate; [...] cette maladie, procédante du vice des hypocondres: laquelle maladie, par laps de temps naturalisée, envieillie, habituée, et ayant pris droit de bourgeoisie chez lui, pourrait bien dégénérer ou en manie, ou en phtisie, ou en apoplexie, ou même en fine frénésie et fureur. [...] Premièrement, pour remédier à cette pléthore abturante, et à cette cacochymie luxuriante par tout le corps, je suis d'avis qu'il soit phlébotomisé libéralement, c'est-à-dire que les saignées soient fréquentes et plantureuses: en premier lieu de la basilique, puis de la céphalique; et même, si le mal est opiniâtre, de lui ouvrir la veine du front, et que l'ouverture soit large, afin que le gros sang puisse sortir; et en même temps, de le purger, désopiler, et évacuer par purgatifs propres et convenables [...]; et comme la véritable source de tout le mal est ou une humeur crasse et féculente, ou une VAPEUR NOIRE et grossière qui obscurcit, infecte et salit les esprits animaux, il est à propos ensuite qu'il prenne un bain d'eau pure et nette, avec force petit-lait clair, pour purifier par l'eau la féculence de l'humeur crasse, et éclaircir par le lait clair la noirceur de cette VAPEUR; mais, avant toute chose, je trouve qu'il est bon de le réjouir par agréables conversations, chants et instruments de musique, à quoi qu'il n'y a pas d'inconvénient de joindre des danseurs, afin que leurs mouvements, disposition et agilité puissent exciter et réveiller la paresse de ses esprits engourdis, qui occasionne l'épaisseur de son sang, d'où procède la maladie. Voilà les remèdes que j'imagine, auxquels pourront être ajoutés beaucoup d'autres meilleurs par Monsieur notre maître et ancien, suivant l'expérience, jugement, lumière et suffisance qu'il s'est acquise dans notre art [...].» — Ebenda, S. 608f. (Hervorhebung durch Versalien von mir)

massiven Angriff gegen den Schauspieler, Dramatiker und besonders den Privatmann Molière darstellte.[78]

In der zweiten Szene des dritten Aktes versucht der vorgebliche Arzt Oronte, dem angeblich kranken Clitandre Herkunft und Auswirkung seiner offenbar geistig-seelischen Erkrankung zu erläutern:

> «Or. Écoutez le récit de votre mal extrême;
> Apprenez-en la cause, et bénissez les Dieux
> Qui m'ont de Sennelay fait venir en ces lieux.
> Monsieur, vous vous croyez étique et pulmonique;
> Mais vous vous abusez: vous êtes frénétique;
> Autrement hypocondre, et la cause, en un mot,
> Vient de ce que j'ai dit.
>
> Cli. *brusquement*:
> Quoi, je serais un sot?
>
> Or. Si vous aviez toujours eu la raison pour guide,
> Ou si vous n'aviez pas si fort lâché la bride
> Aux désirs enragés de mordre Dieux et gens,
> Vous ne vous verriez pas, au plus beau de vos ans,
> Avec enfants et femme, et comblé de richesses,
> Dévoré nuit et jour par de mornes tristesses:
> Car ces NOIRES VAPEURS qui vous troublent si fort
> N'ont contre un innocent qu'un impuissant effort.»[79]

Nachdem Oronte auch einer Reihe anderer vorgeblich Kranker die Diagnose gestellt hat, resümiert er:

> «Je connais donc vos maux,
> Ou, pour mieux expliquer, vos fantasques cerveaux;
> Car je n'en vois pas un, dedans cette assemblée,
> Qui ne se portât bien, sans sa tête fêlée.
> Nous n'avons donc ici qu'à guérir ces cerveaux;
> Puisqu'en eux seulement résident tous vos maux:
> Et comme le plus grand est la mélancolie,
> Dans laquelle votre âme est presque ensevelie,
> Je la veux réveiller, en vous divertissant,
> Et dissiper par-là cet air assoupissant.»[80]

Die Mittel, die Oronte im folgenden vorschlägt, um die Gemütskrankheiten der scheinbar Kranken zu kurieren, sind Wein, Musik und der Besuch einer Komödie.[81]

---

[78] Die mir vorliegende Ausgabe des Stückes befindet sich in dem zweiten Band der Werke Molières (Pléiade): Molière (1991-1992), Bd. 2 (1992), S. 1231-1286.

[79] Ebenda, S. 1257f. (Hervorhebung durch Versalien von mir)

[80] Ebenda, S. 1262f.

[81] Siehe ebenda, S. 1263: «J'ai fait venir ici d'un certain vin de Beaune,/ Pour qui j'achèterais un gosier long d'une aune:/ Car tandis qu'on l'avale, on sent un tel plaisir,/ Qu'on voudrait

Auch wenn den *vapeurs* in dieser Komödie von Le Boulanger de Chalussay keine bedeutende Funktion zukommt, wird doch deutlich, daß sie hier nicht als Erkrankung selbst, sondern vielmehr als ein Symptom der melancholischen Gemütserkrankung verstanden werden.

Das dritte Textbeispiel für die ‹traditionellen› *vapeurs* ist der 1654 veröffentlichten und im Stil der Commedia dell'arte gehaltenen Komödie *Le Pédant joué* von Cyrano de Bergerac entnommen, in deren Mittelpunkt die Themen Pedanterie und manierierte Gelehrsamkeit stehen.

In der zweiten Szene des zweiten Aktes dieser Prosakomödie, in dem es nach zahlreichen sprachlichen Mißverständnissen zwischen den beiden Verehrern der jungen Manon, dem reichen Bauern Gareau und dem angeberischen Soldaten Chasteaufort, zu einer Prügelei kommt, sagt Chasteaufort:

> «Quoy que tu fasses, *je te l'ay desjà dit*, ayant protesté que je gagnerois cela sur moymesme [Il est encore battu] de me laisser battre une fois en ma vie, il ne sera pas dit qu'un marault comme toy me fasse changer de résolution. [...] Quelque faquin de cœur bas et ravalé auroit voulu mesurer son espée avec ce vilain; mais moy qui suis Gentilhomme, et Gentilhomme d'extraction, je m'en suis fort bien sceu garder. Il ne s'en est cependant quasi rien fallu que je ne l'aye parcé de mille coups, tant les noires VAPEURS DE BILE offusquent quelquefois la clarté des plus beaux Génies. En effet, *sans cela* j'allois tout massacrer.»[82]

Interessant an diesem ältesten der drei angeführten Textauszüge für die ‹traditionellen› *vapeurs* ist der Umstand, daß die «vapeurs de bile», die von der Galle aufsteigenden Dämpfe, hier nicht nur als einfaches Symptom der melancholischen Gemütserkrankung verstanden werden, sondern daß darüber hinaus auf die klassische Melancholie-Konzeption angespielt wird, die einen Zusammenhang zwischen melancholischem Temperament und Geistesgröße supponierte: «les noires VAPEURS DE BILE offusquent quelquefois la clarté des plus beaux Génies.»[83]. Tatsächlich wird die Übertragung des ursprünglich mit dem melancholischen Temperament verknüpften Genie-Gedankens auf den Begriff der ‹vapeurs› besonders in der Aufklärungszeit eine große Bedeutung erfahren.

---

qu'il durât jusqu'au dernier soupir./ D'une agréable odeur, qui n'a point de pareille,/ Il vous charme d'abord qu'il sort de la bouteille./ [...]/ Ce vin que je vous dis est le premier remède/ Que je veux appliquer au mal qui vous possède;/ Car, vos maux tout d'abord s'en trouvant adoucis,/ Vous verrez dissiper tous ces fâcheux soucis/ Qui formentent en vous l'humeur mélancolique./ Nous joindrons à ce vin tant soit peu de musique,/ Un peu de symphonie, et par ces doux accords,/ Je changerai d'abord vos esprits et vos corps./ Mon deuxième remède est une comédie,/ Propre, comme ce vin, à votre maladie;/ Je vous la ferai voir d'où je vais vous traiter:/ On dit qu'elle est divine, et je n'en puis douter,/ Car l'auteur est illustre, et l'histoire si belle,/ Que les siècles passés n'en ont point vu de telle;/ Et ce qui doit encor augmenter ce régal,/ C'est qu'il sera suivi d'un magnifique bal,/ Où nous irons masquès. C'est ce que je prépare/ Pour premier appareil.»

[82] Cyrano de Bergerac (1968), S. 31 (*Le Pédant joué* [1654]); (Hervorhebung durch Versalien von mir)

[83] Ebenda (Hervorhebung durch Versalien von mir)

4.2 ‹modernen› *vapeurs*

Neben den Beispielen für die ‹traditionellen› *vapeurs* lassen sich auch eine Reihe von literarischen Beispielen für die ‹moderne› Konzeption anführen, nach der die *vapeurs* als eigene Erkrankung verstanden wurden.

In der bekannten Ärztekomödie *Le Malade imaginaire* (1673), in der Molière zum letzten Angriff gegen die ohnmächtige und rückständige zeitgenössische Medizin, gegen Scharlatanerie und blinden Autoritätsgehorsam ansetzte, stellt sich die listige Dienerin Toinette — die sich als Arzt verkleidet hat und vorgibt, eine anerkannte medizinische Autorität zu sein, um zusammen mit Argans Bruder Béralde diesen *Hypochonder* endlich von seinem blinden Vertrauen in die Ärzte *kurieren* zu können — mit den folgenden Worten vor:

> «Je suis médecin passager, qui vais de ville en ville, de province en province, de royaume en royaume, pour chercher d'illustres matières à ma capacité, pour trouver des malades dignes de m'occuper, capables d'exercer les grands et beaux secrets que j'ai trouvés dans la médecine. Je dédaigne de m'amuser à ce menu fatras de maladies ordinaires, à ces bagatelles de rhumatismes et défluxions, à ces fiévrottes, à ces VAPEURS, et à ces migraines. Je veux des maladies d'importance [...].»[84]

Der Begriff ‹vapeurs› bezeichnet hier nicht nur eine eigene Erkrankung, sondern wird darüber hinaus mit der Vorstellung von einer (wenngleich immer noch ‹realen›) ‹Bagatell-Erkrankung› verknüpft.

In der Tat läßt sich eine solche Stigmatisierung der ‹modernen› *vapeurs* auch in anderen Theaterstücken nachweisen, wie beispielsweise in der ebenfalls von Molière 1663 als Reaktion auf die Kritik an seiner erfolgreichen Komödie *L'École des femmes* (1662) verfaßten einaktigen Prosakomödie *La Critique de l'École des femmes*. Die kleine Komödie ist in einem Salon der Hauptstadt angesiedelt, in welchem sich (nach dem zeitgenössischen Vorbild) die ‹hohe›, literarisch interessierte Gesellschaft und verschiedene Autoren treffen und das ebenso gefeierte wie kritisierte Theaterstück *L'École des femmes* diskutieren. In der folgenden Situation stattet die prüde Preziöse Climène, die gerade einer Aufführung dieses Theaterstückes beigewohnt hat, der geistreichen Salonnière Uranie und deren Cousine Élise, die nicht minder gebildet und spöttisch ist als diese, einen Besuch ab. Sichtlich mitgenommen von der Aufführung und schockiert über das, was sie dort zu sehen bekommen hat, verlangt sie nach einer Sitzgelegenheit. Uranie, die vermutet, daß ihre preziöse Besucherin an einem Anfall von *vapeurs* leidet, kommt dieser Bitte zwar gerne nach, zeigt sich dann aber doch überrascht, als sie von der Ursache des ‹Schwächeanfalles› erfährt, denn sowohl bei ihrer Cousine Élise als auch bei ihr selber habe dieses Theaterstück, wie sie betont, einen sehr positiven Eindruck hinterlassen[85]:

---

84 Molière (1991-1992), Bd. 2 (1991), S. 1162 (*Le Malade imaginaire*); (Hervorhebung durch Versalien von mir)

85 Um die bisher benutzte Hervorhebungsweise beibehalten zu können, werden die drei

«Uranie: Vraiment, c'est bien tard que...

Climène: Eh! de grâce, ma chère, faites-moi vite donner un siège.

Uranie: Un fauteuil promptement.

Climène: Ah! mon Dieu!

Uranie: Qu'est-ce donc?

Climène: Je n'en puis plus.

Uranie: Qu'avez vous?

Climène: Le cœur me manque.

Uranie: Sont-ce VAPEURS qui vous ont prise? [sic]

Climène: Non.

Uranie: Voulez-vous que l'on vous délace?

Climène: Mon Dieu non. Ah!

Uranie: Quel est donc votre mal? et depuis quand vous a-t-il pris?

Climène: Il y a plus de trois heures, et je l'ai rapporté du Palais-Royal.

Uranie: Comment?

Climène: Je viens de voir, pour mes péchés, cette méchante rapsodie de *L'École des femmes*. Je suis encore en défaillance du mal de cœur que cela m'a donné, et je pense que je n'en reviendrai de plus de quinze jours.

Élise: Voyez un peu comme les maladies arrivent sans qu'on y songe.

Uranie: Je ne sais pas de quel tempérament nous sommes, ma cousine et moi; mais nous fûmes avant-hier à la même pièce, et nous en revînmes toutes deux saines et gaillardes.

Climène: Quoi? vous l'avez vue?

Uranie: Oui; et écouté d'un bout à l'autre.

Climène: Et vous n'en avez pas été jusques aux convulsions, ma chère?

Uranie: Je ne suis pas si délicate, Dieu merci; et je trouve, pour moi, que cette comédie serait plutôt capable de guérir les gens que de les rendre malades.»[86]

Personennamen im folgenden Zitat nicht wie im Originaltext in Versalien gedruckt, sondern klein geschrieben.

[86] Molière (1991-1992), Bd. 1 (1992), S. 646f. (*La Critique de l'École des femmes* [1663], 3); (Hervorhebung durch Versalien von mir)

Die hier erwähnten *vapeurs* sind pejorativ konnotiert, und die Abwertung wird noch dadurch unterstrichen, daß es gerade die prüde Preziöse Climène ist, bei der ein solcher Anfall vermutet wird.

Die literarische Verknüpfung der ‹Preziosität› mit den *vapeurs* führt demnach zu einer Stigmatisierung der Erkrankung selbst und darüber hinaus zu dem Verdacht ihrer modisch motivierten Simulation, d.h. die ‹modernen› *vapeurs* sind nicht nur mit der Vorstellung verknüpft, es handele sich dabei um eine Bagatellerkrankung (wie in dem vorangegangenen Beispiel), sondern sie erregen darüber hinaus den Verdacht, affektiert oder modisch simuliert zu sein.

Ein besonders eindrucksvolles Beispiel für eine derartige Konnotation bietet die 1690 aufgeführte einaktige Komödie von Florent Dancourt (1661-1725) mit dem Titel *L'Été des coquettes*. Im Mittelpunkt dieser kleinen Komödie stehen drei Frauen — die junge kokette Angélique, die etwas zurückhaltendere Cidalise und die alte Comtesse de Martin-Sec —, die entdecken, daß sie den gleichen jungen Mann lieben, der mit allen drei Frauen nacheinander eine Beziehung unterhalten hatte, bevor er in den Krieg zog.

In der zehnten Szene empfängt die kokette Angélique den Besuch eines anderen Verehrers, eines doch sehr weltlichen, nahezu geckenhaft herausgeputzten Abbé. Die junge Frau zeigt sich allerdings weder von der Person des Abbés selbst, noch von seiner äußeren Erscheinung beeindruckt und sinnt recht bald auf eine List, den unliebsamen Gast wieder loszuwerden. Sie gibt vor, von dem Pulver, mit dem er seine Perücke parfümiert und gepudert hat, dem sogenannten *poudre de Chypre*, starke *vapeurs* zu bekommen. Das angebliche *vapeurs*-Leiden wird von Angélique so glaubhaft simuliert, daß sie damit nicht nur den sie liebenden Abbé völlig aus der Fassung bringt, sondern auch ihrer Zofe Lisette große Sorgen bereitet:[87]

«Angélique: Ah! ciel!

L'Abbé: Qu'avez-vous?

Angélique: Ah! je n'en puis plus: un fauteuil.

L'Abbé: Ma belle reine?

Angélique: Un fauteuil, je me meurs! Ah! ah!

Lisette: Madame!

L'Abbé: Quel mal imprévu!

Angélique: Éloignez-vous de moi, monsieur l'abbé; vous avez des odeurs. Ah!

L'Abbé: Ce n'est que de la poudre de Chypre, madame.

---

[87] Auch in den folgenden beiden Textauszügen sind die Personennamen abweichend vom Originaltext klein geschrieben.

Angélique: Et c'est un poison qui me fait mourir. Sortez d'ici, je vous prie. Ah!

L'Abbé: Mais il me semble que...

Lisette: Eh! Les vilains abbés avec leur poudre! ils en portent exprès pour donner des VAPEURS aux dames.

L'Abbé: Mais, vraiment, j'en ai toujours, et ce n'est que d'aujourd'hui que Madame m'en fait reproche. Je m'étonne, pour moi...

Lisette: Le beau sujet d'étonnement! Les femmes sont capricieuses; ne faut-il pas que leurs VAPEURS le soient aussi?

Angélique: Ah! me voilà malade pour quinze jours! Ah! monsieur l'abbé, vous êtes un cruel homme! Eh! sortez, encore une fois, si vous m'aimez. [...]

Lisette: Eh! Sortez donc, monsieur, vous empestez cet appartement. Voulez-vous donner des VAPEURS à tout le monde? Ah! ah!

L'Abbé: La maudite poudre! je n'en mettrai de ma vie.»[88]

Nachdem der konsternierte Abbé die scheinbar durch seine Schuld so stark erkrankte Angélique und ihre aufgebrachte Zofe mit dem Ausdruck seines größten Bedauerns verlassen hat, gibt erstere ihr ‹falsches Spiel› und damit das Simulieren des *vapeurs*-Anfalles zu erkennen:

«Lisette: Vous ferez fort bien. Adieu: allez prendre l'air dans la plaine.

Angélique: Est-il parti?

Lisette: Oui, madame.

Angélique: Va-t'en le dire à Cidalise.

Lisette: Ah! ah! les VAPEURS sont-elles passées?

Angélique: Les VAPEURS! Ah, que tu es bonne! Est-ce que je suis sujette aux VAPEURS? et m'en as-tu jamais vu?

Lisette: Quoi! la poudre de Chypre?

Angélique: Il fallait se débarasser de cet importun. L'idée des VAPEURS m'est venue, je m'en suis servie.

Lisette: La jolie chose que l'esprit d'une femme! Par ma foi, j'ai si bien cru vos VAPEURS véritables, qu'il a pensé m'en prendre par compagnie.»[89]

---

[88] Dancourt (1992), S. 437f. (Hervorhebung durch Versalien von mir)

[89] Ebenda, S. 438f. (Hervorhebung durch Versalien von mir)

Dieses Beispiel verdeutlicht erneut, daß mit dem vornehmlich in dramatischen Texten verwendeten Begriff ‹vapeurs› eine Erkrankung bezeichnet wurde, die sowohl ‹real› als auch ‹simuliert› sein konnte.

In den literarischen Texten des 17. Jahrhunderts lassen sich also zwei grundsätzlich unterschiedliche Konzeptionen der *vapeurs* nachweisen: eine ‹traditionelle› und eine ‹moderne› Variante. Die ‹traditionellen› *vapeurs* werden noch als Symptom der krankhaften Melancholie verstanden und partiell auch mit dem Genie-Gedanken verknüpft — eine Verbindung, die gerade in der Aufklärungszeit wieder von großer Bedeutung sein wird. Die ‹modernen› *vapeurs* werden dagegen als eigene Erkrankung verstanden. Diese *vapeurs*, die ‹real› oder auch ‹simuliert› sein können, stehen häufig — besonders in den fünfziger und sechziger Jahren — im Kontext der Ärzte- und der Preziösen-Satire. Nachdem die Kritik an den sogenannten ‹falschen Preziösen› durch die allgemeine Kritik an der Affektiertheit, dem vom Luxus geprägten Leben, der Geltungssucht und dem Bildungsstreben der (vornehmlich weiblichen) Gesellschaft abgelöst worden war, wurden die *vapeurs* ab dem letzten Drittel des 17. Jahrhunderts häufig auch in diesem Kontext angeführt und verbanden sich nicht selten mit der Vorstellung von einer modisch simulierten, vornehmlich weiblichen Erkrankung.

III. Kapitel

Von der höfischen Erkrankung zur Modekrankheit: Zur Verbreitung der *vapeurs* in der französischen Gesellschaft der Aufklärungszeit

1. Die *vapeurs* als Gegenstand populärmedizinischer Publikationen: Systematisierungsversuche und sprachliche Konfusion

Im 18. Jahrhundert hatte die Verbreitung der *vapeurs* vornehmlich in der gehobenen städtischen Gesellschaft solche Ausmaße erreicht, daß man von einer Modekrankheit sprach. Zugleich ging mit der Verbreitung der Erkrankung ein Anstieg von zumeist populärmedizinisch abgefaßten Publikationen einher, welche sich mit dieser und ähnlichen Erkrankungsformen auseinandersetzten.

Es fällt auf, daß die überwiegende Anzahl dieser populärmedizinischen Schriften in der zweiten Hälfte des 18. Jahrhunderts publiziert wurde, währenddessen die Zahl der entsprechenden Publikationen in der ersten Hälfte des 18. Jahrhunderts vergleichsweise gering war.[1]

Begründet erscheint dieser Sachverhalt zum einen in dem andauernden Vorherrschen der alten, sich auf die klassische Humorallehre stützenden medizinischen Theorien in der ersten Hälfte des Jahrhunderts, die den Publikationsfluß sozusagen blockierten, zum anderen in der zunehmenden Abwendung von diesen alten Modellen, den neuen Interpretationsmöglichkeiten und dem damit erwachenden allgemeinen medizinischen (aber auch dem literarisch-aufklärerischen) Interesse in der zweiten Hälfte des 18. Jahrhunderts.[2]

---

[1] Tatsächlich ist die Anzahl der in der ersten Hälfte dieses Jahrhunderts erschienenen Abhandlungen zu dem Thema im Vergleich zu derjenigen der 60er bis 90er Jahre unbedeutend. Zu den mir bekannten Schriften des ersten Zeitraums gehören der *Traité des convulsions et principalement de celles qui sont comprises sous le nom des vapeurs* (1703) von Dumoulin (sowie die zweite Auflage dieser Schrift, der *Nouveau Traité du Rhumatisme et des vapeurs* von 1710) und die *Dissertation sur les vapeurs* (1726) von Jean Viridet. — Siehe in diesem Zusammenhang auch Hoffmann (1977a), S. 180: «Au cours de la première partie du XVIIIe siècle, aucun ouvrage marquant ne paraît sur les vapeurs.» Siehe zudem Mauzi (o.J.), S. 469: «Dans la deuxième moitié du siècle, toute une littérature médicale traite de la mélancolie et des vapeurs.»

[2] Auch Hoffmann vertritt diese Auffassung; siehe Hoffmann (1977a), S. 180f.: «Cette chute de l'intérêt des théoriciens pour les affections hystériques paraît surprenante, à première vue; autant d'ailleurs que l'extraordinaire floraison de traités sur les vapeurs à partir de 1756. Faut-il voir là un phénomène sociologique et l'expliquer par une multiplication des cas

Vereinfacht dargestellt[3] entwickelte sich aus der klassischen Säftetheorie zunächst eine Nervensafttheorie, die noch eine gewisse Affinität zu dem alten humoralpathologischen Deutungsschema aufwies und in der zweiten Hälfte des Jahrhunderts vorherrschte.[4] Dieser Theorie zufolge bildeten nun nicht mehr die Körpersäfte, sondern die Nerven und die Muskelfasern, die ‹fibres›[5], den Motor des menschlichen Organismus. Die Nervenfasern stellte man sich (ähnlich wie schon die Hippokratiker[6]) als sehr feine Röhren vor, die anstelle

---

d'hystérie, sous l'influence de facteurs divers, d'ordre spirituel et culturel? Ou bien assistons-nous là à un véritable blocage de la recherche médicale, acculée à une impasse par les présupposés du mécanisme et par l'interprétation organique des symptômes pathologiques? C'est cette dernière hypothèse que nous retiendrons le plus volontiers, parce qu'elle se fonde sur des raisons proprement scientifiques: aussi bien est-ce l'emploi des schémas animistes qui devait renouveler la théorie de l'hystérie à la fin du siècle.»

[3] Auf die unterschiedlichen Theorieansätze des Animismus, Vitalismus, Dynamismus usw. soll hier nicht eingegangen werden. — Eine andere Theorie, die in den 80er und 90er Jahren des 18. Jahrhunderts in Frankreich Fuß fassen konnte und die hier nur am Rande erwähnt werden soll, war diejenige des Magnetismus, auch Mesmerismus genannt. An der Verbreitung dieser Theorie in Frankreich und besonders auch in Deutschland wird deutlich, wie empfänglich das Jahrhundert der Aufklärung noch für mythische Vorstellungen war. Zum Mesmerismus vgl. Süßenberger (1996), S. 253-308 («Franz Anton Mesmer — Eine Arztkarriere») und Darnton (1968) sowie Mesmer (1966).

[4] Die Nervensafttheorie wurde gegen Ende des Jahrhunderts aufgrund neuerer medizinischer Erkenntnisse durch eine reine Nerventheorie ersetzt. — Tatsächlich waren die Kenntnisse auf dem Gebiet der Nervenphysiologie im 18. Jahrhundert in Frankreich noch sehr begrenzt. Allgemein angenommen wurde schon länger, daß die Nerven für die Vermittlung bestimmter Sinneseindrücke zum Bewußtsein und die Willensimpulse zur Muskulatur verantwortlich waren. Über die genaue Funktion der Nerven herrschte aber noch große Unklarheit, und so gab es gerade im 18. Jahrhundert verschiedenartige Theorien, die kontrovers diskutiert wurden. Die diversen Ansätze und die große Unkenntnis der Ärzte machten zudem ein genaues Eingrenzen der Krankheiten, die von einer Störung oder Irritation der Nerven verursacht wurden, nahezu unmöglich. Das hatte zur Folge, daß einige zeitgenössische Ärzte nahezu alle Krankheiten auf eine Irritation der Nerven zurückführten. Siehe Cullen (1794), S. 8: «Ein jeder, der nur überhaupt in der Arzneikunst etwas bewandert ist, fängt an einzusehen, daß der größte Theil von Zufällen des menschlichen Körpers von Nervenübeln herrühre.» Siehe auch Whytt (1767), Bd. 1, S. 374: «Toutes les maladies peuvent, en quelque sens, être appellées des affections du système nerveux, parce que, presque dans chaque maladie, les nerfs se trouvent plus ou moins offensés; & c'est ce qui occasionne dans le corps cette diversité de sensations, de mouvemens & de changemens, qui multiplie les maux, & en rend la connoissance & la distinction si difficiles.»

[5] Zu dem Begriff der ‹fibres› erklärt Sckommodau (1933), S. 22: «Das Wohlbefinden des Menschen wird jetzt von den festen Bestandteilen des Körpers, den ‹Fibern› abhängig gemacht. Unter den Fibern versteht man Muskelfasern und -fäserchen, die mit Kraft, Elastizität und Reizbarkeit (irritabilité) begabt sind. Sie leben in einer Flüssigkeit, dem Nervenfluidum. Ein gutes Gleichgewicht zwischen Fibern und Fluidum [...] gewährleistet die Gesundheit.»

[6] Schon die Hippokratiker hatten sich die Nervenfasern als feine Röhren vorgestellt, in denen sich die vom Gehirn abgesonderten Lebensgeister bewegen; vgl. Bucher (1958), S. 29. In der Folgezeit wurde diese Theorie verworfen und durch eine andere ersetzt, die

der Hippokratischen Lebensgeister eine farb-, geruchs- und geschmacklose Nervenflüssigkeit enthalten, die sogenannten ‹esprits animaux› oder auch den ‹fluide électrique›[7], welche wiederum für die unmittelbare Weiterleitung der verschiedenen Erregungsimpulse zuständig ist.[8]

Mit der allmählichen Durchsetzung der Nervensafttheorie und der äußerst kontrovers geführten Diskussion um die unterschiedlichen Nervenfunktionsmodelle war ein Anstieg der Publikationen verknüpft, die sich sowohl mit dieser Theorie im allgemeinen als auch mit den spezifischen nervlichen Erkrankungen im besonderen beschäftigten. Da die *vapeurs* nun zu den nervlich bedingten Krankheiten gezählt wurden, wird verständlich, warum gerade in der zweiten Hälfte des 18. Jahrhunderts ein deutlicher Anstieg der entsprechenden Publikationen festzustellen ist.[9]

In diesem Zusammenhang soll noch einmal betont werden, daß die *vapeurs* keine spezifisch in Frankreich, sondern eine vielmehr in nahezu allen europäischen Ländern verbreitete Erkrankung der Aufklärungszeit darstellten, wie zahlreiche englisch-, deutsch- und französischsprachige Publikationen zu der Thematik, die den umfangreichsten Teil der mir bekannten und zugänglichen Quellenliteratur ausmachen, deutlich werden lassen.[10] Die meisten dieser europäischen populärmedizinischen Publikationen richteten sich nicht ausschließlich an Gelehrte oder Ärzte, sondern sprachen ein relativ breites lesekundiges Publikum an, waren in einem verständlichen Ton abgefaßt und in der Form von Dialogen, Essais, Briefen gehalten.

---

als ‹mechanistisch› bezeichnet wurde. Hier wurden die Nervenfasern mit den Saiten eines Musikinstruments verglichen, die unter Spannung in Vibration geraten.

[7] Zu der Bezeichnung ‹fluide électrique› siehe Revillon (^{2}1786), S. 105: «Le fluide électrique est le principe de toutes nos sensations. Il est vraisemblable que ce qu'on a apelé [sic] longtemps *fluide nerveux, esprits animaux*, n'est que ce fluide.»

[8] Siehe hierzu Bucher (1958), S. 30: «Setzen wir an Stelle der flüssigen ‹esprits animaux› den elektrischen Strom, die Verschiebung der Elektronen und Jonen, so müssen wir zugeben, dass in der durch Jahrhunderte überlieferten hippokratischen Hypothese ein guter Kern Wahrheit steckte.» — Heute weiß man allerdings, daß die Weiterleitung von Nervenimpulsen sowohl auf elektronischen Prozessen als auch auf chemischen Substanzen beruht.

[9] Es besteht also ein Zusammenhang zwischen der Entwicklung der neuen medizinischen Theorien und der Beschäftigung mit diesem spezifischen Thema, nicht aber ein Zusammenhang zwischen der Verbreitung der *vapeurs* in der Bevölkerung und den entsprechenden Publikationen.

[10] Vgl. Ackermann, J.K.H. (1794), Beauchêne (1781), Blackmore (1725), Browne (^{2}1729), Cheyne (1976), Delius (^{3}1766), Dumoulin (^{2}1710), Hunauld (1761), Leuthner (1779a) und Leuthner (1779b), Louyer-Villermay (1816), Luce (1797), Mandeville (1976), Manningham (1746), Maria (1759), Pressavin (1770), Purcel (1702), Raulin (^{2}1759), Reid (1819), Revillon (^{2}1786), Robinson (^{2}1729), Rostain (^{3}1768), Rowley (1788), Stukeley (1723), Verardi Zeviani (1794) und Whytt (1767).

Ein weiterer Aspekt, auf den hier hinsichtlich der zahlreichen, mehr oder weniger populärwissenschaftlich abgefaßten medizinischen Veröffentlichungen zu den *vapeurs* in der zweiten Jahrhunderthälfte hingewiesen werden muß, ist eine gewisse begriffliche Konfusion. Zu den geläufigsten Bezeichnungen, die in den zeitgenössischen französischsprachigen Publikationen überwiegend synonym für die verbreiteten *vapeurs* benutzt wurden, gehörten: ‹affection vaporeuse›, ‹hystérie›, ‹hypocondrie›, ‹passion/affection hystérique›, ‹passion/affection hypocondriaque›, ‹affection utérine›, ‹vapeurs hystériques/hypocondriaques›, ‹maladies nerveuses›, ‹maladies des nerfs›, ‹maux de nerfs›, ‹maladies hystériques/hypocondriaques›, ‹suffocation de matrice› und ‹mal de mère›.

Von diesem temporären Phänomen der sprachlichen Konfusion waren nicht nur die französischen Publikationen der zweiten Hälfte des 18. Jahrhunderts geprägt, sondern beispielsweise auch die deutsch- und englischsprachigen Publikationen dieses Zeitraumes. In den entsprechenden deutschsprachigen Veröffentlichungen wurden die Begriffe ‹Vapeurs›, ‹Hysterie›, ‹Hypochondrie›, ‹hysterische/hypochondrische Zufälle›, ‹Mutterbeschwerde›, ‹Mutterkrankheit›, ‹Aufsteigen der Mutter›, ‹Mutterweh›, ‹Dünste› usw. überwiegend synonym verwendet, und in England sprach man u.a. von ‹English/Elisabetharian malady›, ‹vapours›, ‹hysteric/hypocondriacal affection›, ‹hyp(p)› und wohl am häufigsten vom sogenannten ‹spleen›.

Da diese begriffliche Konfusion im 19. Jahrhundert nach der Ablösung der Nerven*saft*theorie durch die Nerven*kraft*theorie und nach der Etablierung der Psychiatrie kaum noch nachweisbar war, darf angenommen werden, daß die temporäre synonyme Verwendung der angeführten Begriffe in direktem Zusammenhang mit den unterschiedlichen medizinischen Theorien der Aufklärungszeit stand, und daß diese Bezeichnungen häufig nicht mehr darstellten, als ein «ideales diagnostisches Feigenblatt»[11], das die Blöße der Unkenntnis der Ärzte bedeckte.

2. Exkurs: England und der *spleen*

«SPLEEN. Maladie anglaise qui commence par
l'ennui, et se guérit par le suicide.»[12]

Eine Arbeit über die *vapeurs* wäre unvollständig, wenn man in diesem Zusammenhang nicht auch auf die Besonderheit des englischen *spleen* verwiese.[13] Im

---

[11] Fischer-Homberger (1970), S. 45

[12] Baudouin (^{2}1818), S. 196

[13] In der medizinischen Terminologie bezeichnet der *spleen* die Milz, die «seit der Antike als Sitz des Frohsinns wie auch der Melancholie gilt»; Mohr (1990), S. 7. Siehe auch ebenda:

Gegensatz zu den *vapeurs*, die als eine internationale Zivilisationserkrankung des 18. Jahrhunderts betrachtet werden können, wurde der *spleen* als eine Nationalkrankheit der Engländer verstanden.

Ebenso wie die *vapeurs*, die sich ausgehend von den höfischen Kreisen etwa ab dem letzten Drittel des 17. Jahrhunderts und dann besonders im 18. Jahrhundert in der gehobenen städtischen Gesellschaft verbreiteten, vergrößerte sich in diesem Zeitraum auch in England die Anzahl der an dem *spleen* erkrankten Personen. Gemeinsam ist beiden Erkrankungen zudem die zivilisatorische Komponente, der unmittelbare Zusammenhang zwischen den Lebensgewohnheiten der städtischen Gesellschaft und dem Auftreten der Krankheit.

Die Besonderheit des englischen *spleen* wurde zunächst mit den besonderen geographischen Verhältnissen erklärt: der Insularität, dem feuchten Klima und dem anhaltenden Nebel, der sich gleichsam schwer und bedrückend auf das Gemüt der Bewohner lege. Diese Faktoren und die veränderten Lebensgewohnheiten macht auch Georges Cheyne (1671-1743) in dem Vorwort zu seiner Publikation mit dem Titel *The English malady or a Treatise on nervous diseases of all kinds* (1733) für die ‹englische Krankheit›, den *spleen*, verantwortlich:

> «The *Moisture* of our *Air*, the Variableness of our *Weather*, (from our Situation amidst the *Ocean*) the *Rankness* and *Fertility* of our Soil, the *Richness* and *Heaviness* of our Food, the *Wealth* and *Abundance* of the Inhabitants, (from their universal Trade) the *Inactivity* and *sedentary* Occupations of the better Sort, (among whom this *Evil* mostly rages) and the Humour of living in great, populous, and consequently unhealthy Towns, have brought forth a *Class* and *Set* of Distempers, with atrocious and frightful *Symptoms*, scarce known to our Ancestors, and never rising to such fatal *Heights*, nor afflicting such *Numbers* in any other known Nation.»[14]

Zu den spezifischen Symptomen des *spleen* bemerkte Diderot in einem Brief an Sophie Volland vom 31. Oktober 1760:

«Obwohl mit Harveys Entdeckung des Blutkreislaufs die Milz als funktionsloses Organ betrachtet wird, hält sich die Bezeichnung Spleen besonders im figurativen Sprachgebrauch als Synonym für die Melancholie.» — Zum englischen *spleen* im 18. Jahrhundert vgl. Babb (1936), Babb (1951), Blaicher (1977), Kalkühler (1920), Le Savoureux (1913), Mohr (1990) und Sena (1967). Zu der Entwicklung des *spleen* im 19. Jahrhundert bemerkt Lepenies (1969), S. 97: «Bei Baudelaire hat der Spleen sich von der Melancholie gelöst, er ist zu jener Form der Exzentrizität geworden, die es gestattet, den Flaneur mit dem Hofnarren in Verbindung zu bringen. Dem Flaneur wird der Boulevard zum Intérieur, die Welt zum Spiegel, vor dem er leben und sterben muß (Benjamin).» Zum *spleen* in der Romantik vgl. auch Le Savoureux (1913).

14 Cheyne (1733), «Preface», S. If. — Pasquet weist darüber hinaus auf die «causes morales» dieser Erkrankung hin, die in einem wahrscheinlich noch stärkerem Maße als das Klima und die Ernährung zu der ‹Englischen Krankheit› führten. Zu diesen «causes morales» zählt Pasquet die ‹Gewalt der Leidenschaften› und den ‹philosophischen Geist›, durch die sich die Engländer auszeichneten; vgl. Pasquet (1920), S. 218f. — Siehe in diesem Zusammenhang auch Mohr (1990), S. 55f.: «Für die Franzosen hängt die englische Neigung zur Melancholie mit dem kontemplativen und philosophischen Nationaltemperament zusammen.»

> «Vous ne savez pas ce que c'est que le *spleen*, ou les vapeurs anglaises; je ne le savais pas non plus. Je le demandai à notre Ecossais dans notre dernière promenade, et voici ce qu'il me répondit: — ‹Je sens depuis vingt ans un malaise général, plus ou moins fâcheux; je n'ai jamais la tête libre. Elle est quelquefois si lourde que c'est comme un poids qui vous tire en devant, et qui vous entraînerait d'une fenêtre dans la rue, ou au fond d'une rivière, si on était sur le bord. J'ai des idées noires, de la tristesse et de l'ennui; je me trouve mal partout, je ne veux rien, je ne saurais vouloir, je cherche à m'amuser et à m'occuper, inutilement; la gaieté des autres m'afflige, je souffre à les entendre rire ou parler. Connaissez-vous cette espèce de stupidité ou de mauvaise humeur qu'on éprouve en se réveillant après avoir trop dormi? Voilà mon état ordinaire, la vie m'est en dégoût; les moindres variations dans l'atmosphère me sont comme des secousses violentes; je ne saurais rester en place, il faut que j'aille sans savoir où. C'est comme cela que j'ai fait le tour du monde. Je dors mal, je manque d'appétit, je ne saurais digérer, je ne suis bien que dans un coche. Je suis tout au rebours des autres: je me déplais à ce qu'ils aiment, j'aime ce qui leur déplaît [...]. Mes nuits sont agitées de mille rêves bizarres [...]. Mais [...] la sensation la plus importune, c'est de connaître sa stupidité, de savoir qu'on n'est pas né stupide, de vouloir jouir de sa tête, s'appliquer, s'amuser, se prêter à la conversation, s'agiter, et de succomber à la fin sous l'effort. Alors il est impossible de vous peindre la douleur d'âme qu'on ressent à se voir condamner sans ressource à être ce qu'on n'est pas.›»[15]

Nicht aber die hier als bedeutsamste Symptome des *spleen*, der «mélancolie nationale»[16], angeführten Faktoren Langeweile, Trübsinnigkeit und Lustlosigkeit sind es, die sich wesentlich von den Symptomen der *vapeurs* unterschieden, sondern vielmehr die Intensität der Erkrankung, die angeblich nicht selten zum Selbstmord führte:

> «L'ennui les [= les Anglais] saisit au milieu des délices, et les conduit dans la Tamise, à moins qu'ils ne préfèrent de prendre le bout d'un pistolet entre leurs dents. [...] Mais ce qu'il y a de singulier, c'est que ce dégoût de la vie, qui les promène de contrée en contrée, ne les quitte pas; et qu'un Anglais qui voyage n'est souvent qu'un homme qui sort de son pays pour s'aller tuer ailleurs.»[17]

Ohne hier weiter auf die Symptomatik oder den Verlauf der Erkrankung eingehen zu wollen, soll noch auf einen anderen Unterschied hingewiesen werden. Dieser Unterschied betrifft den Zeitraum, in dem die englischsprachigen Publikationen zum *spleen* erschienen.

Anders als in Frankreich, wo die meisten populärmedizinischen Schriften zu den *vapeurs* erst in der zweiten Hälfte des 18. Jahrhunderts publiziert wurden, stieg die Anzahl der Veröffentlichungen zum *spleen* in England bereits in

---

[15] Diderot (1966), Bd. 18, S. 530f.

[16] Vgl. ebenda, Bd. 19, S. 183.

[17] Ebenda, S. 183f. (Brief von Diderot an S. Volland vom 6. Oktober 1765) — Siehe in diesem Zusammenhang auch Le Savoureux (1913), S. 223: «Le spleen est une affection mentale essentiellement constituée par la perte du goût de la vie et le désir de la mort. Il est toujours accompagné de tendances au suicide.» Siehe zudem ebenda, S. 224: «Le spleen est, avant tout, un sentiment d'ennui. Ce n'est pas l'ennui normal [...]. C'est un *ennui morbide* [...]. Le spleen est la forme suicide de l'ennui morbide.»

der ersten Jahrhunderthälfte deutlich an.[18] Es ist anzunehmen, daß dieser Sachverhalt hauptsächlich auf die (im Vergleich mit Frankreich) schnellere Aufnahme und praktische Umsetzung der neu gewonnenen medizinischen Erkenntnisse in England zurückzuführen ist.[19] — Die Rezeption dieser englischsprachigen Publikationen, die teilweise ins Französische und in weitere Sprachen übersetzt wurden, hatte wiederum auch einen Einfluß auf das Anwachsen der populärmedizinischen Schriften in Frankreich. Ein ursächlicher Zusammenhang zwischen der Verbreitung des *spleen* in der ersten Jahrhunderthälfte in England und derjenigen der *vapeurs* in der zweiten Hälfte des 18. Jahrhunderts in Frankreich kann jedoch nicht festgestellt werden.[20]

3. Die Modeärzte

Der typische französische Modearzt des 18. Jahrhunderts hatte mit dem *médecin* des 17. Jahrhunderts, mit einem molièreschen ‹Purgon› oder ‹Diafoirus›, nicht mehr viel gemein. Er lebte gewöhnlich in der Großstadt, zählte vorwiegend die gehobene Gesellschaftsschicht zu seiner Klientel und war ein willkommener Gast in den Salons, wo er mit den *philosophes* und anderen bedeutenden Zeitgenossen zusammentraf. Im Idealfall beherrschte er die Regeln der Konversation, wußte insbesondere den Damen zu gefallen und sich angemessen zu verhalten.[21]

---

[18] Zu diesen Publikationen gehörten u.a. Blackmore (1725), Browne (1729), Cheyne (1976), Manningham (1746), Midriff (1721), Robinson (^{2}1729) und Stukeley (1723).

[19] Erinnert sei hier nur an die langen Kämpfe gegen die «circulateurs» und an die langanhaltende Skepsis der französischen Ärzteschaft gegenüber der Pockenimpfung. — Siehe zu diesem Aspekt auch den Artikel «Médecine» in der Encyclopédie (1966-1967), Bd. 10 (1966), S. 274: «C'est donc en Angleterre ou, pour mieux parler, dans les trois royaumes de la Grande-Bretagne, que la *Médecine* fleurit avec le plus de gloire: elle y est perfectionnée par la connoissance des autres sciences qui y concourent [...].»

[20] Juquelier und Vinchon sind von einem solchen ursächlichen Zusammenhang überzeugt; siehe Juquelier/ Vinchon (1913), S. 649: «En Angleterre, le *spleen* sévissait déjà; nous en avons la preuve en considérant le nombre des practiciens anglais qui l'ont étudié depuis Willis et Sydenham. Il est probable qu'avec l'anglomanie qui passa la Manche sous le Régent — et plus exactement déjà au lendemain de la fuite de Jacques II, détrôné par Guillaume d'Orange — ce spleen vint renforcer les vapeurs du continent.»

[21] Siehe Delaunay (1905), S. 44: «On voit que le médecin est d'une époque où règne le bon ton, où les salons dominent l'opinion, et il ne dépare point cet âge d'or de la conversation; il sait parler, sourire et se taire: écouter, c'est un talent [...]; le docteur est le confident des ‹vapeurs› des dames et des ‹galanteries› des hommes; il hante les philosophes, les encyclopédistes, les gens de lettres et leurs protectrices: Quesnay, médecin de la Pompadour, trône dans le salon de Madame de Marchais; Bordeu, médecin de la du Barry, hante celui de la marquise de Montesson et paraît aux vendredis de Madame de Laborde; Gatti fré-

Auch das äußere Erscheinungsbild eines solchen Modearztes hatte sich sehr verändert. Er kam nicht mehr mit Leichenbittermiene, tiefgefurchter Stirn und auf einem Esel sitzend daher[22], sondern fuhr mit der Kutsche vor, war gut gekleidet und parfümiert. Nicht ohne Spott beschreibt Mercier einen solchen Arzt in seinem *Tableau de Paris* als einen weltgewandten Gecken, der über alles mögliche, aber kaum von der Medizin spreche:

> «[...] un agréable, parlant de toute autre chose que de la médecine, souriant, étendant une main blanche, jetant une dentelle avec symmétrie, parlant par saillies, & jaloux d'étaler au doigt un gros brilliant.»[23]

Trotz dieser Veränderungen im Verhalten und Auftreten der arrivierten Ärzte, trotz ihrer Anpassung an die zeitgenössischen gesellschaftlichen Konventionen und ihrer Aufnahme in die höheren Kreise der städtischen Gesellschaft, wurde gegen viele Ärzte der Vorwurf der Scharlatanerie[24] und der Geldschneiderei erhoben. Unter dem Stichwort «Médecin» findet sich in dem *Dictionnaire des gens du monde* der wenig schmeichelhafte, sarkastische Kommentar:

> «Charlatan que l'on paye pour conter des fariboles dans la chambre d'un malade, jusqu'à ce que la nature l'ait guéri, ou que les remèdes l'aient tué.»[25]

Auch Voltaire stellte den meisten zeitgenössischen Modeärzten ein schlechtes Zeugnis aus, wenn er sie bezichtigt, die Abhängigkeit der dem Müßiggang frö-

---

quente chez le duc de Choiseul et chez Madame d'Épinay où il rencontre Grimm, Diderot et l'abbé Raynal; Vernage passe chez Madame du Deffand, dont il a la confiance; deux fois la semaine, tantôt à Paris, tantôt à son château de Grandval, le baron d'Holbach donne à souper aux encyclopédistes; et chez ce ‹premier maître d'hôtel de la philosophie› comme dit l'abbé Galiani, Roux, Darcet et Rouelle lancent de belles impiétés qui scandalisent un peu l'abbé Morellet. Tronchin parfois dîne chez Madame Necker [...].»

[22] Vgl. Mercier (1782-1788), Bd. 2 (1782), S. 95; siehe auch Le Maguet (1971), S. 221f.: «L'*ancien*, le médecin de la vieille école, est revêtu de la robe longue du magistrat; il porte un large chapeau, une grande perruque: il est fier de sa longue barbe et s'avance lentement, magistralement. [...] Lorsqu'il se rend chez les malades, il monte une mule [...] dont il admire la douceur et l'endurance [...]. Arrivé au lit du malade, il ne parle que grec et latin, étalant son savoir pédantesque; il examine le patient de lois, superficiellement, mais se rattrape en dissertant longtemps sur son cas. Son ordonnance, il l'écrit en latin, illisiblement [...].»

[23] Mercier (1782-1788), Bd. 2 (1782), S. 95f. — Vgl. in diesem Zusammenhang Millepierres (1964), S. 40f. Siehe auch Le Maguet (1971), S. 222: «Le médecin de la nouvelle école a abandonné l'ancienne costume: il porte le costume du bourgeois aisé; son habit est de drap ou de velours, orné de dentelle; lorsqu'il marche à pied, il tient à la main une canne à pomme d'or ou à bec de corbin. Plus de chapeau à large bord; il le remplace par le tricorne emplumé surmontant la haute perruque poudrée. La mule elle-même ne trouve plus grâce devant ses yeux; il monte un cheval fringant [...].»

[24] Zum Aspekt der Scharlatanerie der Ärzte vgl. Goubert (1977), S. 908-926.

[25] Baudouin ([2]1818), S. 138

nenden und infolgedessen sich nicht bester Gesundheit erfreuenden Damen der Gesellschaft finanziell auszunutzen:

> «Il est vrai que très-longtemps sur cent médecins il y a eu quatre-vingt-dixhuit charlatans. Il est vrai que Molière a eu raison de se moquer d'eux. Il est vrai que rien n'est plus ridicule que de voir ce nombre infini de femmelettes, et d'hommes non moins femmes qu'elles, quand ils ont trop mangé, trop bu, trop joui, trop veillé, appeler auprès d'eux pour un mal de tête un médecin, l'invoquer comme un dieu, lui demander le miracle de faire subsister ensemble l'intempérance et la santé, et donner un écu à ce dieu qui rit de leur faiblesse.»[26]

Gleichwohl gestand Voltaire den fähigen Ärzten zu, bei lebensbedrohlichen Erkrankungen von großem Nutzen zu sein:

> «Il n'est pas moins vrai qu'un bon médecin nous peut sauver la vie en cent occasions, et nous rendre l'usage de nos membres.»[27]

Rousseau dagegen kritisierte nicht nur die Ärzte, die er für die Feigheit, den Kleinmut, für die Leichtgläubigkeit und die Angst der Menschen vor dem Tod verantwortlich machte, sondern die Medizin ganz allgemein, die zu einer Mode und einem Zeitvertreib der gelangweilten städtischen Gesellschaft verkommen sei:

> «Un corps débile affoiblit l'ame. De là l'empire de la médecine, art plus pernicieux aux hommes que tous les maux qu'il prétend guérir. Je ne sais, pour moi, de quelle maladie nous guérissent les médecins, mais je sais qu'ils nous en donnent de bien funestes; la lâcheté, la pusillanimité, la crédulité, la terreur de la mort. S'ils guérissent le corps, ils tuent le courage. Que nous importe qu'ils fassent marcher des cadavres? Ce sont des hommes qu'il nous faut, et l'on n'en voit point sortir de leurs mains. — La médecine est à la mode parmi nous; elle doit l'être. C'est l'amusement des gens oisifs et desœuvrés qui ne sachant que faire de leur tems le passent à se conserver. S'ils avoient eu le malheur de naître immortels, ils seroient les plus misérables des êtres. Une vie qu'ils n'auroient jamais peur de perdre ne seroit pour eux d'aucun prix. Il faut à ces gens-là des medecins qui les menacent pour les flater, et qui leur donnent chaque jour le seul plaisir dont ils soient susceptibles; celui de n'être pas morts. [...] — On me dira, comme on fait sans cesse, que les fautes sont du medecin, mais que la medecine en elle-même est infaillible. A la bonne heure; mais qu'elle vienne donc sans le médecin: car tant qu'ils viendront ensemble il y aura cent fois plus à craindre des erreurs de l'artiste qu'à espérer du secours de l'art. — Cet art mensonger plus fait pour les maux de l'esprit que pour ceux du corps n'est pas plus utile aux uns qu'aux autres: il nous guérit moins de nos maladies qu'il ne nous en imprime l'effroi.»[28]

Auch wenn sich die Ärzte noch häufig dem Vorwurf der Scharlatanerie, der Geldschneiderei oder Unfähigkeit ausgesetzt sahen, hatte sich doch das allgemeine Bild des Arztes im *siècle des lumières* verbessert.

---

[26] Voltaire (1967), Bd. 20, S. 56 (*Dictionnaire Philosophique*, Artikel «Médecins»)

[27] Ebenda

[28] Rousseau, J.J. (1990-1991), Bd. 4 (1990), S. 269-271 (*Émile*)

Im folgenden sollen nun drei typische Modeärzte des 18. Jahrhunderts vorgestellt werden, deren gesellschaftlicher Erfolg mit ihren Publikationen zu den *vapeurs* oder aber mit ihren entsprechenden Behandlungsmethoden zusammenhing: Pierre Pomme, Théodore Tronchin und Simon-Auguste-André-David Tissot.

3.1 Pierre Pomme

Pierre Pomme (1735-1812)[29] kam nach Abschluß seines Medizinstudiums an der Universität von Montpellier und ersten praktischen Jahren in Arles und Lyon Anfang der sechziger Jahre nach Paris und avancierte dort sehr rasch zu einem ausgesprochenen Modearzt. Auf diesen Arzt, der von sich behaupte, sämtliche Pariser Frauen von ihren *vapeurs* heilen zu können und dem eine rasche Karriere vorausgesagt wurde, verweist auch ein Eintrag in der *Correspondance littéraire* vom 1. Oktober 1766:

> «[...] nous avons ici depuis peu M. Pomme, soi-disant médecin d'Arles, et qui prétend guérir toutes les femmes de Paris de leurs vapeurs; il en a déjà des plus qualifiées sous sa direction, et il ne tardera pas sûrement à avoir de la vogue. Ce métier est excellent: on n'y risque rien, et l'on ne peut manquer de s'y enrichir; il ne s'agit que du plus ou du moins de fortune, suivant qu'on est bon ou méchant menteur.»[30]

Obwohl diese Beschreibung Pomme in einem wenig schmeichelhaften Licht erscheinen läßt, besteht kein Zweifel daran, daß er in der gehobenen Gesellschaft von Paris — und hier besonders bei den Damen — einen großen Erfolg hatte.[31]

Den Ruf eines «médecin de vaporeux»[32] erwarb sich Pomme vor allem durch die Veröffentlichung seines *Traité des affections vaporeuses des deux sexes* (1763), der in den folgenden vierzig Jahren mehrmals neu aufgelegt wurde.[33] Das eigentlich Besondere an dieser Publikation war nicht der Gegenstand

---

[29] Zu Pierre Pomme vgl. Abricossoff (1897), S. 78-94 und Calmeil (1845), Bd. 2, S. 211 sowie Cesbron (1909), S. 88f. und Delaunay (1905), S. 150-153; vgl. auch Falret (1822), S. 364ff. und Juquelier/ Vinchon (1913) sowie Kempf (1980).

[30] Correspondance littéraire (1877-1882), Bd. 7 (1879), S. 138

[31] Auch Edmond und Jules de Goncourt beschreiben Pomme in der *Femme au dix-huitième siècle* als erfolgreichen Arzt; siehe Goncourt (1986a), Teil 2, S. 144f.: «[...] un homme qui eut pendant quelques années une vogue presque égale à celle de la maladie qu'il soignait. Rien ne lui manqua, ni les persécutions, ni l'engouement des malades, ni la clientèle des femmes les plus qualifiées, ni la confiance de Mme du Deffand, qui lui demanda de lui rendre le sommeil. Ce médecin était le fameux Pomme.»

[32] Vgl. Juquelier/ Vinchon (1913), S. 652.

[33] Die letzte Auflage des *Traité des affections vaporeuses des deux sexes* erschien in drei

der Betrachtung selbst, sondern vielmehr die dort vertretene Theorie zur Entstehung der «affection vaporeuse» sowie die daraus abgeleiteten Behandlungsmethoden. Pomme zufolge geht die pathologische «affection vaporeuse» auf eine Verhärtung oder auch Verhornung («racornissement») des Nervensystems zurück, für die er das auf das Nervensystem einwirkende Nervenfluidum (die sogenannten ‹esprits animaux›[34]) verantwortlich macht. Zur Veranschaulichung seiner Theorie vergleicht er die Beschaffenheit der Nerven in ihrem ursprünglichen, gesunden Zustand mit einem angefeuchteten, weichen und flexiblen Pergament. Im Erkrankungsfall der «affection vaporeuse», der durch fehlerhafte oder gänzlich unterbleibende Befeuchtung mit dem körpereigenen Nervensaft hervorgerufen werde, verhärte sich dieses Pergament oder trockne sogar ganz aus:

> «Pour exprimer ma pensée avec plus d'energie, je me servirai d'une comparaison palpable: qu'on imagine un parchemin trempé, mou, & flexible: (tels doivent être les nerfs dans leur état naturel.) Les Physiologistes savent que les tuyaux excrétoires des différentes glandes, dispersées çà & là, séparent du sang le suc qui arrose le tissu des nerfs, pour entretenir leur souplesse naturelle, & cette flexibilité qui les rend propres à exécuter librement leurs fonctions: par un défaut de ce suc, le parchemin se roidit; & par une sécheresse totale, il se racornit. Tel est l'état des nerfs dans le cas dont il s'agit.»[35]

Dieser Zustand der Austrocknung oder Verhärtung des Nervensystems («le racornissement du genre nerveux»[36]), den Pomme als denjenigen der «affection vaporeuse» bezeichnet, wird von ihm weiter durch die adjektivischen Ergänzungen «hystérique», «hypocondriaque» oder «mélancolique» spezifiziert — entsprechend der Geschlechtszugehörigkeit der von den ‹vaporeusen Zuständen› betroffenen Person:

> «J'APPELLE affection vaporeuse, cette affection générale ou particulière du genre nerveux, qui en produit l'irritabilité & le racornissement. Elle est appellée hystérique chez les femmes, parce que les Anciens regardoient les differents dérangements de l'uterus comme l'unique cause de ces maladies. On l'appelle hypocondriaque chez les hommes, ou mélancolique, parce que les mêmes Auteurs en ont assigné la cause dans les hypocondres, & dans les visceres du bas-ventre.»[37]

Bänden und einem Supplement 1803/1804 in Paris; vgl. Biographie universelle (1811-1862), Supplementband 77 (1845), S. 385. — Zu der Beliebtheit des populärwissenschaftlichen Traktats zur Modekrankheit der *vapeurs*, das in den Salons von Hand zu Hand gereicht worden sein soll, siehe Juquelier/ Vinchon (1913), S. 652f.: «Son *Traité des vapeurs* a quatre éditions à Lyon et à Paris, et les presses royales impriment la quatrième [...] qui n'a pas figure de livre de science, et que l'on se passe de main en main dans toute la France.»

34 Vgl. das Kapitel II.1 der vorliegenden Untersuchung.

35 Pomme (1763), «Préface», S. IXf.

36 Ebenda, «Préface», S. VIII

37 Ebenda, S. 1f.

Dabei handelt es sich allerdings um eine Differenzierung, der Pomme im Grunde keine sehr hohe Bedeutung zumißt, da die «affection hystérique» wie die «affection hypocondriaque» sowohl bei Männern als auch bei Frauen auftreten können.[38]

Die Heilung der «affection vaporeuse» besteht Pomme zufolge nun darin, dem Körper verstärkt Feuchtigkeit zuzuführen, um den ursprünglichen Zustand der feuchten und flexiblen Beschaffenheit — um bei dem von ihm gewählten Bild des ausgetrockneten und verhärteten Pergaments zu bleiben — wieder herzustellen. Für die Behandlung bedeutete dies eine Kombination von innerer und äußerer Therapie. Die erstere bestand in einer verstärkten Flüssigkeitsaufnahme des Patienten in Form von diversen Brühen oder Bouillons, von Milchprodukten (Molken) und Mineralwässern. Die äußere Anwendung — und mit dieser Therapie wurde der Name Pommes in erster Linie verknüpft — zielte darauf ab, den Körper äußerlich mit Wasser ‹befeuchten›. Ob es sich bei diesen ‹Wasser-› oder ‹Badekuren› nun um Fuß- oder um Ganzkörperbäder handelte, um lauwarmes oder kaltes, mit welchen Essenzen auch immer angereicherte Wässer[39] — gemeinsam war den von Pomme verordneten Bädern in erster Linie die vorgeschriebene Dauer von mehreren Stunden.[40]

Die ‹Hydrotherapie›[41] Pommes erfreute sich großer Beliebtheit, und besonders Frauen versprachen sich von dieser Methode rasche Heilung ihrer Beschwerden, dauerte die Behandlung der *vapeurs* durch andere Mediziner doch oft Monate, nicht selten sogar Jahre, wie unzählige Krankenberichte dokumentieren.[42]

---

[38] Siehe ebenda, S. 38: «[...] ces deux affections, [...] sont d'autant plus communes aux deux sexes, [...] elles les attaquent même sans distinction, puisque l'on voit tous les jours des hommes que l'on pourroit appeller hystériques, & des femmes réellement hypocondriaques.»

[39] Siehe ebenda, S. 19: «Les délayants & les humectants me paroissent les plus propres & même les seuls nécessaires à remplir mon objet; je veux dire, les bains domestiques simples, composés, tiedes, froids; le pédiluve, les lavements rafraîchissants, ceux d'eau commune froide, & même à la glace, suivant le cas & la saison; les fomentations avec des herbes émollientes; les tisanes rafraîchissantes, l'eau de poulet; le petit lait, clarifié ou distillé; les bouillons de poulet, de tortue, d'agneau, de mou de veau, & ceux de grenouilles; les potions huileuses, adoucissantes, & mucilagineuses; enfin les eaux minérales acidules [sic], telles que celles d'Yeuset, de Meine, de Vals, de Camaret, de Forges, de Passi, de Calsabissi, &c.»

[40] Vgl. Pomme (1763), besonders die Zeitangaben hinsichtlich der von ihm verordneten Wasserkuren in den zahlreichen umfangreichen Fallbeschreibungen der Publikation.

[41] Die Heilwirkung des Wassers kannte man schon in der Antike; besonders die pneumatische Schule war bekannt für die Verordnung verschiedenartiger Bäder. Vgl. zu diesem Aspekt Pollak (1993), S. 260-265 und Wellmann (1895), S. 212-215. — Auch die Molkeprodukte und Bouillons stellten weder im 18. noch im 17. Jahrhundert innovative Therapeutika dar.

[42] Vgl. in diesem Zusammenhang die Fallbeschreibungen bei Pomme (1763).

Während viele andere zeitgenössische Ärzte das Auftreten der *vapeurs* ausschließlich auf die Lebensweise der betroffenen Personen zurückführten und folglich in erster Linie mehr Bewegung, Abwechslung vom täglichen Einerlei, Reisen und andere aufmunternde oder ertüchigende Beschäftigungen verordneten, unterschied sich Pomme schon allein durch seinen therapeutischen Ansatz[43] von seinen Kollegen und erlangte vielleicht nicht zuletzt aus diesem Grunde eine Popularität, die über die Grenzen Frankreichs hinausreichte.[44]

Die Popularität Pommes wurde natürlich von der Mißgunst und der vehementen Kritik der anderen Ärzte begleitet[45], die ihm schließlich unterstellten,

---

[43] Natürlich ignorierte auch Pomme nicht den Zusammenhang zwischen den gesundheitsbeeinträchtigenden Lebensgewohnheiten der Stadtbevölkerung und den verstärkt in dieser Bevölkerung auftretenden *vapeurs*. In Übereinstimmung mit den meisten zeitgenössischen Ärzten stellte er fest, daß der Müßiggang gerade bei den Frauen, die ‹von Natur aus› mit einer im Vergleich zu den Männern schwächeren Konstitution ausgestattet seien, zu körperlichen Beeinträchtigungen führe; siehe Pomme (1763), S. 14: «Les Médecins conviennent que celles [= ces femmes] qui habitent les grandes villes, & qui sont élevées dans la mollesse, étant par cette raison d'une nature plus foible & plus délicate, leurs nerfs sont plus susceptibles d'ébranlement. La vie sédentaire & voluptueuse que menent les unes; les passions violentes auxquelles les autres se livrent sans mesure & sans discrétion; les longues abstinences, les évacuations immodérées, & principalement les grandes pertes de sang, [...] fournissent ordinairement chez elles les causes de leurs infirmités.» Die Frauen dagegen, die auf dem Land wohnten und tägliche Arbeit und Bewegung gewohnt seien, litten unter derartigen Beschwerden nur in sehr seltenen Fällen; siehe ebenda, S. 15: «Il n'en sera pas de même des femmes de la campagne; accoutumées à l'exercice & au travail, elles seront plus robustes dans un âge avancé, que les femmes délicates des villes ne le sont dans leur jeunesse: leurs nerfs seront moins susceptibles d'ébranlement & d'irritation, parce qu'ils seront brisés, pour ainsi dire, & assouplis par les différentes contractions des muscles.» In bezug auf die Männer führt Pomme besonders die rege geistige Arbeit, den Müßiggang, verschiedenartige Ausschweifungen, den häufigen, oft unmäßigen Genuß alkoholischer oder heißer Getränke, Völlerei, das Schnupfen oder Rauchen von Tabak für das häufige Auftreten der ‹vaporeusen›, hypochondrischen oder melancholischen Zustände an. Siehe ebenda, S. 15f.: «Chez les hommes nous trouverons des contentions d'esprit de toute espece; des gens de Lettres, des solitaires studieux, méditatifs & mélancoliques, des jeunes gens livrés aux excès de la débauche, des pertes immodérées, des veilles continuelles, boissons excessives en vin & en liqueur, l'abus du tabac, celui des aliments, sans oublier celui que l'on fait aujourd'hui dans tous les états du chocolat & du caffé; boissons pernicieuses, quoique souvent très-avantageuses à ceux qui n'en font pas ordinairement usage.» — Die Auswirkungen dieser Lebensgewohnheiten auf den Körper und Geist der Menschen hielt Pomme für bedeutend; sie spielen aber weder in seinem *Traité* noch bei seiner Behandlungsmethode eine besonders große Rolle, und hierin unterscheidet sich Pomme prinzipiell von den meisten zeitgenössischen Ärzten.

[44] Die Hydrotherapie Pommes wurde besonders in Deutschland aufgegriffen. Der *Traité* wurde von J.A. Gladbach ins Deutsche übersetzt (*Abhandlung von den hysterischen und hypochondrischen Nervenkrankheiten beider Geschlechter oder von den vapeurs*, Breslau/Leipzig 1775), und in anderen Werken wurde häufig darauf rekurriert, besonders in der zweiteiligen Abhandlung von Johann Nepomuk Anton Leuthner (1740-1814) mit dem Titel: *Practische Heilungs-Versuche der Milzdünste durch verschiedenen Gebrauch des gemeinen Wassers/ Practische Heilungs-Versuche der Mutterdünste durch verschiedenen Gebrauch des gemeinen Wassers*, Ulm 1779.

[45] Vgl. dazu Rostain (1768).

für den Tod zweier seiner hochgestellten Patientinnen, der Comtesse de Belzunce und der Marquise de Bezons, verantwortlich zu sein — ein Vorwurf, der für große Aufregung sorgte, dessen Berechtigung aber fraglich ist. In der Folge dieser Affäre zog sich Pomme in seine Geburtsstadt Arles zurück, wo er 1812 starb.[46]

3.2 Théodore Tronchin

Théodore Tronchin (1709-1781)[47], einer der namhaftesten und erfolgreichsten Ärzte seiner Zeit, wurde durch die Pockenschutzimpfung[48] bekannt, die er

---

[46] Vgl. Delaunay (1905), S. 151 und Goncourt (1986a), Teil 2, S. 145f. sowie Juquelier/ Vinchon (1913), S. 653. Siehe auch den Eintrag in der Biographie universelle (1811-1862), Bd. 77 (1845), S. 385: «Après avoir amassé une fortune de près d'un million, le docteur Pomme retourna dans sa ville natale, et y mourut en 1812.»

[47] Der gebürtige Genfer Théodore Tronchin, Sproß einer berühmten Genfer Familie, wurde schon in seiner Genfer Praxis von wohlhabenden Patienten aus ganz Europa aufgesucht, verzeichnete seinen größten Erfolg und Einfluß wohl aber in Frankreich und hier besonders in Paris, wohin er 1766 seine Praxis verlegt hatte. — Zu Théodore Tronchin vgl. besonders Tronchin, H. (1905) sowie Tronchin, H. (1906); vgl. auch Baudet (1923), S. 532-543 und Delaunay (1905), S. 41-44 und S. 139-143 sowie Garat (1820) und Geyl (1908).

[48] Die Pockenprophylaxe, die in der ‹Einpflanzung› eines (heute künstlichen) Pockenvirus zur Produktion abwehrender Antikörper im menschlichen Organismus besteht, war eine neue medizinische Methode orientalischen Ursprungs, die 1717 von der Frau des englischen Botschafters in Konstantinopel, der Lady Mary Wortley Montagu, in England bekannt gemacht wurde. In einem Brief von 1. April 1717 schrieb Lady Montagu an Miss Sarah Chiswell: «A propos of Distempers, I am going to tell you a thing that I am sure will make you wish your selfe here. The Small Pox so fatal and so general amongst us is here entirely harmless by the invention of engrafting (wich is the term they give it). There is a set of old Women who make it their business to perform the Operation. Every Autumn in the month of September when the great Heat is abated, people send to one another to know if any of their family has a mind to have the small pox. They make partys for this purpose, and when they are met (commonly 15 or 16 together) the old Woman comes with a nutshell full of the matter of the best sort of small-pox and asks what veins you please to have open'd. She immediately rips open that you offer to her with a large needle (which gives you no more pain than a common scratch) and puts into the vein as much venom as can lye upon the head of her needle, and after binds up the little wound with a hollow bit of shell, and in this manner opens 4 or 5 veins. [...] The children or young patients play together all the rest of the day and are in perfect health till the 8th. Then the fever begins to seize 'em and they keep their beds 2 days, very seldom 3. They have very rarely above 20 or 30 in their faces, which never mark, and in 8 days time they are as well as before their illness. [...] Every year thousands undergo this Operation, and the French Ambassador says pleasantly that they take the Small pox here by way of diversion as they take the Waters in other Countrys. There is no example of any one that has dy'd in it, and you may beleive [sic] I am very well satisfy'd of the safety of the Experiment since I intend to try it on my dear little Son. I am Patriot enough to take pains to bring this usefull invention into fashion in England, and I should not fail to write to some of our Doctors very particularly about it [...]»; Montagu (1965), Bd. 1, S. 338f. Lady Mary Montagu ließ ihren Sohn in der Türkei ein Jahr später mit Erfolg gegen die Pocken impfen (vgl. ebenda, Anm. S. 339 und S. 392) und veranlaßte

1748 erfolgreich an seinem Sohn vorgenommen hatte und für deren Verbreitung er sich nachhaltig einsetzte. 1756 hatte der Duc d'Orléans Tronchin gebeten, nach Paris zu kommen, um dort seine beiden Kinder, den jungen Duc de Chartres, den zukünftigen Philippe Égalité, und seine Tochter, Mademoiselle de Montpensier, zu impfen.[49] Tronchin folgte dem Ruf und führte die Pockenschutzimpfung an beiden Kindern erfolgreich durch. In der Pariser Gesellschaft sprach sich der Name Tronchins deshalb rasch herum. Man überschüttete ihn regelrecht mit Geschenken, Einladungen und anderen Gunstbezeugungen; besonders die Damen der Gesellschaft zeigten sich eifrig darum bemüht, den berühmten Arzt zu konsultieren.[50] 1766 verlegte Tronchin seine Praxis von Genf nach Paris, wo er in den folgenden Jahren einen großen Einfluß auf die kränkelnde Pariser Gesellschaft ausübte.

Im Gegensatz zu Pomme oder Tissot veröffentlichte Tronchin keine populärmedizinischen Schriften; tatsächlich publizierte er so wenig[51], daß ihm dieses häufig zum Vorwurf gemacht wurde. Er widmete sich dagegen ausgiebig seinen Patienten, zu denen nicht nur die zahlungskräftige und vornehme Pariser Gesellschaft gehörte, sondern auch mittellose Bürger, die er kostenlos be-

---

später eine ebensolche Impfung ihrer Tochter in England. — Während die Pockenschutzimpfung in England in der ersten Hälfte des 18. Jahrhunderts immer häufiger praktiziert wurde, standen die Ärzte in Frankreich, besonders die Ärzteschaft der Medizinischen Fakultät in Paris, dieser neuen Methode sehr skeptisch, ja überwiegend ablehnend gegenüber; vgl. Combes de Patris (1923) und Peter (1979).

[49] Magnan vermutet, daß sich der Duc d'Orléans auf den Rat des Ersten Hofarztes Sénac an Tronchin wandte; vgl. Magnan (1972), S. 418f.

[50] Siehe hierzu den Eintrag vom April 1756 in der Correspondance littéraire (1877-1882), Bd. 3 (1878), S. 210: «L'inoculation de M. le duc de Chartres et de Mademoiselle a eu le succès désiré. M. Tronchin est l'homme le plus à la mode qu'il y ait actuellement en France. Toutes nos femmes vont le consulter; sa porte est assiégée, et la rue où il demeure embarassée de carosses et de voitures, comme les quartiers des spectacles. Les succès multipliés de cet illustre médecin font le sujet de tous nos entretiens.» — Trotz aller Erfolge wurden Tronchin und die von ihm praktizierte Pockenschutzimpfung von vielen ‹traditionellen› Ärzten angegriffen, die dieser Methode skeptisch gegenüberstanden; siehe ebenda, S. 206: «Il n'y a point de sot raisonnement qu'on n'ait employé contre cette méthode.» — Vgl. auch Tronchin, H. (1906), S. 67-74.

[51] Die Schriften Tronchins sind relativ unbedeutend; es handelt sich dabei um eine These mit dem Titel *De colica Pictonum*, die sich mehr durch das ausgefallene Thema als durch einen wissenschaftlichen Wert ausgezeichnet haben soll, um wenige kleine Schriften und den Artikel «smallpox inoculation» in der *Encyclopédie*. Siehe hierzu die Mémoires et documents (^{2}1906), S. 345: «Tronchin n'a enrichi la littérature médicale que de quelques opuscules. Sa thèse de doctorat dut son succès au choix singulier du sujet plus qu'à sa valeur scientifique. [...] On peut dire en somme que le peu qu'il a écrit n'a pas marqué dans la science. Il n'en reste pas moins que Tronchin, beau comme Apollon selon le mot de Voltaire, fut un médecin d'un grand et réel savoir, d'infiniment d'esprit, d'un tact remarquable et doué par surcroît de beaucoup de savoir faire. Il est le véritable type du médecin homme du monde pratiquant dans le grand monde.»

handelte und denen er darüber hinaus sogar das für die Beschaffung der verschriebenen Medikamente benötigte Geld aushändigte:

> «Naturellement sensible et bienfaisant, il consacrait régulièrement deux heures par jour à recevoir les pauvres. Pendant ces consultations, il avait un sac d'argent près de lui, donnant à chaque malade de quoi se procurer les médicaments qu'il prescrivait. [...] Ses libéralités étaient si nombreuses que, malgré le produit très-considérable de l'exercice de son art, il ne laissa à ses enfants qu'une fortune médiocre.»[52]

Die Behandlungsmethode Tronchins zeichnete sich dadurch aus, daß sie auf die traditionelle Trias der Grundtherapeutika ‹saignare, purgare et clysterium donare› ebenso verzichtete wie auf die zahlreichen ‹Wundermittel›.[53] Da Tronchin vor allem den Müßiggang und die Ausschweifungen in der gehobenen Gesellschaftsschicht für die hier verbreiteten *vapeurs* verantwortlich machte, verordnete er in erster Linie frische Luft, gesunde Ernährung, ausreichenden Schlaf und besonders körperliche Bewegung.[54]

Sein Plädoyer für eine natürliche, gesunde Lebensweise, sein Appell an die Damen der Gesellschaft, sich nicht nur gesünder zu ernähren, sich mehr zu bewegen und körperlich zu betätigen, sondern sich auch vernünftiger zu kleiden und die Kinder wieder selber zu stillen, bezeugt die ‹geistige Verwandtschaft› zwischen Tronchin und Rousseau:

> «Imaginez le Rousseau de la médecine. La révolution que la *Nouvelle Héloïse* fait dans le cœur de la femme, les ordonnances de Tronchin l'accomplissent dans ses habitudes, dans sa vie journalière.»[55]

---

[52] Biographie universelle (1811-1862), Bd. 46 (1826), S. 583

[53] Zu den traditionellen Behandlungsmethoden vgl. das Kapitel I der vorliegenden Untersuchung. Vgl. hierzu auch Lebrun (1983), S. 62-67 und Biographie universelle (1811-1862), Bd. 46 (1826), S. 582ff. — Im 18. Jahrhundert wiesen die Ärzten immer häufiger auf die Gefahr des Mißbrauchs abführender Mittel, des Aderlasses und der Arzneimittel hin; vgl. in diesem Zusammenhang Ackermann, J.K.H. (1794), S. 71f. und Beauchêne (1781), S. 81-84 sowie Bilguer (1767), S. 9 und Lorry (1770), S. 160f.; vgl. auch Louyer-Villermay (1816), Bd. 1, S. 323 und Manningham (1746), S. 39 sowie Tode (1797), S. 105.

[54] Siehe zu diesem Aspekt Garat (1820), Bd. 1, S. 312: «Ni homme ni femme au monde ne pouvaient ignorer combien l'exercice est bon à la santé; tous pouvaient comprendre facilement combien il est naturel que la vie, qui n'est elle-même qu'une suite de mouvemens [sic], soit maintenue par le mouvement même et fortifiée; et, cependant, les femmes à Paris perdaient leur santé faute d'exercice. Il était plus question de leurs vapeurs que de leurs charmes. Tronchin arrive de Genève, à peine il a parlé, toutes les femmes sortent de leurs maisons, et ce n'est plus pour être promenées dans leurs voitures ou dans un fiacre [...], c'est pour *marcher elles-mêmes*; elles courent, avec canne ou sans canne, sur les boulevards, sur les ponts, dans les rues, dans les jardins.»

[55] Goncourt (1986a), Teil 2, S. 147 — Vgl. in diesem Zusammenhang das Kapitel IV.2 der vorliegenden Untersuchung.

Zur Klientel Tronchins zählten auch viele zeitgenössische ‹gens de lettres› und ‹philosophes›[56], mit denen er zudem privat verkehrte. Gut bekannt war Tronchin beispielsweise mit Diderot und Thomas; auch mit Rousseau und Voltaire verband ihn nicht nur wegen seiner Genfer Staatsbürgerschaft eine enge Beziehung, die sich allerdings gerade in bezug auf Rousseau komplizierte, als es zwischen dem letzteren und Voltaire zum Bruch kam.[57]

Voltaire, der ‹ewig Kranke›[58], der nahezu alle neuen Medikamente ausprobierte[59] und sich gerne über die Ärzte seiner Zeit lustig machte — obwohl er einige von ihnen durchaus schätzte und ihre Bekanntschaft und Freundschaft suchte —, hatte großes Vertrauen zu Tronchin.[60] Er beschrieb ihn als

---

[56] Auch den Gelehrten verordnete Tronchin einen geregelten Tagesablauf, eine regelmäßige, maßvolle und gesunde Ernährung, ausreichenden Schlaf und tägliche körperstärkende Bewegung; siehe Tronchin, H. (1906), S. 52: «Il insiste pour que le travail intellectuel commence avec l'aurore et se prolonge jusqu'à midi. ‹Le dîner très léger doit être composé essentiellement de poisson, de viandes blanches, le légumes sans gousses, de fruits crus; l'eau fraîche sera la seule boisson. On se ménagera toujours une heure d'exercice au moins avant de reprendre l'étude qui, à partir du dîner, sera très modérée.› Et, ajoute-t-il invariablement, ‹on se couchera de bonne heure.›» Vgl. auch das Kapitel V.1.- V.2 der vorliegenden Untersuchung.

[57] Zu dem Verhältnis von Voltaire und Tronchin sowie von Rousseau und Tronchin vgl. besonders Tronchin, H. (1906), Kap. IV («Les Malades de Tronchin»), Kap. V («Tronchin et Voltaire») und Kap. VI («Tronchin et Rousseau»).

[58] Voltaire war ständig um seinen Gesundheitszustand besorgt und bezeichnete sich selbst als ‹ewig Kranken›; siehe Voltaire (1967), Bd. 38, S. 374 (Brief Voltaires vom 1. Mai 1755 an Richelieu): «L'éternel malade, le solitaire, le planteur de choux et le barbouilleur de papier, qui croit être philosophe au pied des Alpes, a tardé bien indignement, monsieur le maréchal, à vous remercier de vos bontés [...].» — Zudem sprach er sein Leben lang davon, bald sterben zu müssen. So schreibt er beispielsweise in einem Brief vom 16. Januar 1755 an Tronchins Vater, einen ihnen bekannten Genfer Bankier: «Je me meurs, monsieur [...]»; Voltaire (1967), Bd. 38, S. 321. Madame de Fontaine schreibt er am 6. September 1755: «Tout ce que je demande, c'est qu'on me laisse mourir tranquille dans l'asile que j'ai choisi, et que je puisse vous y embrasser avant de mourir»; ebenda, S. 450. Und in einem Brief an die Marquise du Deffand vom 29. März 1773 bemerkt Voltaire: «Savez-vous bien, madame, pourquoi j'ai été si longtemps sans vous écrire? C'est que j'ai été mort pendant près de trois mois, grâce à une complication de maladies qui me persécutent encore. Non-seulement j'ai été mort, mais j'ai eu des chagrins et des embarras; ce qui est bien pire»; ebenda, Bd. 48, S. 331

[59] Lobjoit veranlaßt diese Manie Voltaires zu dem Kommentar: «Ein Wunder, daß er nicht an Selbstvergiftung starb.» Lobjoit (1972), S. 22

[60] Wie Brandes und Henry Tronchin deutlich machen, scheint Théodore Tronchin für seinen berühmten Patienten nicht immer gleichviel Sympathie empfunden zu haben; vgl. zu diesem Aspekt Brandes, G. (1923), Bd. 2, S. 133 und Tronchin, H. (1906), Kap. V. — In einem Brief vom 1. November 1756 an Rousseau schreibt Tronchin über Voltaire: «[...] que peut-on attendre d'un homme qui est presque toujours en contradiction avec lui-même, et dont le cœur a toujours été la dupe de l'esprit. Son état moral a été dès sa plus tendre enfance si peu naturel et si altéré, que son être actuel fait un tout artificiel qui ne ressemble à rien. De tous les hommes qui coexistent, celui qu'il connaît le moins, c'est lui-même. Tous les rapports de lui aux autres hommes et des autres hommes à lui sont dérangés. Il a voulu

«beau comme Apollon et savant comme Esculape»,[61] redete ihn in seinen Briefen mit: «Esculape Apollon»[62], «Mon cher Esculape»[63], «Mon cher professeur de médecine, de vérité et de sagesse»[64] oder ähnlich schmeichelhaften Titeln an und behauptete nur dann trotzig, daß Tronchin alle Welt, nur ihn selbst nicht heile[65], wenn er nicht umgehend die Heilmittel von ihm erhielt, die er sich zur Linderung seiner zahlreichen (eingebildeten oder realen) Schmerzen erhoffte.[66] Abgesehen von diesen Phasen des Unmuts bescheinigte Voltaire dem von ihm sehr bewunderten Tronchin fast schon übernatürliche, ja gottähnliche Fähigkeiten[67] und blieb ihm bis an sein Lebensende ergeben. In diesem Sinne schrieb Voltaire etwa zwei Monate vor seinem Tod an Tronchin:

«Comptez que je mourrai tronchinien.»[68]

---

plus de bonheur qu'il n'en pouvait prétendre; l'excès de ses prétentions l'a conduit insensiblement à cette injustice que les lois ne condamnent pas, mais que la raison désapprouve. [...] Les louanges et les cajoleries de ses admirateurs ont achevé ce que ses prétentions immodérées avaient commencé, et croyant en être le maître, il est devenu l'esclave de ses admirateurs, son bonheur a dépendu d'eux. Ce fondement trompeur y a laissé des vides immenses, il s'est accoutumé aux louanges [...]. Et qu'en résulte-t-il? la crainte de la mort (car on en tremble), n'empêche pas qu'on ne se plaigne de la vie, et ne sachant à qui s'en prendre, il se plaint de la Providence, quand on devrait n'être mécontent que de soi-même. — Que les hommes sont injustes, mon cher Rousseau, et qu'ils sont à plaindre; après tous les changements arrivés à leur état naturel, le bonheur n'est plus fait pour eux. Je lève mes épaules en les plaignant de les voir courir à perdre haleine, après une ombre qui les fuit, et c'est le Dieu qui les a faits qui a tort»; Rousseau, J.J. (1865), Bd. 1, S. 323f.

[61] Voltaire (1967), Bd. 38, S. 450f. (Brief an Madame de Fontaine vom 6. September 1755)

[62] Voltaire (1950b), Bd. 1, S. 152

[63] Voltaire (1967), Bd. 42, S. 245 (Brief an Tronchin aus dem Jahr 1762)

[64] Voltaire (1950b), Bd. 2, S. 94

[65] Siehe Voltaire (1967), Bd. 38, S. 519 (Brief an D'Alembert vom 9. Dezember 1755): «Le célèbre M. Tronchin, qui guérit tout le monde hors moi [...].»

[66] Ein anderer Brief unterstreicht diese Haltung Voltaires deutlich. In diesem Brief an Tronchin aus dem Jahr 1762 fragt er ihn (fast schon beschwörend): «N'avez-vous point quelque tour dans votre sac dont vous puissiez m'aider?» Voltaire (1967), Bd. 42, S. 245

[67] Siehe ebenda, Bd. 39, S. 119f. (Brief an Thieriot vom 14. Oktober 1756): «Dieu lit dans les cœurs, et Tronchin dans les corps. Il a ressuscité deux fois ma nièce de Fontaine [...]. Ce sont là de vrais miracles, mais ils sont aussi rares que les faux ont été communs.» Auch Grimm äußert sich in einem Brief an Diderot in einem vergleichbaren Ton über Tronchin; siehe D'Épinay (1818), Bd. 3, S. 279f.: «Non, vous ne vous trompez pas, et c'est en sûreté de conscience que vous pouvez soutenir que madame d'Epinay étoit à la mort en arrivant ici; que depuis dix-huit mois qu'elle y est, Tronchin l'a fait vivre comme par enchantement [...].»

[68] Voltaire (1967), Bd. 49, S. 381 (Brief an Tronchin, geschrieben wahrscheinlich Ende März 1778)

Der große gesundheitspolitische Einfluß Tronchins auf die zeitgenössische Gesellschaft manifestierte sich auch in einigen Wortschöpfungen. So wurden die einfachen und relativ kurzen Kleider, die Tronchin den Frauen beim Spazierengehen anstelle der langen, schweren, taillebetonten und mit einer Krinoline ausgestatteten Roben zu tragen empfahl, *tronchines* genannt.[69] Das Spazierengehen selbst bezeichnete man mit dem Begriff *tronchiner* [70]; für die Gelehrten gab es die «bureaux à la Tronchin», an denen sie im Stehen arbeiten konnten[71], und noch Jahrzehnte später erinnerte die von Moreau de la Sarthe[72] propagierte *gymnastique de Tronchin* an ihren berühmten Namensgeber.[73]

---

[69] Siehe Voltaire (1950b), Bd. 1, S. XX (*Lettres inédites aux Tronchins*, aus der Einleitung von B. Gagnebin): «On appela ‹tronchines› ces robes courtes et sans panier permettant la marche en plein air [...].» Siehe Tronchin, H. (1906), S. 50: «On imagina ‹les tronchines›, robes courtes et sans paniers.» Siehe auch die Correspondance littéraire (1877-1882), Bd. 3 (1878), S. 210 (vom April 1756): «[...] nos marchandes de modes ont inventé [...] des robes du matin pour les femmes, qu'elles ont nommées *tronchines*, parce que M. Tronchin recommande aux femmes de se promener et de faire l'exercice le matin; il leur faut par conséquent des tronchines pour être habillées vite et commodément.» — Der 1842 erschienene Ergänzungsband zum *Dictionnaire de l'Académie Française* ([6]1835) erläutert dagegen (siehe ebenda, S. 1228): «*Tronchine* (modes), Petite canne ou baguette que les femmes portaient à la main, quand elles allaient *tronchiner*.» Hier wird der Begriff ‹tronchine› also nicht den Kleidern, sondern fälschlicherweise einem dazugehörigen Accessoir, dem Spazierstock oder der ländlich anmutenden Kanne, welche die Frauen beim Spazierengehen bei sich getragen haben sollen, zugeordnet.

[70] Der Begriff ‹tronchiner› wird einheitlich als Bezeichnung für den (meist morgentlichen) Gesundheitsspaziergang angegeben; siehe Dictionnaire de l'Académie Française ([6]1835), Complément (1842), S. 1228: «*Tronchiner.* v.n. (modes) Il s'est dit, à la fin du 18ᵉ siècle, parmi les femmes élégantes de Paris, pour, Faire à pied des promenades matinales: ces promenades étaient recommandées, comme un remède contre les vapeurs et les maux de nerfs, par le docteur *Tronchin*, alors fort à la mode. *Je vais tronchiner.*»

[71] Zu den «bureaux à la Tronchin», die den Gelehrten empfohlen wurden, damit sie bei ihrem schädlichen ‹Sitzberuf› eben nicht immer in dieser körperschädigenden Haltung arbeiteten, vgl. Tronchin, H. (1906), S. 53.

[72] Jacques-Louis Moreau de la Sarthe (1771-1826), Arzt und Autor der dreibändigen *Histoire naturelle de la Femme* (1803)

[73] Siehe ebenda, Bd. 3, S. 386f.: «L'exercice doit donc contribuer à la santé des femmes; mais la manière de s'y livrer ne paraît pas indifférente, et ces promenades que l'on conseille si souvent dans l'intention de prévenir les effets d'une vie molle et sédentaire, ont souvent plus d'inconvénients que d'avantages, sur-tout dans les grandes villes, où les lieux consacrés à ce genre d'exercice, rassemblent si rarement les conditions qui peuvent le rendre véritablement agréable et utile. [...] mais dans les autres états de la vie, l'emploi du mouvement musculaire le plus utile est celui qu'exigent ces occupations indispensables et ces soins domestiques, qui forment ce que nous appelons la *gymnastique de Tronchin*; parce qu'en effet ce médecin philosophe en prouva les avantages aux femmes qui les négligeaient, et leur persuada que leurs habitudes de luxe, leur vie molle et sédentaire, sont les principales causes des affections nerveuses, et de cette faiblesse d'organisation qui multiplie pour elles les chances des indispositions et des maladies.»

Der Erfolg Tronchins erweckte den Neid[74] einiger Kollegen, der sich gelegentlich in dem gegen ihn erhobenen Vorwurf der Scharlatanerie[75] und in Spottversen, den sogenannten *tronchinades* [76], entlud.[77] Tronchin ließ sich davon aber nicht beirren und blieb in Paris, wo er am 30. November des Jahres 1781 starb.

---

[74] Zum Neid der zeitgenössischen Kollegen vgl. Delaunay (1905), S. 141 und Tronchin, H. (1906), S. 81ff. Mme d'Épinay, deren Salon sogar eine von Houdon gefertigte Büste Tronchins geschmückt haben soll [vgl. Delaunay (1905), S. 140], spricht in einem Brief an Grimm nicht nur von ‹Neid›, sondern sogar von ‹Feindschaft›; siehe D'Épinay (1818), Bd. 3, S. 258f.: «M. Tronchin a des ennemis, tout homme de mérite en a; croiriez-vous qu'on a pris le moment où j'étois le plus souffrante pour venir le dénigrer auprès de moi, m'alarmer sur ses distractions, me faire cent contes sur tous les gens qu'il a laissé périr par négligence; et enfin l'on m'insinuoit qu'il n'étoit pas prudent à moi de ne pas au moins consulter son antagoniste, bien plus habile, et plus sûr que lui. Cela ne m'a donné que de l'indignation. J'ai mis à la porte le donneur d'avis; et j'ai vu avec plaisir que, malgré la disposition inquiète que me donnoient mes vapeurs, elle n'avoit pas laissé dans mon ame entrée à l'injustice et à la méchanceté.» — Siehe auch Baudet (1923), S. 537: «Tronchin ne fit jamais de mal, mais il fit trop de bien; et cela, les envieux et les jaloux ne lui pardonnèrent pas. — Il eut contre lui les médecins, furieux de ses succès, blessés qu'il méprisât les les règles de la Faculté.»

[75] Zu dem Vorwurf der Scharlatanerie siehe Collé (1868), Bd. 2, S. 48f.: «M. le duc d'Orléans avoit pris les précautions les plus sages; il avoit fait venir de Genève M. Tronchin, fameux médecin, élève de Boerhaave. Ce médecin passoit pour le plus grand inoculateur de l'Europe. Je veux croire, avec tout le monde, que c'est le premier homme du monde en son art; mais je crois encore davantage que c'en est le plus grand charlatan. Il a fait ici la médecine en courant et comme un pirate, recevant de toutes mains, donnant des ordonnances qui ne pouvoient faire ni bien ni mal; mais prenant toujours les louis d'or de nos badauds, n'examinant point, ne suivant point ses malades, les abandonnant même, comme un malhonnête homme. [...] il est sûr qu'il a plutôt montré à Paris son charlatanisme, son avidité, son avarice insatiable, que sa science prétendue dans la médecine. Il a emporté de ce pays un argent immense. Jamais médecin n'a eu une vogue pareille; c'étoit une fureur, il y entroit du fanatisme.»

[76] Es handelt sich hierbei um Spottgedichte in drei Gesängen, in denen Tronchin nahegelegt wird, die Stadt so schnell wie möglich zu verlassen; siehe dazu Tronchin, H. (1906), S. 83f.: «Tout Paris se divertit des *Tronchinades*, poème burlesque en trois chants qui met en scène une députation dépêchée par la Faculté auprès du médecin genevois pour lui enjoindre ‹de déguerpir dans le moment›.»

[77] Henry Tronchin führt als Beispiel die folgende *tronchinade* an: «Depuis que vous êtes ici,/ Nous ne gagnons pas une obole./ Chez nous nous périssons d'ennui,/ On vous croit comme le symbole./ [...]/ Vous décriez notre méthode,/ La saignée et les lavements,/ Que de tout temps sont à la mode/ Et sont nos premiers éléments./ [...]/ Vous guérissez comme un apôtre,/ Vous vous exprimez comme un autre/ Et tout le monde vous entend;/ Vous parlez peu mais censément,/ Toutes vos raisons sont sensibles,/ Vos recettes intelligibles,/ A l'hipocondre, aux vaporeux,/ Sans user d'aucun artifice,/ Vous n'ordonnez, vous moquant d'eux,/ Que la diète et l'exercice./ Pour peu que vous restiez encore,/ Nous n'avons qu'à fermer boutique,/ Car nous n'avons plus de pratique/ Et nos malades n'ont plus d'or./ Puis vous n'êtes pas catholique,/ Mais à cela je ne dis rien,/ Est-il médecin qui se pique/ D'être seulement bon chrétien?» Ebenda, S. 84

Der Nachruf, der im Dezember 1781 in der *Correspondance littéraire* erschien, stellte nicht nur eine Würdigung des Arztes, sondern auch des Menschen Théodore Tronchin dar:

> «L'humanité a perdu en lui un de ses bienfaiteurs, l'amitié son plus digne modèle, et la médecine un des plus illustres disciples de l'Hippocrate de nos jours. [...]. Jamais médecin ne consulta plus la nature, n'en saisit avec plus de sagacité tous les mouvements, toutes les indications; jamais médecin n'employa plus heureusement et le secret d'attendre la nature et celui de la secourir avec le moins de peine, le moins d'effort possible: ses principes, aussi simples que lumineux, étaient toujours soumis à l'observation la plus exacte et modifiés par elle. La plupart de nos médecins ne traitent que les maladies: il traitait le malade, et sa méthode avait autant de formes différentes qu'il se présentait de circonstances différentes pour en faire l'application. Peu de médecins ont vu comme lui l'influence du moral sur le physique [...]. La diète était presque toujours la première de ses ordonnances [...]. L'étonnante pénétration de son premier coup d'œil, la tranquillité habituelle de son esprit, qualité qu'il devait bien moins à son caractère naturellement passionné qu'à l'empire qu'il avait acquis sur lui-même, l'assurance, la fermeté propre à toutes ses actions, à tous ses discours, le calme, la noblesse et la dignité de ses traits; tous ces avantages réunis inspiraient à ses malades la confiance la plus douce et la plus consolante. [...] Il avait autant de douceur dans le caractère et dans les mœurs que de sévérité dans les principes. [...] quoiqu'il eût passé sa vie avec les grands, il ne sut ou ne voulut jamais prendre ni le ton ni les usages du grand monde [...]. M. Diderot a trouvé, ce me semble, la plus belle inscription qu'on puisse mettre au pied de la statue de ce grand homme; c'est ce que Plutarque disait d'un médecin de son temps: *Il fut entre les médecins ce que fut Socrate entre les philosophes.*»[78]

3.3 Simon-Auguste-André-David Tissot

Simon-Auguste-André-David Tissot (1728-1797)[79], der hier als dritter Modearzt und «médecin des vaporeux» vorgestellt werden soll, war wie Tronchin gebürtiger Schweizer. In Genf studierte er zunächst griechische und lateinische Literatur, schrieb sich dann aber mit 18 Jahren an der Medizinischen Fakultät von Montpellier ein, wo er im Alter von 21 Jahren seinen Doktortitel erhielt. Er ließ sich zunächst in Lausanne nieder, begab sich dann nach Italien (Pavia), kehrte aber bereits drei Jahre später nach Lausanne zurück.

Tissot, der sich ebenfalls für die Verbreitung der Pockenschutzimpfung einsetzte, ist der heutzutage wohl bekannteste der drei vorgestellten Modeärzte. Dieser Umstand ist nicht nur auf seine internationale Klientel, seine große Reputation, seinen Einsatz für die Verbesserung des Medizinalwesens und für eine Reform des Medizinstudiums sowie auf die zahlreichen Auszeichnungen, die seine Laufbahn begleiteten, zurückzuführen. Die Bekanntheit Tissots ist vielmehr das Resultat seiner schriftstellerischen Tätigkeit und damit der po-

---

[78] Correspondance littéraire (1877-1882), Bd. 13 (1880), S. 45-48

[79] Zu S.-A.-A.-D. Tissot vgl. Abricossoff (1897), S. 106-108 und Bucher (1958), Cesbron (1909), S. 92f. und Emch-Dériaz (1992) sowie Eynard (1843) und Minder-Chappuis (1973).

pulärmedizinischen Publikationen[80], die zahlreiche Auflagen und Übersetzungen erlebten und Tissot als aufgeklärten Sozialhygieniker ausweisen[81], wie beispielsweise der *Avis au peuple sur sa santé*, den Tissot 1761 veröffentlichte.[82] Obwohl der *Avis* ursprünglich für Bewohner besonders abgelegener Gegenden konzipiert worden war, denen im Krankheitsfall allgemeine Hinweise und nützliche Ratschläge an die Hand gegeben werden sollten, verbreitete sich die Schrift sehr schnell in ganz Europa.[83]

Grundlage der medizinischen Theorien Tissots, die in seinen Schriften mehr oder weniger explizit erläutert werden, ist die Nervensafttheorie[84]. Ohne hier genauer auf das damalige Verständnis von der Struktur und Funktion der Nerven eingehen zu wollen[85], bleibt festzuhalten, daß diese Theorie auch der

---

[80] Das wohl bekannteste Werk von Tissot ist der *Avis au peuple sur sa santé*, der 1761 in Lausanne veröffentlicht wurde, mehrere Neuauflagen und zahlreiche Übersetzungen erlebte. Ein Jahr zuvor war die französische Übersetzung einer lateinischen Schrift, die Tissot 1758 publiziert hatte, erschienen: *L'Onanisme*. Auch diese Schrift, in der Tissot moralisierend eine (im zeitgenössischen Sinne) ‹verwerfliche Unart› anprangerte, erreichte eine große Verbreitung, wurde aber wohl aufgrund des gewählten Themas in anderen zeitgenössischen Publikationen seltener erwähnt. 1768 veröffentlichte er die Schrift *De la santé des gens de lettres*, auf die im Kapitel V.2.2 der vorliegenden Arbeit genauer eingegangen werden soll, 1770 den *Essai sur les maladies des gens du monde*; 1778 erschien die erste Auflage des sechsbändigen *Traité des nerfs et de leurs maladies*.

[81] Vgl. in diesem Zusammenhang Bucher (1958), S. 8f.

[82] Zum *Avis* siehe den Kommentar vom Februar 1767 in der Correspondance littéraire (1877-1882), Bd. 7 (1879), S. 245f.: «On vient de faire une nouvelle édition du livre *Avis au peuple sur la santé*, par M. Tissot, médecin de Lausanne. Cette édition est, je crois, la vingt-sixième ou la vingt-septième; et cet ouvrage, qui fit d'abord peu de bruit, a eu depuis une vogue étonnante et a été traduit dans toutes les langues. Peu de livres méritent mieux leurs succès que l'ouvrage de M. Tissot. On n'y trouve à la vérité rien de nouveau, rien qu'un médecin instruit ne sache; mais le but de l'auteur était d'instruire le peuple, et surtout de le préserver d'un grand nombre d'idées fausses [...]. Son livre [...] a le grand mérite d'être fait sur d'excellents principes et de n'enseigner que du bon. C'est d'ailleurs l'ouvrage d'un si grand homme de bien, un livre si vraiment utile aux hommes et qu'on doit être si content d'avoir fait que, si l'on me donnait à choisir entre la gloire d'être l'auteur de *la Henriade*, ou la satisfaction d'avoir écrit cet *Avis au peuple*, vous me pardonneriez, je pense, de ne me pas décider sur-le-champ et d'y réfléchir mûrement avant de prendre un parti.»

[83] Vom *Avis* erschienen allein in Frankreich in wenigen Jahren 15 Auflagen und 17 Übersetzungen; vgl. auch Bucher (1958), S. 13.

[84] Vgl. das Kapitel III.1 dieser Untersuchung.

[85] Tissot ordnet den Nerven im wesentlichen vier Funktionen zu: das Fühlen, die Weiterleitung von Willensimpulsen an die Muskulatur, die Ernährung des Organismus und die Sekretion. Zu seiner Vorstellung von der Nervenstruktur siehe Tissot, S.-A.-A.-D. (1778-1783), Bd. 1, Teil 1, S. 1f.: «Les nerfs sont des cordons blanchâtres très sensibles, qui naissent de la base du cerveau & de la moëlle de l'épine, & qui se répandent en se divisant toujours en plus petits cordons, vont se distribuer dans tout le corps, & font les organes du sentiment & du mouvement.» Vgl. zu dieser Unterteilung auch Bucher (1958), S. 34.

Konzeption der *vapeurs* zugrundeliegt, die Tissot unter die «maux de nerfs» subsumierte.

Im zweiten Band[86] des *Avis au peuple sur sa santé*, der sich mit den Krankheiten der Frauen beschäftigt[87], genauer gesagt im Kapitel zu den nervlich bedingten Ohnmachts- und Schwindelanfällen, den «évanouissements»[88], erklärt Tissot, die *vapeurs* seien auf ein Ungleichgewicht der Nervensäfte im Körper zurückzuführen, welches mehr oder weniger auffällige Körperreaktionen zur Folge haben könne. Da die Nerven nahezu den gesamten menschlichen Organismus durchzögen und sich eine Störung in diesem Nervensystem folglich auch auf ganz unterschiedliche Funktionen und Bereiche des Körpers auswirken könne, zeichneten sich die *vapeurs* durch mannigfaltige Erscheinungsformen aus:

> «Je n'entends ici, par maux de nerfs, que ceux qui dépendent de ce vice dans les nerfs, qui fait qu'ils excitent dans le corps ou des mouvements irréguliers, c'est-à-dire, des mouvements sans cause extérieure au moins sensible, & sans un acte de la volonté; ou des mouvements beaucoup plus considérables qu'ils ne devroient l'être, s'ils étoient proportionnés à la force de l'impression extérieure. C'est précisément cet état qu'on appelle *vapeurs*, chez le peuple *la mere*; & comme il n'y a aucun organe qui n'ait ses nerfs, aucune ou presque aucune fonction sur laquelle les nerfs n'influent, l'on comprend aisément que les *vapeurs* étant cet état qui résulte de ce que les nerfs ont de faux mouvements, sans causes évidentes, & toutes les fonctions du corps dépendant en partie des nerfs, il n'y a aucun symptôme de maladies que les *vapeurs* ne puissent produire, & que ces symptômes, par là même, doivent varier infiniment suivant les branches des nerfs qui se dérangent [...].»[89]

Diese Variabilität beziehe sich aber nicht nur auf die möglichen Symptome der *vapeurs*.[90] Ebenso unterschiedlich seien die Erscheinungen von einer erkrank-

---

[86] Die erste und zweite Auflage des *Avis* weisen diese deutliche Zweiteilung nicht auf. Die Krankheiten der Frauen werden in diesen Ausgaben auf nur wenigen Seiten erörtert. Erst die dritte, von Tissot vermehrte Auflage der Publikation, nach der hier zitiert wird, ist zweibändig (mit fortlaufender Seitenzählung) angelegt.

[87] Der erste Teil des *Avis* beschäftigt sich mit den allgemeinen Krankheiten; im angesprochenen zweiten Teil geht es dagegen in erster Linie um Frauenkrankheiten. Tissot betont hier einleitend, daß die Frauen zwar ebenfalls den Krankheiten unterliegen, die er im ersten Teil erläutert habe, daß ihr Geschlecht sie aber für eine Reihe weiterer frauenspezifischer Krankheiten disponiere; siehe Tissot, S.-A.-A.-D. (^{3}1767), Bd. 2, S. 374f.: «Les femmes sont sujettes à toutes les maladies que je viens de décrire, & leur sexe les expose à quelques autres qui dépendent de quatre causes principales; les regles, les grossesses, les couches & les suites de couches.»

[88] Den Grund für die thematische Zuordnung der *vapeurs* unter das Kapitel der «évanouissements» nennt Tissot einige Seiten später; siehe ebenda, S. 527: «Parmi les différents symptômes de cette maladie, les évanouissements ne sont pas un des plus rares.»

[89] Ebenda, S. 524f.

[90] Zu den zahlreichen unterschiedlichen Symptomen der *vapeurs* vgl. u.a. Beauchêne (1781), Bilguer (1767), Lorry (1770), Pomme (1763), Raulin (^{2}1759), Revillon (^{2}1786) und Whytt (1767). Zu der Frage, ob es geschlechtsspezifische Unterschiede gibt, werden un-

ten Person zur anderen. Auch könnten die Symptome bei ein und derselben Person von einem Tag auf den anderen variieren.[91] Zudem handle es sich bei dieser Krankheit um eine tatsächliche Erkrankung des menschlichen Organismus und nicht etwa um ein ‹Konstrukt einer verdorbenen Phantasie›. Gerade die bizarren und diversen Erscheinungsformen der *vapeurs*, die zu dieser Vermutung Anlaß geben könnten, seien symptomatisch für diese Erkrankung.[92]

Als Ursachen für die Entstehung der *vapeurs* führt Tissot eine unzureichende oder übermäßige Ernährung, zu stickige, warme Luft, ein zu reges Gesellschaftsleben, aufdringliche Düfte, zu enge, einschnürende Kleidung oder Gemütserregungen an.[93] Mit ebendiesen Faktoren, von denen besonders die dem Müßiggang frönenden höheren Gesellschaftskreise betroffen waren, be-

---

terschiedliche Aussagen gemacht. Viele Mediziner unterstreichen den geschlechtsneutralen, andere dagegen den geschlechtsspezifischen Charakter der Symptome der *vapeurs*. Zum letztgenannten Standpunkt siehe beispielsweise Dumoulin (^{2}1710), S. 167: «[...] il faut avoiier que cette maladie [= les vapeurs] n'est pas aussi souvent accompagnée de certains symptômes dans les hommes que dans les femmes; par exemple il est tres-rare de trouver des hommes qui dans les vapeurs s'éclattent de rire ou fondent en pleurs, parce qu'ils sont moins accoûtumez à ces excés, & qu'ils ont plus de force sur leur esprit [...].»

[91] Siehe Tissot, S.-A.-A.-D. (^{3}1767), Bd. 2, S. 525: «[...] l'on comprend aussi, pourquoi les vapeurs d'une personne ne ressemblent souvent point à celles d'une autre, pourquoi les vapeurs d'un jour ne ressemblent point chez la même personne à celles du lendemain [...].»

[92] Siehe ebenda: «[...] l'on comprend encore que les vapeurs sont un mal très réel, & que cette bizarrerie, dans les symptômes, qui étant incomprehensible pour tous ceux qui ne sont pas versés dans la connoissance de l'œconomie animale, a fait qu'ils les ont régardées comme l'effet d'une imagination dépravée, plutôt que comme une maladie réelle; l'on comprend, dis-je, que cette bizarrerie est un effet nécessaire de la cause des vapeurs, & que l'on n'est pas plus maître de ne pas avoir des vapeurs, que de ne pas avoir un accès de fiévre, ou de mal de dents.» — Um das Verständnis dieser so bizarren Erkrankung zu erleichtern, erläutert Tissot an zwei Beispielen die Wirkung der *vapeurs*. So vergleicht er die Auswirkung der *vapeurs* auf den Magen beispielsweise mit derjenigen, die durch die Einnahme eines Brechmittels hervorgerufen wird; siehe ebenda, S. 526: «Un émétique fait vomir principalement par l'irritation qu'il occasionne aux nerfs de l'estomac, irritation qui produit le spasme de cet organe: si par une suite de ce vice des nerfs, qui constitue les vapeurs, ceux de l'estomac viennent à agir avec la même violence qu'après un émétique, le malade sera travaillé par de violents efforts pour vomir, tout comme s'il avoit pris un émétique.»

[93] Siehe ebenda, S. 527f.: «Ils sont souvent occasionnés parce que le malade a été un peu trop long temps à jeun, parcequ'il a un peu trop mangé, qu'il est dans une chambre trop chaude, qu'il a vû trop de monde, qu'il a senti quelque odeur trop forte, qu'il est trop serré, que quelques discours l'ont affecté un peu trop vivement, en un mot par beaucoup de causes, presque insensibles pour des gens bien portants, mais qui opérent un effet très violent sur ces personnes, parceque, comme je l'ai dit, le vice de leurs nerfs consiste à être affecté beaucoup trop vivement, la force de la sensation n'est point proportionnée à celle de la cause extérieure.»

schäftigte sich Tissot auch im *Essai sur les maladies des gens du monde* [94], der als Basistext für die weiteren Ausführungen zu den Ursachen der *vapeurs* herangezogen werden soll.

4. Zu den allgemeinen Ursachen der *vapeurs*

4.1 Das Schema der *sex res non naturales* [95]

Bei der Suche nach den Ursachen für die gerade in den höheren Kreisen der städtischen Gesellschaft verstärkt auftretenden *vapeurs* griffen viele Ärzte auf das alte Schema der *sex res non naturales* und damit auf einen theoretischen Baustein des hippokratischen Medizinsystems zurück. Grundlegend für diese Konzeption war zunächst die Unterteilung der Medizin in einen praktischen und einen theoretischen Bereich.

Der Bereich der Praxis war in zwei Teilbereiche gegliedert und umfaßte zum einen die drei Ziele des ärztlichen Handelns (Gesunderhaltung, Vorbeugung und Heilung), zum anderen die drei Methoden desselben: Diätetik, Anwendung von Medikamenten und Chirurgie.

Der theoretische Bereich der Medizin umfaßte die drei Teilbereiche der *res naturales*, der *res contra naturam* und der *res non naturales*.

Zu den *res naturales*, den ‹natürlichen Dingen›, gehörten die Faktoren, welche die Natur des Menschen der Säftelehre zufolge bestimmten: die vier Körpersäfte (Blut, Schleim, gelbe und schwarze Galle), die vier Elemente (Feu-

---

[94] Im vierten Teil des *Essai sur les maladies des gens du monde* weist Tissot darauf hin, daß hier auch die *vapeurs* näher erläutert werden müßten, verweist hierzu aber auf seinen *Traité sur les maladies des nerfs*, der acht Jahre später erscheinen sollte; siehe Tissot, S.-A.-A.-D (1770), S. 121: «Il me resteroit à parler des vapeurs & de l'hypocondrie; mais ne pouvant point entrer dans tous les détails de leur traitement, que je décrirai un jour avec beaucoup de soin dans un ouvrage sur les maux de nerfs commencé depuis dix ans [...].» Auch in diesem Werk blieb die angekündigte Untersuchung zu den *vapeurs* aus. In einer allgemeinen Inhaltsübersicht des ersten Bandes des *Traité des nerfs et de leurs maladies* (1778-1783) wird zwar ein Kapitel 33 mit dem Titel «Des vapeurs et de l'hypocondrie» angekündigt, tatsächlich wird aber keiner der folgenden Bände dieses Kapitel aufweisen — ein Sachverhalt, der gleichermaßen für eine Reihe weiterer angekündigter Kapitel zutrifft, wie Bucher feststellt; siehe Bucher (1958), S. 20: «Wichtig ist es jedoch zu wissen, dass die gedruckte Ausgabe an und für sich unvollständig ist. Wer das Vorwort im ersten Band aufmerksam liest und die darin gebotene Inhaltsübersicht mit den tatsächlich gedruckten Kapiteln vergleicht, wird bald innewerden, dass darin mehrere Abschnitte nicht auffindbar sind. Ein Vergleich mit den vorhandenen Manuskripten hat nun ergeben, dass Tissot alle im Vorwort aufgeführten Kapitel auch geschrieben und vollendet hat [...]. Warum die fehlenden Kapitel den Weg in die Druckerei nicht gefunden haben, wissen wir nicht.»

[95] Zum alten System der Medizin und dem Schema der ‹sex res non naturales› vgl. besonders Schipperges (1970), S. 100-115 und Schipperges (1976) sowie Schmitt (1976).

er, Luft, Wasser und Erde) und ihre Qualitäten (warm, kalt, feucht und trokken), die verschiedenen Mischungsverhältnisse der Elemente und Qualitäten, die Körperorgane und -funktionen sowie die sie weiter differenzierenden Umstände, wie beispielsweise das Alter und das Geschlecht.

Diesen ‹natürlichen Dingen› standen die ‹gegen die Natur des Menschen gerichteten Dinge› (*res contra naturam*) gegenüber: die Krankheiten, ihre Ursachen und Symptome.

Den dritten Teilbereich der theoretischen Grundlage des medizinischen Systems bildeten die *res non naturales*, die Dinge, die — den zeitgenössischen Auffassungen zufolge — in angemessener Qualität und Quantität für die Erhaltung des natürlichen Zustandes, der Gesundheit des Menschen, sorgten, andernfalls aber zur Erkrankung führten.[96]

Die ‹nicht-natürlichen Dinge› umfaßten wiederum sechs Faktoren: die Luft, die Ernährung (Speisen und Getränke), Bewegung und Ruhe, Schlafen und Wachen, Füllung und Entleerung sowie die Leidenschaften.

Auf diese sechs Faktoren griffen viele Ärzte in ihren populärmedizinischen Traktaten zu den *vapeurs* und zu anderen Zivilisationskrankheiten des 18. Jahrhunderts zurück — zumeist allerdings ohne explizit auf die Tradition dieses Schemas zu verweisen oder es als solches zu erläutern. Der Leitfaden der *sex res non naturales* wurde erst in der Mitte des 19. Jahrhunderts aufgegeben.[97]

Die folgenden Ausführungen zu den allgemeinen Ursachen der *vapeurs*, denen eben dieses Gerüst der *sex res non naturales* zugrundeliegt, stützen sich primär auf den 1770 von Tissot veröffentlichten *Essai sur les maladies des gens du monde*, werden aber durch Hinweise auf andere Publikationen ergänzt.

---

[96] Vgl. Artelt (1968), S. 225 und siehe Schipperges (1976), S. 19: «Die sechs ‹res non naturales› umfassen offenbar eine komplexe Gesamtheit von Grundgegebenheiten, die entweder durch die Umwelt auf den Menschen wirken, wie das Klima oder die Ernährung, oder seine Grundtätigkeiten umschreiben, wie die Bewegung oder das Baden, oder aber im Körper selbst ablaufende Vorgänge bezeichnen wie Schlafen und Wachen, die Ausscheidungen, die Sexualität oder die Gemütsbewegungen. Ihnen allen gemeinsam ist die verändernde Einwirkung auf die Mischung der Säfte, Qualitäten und Kräfte des Körpers, also auf die Verhältnisse, die als ‹res naturales› zusammengefaßt sind. In diesem Wortsinne sind sie ‹nicht natürliche› Dinge, insofern sie in das Zusammenspiel der ‹natürlichen› Dinge im Körper, mit denen sie nicht identisch sind, eingreifen. Die ‹res non naturales› wirken sich erst an den ‹res naturales›, der Natur des Menschen, aus. Der Mensch kann sich den ‹res non naturales› nicht entziehen, er bedarf ihrer. Aber sie müssen ständig reguliert, geordnet, ins rechte Gleichgewicht gebracht werden, eine Aufgabe, die der Mensch täglich neu selbst zu leisten hat, um gesund zu bleiben.»

[97] Siehe Schipperges (1970), S. 105: «Erst seit der Mitte des 19. Jahrhunderts ist dieser Leitfaden aufgegeben worden; eine Medizin als Naturwissenschaft, die sich ganz und gar auf die ‹res naturales› konzentrieren mußte, hatte kein Verständnis mehr für diese nicht-natürlichen Notwendigkeiten. Bereits Ende des 19. Jahrhundert war der Begriff der Diätetik zur ‹Diät› verkümmmert.»

4.2 Der *Essai sur les maladies des gens du monde* (1770)

Im *Essai sur les maladies des gens du monde* beschäftigt sich Tissot ebenso wie im *Avis au peuple* (1761) und der Schrift *De la santé des Gens de Lettres* (1768) mit der Lebensweise und den typischen Erkrankungen einer ganz bestimmten Bevölkerungsgruppe. War es zunächst die ‹einfache Bevölkerung›, der sein Interesse galt, dann die ‹Spezies der Gelehrten›, richtet Tissot sein Augenmerk im *Essai* auf die ‹gens du monde›, weil über andere Bevölkerungsschichten schon viel geschrieben wurde, nicht aber über die ‹gens du monde›, deren Gesundheit am meisten angegriffen sei.[98] Zu den ‹gens du monde› gehörten Tissot zufolge diejenigen, die ohne zum gleichen Stand zu gehören einen müßigen Lebenswandel führten.[99]

Der *Essai* gliedert sich in vier Hauptteile: Nach einem allgemeinen Vorwort werden im ersten Teil die Ursachen für die bei den ‹gens du monde› so häufigen Erkrankungen angeführt; anschließend werden allgemeine Krankheiten erläutert, danach bestimmte Heilmittel indiziert; im vierten und letzten Teil erläutert Tissot noch einmal spezifische Erkrankungen.

Im Vorwort weist Tissot zunächst auf die grundsätzlichen Bedingungen der Gesundheit hin, die durch drei Faktoren bestimmt sei: ein kräftiges Muskelfasersystem, eine ausgewogene Transpiration und ein gesundes, stabiles Nervensystem.[100] Zusammen mit einem ausgewogenen Stoffwechsel und einer re-

---

98 Siehe Tissot, S.-A.-A.-D. (1770), «Préface», S. VIII: «[...] on a beaucoup écrit sur la santé des hommes de tous les états, excepté sur celle des *gens du monde* qui sont ceux dont la santé est la plus délabrée.» — Tissot erwähnt in diesem Zusammenhang allerdings eine andere Schrift zu diesem Thema, die bereits 1740 unter dem Titel *La Médecine de Cour* von einem Herrn Carl, dem Arzt des Königs von Dänemark, veröffentlicht worden sei. Diese Abhandlung beziehe sich aber nur auf den entsprechenden Personenkreis eines bestimmten Landes, sei zudem in diesem Land selbst kaum bekannt und auch nicht übersetzt worden. Da er selber der deutschen Sprache nicht mächtig sei, habe er diese Schrift auch nicht lesen können; vgl. ebenda, S. IX. Tissot erläutert weiter, daß er keinesfalls beabsichtige, detaillierte Diätvorschläge oder vollständige Behandlungsmethoden darzulegen. Der *Essai* sei vielmehr als Anleitung zur Selbstheilung zu verstehen, obwohl bei den ‹gens du monde› die Schwierigkeit hinzukomme, daß sie zwar begierig seien, geheilt zu werden, sich der Heilung aber selber in den Weg stellten. Sie suchten die Krankheitssymptome durch die Einnahme unzähliger Medikamente zu lindern, an den eigentlichen Ursachen aber, die meist in ihrer Arbeit und ihrer Lebensgestaltung wurzelten, beabsichtigten sie nichts zu ändern. Die betroffenen Personen auf ihren Irrglauben hinzuweisen und ihnen klarzumachen, daß es des guten Willens und der Zusammenarbeit des Arztes und des Patienten bedürfe, um die Krankheit zu bekämpfen und die Gesundheit zu retablieren — das ist das erklärte Ziel des *Essai sur les maladies des gens du monde* von Tissot.

99 Siehe ebenda, S. 21: «[...] les gens du monde, classe dans laquelle il faut comprendre, quand on l'envisage rélativement à la santé, toutes les personnes qui, sans être du même rang, ménent le même genre de vie [...].»

100 Siehe ebenda, S. 18f.: «TRois [sic] choses constituent principalement une santé ferme. La premiere c'est une fibre forte [...]. La seconde condition nécessaire pour une santé ferme, c'est une transpiration égale [...]. Une troisiéme condition, sans laquelle la santé est tou-

105

gelmäßigen Verdauung[101] bildeten diese drei Elemente die Grundpfeiler der menschlichen Gesundheit, die allerdings ständig größeren Gefahren ausgesetzt sei.[102]

In der zeitgenössischen Gesellschaft hätten sich gerade die ‹gens du monde› am weitesten von einer gesunden Lebensweise entfernt. Auf der ständigen Flucht vor der ihnen überall drohenden Langeweile, suchten sie nach immer neuen Vergnügungen und hätten sich dem Luxus und dem Müßiggang verschrieben.[103] Leider habe sich dieser «faux goût»[104] als ansteckend erwiesen, der Luxus sei zu einer Mode geworden, und kaum jemand könne sich noch seinem Bann entziehen. Dieses wiederum habe unmittelbare Auswirkungen auf die Gesundheit der Menschen, auf die Stadtbewohner verständlicherweise in einem größeren Umfang als auf die Bewohner kleinerer Dörfer.

Im Anschluß an die allgemeinen Bemerkungen versucht Tissot, die Unterschiede und Veränderungen des Gesundheitszustandes der zeitgenössischen Gesellschaft — unter besonderer Berücksichtigung der ‹gens du monde› und meist im Vergleich zum Leben des ‹peuple› — aufzuzeigen. Wie viele andere Autoren orientiert sich Tissot dabei an dem klassischen Schema der ‹sex res non naturales›.

4.2.1 Die Luft

Zunächst verweist Tissot auf die Bedeutung der Qualität der Luft, die den Menschen umgibt. Grundsätzlich sei die Landluft viel gesünder als die Stadtluft. In der Stadt sei nur die Morgenluft den Menschen noch zuträglich, doch diese könne von den ‹gens du monde› meist nicht genossen werden, weil sie bekanntlich die Nacht zum Tage und den halben Tag zur Nacht machten und somit die

---

jours chancellante, c'est d'avoir des nerfs fermes [...].»

[101] Vgl. ebenda, S. 20. Den Aspekt der Verdauung führt Tissot an dieser Stelle nicht explizit an; er macht sie aber in seinen anderen Publikationen ebenso zur Voraussetzung.

[102] Siehe ebenda, S. 20: «A mesure qu'on s'éloigne de leur état [= l'état de quelques peuplages de sauvages], la santé semble diminuer par degrés [...].» Von den ‹natürlich lebenden Wilden› behauptet Tissot, daß sie die meisten der zeitgenössischen Krankheiten nicht kennten; siehe ebenda: «[...] quelques peuplades de sauvages qui ignorent presque tous les maux, & ne meurent que d'accidents ou de décrépitude.»

[103] Siehe ebenda, S. 21: «[...] ce genre de vie, qui n'a point d'œuvre de vocation & dont les distractions continuelles sont la base; qui a été introduit & perpétué par des gens oisifs, qui pour tromper l'ennui insupportable [sic] d'une existence désœuvrée, ont voulu remplir la plûpart de leurs momens par les plaisirs; [...] des plaisirs factices dont plusieurs ne sont qu'une façon d'être singuliére [sic] opposée aux usages naturels & dont la bizarerie fait tout le mérite [...].»

[104] Vgl. ebenda, S. 22.

gute Morgenluft schlichtweg verschliefen. Darüber hinaus hielten sich die müßigen Stadtmenschen sowieso meist in geschlossenen Räumen auf — in Räumen, die nicht nur schlecht gelüftet, sondern zudem meist auch noch stark parfümiert seien, was sich besonders nachteilig auf das Nervensystem auswirke.[105]

4.2.2 Die Ernährung (Speisen und Getränke)

«Les aliments, tant liquides que solides, sont les matieres premieres de la transpiration. [...] la perfection de la santé dépend de la perfection de la digestion, on comprend que le choix des aliments est de la plus grande importance dans l'affection hypocondriaque ou vaporeuse [...].»[106]

Auf die Interdependenz von Ernährung, Verdauung und Stoffwechsel im allgemeinen und die Bedeutung einer richtigen Ernährung im besonderen, die hier von Revillon betont wird, verweist auch Tissot, der die Ernährung der ‹gens du monde› derjenigen des ‹peuple› vergleichend gegenüberstellt: Im Gegensatz zu der einfachen Kost des ‹peuple›, die vornehmlich aus Brot, etwas Gemüse, Milchprodukten und Wasser bestehe[107], türme sich auf den Eßtischen der ‹gens du monde› eine stattliche Anzahl raffiniert zubereiteter und gewürzter[108] Speisen wie Braten, Wild, Fisch, Geflügel, Trüffel, Backwerk, Süßspeisen und

---

[105] Vgl. ebenda, S. 27-30.

[106] Revillon (^{2}1786), S. 126

[107] Siehe in diesem Zusammenhang Raulin (^{2}1759), S. 72: «La nourriture des peuples qui habitent les campagnes de nos Provinces [...] est simple, unie, frugale, elle forme & entretient des membres robustes, propres à l'exercice & au travail.» Siehe auch Diderot (1966), Bd. 2 (*Réfutation de l'ouvrage d'Helvétius intitulé ‹L'Homme›*), S. 430: «Oui, l'appétit du riche ne diffère point de l'appétit du pauvre, je crois même l'appétit de celui-ci beaucoup plus vif et plus vrai; mais pour la santé et le bonheur de l'un et de l'autre, peut-être faudrait-il mettre le pauvre au régime du riche et le riche au régime du pauvre. C'est l'oisif qui se gorge de mets succulents, c'est l'homme de peine qui boit de l'eau et mange du pain, et tous les deux périssent avant le terme prescrit par la nature, l'un d'indigestions et l'autre d'inanition. C'est celui qui ne fait rien qui s'abreuve à longs traits du vin généreux qui réparerait les forces de celui qui travaille.»

[108] Von den Gewürzen wurde angenommen, daß sie den Magen in einer gesundheitsgefährdenden Weise reizten und die Körpersäfte erhitzten. Vgl. zu diesem Aspekt Tissot, S.-A.-A.-D. (1768), Anm. S. 186 (Punkt fünf). Siehe auch Schaarschmidt (1755), S. 424f.: «Es ist einmahl Mode, ausländische Gewürtze unsern Speisen beyzumischen und unser verwöhnter Geschmack würde ohne demselben nicht befriediget werden. Allein, da das mehreste ausländische Gewürtz eine erhitzende Kraft in unsern Blute äussert, so muß es von rechts wegen sparsam und nur zur Nothdurft gebraucht werden [...]. [...] der tägliche und häufige Genuß starck gewürtzter Speisen [macht] die Säfte scharf [...] und [bringt] das Blut in eine wiedernatürliche Hitze, Bewegung und Wallung [...].»

dergleichen mehr.[109] Anstelle des Wassers greife der müßige Gesellschaftsmensch häufig auf Wein[110], Likör, Branntwein oder aber die im 18. Jahrhundert so modisch gewordenen ‹heißen Getränke›[111], den Kaffee, den Tee und die Schokolade, zurück.

Sowohl die raffinierten und darüber hinaus zu reichhaltig genossenen Speisen als auch die alkoholischen oder sogenannten heißen Getränke wirkten sich nachteilig auf die Gesundheit aus und führten in den meisten Fällen — und dies seien nur die unmittelbaren Auswirkungen — zu Magenschmerzen, Völlegefühl und allgemeinem Unwohlsein, zu Koliken, Verstopfung oder Durchfall.[112]

4.2.3 Bewegung und Ruhe

Die große Bedeutung, die eine ausreichende und regelmäßige Bewegung des Körpers für seine Gesunderhaltung habe, unterstrichen neben Tissot[113] auch fast alle anderen zeitgenössischen Ärzte. Der große Mangel an Bewegung bei den ‹gens du monde› wurde folglich für eine Vielzahl der unter ihnen verbreiteten körperlichen und ‹nervösen› Erkrankungen verantwortlich gemacht.[114]

---

[109] Kritisiert wurde nicht nur die Quantität der Speisen, sondern auch der Zeitpunkt ihrer Einnahme. Die meist zu später Stunde stattfindenden Gesellschaftsessen seien deshalb schädlich, weil die übermäßige Nahrungsaufnahme zu dieser Zeit eine ausreichende Verdauung unmöglich mache, den Magen beschwere und einen ruhigen, erholsamen Schlaf unterbinde.

[110] Gegen den maßvollen Genuß des Weines hatten die Ärzte im allgemeinen nichts einzuwenden. Geringe Mengen seien dem Organismus sogar zuträglich; siehe Revillon (^{2}1786), S. 130f.: «Pris modérément, le vin est un excellent cordial; il fortifie l'estomac & tous les visceres, facilite la digestion & la transpiration: son usage convient à tous les vaporeux qui conservent un peu d'emboinpoint.» Gewarnt wurde aber vor einem übermäßigen Weingenuß, der unterschiedlichen Folge-Erkrankungen führen könne; siehe Raulin (^{2}1759), S. 78: «[Le vin est le] boisson le plus à la mode. Son usage, quand on en abuse, enflamme le sang, cause des fièvres ardentes, des pleurésies, des petites véroles, des rougeoles, la goutte, la pierre, des rhumes, des asthmes & toutes sortes de maladies chroniques.»

[111] Vgl. hierzu das Kapitel I.3.6 der vorliegenden Untersuchung. — Obwohl die Gesellschaft den heißen Getränken anfänglich skeptisch gegenübergestanden hatte, kamen sie im 18. Jahrhundert in Mode. Vor einem übertriebenen Genuß wurde allerdings von den Ärzten zunehmend gewarnt; siehe Revillon (^{2}1786), S. 130: «Je ne dis rien du café, [...] du chocolat; tout le monde sait que ces boissons ne conviennent à personne; qu'elles irritent sans fortifier.»

[112] Vgl. Tissot, S.-A.-A.-D. (1770), S. 23-27.

[113] Vgl. ebenda, S. 30f.

[114] Siehe Whytt (1767), «Preface», S. VIf.: «[...] tout le monde sçait aujourd'hui que la plûpart des femmes, & des gens qui passent leur vie à méditer, à composer, à écrire, à examiner ou discuter des affaires dans le cabinet; qu'un grand nombre de ceux qui menent une vie

Der eindringlichste Rat, der gerade den ‹vaporeusen› Personen erteilt wurde, war demnach derjenige der Bewegung:

> «De tous les préservatifs, & peut-être même de tous les remedes que l'on peut employer contre les maux & symptomes nerveux, l'exercice ou le mouvement est le plus puissant [...].»[115]

Die empfohlenen Bewegungsarten waren nicht immer identisch; häufig wurde allerdings das Reiten als die dem Körper zuträglichste Bewegungsart empfohlen.[116] Außer dem Reiten oder der Jagd wurden regelmäßige Spaziergänge oder Spazierfahrten[117], Reisen[118], Ballspiele[119], der Tanz[120] und eine Reihe weiterer Bewegungsarten vorgeschlagen:

> «[...] en variant ces exercices, chacun selon son goût, & en les suivant pendant plusieurs mois avec exactitude, ils fortifieront les digestions & la transpiration. [...] [Ce sont] les différents genres d'exercice qui conviennent aux vaporeux; [...].»[121]

---

sédentaire par leur profession, ou par oisiveté & paresse; en un mot, que presque tous ceux qui ne font aucun exercice, sont attaqués de maladies nerveuses.»

[115] Ebenda, «Introduction», S. XX

[116] Siehe z.B. Revillon ([2]1786), S. 133: «La promenade à cheval est, de tous les mouvements que l'on peut se donner, le plus utile. Tous les visceres de l'abdomen sont suspendus; ils éprouvent de légers frotements, un air pur agit à chaque instant sur les poumons [...].»

[117] Vgl. Der nordische Aufseher (1785-1789), Bd. 2 (1785), S. 206-216; siehe ebenda, S. 206: «Vom Spatzieren, als einer Leibesbewegung, wodurch die Gesundheit bewahrt oder wiederhergestellt werden kann, ist von mehrern [...] Aerzten schon alles wissenswürdige gesagt, aber unläugbar auch von vielen meiner Leser entweder wieder vergessen, oder gar nicht einmal gelesen worden. [...] Ein jeder Spatziergang, den man zum Behuf der Gesundheit anstellt, muß dreyerley Nutzen gewähren: Bewegung des Leibes, frische Luft, und Zerstreuung des Gemüths. Alle diese Vortheile, die zumal dem, der lange hat sitzen und den Kopf brechen müssen, gleich nöthig und heilsam sind, müssen in einer wahren Gesundheits=Promenade vereinigt seyn.» Vgl. auch Oeconomische Encyclopädie (1981-1982), Bd. 27 [[1]1783], S. 639 (Artikel «Hypochondrie»).

[118] Siehe Diderot (1966), Bd. 2 (*Rêve d'Alembert*), S. 165: «Une jeune femme avait donné dans quelques écarts. Elle prit un jour le parti de fermer sa porte au plaisir. La voilà seule, la voilà mélancolique et vaporeuse. Elle me fit appeler. Je lui conseillai de prendre l'habit de paysanne, de bêcher la terre toute la journée, de coucher sur la paille et de vivre de pain dur. Ce régime ne lui plut pas. Voyagez donc, lui dis-je. Elle fit le tour de l'Europe, et retrouva la santé sur les grands chemins.»

[119] Ballspiele gehörten schon im alten Griechenland zu den bevorzugten Bewegungsarten; vgl. Galsterer (1983), S. 39.

[120] Siehe Moreau de la Sarthe (1803), Bd. 3, S. 392 (Anm.): «L'exercice de la danse convient principalement aux femmes pour lesquelles l'ennui et l'inaction sont des causes d'indisposition habituelle, de malêtre et de vapeurs [...].» Zum Tanz vgl. auch Wendt (1803) und Wetzler (1801).

[121] Revillon ([2]1786), S. 134

4.2.4 Schlafen und Wachen

«La nature a fixé le temps du repos; toutes les fois que nous nous en écartons, elle nous laisse raisonner, & nous payons notre intempérance par les mal-aises & les incommodités.»[122]

Als vierte Hauptursache für das Entstehen der *vapeurs* wird von Tissot (zusammen mit den allgemeinen Lebensumständen der ‹gens du monde› in den großen Städten und besonders mit den Leidenschaften und der Ernährung derselben) die Zeit und Dauer des Schlafens und des Wachens betrachtet. Während der einfache Arbeiter oder Bauer seinen Wach- und Schlafrhythmus nach Sonnenaufgang und -untergang ausrichte und einen unbeschwerten, ruhigen, tiefen und erholsamen Schlaf habe, läge der müßige Stadtmensch — wenn er denn einmal ins Bett gegangen sei — mit einem überfüllten und übersäuerten Magen wach; seine Gedanken kreisten fortwährend um verschiedene Probleme und Kümmernisse des Tages. So könne der Müßiggänger also allenfalls in einen unruhigen Schlaf fallen, der in keiner Weise zur Reorganisation der Körperkräfte beitrage, sondern ihn vielmehr am nächsten Tag unausgeruht und entkräftet erwachen lasse.[123]

4.2.5 Füllung und Entleerung

Die fünfte der für die Erkrankungen der gehobenen Gesellschaftsschicht angeführten Ursachen umfaßt den Bereich der «secrétions et excrétions»[124], d.h. den Stoffwechsel (im weitesten Sinne) ebenso wie die unterschiedlichen Körperausscheidungen (Urin, Exkremente, Transpiration, Monatsblutung, Geschlechtsverkehr usw.).

Auch hier verweist Tissot auf die Interdependenz der verschiedenen Faktoren: Je einfacher die Ernährung, je gesünder die Luft, je geregelter der Schlaf, je beständiger die Bewegung und je geringer die Leidenschaften[125], desto regelmäßiger seien die Funktionen des Stoffwechsels und der Ausscheidungen. Allein diese grundlegende Voraussetzung mache deutlich, daß der ‹homme du

---

[122] Ebenda

[123] Vgl. Tissot, S.-A.-A.-D. (1770), S. 39f.

[124] Vgl. ebenda, S. 40-45.

[125] Für die Beeinträchtigung des Stoffwechsels und der Ausscheidungen macht Tissot in erster Linie die Leidenschaften verantwortlich; siehe ebenda, S. 41: «[...] ce sont sur tout les passions qui dérangent absolument les fonctions de ces deux classes; le chagrin, l'ennui, l'inquietude, l'envie, détruisent [...] les digestions & les fonctions de la bile, & dès que ces deux fonctions sont dérangées, les bases de l'économie animale sont renversées, le sommeil disparoit, la santé se fâne, & la porte est ouverte à toutes les maladies chroniques.»

monde› größeren Gesundheitsbelastungen ausgesetzt sei als vergleichsweise der ‹homme du peuple›. An diese Feststellung anknüpfend, führt Tissot einige spezifische Aspekte an, die zu einer Beeinträchtigung der Funktionen des Stoffwechsels und der Ausscheidungen gerade bei den müßigen ‹gens du monde› führten. Es handelt sich hierbei um die sexuellen Ausschweifungen, die Bekleidung, um Kosmetika und den Tabakgenuß.

4.2.5.1 Sexuelle Ausschweifungen und Enthaltsamkeit

Zunächst weist Tissot auf die schädlichen Folgen sexueller Ausschweifungen hin, denen sich gerade die jungen ‹gens du monde› häufig hingäben. Der junge ‹Naturbursche›, der seinen Körper durch regelmäßige Arbeit und Bewegung stärke, unter den Augen seiner Eltern aufwachse und dem der Müßiggang genauso fremd sei wie die Langeweile, der seine Zeit nicht mit ‹gefährlicher Lektüre› vergeude und keinen Versuchungen ausgesetzt werde, nähere sich dem weiblichen Geschlecht erst zu einem Zeitpunkt, den die ‹Natur› dafür vorgesehen habe. Das städtische Leben dagegen verführe den Jüngling schon frühzeitig zu vielerlei Ausschweifungen; diese wiederum seien der Grund für das unter den ‹gens du monde› so verbreitete frühzeitige Siechtum.[126]

Ebenso gefährlich wie ein frühzeitiges oder ausschweifendes Liebesleben[127] sei aber auch eine allzu enthaltsame Lebensweise. So betont beispielsweise Lebègue de Presle (1735-1807), die Ehe sei eine naturgegebene Einrichtung, in welcher der Mensch seine in der Pubertät entwickelte Sexualität und die damit verbundenen körperlichen Bedürfnisse ausleben könne und solle. Ein Zurückhalten der für die Fortpflanzung bestimmten Säfte im Körper wirke sich sowohl beim Mann als auch bei der Frau gesundheitsgefährdend aus und könne zu diversen Erkrankungen und somit auch zu den *vapeurs* führen.[128]

---

[126] Vgl. ebenda, S. 41f.

[127] Auch Pressavin führt den ‹unmäßigen Gebrauch des Beyschlafes› als Ursache der *vapeurs* an; vgl. Pressavin (1772), S. 255f.

[128] Siehe Lebègue de Presle (1763), S. 310: «Le mariage, tel qu'il est établi chez nous & chez les autres peuples raisonnables & religieux, est l'état qui convient à l'homme; c'est l'état naturel dans lequel il doit faire usage des nouvelles facultés qu'il a acquises à la puberté, qui lui deviendroient à charge, & même quelquefois funestes s'il s'obstinoit à garder le célibat. Le trop long séjour de la liqueur séminale dans ses réservoirs, peut causer des maladies dans l'un & dans l'autre sexe: le satyriasis, le priapisme, les pollutions nocturnes, les vapeurs, la mélancolie, les douleurs, les tumeurs, les inflammations des parties génitales, l'épaississement, l'acreté, la corruption de l'humeur séminale, [...] la passion utérine, la fureur histérique, & les irritations si violentes, que la raison & la religion seroient à peine suffisantes pour résister à ces passions impétueuses [...].» Lebègue de Presle verweist in diesem Zusammenhang sogar auf die daraus folgende Beeinträchtigung des Bevölkerungswachstums; siehe ebenda, S. 311: «D'ailleurs, le grand nombre des célibataires est un obstacle à la population.»

Auf den ursächlichen Zusammenhang von ‹Ehe› und ‹Gesundheit› bzw. ‹Jungfräulichkeit› und den ‹vapeurs› verweist bekanntlich auch der Artikel «Mariage» in der *Encyclopédie*:

> «Tous les praticiens conviennent que les différens symptomes de vapeurs ou d'affections hystériques qui attaquent les filles ou les veuves, sont une suite de la privation du *mariage*. [...]. Le *mariage* est dans tous ces cas utile, ou même nécessaire pour prévenir tous ces accidens: il peut même, quand ils sont déjà formés, les dissiper; & c'est souvent le seul secours dont l'efficacité soit assûrée. [...] Les Médecins sont souvent obligés de faire marier ces malades, & le succès du remede constate la bonté du conseil.»[129]

Der in der ‹naturgegebenen› Institution Ehe legal ausgeübte und als erforderlich deklarierte sexuelle Verkehr zwischen Mann und Frau wurde nicht nur als probates Prophylaktikum, sondern ebenso als Therapeutikum bei schon erfolgtem Ausbruch der *vapeurs* empfohlen[130] und Frauen wie Männern[131] ans Herz gelegt.

4.2.5.2 Bekleidung

Eine weitere Ursache für das Auftreten der «maladies des gens du monde» wurde in ihrer Bekleidung gesehen. Tissot weist in diesem Zusammenhang darauf hin, daß sich der einfache Arbeiter in bequeme und geschlossene Kleider hülle, der ‹homme du monde› dagegen vornehmlich Bekleidung trüge, die durch zahlreiche Einschnürungen an unterschiedlichen Körperstellen die Zirkulation der ‹Körpersäfte› behindere und die Transpiration beeinträchtige.[132] Besonders die Frauen gefährdeten ihre Gesundheit durch das übertriebene Schnüren der Taille und das Tragen von Fischbeinkorsetts, den «corps de baleine», welche die inneren Organe zusammenpreßten, somit eine ausreichende Nahrungsaufnahme verhinderten und die zudem zu einer Schwächung der Knochen führten:

---

[129] Encyclopédie (1966-1967), Bd. 10 (1966), S. 116, Artikel «Mariage (*Médec., Diete.*)»

[130] In einigen wenigen Publikationen wurden zu frühzeitig geschlossene und auch unglückliche Ehen als Faktoren angeführt, welche *vapeurs* auslösen können; vgl. Bilguer (1767), S. 8. — Siehe allgemein zu diesem Aspekt auch Lichtenberg (^{3}1980), Bd. 2, S. 161: «Ein junger starker Kerl, der schon als Reitknecht gedient —/ Vertreibt Vapeurs und Mutterzufälle in kurzer Zeit.»

[131] Besonders die ‹gens de lettres›, die sich angeblich mehrheitlich der Eheschließung enthielten, wurden auf die daher rührenden Gefahren hingewiesen. Zu den ledigen Schriftstellern siehe Lignac (1772), Bd. 2, S. 48: «[...] la classe des hommes de lettres, dont la plupart évitent les nœuds du mariage [...].» Vgl. auch Brulé (1929), S. 74-78, der hier auf Voltaire, d'Alembert, Duclos, La Chaussée, La Motte, Montcrif, Dorat, Thomas und Chamfort verweist. Vgl. auch Garnier (1764), S. 190-192 sowie das Kapitel V.2.5 dieser Untersuchung.

[132] Vgl. Tissot, S.-A.-A.-D. (1770), S. 42f.

«L'on sait combien les corps baleinés on détruit de tailles & de santé; l'estomac & les viscères du bas ventre toujours comprimés, constamment gênés dans leurs fonctions, les font toutes mal, les digestions se perdent, les viscères s'obstruent, les humeurs s'altèrent, les malades tombent dans les pâles couleurs & la cacochimie; l'acide prévaut, la nutrition ne se fait plus, les os s'affoiblissent, leur figure s'altère souvent depuis l'âge de dix ans jusques à celui de dix-huit, & ces mêmes moyens destinés à procurer des tailles élégantes sont la cause qu'il y en a beaucoup de contrefaites.»[133]

Gegen das Tragen des Korsetts, vor dem in nahezu allen populärmedizinischen Publikationen gewarnt wurde und das zuweilen sogar den Gegenstand ganzer Abhandlungen bildete[134], sprach sich auch Rousseau ganz deutlich aus. Er verurteilte das Einschnüren der Taille nicht nur aus gesundheitlichen, sondern zudem aus ästhetischen Gründen, denn der Anblick einer Frau, die durch ein Korsett wespenähnlich in zwei Teile geteilt werde, sei keineswegs angenehm.[135]

Abgesehen von diesen Korsetts wurde an der Kleidung der ‹gens du monde› grundsätzlich beanstandet, daß sie die empfindlichen Körperteile wie Hals und Brust meist nicht bedecke[136] und damit für eine zusätzliche körperliche Beeinträchtigung sorge.[137]

---

[133] Ebenda, S. 43

[134] Verwiesen werden soll hier nur auf die 1770 in Paris erschienene Untersuchung von Jacques Bonnaud mit dem Titel *Dégradation de l'espèce humaine par l'usage des corps à baleine*.

[135] Siehe Rousseau, J.J. (1990-1991), Bd. 4 (1990), S. 705f. (*Émile*): «[...] (Par) l'usage de ces corps de baleine [...] [nos femmes] contrefont leur taille plustôt qu'elles ne la marquent. Je ne puis concevoir que cet abus poussé en Angleterre à un point inconcevable n'y fasse pas à la fin dégénérer l'espéce, et je soutiens même que l'objet d'agrément qu'on se propose en cela est de mauvais goût. Il n'est point agréable de voir une femme coupée en deux comme une guêpe; cela choque la vüe et fait souffrir l'imagination. La finesse de la taille a, comme tout le reste, ses proportions, sa mesure, passé laquelle elle est certainement un défaut: ce défaut seroit même frapant à l'œil sur le nû, pourquoi seroit-il une beauté sous le vétement?»

[136] Zu der ‹offenherzigen› Bekleidung der Französinnen äußerte sich beispielsweise die Herzogin von Orléans in einem Brief vom 1. August 1706 an ihre Tante, die Kurfürstin Sophie von Hannover; siehe Elisabeth Charlotte (1891), Bd. 2, S. 140f.: «In gantz Paris ist niemandts in grand habit, nur hir bey hoff tregt mans. Alle weiber zu Paris seindt desbraillirt [d.h. tragen Hals und Brust entblößt], daß mirs recht ekelt, man sucht ihnen schir den nabel; doller, alß sie nun daher gehen, hatt mans nie gesehen; sie sehen alle auß alß wenn sie auß dem dollhauß kämen. Wenn sie es mitt fleiß theten, umb sich abscheülich zu machen, konte es nicht ärger sein. Mich wundert nicht mehr, daß die mannsleüte die weiber verachten undt sich unter einander lieben; die weiber seindt gar zu verachtliche creaturen itzunder mitt ihrer tracht, mitt ihrem sauffen undt mitt ihrem taback, welches sie greslich stinckend macht.» Siehe auch Lichtenberg (1992), S. 121: «Die Bauernmädchen gehen barfuß und die vornehmen barbrust.»

[137] Siehe Tissot, S.-A.-A.-D. (1770), S. 43: «Un autre inconvénient des habillemens du monde, c'est que très souvent les parties qu'il seroit le plus important de couvrir, le sont le moins [...].»

4.2.5.3 Kosmetika

Auf die Transpiration störend wirkten sich Tissot zufolge auch der Gebrauch von Haarpuder und Schminke aus.[138] Schädlich waren die zeitgenössischen Kosmetika vor allem wegen der zum Teil giftigen Ingredienzen, die zu Hautreizungen, ekzematösen Ausschlägen und einer Reihe weiterer Erkrankungen führen konnten. Edmond und Jules de Goncourt erläuterten in der *Femme au dix-huitième siècle*, daß das zum Pudern benutzte Weiß nicht nur die Eierschalengrundsubstanz enthalten habe, sondern häufig mit giftigen Wismutpräparaten und Bleiweißen versetzt gewesen sei. Auch dem Rouge seien Blei-, Schwefel und Quecksilbermineralien zugefügt worden, die zu Hautveränderungen und sogar zu Sehstörungen und Nervenerkrankungen geführt hätten.[139] Tissot verweist in diesem Zusammenhang auf den Mißbrauch starker Parfums, der Nervenreizungen, Ohnmachtsanfälle und *vapeurs* zur Folge haben konnte:

> «[...] l'usage des odeurs soit en poudre soit en liqueur est une branche du luxe des toilettes qui a des inconvéniens très réels, en irritant continuellement le genre nerveux, & en l'irritant si fortement chez quelques personnes, qu'elles tombent en foiblesse si elles sont obligées de les soutenir longtems; il y en a, telle que celle du musc, qui opèrent cet effet plus sûrement que les autres: mais toutes, quelles qu'elles soient, sont véritablement nuisibles, & devroient être absolument bannies.»[140]

---

[138] Siehe ebenda, S. 43f.: «Les pores de la tête toujours fermés par un mastic gras & farineux, quelquefois ceux du visage par des pomades chargées de particules nuisibles [...] sont encore des causes qui nuisent en arrêtant la transpiration, qui étant retenue reflue sur les organes voisins & y produit plusieurs maux différents.» — Zu der Mode, sich in den höheren Gesellschaftskreisen zu schminken, äußert sich auch die Herzogin von Orléans; siehe Elisabeth Charlotte (1988), Bd. 3, S. 396 (Brief an die Raugräfin Louise vom 29. September [1718]): «Monsieur Marion hatt recht, zu sagen, daß viel geschminckte leütte hir im landt sein. Es ist nur zu war, daß sich weiber blaue andern [sic] haben mahlen laßen, umb glauben zu machen, daß sie so zahrte heütte haben, daß man die adern sicht. Es ist auch wahr, daß jetzt weniger leütte schön sein, alß vor dießem wahren; ich glaube, sie veralten sich mitt ihrem schmink.»

[139] Siehe Goncourt (1986a), Teil 2, S. 140-142: «[...] l'habitude du blanc et du rouge qu'on ne portait autrefois qu'après le mariage, qu'on voit aujourd'hui aux joues des jeunes filles, et dont la femme abuse avec plus d'excès à mesure qu'elle vieillit; usage malsain de préparations plus malsaines encore: ce blanc n'est pas toujours du blanc de Candie, fait de coquilles d'œufs; il est souvent composé de magistères de bismuth, jupiter, saturne, de céruse; ce rouge ne se tire pas seulement de matières animales ou végétales comme la cochenille, le santal rouge, le bois de Fernambouc, mais aussi de minéraux comme la cinabre, le *minium*, de minéraux de plomb, de soufre et de mercure calcinés au feu de réverbère. Et que de maux venant de ce, de ce blanc, et surtout de ce rouge, dont le plus inoffensif, le carmin même, le rouge végétal, le rouge de Portugal, si renommé comme le plus beau et le plus haut en couleur, est abandonné par les femmes à cause des douleurs de tête et des démangeaisons qu'il leur cause! Des boutons, des fluxions du visage ou des gencives, c'est le moindre inconvénient de cette enluminure et de ce plâtrage; le blanc et le rouge ne gâtent pas seulement les dents, ils font plus qu'abîmer les yeux jusqu'à menacer la vue, ils attaquent tout le système nerveux, et amènent dans tout le corps des désordres qui ne s'arrêtent qu'à la cessation de leur emploi.»

[140] Tissot, S.-A.-A.-D. (1770), S. 45

Daß berauschende Parfums tatsächlich Anfälle von *vapeurs* verursachen konnten, macht ein Brief der Herzogin von Orléans an die Raugräfin Louise vom 2. April 1719 deutlich:

> «Wir haben nun unßere duchesse de Berry kranck, hatt daß fieber mitt vapeurs undt mutterwehen. Dieß letzt kompt ihr von den abscheülichen starcken parfums, so sie immer in ihrer garderobe hatt, wen sie ihre zeit hatt; daß muß schaden.»[141]

4.2.5.4 Tabak

Tissot warnte im Hinblick auf die Ausscheidungen auch vor dem weitverbreiteten Mißbrauch des Tabaks[142] und vertrat damit eine unter den zeitgenössischen Medizinern durchaus umstrittene Position. Da die Schädlichkeit des Nikotins noch nicht bewiesen war, konnte die Warnung vor dem Tabak nur mit dem Hinweis auf die durch das Tabakrauchen und -kauen bewirkte ‹Verschwendung› des körpereigenen und für die Verdauung so wichtigen Speichels begründet werden:

> «Nun sieht man, daß das Tobacksrauchen aus einem doppelten Grund schädlich sey. Wegen seiner dumm-machenden Kraft nimmt der Rauch den Kopf ein, umnebelt die Verstandeskräfte, schwächt die Sinne, und verursacht wegen des Reitzes in dem Gehirn, oft einen plötzlichen Tod. [...] Zweytens schadet der Toback wegen seiner reitzenden Eigenschaften, die er auf den Magen, besonders aber auf die Speichelwege ausübt. Er verursacht vermöge dieses Reitzes einen verstärkten Zufluß des Speichels in den Mund, welcher angesteckt von dem stinkenden Rauch, als ein unnützes Ding ausgespien wird. Zur Verdauung sind diese speichelartigen Säfte, die in dem Mund in einer beträchtlichen Menge verbreitet werden, unumgänglich nöthig.»[143]

---

[141] Elisabeth Charlotte (1988), Bd. 4, S. 79 — Die Herzogin von Orléans behauptete an anderer Stelle, selbst unempfindlich gegen diese Parfums zu sein und keine *vapeurs* davon zu bekommen; siehe ebenda, Bd. 6, S. 36 (Brief an die Raugräfin Louise vom 8. März 1721): «Von denen vapeurs habe ich nicht, kan alle starcke parfums leyden, ohne mich übel davon zu finden [...].»

[142] Vgl. Tissot, S.-A.-A.-D. (1770), S. 44f.

[143] Ackermann, J.C.G. (1777), S. 261 — Der Tabak und das Rauchen waren häufig Gegenstand recht satirischer Publikationen, so z.B. in den folgenden beiden Publikationen, deren Titel (zum Teil sind es auch die Pseudonyme) bereits auf den satirischen Gehalt verweisen: *J.J.W. Beintema Medicinae berühmten Doctoris im Haag Vernünftige Untersuchung der Frage: Ob Galanten und andern Frauenzimmer nicht eben sowohl, als denen Mannes=Personen Toback zu rauchen erlaubet, und ihrer Gesundheit nützlich sey? Nebst einer Vorrede von der Vortrefflichkeit des Thees und Caffees*, aufs neue herausgegeben von Justino Ferdinando Rauchmann, Medicinae Practico, Frankfurt/ Leipzig, Joh. Friedrich Rittern, 1743 und Cohausen, J.H.: *Satyrische Gedanken von PICA NASI, Oder Der Sehnsucht der Lüstern Nase, Das ist: Von dem heutigen Mißbrauch und schädlichen Effect des Schnupf-Tabacks, Nach denen Regeln der Physic, der Medicin und Morale ausgeführt*, Übersetzung aus dem Lateinischen und mit einer «Vorrede, darinn zugleich wegen der Morale und der Satyrischen Schriften etwas erinnert, sodann auch die Application auf den Mißbrauch des Schnupf-Tabacks gemachet wird, ausgefertigt von L.C.S.», Leipzig, Georg Christoph Wintzer, 1720. — Vgl. auch die Untersuchungen von Krüger (^{2}1746) und Geist (1837).

Darüber hinaus wurde der Tabak auch für die verbreiteten *vapeurs* verantwortlich gemacht:

> «L'odeur du Tabac qui est maintenant si à la mode, & dont l'usage est si frequent, même parmi les femmes, excite en quelques-unes des vapeurs qui vont jusqu'aux convulsions.»[144]

Viele Warnungen vor dem Tabakgenuß basierten aber einfach nur auf ästhetischen Überlegungen, und so wurde gerade den Frauen empfohlen, auf das Tabakschnupfen, -rauchen oder -kauen zu verzichten:

> «[...] l'art de plaire et peut-être celui de jouir, devraient engager les femmes à renoncer à son usage [= l'usage du tabac], qui a pour elles le double inconvénient de nuire à la beauté, et d'émousser la sensibilité d'un organe dont les émotions sont quelquefois si voluptueuses et si douces.»[145]

Noch deutlicher als Moreau de la Sarthe äußerte sich die Herzogin von Orléans zu diesem Thema. In einem Brief an die Raugräfin Louise vom 6. August 1713 schreibt sie:

> «Es ist eine abscheüliche sach mitt dem tabaque, ich hoffe, daß Ihr keinen nehmbt, liebe Louise! Es ärgert mich recht, wen ich hir alle weibsleüte mitt den schmutzigen naßen, alß wen sie sie in dreck, mitt verlaub, gerieben hetten, daher kommen undt die finger in alle der mäner tabactiere stecken [sehe], den muß ich gleich speyen, so eckelt es mir.»[146]

4.2.6 Leidenschaften

Die sechste Ursache für das Entstehen der *vapeurs* wurde in Anlehnung an das Schema der *res non naturales* in den Leidenschaften gesehen. Auch Tissot maß den menschlichen Leidenschaften besondere Bedeutung für die Gesunderhaltung zu.[147] Sowohl die ‹traurigen Leidenschaften›, die sich schon als solche destabilisierend auf das persönliche Gleichgewicht auswirkten und häufig die Ursache der verbreiteten «maladies de langueur» seien, als auch die ‹positiven Leidenschaften› könnten zu starken körperlichen Beeinträchtigungen führen.[148]

Den Nachweis dafür, daß gerade die ‹gens du mode› in viel stärkerem Maße als beispielsweise die Bauern von diesen Leidenschaften körperlich beeinträchtigt werden, führte Tissot wieder mit dem Vergleich der Lebensweisen

---

[144] Bellegarde (1702), S. 23f.

[145] Moreau de la Sarthe (1803), Bd. 3, S. 408

[146] Elisabeth Charlotte (1988), Bd. 2, S. 328

[147] Vgl. Tissot, S.-A.-A.-D. (1770), S. 32-38.

[148] Vgl. ebenda, S. 32.

beider Bevölkerungsgruppen vor Augen: Der einfache Bauer oder Arbeiter, der sich nur um ‹sein täglich Brot› sorge, sich vornehmlich im Kreise der Verwandtschaft oder Nachbarschaft bewege, der von keinen Zukunftsängsten gequält werde und sich generell durch eine geringe Empfindlichkeit auszeichne, sei den starken Leidenschaften und ihren destabilisierenden Auswirkungen weit weniger ausgeliefert, als der ‹homme du monde›.[149] Das Leben des letzteren dagegen werde von drei grundlegenden Motiven bewegt: dem Ehrgeiz, zu Ruhm und Ehre zu gelangen, dem Bedürfnis, sich von seinen Mitmenschen abzuheben, und der Hoffnung auf Reichtum und Wohlstand, die ein Leben in Luxus erst ermöglichten. Diese Ambitionen, die jede für sich betrachtet bereits einen negativen Einfluß auf die Psyche und Physis des Menschen ausübten, seien darüber hinaus für das Auftreten einer Reihe weiterer Gemütsbewegungen und Leidenschaften verantwortlich. Erschwerend komme für den ‹homme du monde› noch hinzu, daß das Leben in der ‹guten Gesellschaft› ein Überspielen, eine Maskierung dieser Leidenschaften erfordere:

> «L'ambition des honneurs, l'amour des distinctions, le désir de la fortune que le luxe rend nécessaire, sont trois principes qui, animant sans cesse l'homme du monde, tiennent son ame dans une agitation continuelle qui seule suffiroit pour détruire sa santé & l'exposent d'ailleurs à des revers très fréquents, à des mortifications, à des chagrin [sic], à des humilations, à des colères, à des dépits qui empoisonnent tous ses moments, & ce qui aggrave le danger de toutes ces impressions fâcheuses, c'est souvent la nécessité de les contraindre & de les masquer.»[150]

Außerdem sei der ‹homme du monde› immer von einem relativ großen Kreis von Personen umgeben, die wie er um eine Beschäftigung, eine Auszeichnung, eine Gunstbezeugung oder etwas Vergleichbares buhlten. Er bewege sich also permanent in einer Welt voller Konkurrenten und Feinde; Angst, Mißtrauen und Eifersucht bestimmten sein Leben.[151] Von ‹Natur aus› mit einer größeren Empfindlichkeit ausgestattet, falle der ‹homme du monde› also viel leichter den Leidenschaften zum Opfer als vergleichsweise der Bauer.[152]

---

[149] Vgl. ebenda, S. 32f. und S. 37f.

[150] Ebenda, S. 33. — Vgl. in diesem Zusammenhang auch Rousseau, J.J. (1990-1991), Bd. 4 (1990), S. 515 (*Émile*): «L'homme du monde est tout entier dans son masque. N'étant presque jamais en lui-même, il y est toujours étranger et mal à son aise, quand il est forcé d'y rentrer. Ce qu'il est n'est rien, ce qu'il paroît est tout pour lui.»

[151] Siehe Tissot, S.-A.-A.-D. (1770), S. 34f.: «[...] l'homme qui n'est heureux qu'autant qu'il peut compter sur un emploi, sur une dignité, sur un bénéfice, sur une distinction, sur une faveur, sur un sourire, même que cent personnes, plus accréditées ou plus méritantes que lui, ambitionnent aussi, vît au milieu d'un monde d'ennemis dont chaque démarche lui est suspecte; la crainte, la défiance, la jalousie, l'inimitié habitent continuellement dans son cœur & troublent absolument toutes ses fonctions.»

[152] Siehe ebenda, S. 38: «En un mot, infiniment plus sensibles à toutes les impressions & exposés à un beaucoup plus grand nombre que le paysan, il est nécessaire qu'ils [= les gens du monde] en souffrent beaucoup plus.»

Den großen Einfluß der Leidenschaften auf die Gesundheit des Menschen hoben auch viele andere zeitgenössische Publikationen hervor.[153] Häufig wurde dabei auf die geschlechtsspezifischen Unterschiede, auf die Bedeutung des jeweiligen Alters der betroffenen Personen und auf die Unterschiede zwischen den verschiedenartigen Leidenschaften selbst verwiesen.

Zu den unterschiedlichen Folgen des Einflusses der Leidenschaften auf die Psyche und Physis bei Mann und Frau bemerkte Edme-Pierre Chauvot de Beauchêne (1748-1830), daß Frauen bereits über Nichtigkeiten so sehr in Rage geraten könnten, daß sie *vapeurs* bekämen. Männer dagegen verfielen, wenn sie wirklich wütend seien, in Melancholie:

> «La colere [sic] d'une femme s'allume au moindre sujet; & il arrive souvent que ses transports sont suivis de vapeurs. La colere d'un homme est ordinairement suivie d'une profonde mélancolie.»[154]

Noch deutlicher aber trete der Unterschied bei einer erlebten Enttäuschung zutage: Sehe sich eine Frau in ihren Hoffnungen enttäuscht, stellten sich meist heftige *vapeurs* ein, die noch Tage nach der erlebten Enttäuschung plötzlich wieder ausbrechen könnten; ein Mann dagegen reagiere in einer vergleichbaren Situation nicht mit *vapeurs*, sondern mit Wut.[155] Im allgemeinen aber habe eine Frau ihren Kummer nach acht Tagen vergessen; ein Mann dagegen leide noch jahrelang — wenn auch in abgeschwächter Form — unter einer solchen Enttäuschung.[156]

Das Alter sei deshalb von Bedeutung, weil beispielsweise ein junges Mädchen, dessen Leidenschaften erst erwachten, Beauchêne zufolge nicht an den *vapeurs* erkranken könne, wohl aber eine junge Frau, bei der sich die Leidenschaften bereits entfaltet hätten:

---

[153] Einige Publikationen beschäftigten sich ausschließlich mit den Leidenschaften und ihren Auswirkungen, so z.B. der *Discours sur l'utilité des passions par rapport à la santé* (Dijon 1752) von Jean Jacques Louis Hoin, die *Dissertation on the influence of the passions upon the disorders of the body* (London 1788) von William Falconer und die Schrift mit dem Titel *Von den Leidenschaften* (²1768) von Johann Friedrich Zückert.

[154] Beauchêne (1781), S. 14

[155] Siehe ebenda, S. 14f.: «Une femme a-t-elle vu périr l'objet de sa passion, les vapeurs s'emparent d'elle, s'arrêtent & se succédent rapidement: on la croirait insensée; elle verse des torrens de larmes: bientôt une insensibilité absolue vient interrompre ses sanglots; le moment d'après, le calme, la gaieté semblent renaître en elle; mais le moindre objet qui lui rappelle le sujet de sa douleur, la replonge dans son premier état; les convulsions s'emparent d'elle au milieu de la joie [...]. L'homme, au contraire, s'est-il vu trahir par le faux ami qui avait gagné sa confiance [...]: il sera furieux & n'aura point de vapeurs.»

[156] Siehe ebenda, S. 15: «Huit jours consoleront la femme la plus affligée; la douleur de l'homme s'affaiblit avec le temps, mais elle dure des années entieres: il est même des hommes qui vivent dans une tristesse habituelle, parce qu'ils ont été malheureux une seule fois.»

«Dans l'âge où les passions germent ordinairement dans le cœur des femmes, elles n'ont point de vapeurs; mais quand ces passions se développent & s'exaltent, les maladies nerveuses font les plus grands ravages dans leur tempérament. Les transports violens, qui agitent les sens, leur communiquent un ressort dont les mouvemens trop rapides détruisent l'équilibre dans la constitution matérielle.»[157]

Im Hinblick auf die Leidenschaften selbst und den jeweiligen Einfluß auf die Gesundheit des Menschen, lassen sich bei den Autoren unterschiedliche Interpretationsansätze feststellen: Während die einen eine qualitative Differenzierung zwischen ‹positiven› und ‹negativen› Leidenschaften oder Gemütsbewegungen treffen und nur die letzteren für die Erkrankung an den *vapeurs* verantwortlich machen[158], wird von anderen Autoren wie beispielsweise Joseph Raulin (1708-1784) behauptet, daß prinzipiell alle Leidenschaften *vapeurs* auslösen könnten:

«Le Public est encore imbu [...] que les vapeurs proviennent de certaines passions; il se trompe en particularisant celles-ci; car toutes les passions peuvent causer des vapeurs: on doit entendre ici par *passions*, tout ce qui en porte le caractere, comme les excès de joie, de tristesse, de colere, &c.»[159]

Letztlich wurde von einigen wenigen Autoren auch noch eine dritte These aufgestellt, die besagte, daß Personen, die an *vapeurs* litten, überhaupt keine Leidenschaften haben könnten. Nicht von Leidenschaften, sondern vielmehr von simplen ‹Vorlieben› getrieben, wollten diese Personen tausend verschiedene Dinge an einem Tag erleben, verfolgten aber in Wirklichkeit gar nichts konsequent; kein Wunsch, kein Interesse, keine Vorliebe zeichne sich durch Bestän-

---

[157] Ebenda, S. 11 — Beauchêne weist zudem darauf hin, daß es bestimmte Leidenschaften gebe, die den Frauen ‹natürlich› und angemessen seien; würden die Frauen aber von anderen, ihnen ‹unnatürlichen› Leidenschaften bewegt, werde die Gesundheit dadurch zwangsläufig gefährdet; vgl. ebenda, S. 18ff.

[158] Siehe Pressavin (1772), S. 251-253: «Der Reiz der Begierden, die Bewegungen der Freude, die Entzückung einer begünstigten Liebe, und die süße Zufriedenheit eines schmäuchelhaften Genußes, müssen als lauter zuverlässige stärkende Mittel angesehen werden, welche dem innerlichen Sinn von da aus allen übrigen Theilen des Leibes neue Kräften [sic], und ein neues Leben verschaffen. [...] Die Furcht, der Schrecken, der Verdruß, Neid, die Eifersucht und Verzweiflung greifen den innerlichen Sinn eben so wie schädliche Substanzen den Magen an, sie schwächen die Kräften desselben, und richten seinen Trieb zu Grund, so daß er keines Gegentriebes auf die übrigen Werkzeuge mehr fähig ist. Eine plötzliche Mattigkeit, Zittern, Bedruckung auf der Brust, Verlust des Verstandes, und bisweilen eine starke Ohnmacht, sind solche Zufälle die von den schädlichen Eindrücken, welche diese unglücklichen Leidenschaften auf den innern Sinn machen, unzertrennlich sind.»

[159] Raulin (^{2}1759), «Discours préliminaire», S. XVIII. — Diese Ansicht war natürlich nicht unumstritten. So verteidigte beispielsweise Diderot in den *Pensées philosophiques* die Leidenschaften ganz allgemein; siehe Diderot (1966), Bd. 1, S. 127: «On déclame sans fin contre les passions; on leur impute toutes les peines de l'homme, et l'on oublie qu'elles sont aussi la source de tous les plaisirs. C'est dans sa constitution un élément dont on ne peut dire ni trop de bien ni trop de mal. Mais ce qui me donne de l'humeur, c'est qu'on ne les regarde jamais que du mauvais côté.»

digkeit aus; daher könne in diesem Zusammenhang gar nicht von ‹Leidenschaften› gesprochen werden:

«On se plaint que cette maladie [= les vapeurs] devient chaque jour plus commune; l'on accuse nos passions, l'on veut que les desirs effrénés des honneurs, des richesses & des connoissances en soient les causes. Mais l'on peut répondre aux partisans de cette opinion, que les vaporeux & les personnes foibles ont des goûts, & jamais des passions. Ils souhaitent mille choses différentes en un jour; ils sont incapables de suivre avec opiniâtreté les objets qui sembleroient contribuer à leur bonheur; ils reçoivent toutes les impressions vivement, & elles s'effacent avec facilité.»[160]

---

[160] Revillon (^{2}1786), «Discours préliminaire», S. XIV — Vgl. in diesem Zusammenhang auch Dumoulin (^{2}1710), S. 156f. — Etwa 80 Jahre später griffen Edmond und Jules de Goncourt diesen Gedanken in der *Femme au dix-huitième siècle* (1862) wieder auf und stellten (auf die Frau des 18. Jahrhunderts bezogen) fest: «Son imagination vole d'idées en idées, de spectacles en spectacles, d'occupations en occupations; sa journée n'est que mouvement, empressement, projets d'un instant, ardeur tourbillonnante, inconstante [...]. Journée pleine et vide, grosse de désirs, d'aspirations, de résolutions [...]»; Goncourt (1986a), Teil 1, S. 127. Siehe auch ebenda, S. 129: «Point de repos, point de silence, toujours du mouvement, toujours du bruit, une perpétuelle distraction de soi-même, voilà cette vie.»

IV. Kapitel

Frauen und *vapeurs* im *siècle des lumières*

1. Die ‹vaporeuse› Frau

Einleitend zu dem Thema ‹Frauen und *vapeurs*› soll noch einmal deutlich darauf hingewiesen werden, daß die *vapeurs* keinesfalls eine reine Frauenkrankheit waren, obwohl die wenigen bisher vorliegenden Untersuchungen gerade diesen Aspekt hervorheben. Ebenso wie im *siècle classique* erkrankten auch im 18. Jahrhundert sowohl Frauen als auch Männer an den *vapeurs*. Da jedoch gerade die zeitgenössischen literarischen Texte eine zunehmende Differenzierung zwischen den *vapeurs* der Frauen und der Männer aufwiesen, erscheint eine geschlechtsspezifische Unterteilung bei den folgenden Ausführungen sinnvoll.

1.1 Die Frau als medizinisches Objekt

Das Zeitalter der Aufklärung, in dem das Interesse der Menschen für die Wissenschaften im allgemeinen und für die Medizin im besonderen stetig zunahm, war ein «Zeitalter der Nosologien und Systematisierungsversuche»[1]. Nach dem Vorbild der systematischen Ordnung im Bereich der Botanik[2] wurden Nosologien und Nosographien für die Medizin erstellt. Bei der Durchsicht dieser systematisierten Krankheitsbeschreibungen, die häufig mehrere Bände umfassen, fällt auf, daß sich viele von ihnen mit den Frauen und ihren spezifischen Erkrankungen beschäftigen.[3] Zu diesen Publikationen gehören beispielsweise der sechsbändige *Traité des Maladies des Femmes* (Paris 1761-1765)[4] von Jean Astruc (1684-1766), die acht Bände umfassende Schrift *Les Maladies des Femmes* (Paris ²1784) von Chambon de Montaux (1748-1826) und der *Essai sur les maladies physiques et morales des Femmes* (1794) von Boyveau-Laffecteur (1750-1812).

---

[1] Mohr (1990), S. 4

[2] Besonders berühmt für seine Klassifikation der Pflanzen war der Botaniker Carl von Linné (1707-1778).

[3] Zu dem Anstieg der entsprechenden Publikationen vgl. Lebrun (1983), S. 138 und Kniebiehler (1976b), S. 839.

[4] Der vollständige Titel lautet: *Traité des Maladies des Femmes où l'on a tâché de joindre à une théorie solide la Pratique la plus sûre & la mieux éprouvée. Avec un catalogue chronologique des Médecins, qui ont écrit sur ces Maladies.*

Die Natur der Frau, die der Humorallehre zufolge durch ein feuchtes und kaltes Temperament und damit durch eine spezifisch weibliche Schwäche, Unbeständigkeit und Furcht charakterisiert war[5], zeichnete sich den Konzeptionen der neuen Nervensafttheorie entsprechend besonders durch eines aus: die «délicatesse». Die schwache und mit derjenigen eines Kindes angeblich vergleichbare Konstitution der Frau[6], ihre große Empfindlichkeit und die leichte Reizbarkeit der weiblichen ‹Nerven› bedingten wiederum eine erhöhte Anfälligkeit für diverse Krankheiten, besonders aber für die *vapeurs*:

> «La sensibilité attachée à l'essence des femmes, ou à des constitutions particulières qui en sont plus susceptibles que d'autres, fait que leurs fibres portées quelquefois au dernier point de délicatesse, sont affectées par le moindre accident; c'est-là la source d'une infinité de symptômes vaporeux, & souvent des vapeurs les plus violentes.»[7]

Im Artikel «Sensibilité, sentiment» der *Encyclopédie* wird darüber hinaus deutlich, daß die alte Vorstellung von der Pathogenität des Uterus trotz der neuen Nerventheorien noch recht populär war:

> «Quant aux femmes, leur [...] grande *sensibilité*, dont un des principaux centres est l'utérus, les jette aussi dans des maladies que la nature sembloit avoir affecté uniquement aux femmes, mais dont le luxe & la mollesse ont fait présent aux hommes: je veux parler des *vapeurs*.»[8]

Obwohl die Gebärmutter[9] nicht mehr — wie bei Platon und den hippokratischen Autoren — als ein eigenständiger Organismus betrachtet wurde, als «be-

---

[5] Vgl. Baader (1985), S. 73f.

[6] Siehe Encyclopédie (1966-1967), Bd. 15 (1967), S. 46f. (Artikel «Sensibilité, sentiment», ebenda, S. 38-55, vom Chevalier de Jaucourt): «Parmi les hommes, les enfans, & après eux les personnes du sexe, sont ceux qui sont le plus éminemment sensibles, ce qui est une suite de la souplesse, la fraîcheur & la ténuité des lames du tissu muqueux, toujours plus compacte dans les adultes, & parmi ces derniers plus dans les hommes que dans les femmes. [...] Quant aux femmes, leur constitution approche beaucoup, comme on sait, de celle des enfans [...].»

[7] Raulin (1759), «Discours préliminaire», S. XIX

[8] Encyclopédie (1966-1967), Bd. 15 (1967), S. 47 (Artikel «Sensibilité, sentiment»)

[9] Siehe in diesem Zusammenhang Encyclopédie (1966-1967), Bd. 10 (1966), S. 200 (Artikel «Matrice, *maladies de la [...]*)»: «c'est bien avec raison qu'Hippocrate a dit, que la *matrice* étoit la source, la cause, & le siège d'une infinité de maladies: elle joue en effet un grand rôle dans l'œconomie animale; le moindre dérangement de ce viscere est suivi d'un desordre universel dans toute la machine; on pourroit assurer qu'il n'est presque point de maladie chez les femmes où la *matrice* n'ait quelque part; parmi celles qui dépendent principalement de la lésion, il y en a qui sont générales, connues sous les noms particuliers de fureur, suffocations utérines, vapeurs, passion hystérique & maladies, qui, quoiqu'elles ne soient pas excitées par un déplacement réel de la *matrice*, comme quelques anciens l'ont prétendu, sont le plus souvent occasionnées & entretenues par quelque vice considérable dans cette partie que les observations anatomiques démontrent, & qui donnent lieu à ce sentiment.»

seeltes Tier»[10], das nach dem Eintritt der Pubertät auf der Suche nach ‹Nahrung› (männlichem Samen) und Erfüllung seiner Bedürfnisse (Geschlechtsverkehr) im Körper umherwandere und dadurch die verschiedenartigsten Erkrankungen provoziere, maß man ihr bei der Entstehung vieler Krankheiten nach wie vor große Bedeutung zu.

Zu den Autoren, die den Einfluß der Gebärmutter auch bei der Entstehung der ‹Nervenzufälle› und der *vapeurs* hervorhoben, gehörten u.a. Anne-Charles Lorry (1726-1783)[11], Jean-Baptiste Louyer-Villermay (1776-1837)[12] und Joseph-Marie-Joachim Vigarous (1759-1829)[13].

Ein Vergleich der entsprechenden Publikationen des 18. Jahrhunderts hinsichtlich der Bedeutung dieses medizinischen Kanons würde sicherlich eine tendenzielle Abschwächung aufzeigen, dennoch aber deutlich machen, daß der Uterus der Frau nach wie vor für eine Vielzahl ‹rätselhafter› Erkrankungen im allgemeinen und für die *vapeurs* im besonderen verantwortlich gemacht wurde.

1.2 Vergnügungssucht und ‹Nervenübel›

Im Mittelpunkt der Erläuterungen zu den verbreiteten ‹Nervenübeln› und *vapeurs* stand (sowohl in den populärmedizinischen Publikationen als auch in den zahlreichen moralphilosophischen Schriften) die vergnügungssüchtige Dame der Pariser Gesellschaft. ‹Von Natur aus› mit einem schwächeren Muskel- und Nervensystem ausgestattet, habe diese müßige Frau — zumindest den zahlreichen diesbezüglichen Ausführungen zufolge — viel stärker unter den Folgen ihres unnatürlichen Lebenswandels zu leiden als der unter gleichen Verhältnissen lebende Mann. In den großen Städten hätten sich die *vapeurs* gerade unter den Frauen sehr ausgebreitet und in vielen Fällen sogar zu einer Verkürzung

---

[10] Vgl. Duden/Schatten (1978), S. 20 und Cesbron (1909), S. 162 sowie Schaps (1982), S. 22f.

[11] Siehe Lorry (1770), S. 203: «Die vornehmste Quelle der Nerven-Zufälle freylich ist die Barmutter [sic], die, da sie auf mancherley Art gerührt wird, doch in einer jeden von ihren Affectionen eine Bewegung der Nerven leidet; wenigstens wenn die Jungfern mannbar geworden sind, so hat dieselbe mit der Auswickelung ihrer Theile zugleich eine Empfindlichkeit erlanget, durch welche das Spiel ihrer Functionen in voller Bewegung ist; dann wird sie, wie in jenem erdichteten, obgleich sonst wirklich sehr alten Schreiben des Demokritus an den Hippokrates, eine *Ursache zu tausenderley Elend und unzählbaren Beschwernissen.*»

[12] Vgl. hierzu besonders den zweibändigen *Traité des Maladies Nerveuses ou vapeurs, et particulièrement de l'hystérie et de l'hypocondrie* (Paris 1816) von Louyer-Villermay.

[13] Vigarous, Joseph-Marie-Joachim: *Cours élémentaire de maladies des femmes, ou Essai sur une nouvelle méthode pour étudier et pour classer les maladies de ce sexe*, 2 Bde., Paris, Deterville, 1801

der weiblichen Lebenserwartung geführt. Unter den Männern dagegen seien die *vapeurs* schon deshalb nicht so verbreitet, weil sie sich vielseitiger beschäftigten und sich außerdem viel mehr bewegten als als die Frauen:

> «Il ne faut pas croire que les femmes soient seules sujettes aux vapeurs, dans les villes où nous vivons entassés; les hommes qui ne se livrent qu'à l'oisiveté & aux plaisirs du luxe, en sont quelquefois tourmentés: mais comme leur tempérament est naturellement plus robuste que celui des femmes, qu'ils ont plus de sujets de dissipation, & qu'il est rare d'en trouver qui ne soient adonnés à des exercices qui diminuent les accès vaporeux; la mauvaise disposition de leurs nerfs ne peut faire l'objet d'un traitement aussi sérieux, ni mériter une attention aussi particulière, que les maladies nerveuses des femmes. — Il n'en est pas de même des maladies vaporeuses du sexe; elles sont devenues si générales, si graves dans les grandes villes, & sur-tout à Paris, qu'elles influent presque toujours considérablement sur la durée de leur vie, & sur la guérison des maladies accidentelles dont elles sont attaquées.»[14]

Auf der permanenten Flucht vor der ‹Seuche der Langeweile› stürze sich die müßige Dame der Pariser Gesellschaft von einem gesellschaftlichen Vergnügen in das nächste, werde geradezu ‹vergnügungssüchtig›:

> «Le genre de vie que les femmes riches ont adopté dans les grandes villes, est consacré à ce que l'on s'obstine à appeler plaisir, & qui n'est qu'un ennui déguisé pour celles qui se sont rendues ses esclaves [...].»[15]

Damit ruiniere die Frau aber nicht nur ihre Gesundheit, sondern lasse sich auch moralische Verfehlungen zuschulden kommen.

---

[14] Beauchêne (1781), S. 6f. — Siehe auch Virey (^{2}1826), S. 94: «Les travaux du corps sont presque nuls chez ces belles dames des hautes classes de la société, qui, servies dans un clin d'œil par une foule de domestiques empressés à leur complaire, passent leur temps à se reposer sur les coussins les plus moelleux, ou tout au plus exercent leurs doigts sur des ouvrages futiles. Un cercle perpétuel d'amusements et de fêtes [sic], les spectacles, les jeux, embellissent leurs journées; après une longue toilette, elles étendent leurs veilles souvent jusqu'à l'aurore. De cette interversion continuelle de l'ordre accoutumé, qui fait chez elles de la nuit le jour, et du jour la nuit, résultent les plus funestes inconvéniens pour la santé.» Siehe auch ebenda, S. 99: «Nous venons de remarquer combien la sensibilité est souvent exagérée, inquiète et inflammable chez les filles ou femmes qui s'abandonnent les plus à l'indolence du corps; car rien n'est plus ordinaire que cet état nerveux chez les personnes du sexe auxquelles une haute fortune permet l'oisiveté. De là naissent presque toutes les affections vaporeuses, juste châtiment de la mollesse. C'est ainsi qu'on l'amène par degrés au plus déplorable affaissement par le repos du lit, en dorlotant et mitonnant cette maladie qui tend déjà si fort à l'indolence.»

[15] Beauchêne (1781), S. 32 — Rousseau weist in dem *Émile* explizit auf diesen Zusammenhang hin; siehe Rousseau, J.J. (1990-1991), Bd. 4 (1990), S. 515: «Les jeux bruyans, la turbulente joie voilent les dégoûts et l'ennui. [...] Si d'abord la multitude et la variété des amusemens paroît contribuer au bonheur, si l'uniformité d'une vie égale paroît d'abord ennuyeuse; en y regardant mieux, on trouve, au contraire, que la plus douce habitude de l'ame consiste dans une moderation de jouissance, qui laisse peu de prise au desir et au dégoût. L'inquiétude des desirs produit la curiosité, l'inconstance; le vuide des turbulens plaisirs produit l'ennui. On ne s'ennuye jamais de son état, quand on n'en connoît point de plus agréable. De tous les hommes du monde, les Sauvages sont les moins curieux et les moins ennuyés; tout leur est indifferent: ils ne jouissent pas des choses, mais d'eux; ils passent leur vie à ne rien faire, et ne s'ennuyent jamais.»

Die Ausführungen zu den ‹körperlichen und moralischen Verfehlungen› konzentrieren sich zum großen Teil auf das erläuterte Schema der *sex res non naturales*, sie betreffen also das unvernünftige und gesundheitsgefährdende Verhalten der Frauen in der Stadt in Bezug auf die Luft, von der sie umgeben sind, ihre Ernährung[16] und Bewegung, den Rhythmus von Tag und Nacht, den Stoffwechsel im weitesten Sinne und die Leidenschaften. Darüber hinaus wurden aber immer wieder einige spezifische Verfehlungen der dem Müßiggang frönenden Gesellschaftsdamen hervorgehoben, zu denen besonders die Theaterbesuche und die ‹Lesesucht› gehörten.

1.2.1 Theaterbesuche

> «N'allez pas trop souvent aux Spectacles;
> s'ils perfectionnent le gout, ils gâtent
> les mœurs, ils amolissent le cœur,
> & portent l'ame à la tendresse.»[17]

Der Besuch von Theateraufführungen gehörte zu den bevorzugten Unterhaltungsformen gerade der gehobenen Gesellschaftsschicht.[18] Die Kritik, die an dieser Vergnügungsart geäußert wurde, richtete sich zunächst auf die allgemeinen Rahmenbedingungen der Theaterbesuche. Hierbei wurde auf die gesundheitliche Beeinträchtigung verwiesen, die aus der schlechten und meist parfumgeschwängerten Luft in den Theatersälen resultierte[19], sowie auf die ‹unnatürliche› Sitzhaltung des Zuschauers, die den Verdauungsprozeß (besonders

---

[16] Bei den entsprechenden Erläuterungen zum Aspekt der Ernährung verwiesen die Autoren weniger auf das Übermaß, als auf die Unzeit der Nahrungsaufnahme und darüber hinaus besonders auf den Mißbrauch alkoholischer Getränke. Siehe Beauchêne (1781), S. 37: «[...] la foule des mets est le moindre danger à redouter pour les femmes en général; elles mangent peu, elles sont très-sobres; mais les vins recherchés, les desserts & les liqueurs font une grande impression sur leurs nerfs, & cependant elles en font leurs délices.» Siehe zudem Elisabeth Charlotte (1988), Bd. 1, S. 169 (Brief an die Raugräfin Amelie Elisabeth vom 7. August 1699): «Das sauffen ist gar gemein bey die weiber hir in Franckreich [...].» Siehe auch ebenda, Bd. 3, S. 154 (Brief an die Raugräfin Louise vom 23. Dezember 1717): «Viel zu drincken, ist freylich schlim vor die augen, undt zu allem ungluk sauffen die damen hir mehr, alß die mansleütte, undt mein sohn [...] hatt eine verfluchte maitres, die seüfft wie ein bürstenbinder [...].»

[17] Puissieux (1750), S. 9

[18] Die Theaterbesuche waren allerdings nicht nur bei den gehobenen Gesellschaftskreisen, sondern bei allen Bevölkerungsschichten beliebt; vgl. Braunek (1993-1996), Bd. 2 (1996), S. 505f.

[19] Siehe Beauchêne (1781), S. 34: «Un autre inconvénient encore inséparable de nos spectacles, c'est que les spectateurs vont se renfermer sous les clefs de deux vieilles geolières, dans des espaces si resserrés, & pourtant si remplis, qu'il y reste à peine assez d'air pour que la respiration n'y soit pas entièrement impossible.»

nach erfolgter Nahrungsaufnahme) behinderte. Diese Kritik betraf mithin nicht nur die Theaterbesuche, sondern in gleicher Weise die ebenso verbreitete ‹Spielsucht›.[20]

Eigentlicher Gegenstand der Kritik an den Theaterbesuchen waren aber nicht diese äußerlichen Faktoren oder die Institution des Theaters selbst. Vielmehr wurden die aufgeführten Theaterstücke bzw. die zur Darstellung gebrachten Themen angegriffen. So betonte beispielsweise Beauchêne, daß es durchaus Schauspiele gäbe, die zur Läuterung und Erheiterung des Publikums beitrügen, daß es aber leider nicht diese seien, welche sich die Damen bevorzugt ansähen, sondern vielmehr diejenigen, die das Gemüt erhitzten, die Leidenschaften entflammten und damit auch viele ‹Nervenübel› provozierten:

> «Pour changer l'apathie de l'ame, qui résulte de l'anxiété des organes, quels moyens a-t-on inventé? Les spectacles! Il en est qui, ramenant le plaisir & la gaieté, ne peuvent qu'influer utilement sur les organes, où montrant le danger des passions, & les combattant par le glaive tranchant du ridicule, elles amusent en éclairant la raison; mais ce ne sont pas ceux que l'on préfère; on court à ceux qui caressent les passions, qui les enflamment & les exhaltent.»[21]

Die physischen und psychischen Folgen derartiger Theaterbesuche offenbarten sich häufig erst langfristig. Noch Monate später litten die Theaterbesucherinnen an Gemütsaufwallungen und an ständig auftretenden *vapeurs*:

> «Observez-les [= les femmes] plusieurs mois après cette représentation, & vous serez bientôt assuré qu'elle a produit en elles une agitation bien difficile à calmer, & qui souvent même leur causera des douleurs de nerfs très-violentes. Celles même en qui les effets de ce qu'elles ont vu au théâtre, ne se manifestent pas promptement, conservent dans leur ame une disposition toujours prochaine à de nouveaux troubles, qui se renouvelleront spontanément & sans aucune cause connue; c'est à ces troubles de l'ame

---

[20] Siehe Bilguer (1767), S. 22f.: «Durch das in einerley und in einer so äußerst gezwungenen Stellung, und so lange Sitzen am Spieltische, und durch die Last der angepreßten Kleider wird der Magen und die Gedärme so in die Enge gebracht, daß es unmöglich ist, die von der Mittagsmahlzeit noch im Magen unverdaut liegenden Speisen gehörig zu verdauen. [...]. Die Speisen bleiben unverdaut im Magen liegen, und verderben. Sie erzeugen eine Menge Winde, welche den Leib anfüllen, und welche bald oben halb unten ausgelassen zu werden, Veranlassung geben, und welche doch gleichwohl so lange, als man am Spieltische sitzt, unter sich äußerst angethanen Zwang, unter einem ängstlichen Krümmen von Winden, bald von oben zurück geschluckt, bald von hinten zurück gedrückt werden müssen.» Siehe auch den Medizinischen Rathgeber (1794), Bd. 1, S. 23: «Aus dem Mangel der Thätigkeit, Vernachläßigung der dem Körper zur Uebung gereichenden Spiele, und aus der Langeweile entstehen nothwendig Nervenkrankheiten und Hypochondrie in einem Alter, wo sie in den vorigen Jahrhunderten nicht vorhanden waren. Das Kartenspiel welches fast überall die einzige Zerstreuung des Menschen von jedem Alter geworden ist, kann keinen Vortheil der Vergnügungen ersetzen, deren Stelle es eingenommen hat; es beschäftigt mehr, als es vergnügt, es bewegt den Körper nicht, erregt die Leidenschaften, und macht überhaupt keine Freude. Ueberhaupt ist Müßiggang und Trägheit, der Grund aller langwierigen und Nerven=Krankheiten.» — Zur Spielsucht im 18. Jahrhundert vgl. auch Green (1924), S. 57-61; siehe ebenda, S. 58: «Le jeu est un véritable fléau de la société du dix-huitième siècle.»

[21] Beauchêne (1781), S. 33

> qu'il faut rapporter les pleurs que l'on voit répandre aux femmes du grand monde, sans que rien d'apparent, ni même qu'elles puissent définir, les affecte sensiblement. Pourquoi pleurez-vous, Mesdames? leur demanderaient en vain ceux qui les approchent; ils n'en pourraient tirer d'autres réponses que ces mots: ce n'est rien, cela va se passer, ce sont des vapeurs. Et qui les cause, ces vapeurs? Ce sont presque toujours les commotions que certains spectacles ont données à leurs nerfs délicats.[22]

Die Verknüpfung von physischen, psychischen und moralischen Folgen, die den Lesern sowohl der populärmedizinischen Publikationen als auch der moralphilosophischen Schriften und Journale im Hinblick auf die Theaterbesuche vor Augen gehalten werden, zeigte sich in noch viel eindringlicherer Weise in der zeitgenössischen Kritik an der ‹Lesesucht› der Frauen.

1.2.2 ‹Lesesucht›

Im 18. Jahrhundert stieg die Alphabetisierungsrate der Frauen in Frankreich stetig an. Gegen Ende des Jahrhunderts konnten etwa 27 Prozent der Frauen (vornehmlich aus den privilegierten Kreisen) ihren Namen schreiben, und überhaupt galten die Frauen der Aufklärungszeit als große Leserinnen.[23]

Zu den von den Frauen am meisten geschätzten und gleichzeitig von den Ärzten am häufigsten kritisierten Lesestoffen gehörten die Romane.[24] Kritisiert wurde auch in diesem Zusammenhang nicht nur der mit der Lektüre einhergehende Bewegungsmangel, die Erregung der Leidenschaften und damit der Nerven[25], sondern der schädliche Einfluß fiktionaler Erzählungen auf die weibli-

---

[22] Ebenda, S. 35f. — Siehe auch ebenda, S. 189: «[...] dans les salles de spectacles, où les femmes courent se renfermer, elles y respirent à peine; elles y déploient tous les ressorts de leur âme, & la commotion qu'en reçoivent leurs organes, détruit profondément leur équilibre. La preuve en est dans les vapeurs dont elles sont si souvent attaquées, même longtemps après la représentation de ces tragédies dont les catastrophes sont si terribles.»

[23] Vgl. Godineau in: Vovelle (1998), S. 341-345.

[24] Siehe Beauchêne (1781), S. 39: «Les lectures des femmes sont les Romans, & ceux où les passions sont les plus exaltées, leur plaisent d'avantage.»

[25] Siehe ebenda, S. 190: «[...] mais quelles lectures choisissent-elles [= les femmes]? toujours celles qui, enflammant leur imagination, portent dans leurs sens un feu qui les dévore & les consument.» Die dramatischen Folgen schildert Beauchêne an anderer Stelle; siehe ebenda, S. 40f.: «Au milieu de ces occupations, de ces idées; au milieu de ce genre de vie, si quelques passions les [= les femmes] saisissent, leur sang est tout en feu; [...] leurs nerfs sont tendus au plus haut degré, & du premier instant où la passion leur commande quelqu'effort, les vapeurs surviennent. Ce ne sont plus alors ces vapeurs passagères & supportables qu'elles ne prenaient pas même le soin de dissiper par les excercices du corps, & que des promenades à la campagne, & des alimens salubres auraient peut-être guéris. Ce sont des contractions affreuses de tout le genre nerveux; la raison se perd, les sens s'affaissent & s'émoussent; elles ne les reprennent que pour jetter d'épouvantables cris, & s'arracher les cheveux. Bientôt à ces transports furieux succèdent de profonds gémissemens, & des torrens de larmes qui sont interrompus à leur tour par des grincemens

che Psyche überhaupt.[26] Im schlimmsten Falle verfielen die Frauen den Fiktionen der Romanwelt und fänden sich mit der Realität nur noch schwer zurecht, wie Jacques-Henri Bernardin de Saint-Pierre (1737-1840) in dem *Discours sur cette Question: Comment l'éducation des femmes pourrait contribuer à rendre les hommes meilleurs?* (1777) zu bedenken gibt:

> «Si on vient à examiner l'effet que les livres produisent en particulier sur l'esprit des femmes, il s'en trouvera peu qui leur soient utiles, même parmi ceux que l'on croit bons. Dans les romans, les uns mettent la vertu en parole, et le vice en action. Ceux-ci, plus dangereux, montrent la route des passions comme la seule que nous enseigne la nature. Les meilleurs les jettent dans un monde imaginaire, et leur font haïr celui où elles doivent vivre.»[27]

Das Ausmaß der körperlichen und seelischen Leiden sei umso größer, je früher der Romankonsum einsetze, und so werde — in diesem Punkt herrscht bei den

---

de dents, par de nouveaux hurlemens, par des convulsions générales.»

[26] Die Kritik, die beispielsweise in den Moralischen Wochenschriften an den Romanen geübt wurde, faßt Martens in fünf zentralen Punkten zusammen; siehe Martens (1968), S. 494: «1. Die Romane geben sich mit Liebessachen ab und verführen zur Wollust; 2. Sie verwirren den Kopf mit Chimären und absonderlichem Fabelwerk; 3. Sie sind eine Schule der Eitelkeit, der Galanterie; 4. Sie sind die Beschäftigung von Müßiggängern; und 5. Sie verderben den guten Geschmack.» — Martens hebt aber hervor, daß sich diese Vorwürfe mit der zunehmenden Etablierung des Romans im Gattungssystem in der zweiten Hälfte des 18. Jahrhunderts relativierten; siehe ebenda, S. 510: «Die bisher geschilderte Auseinandersetzung der Moralischen Wochenschriften mit dem Roman findet im Wesentlichen in Blättern vor der Jahrhundertmitte statt. Nach 1750 verstummen zwar die alten Vorwürfe keineswegs, aber von einer fast einhelligen Ablehnung des Romans unter den Wochenschriften kann man nicht mehr sprechen. Das Urteil hat sich gewandelt. Der Roman ist diskutabel geworden, ja kann als ein Medium angesehen werden, geeignet, der Tugend die vorzüglichsten Dienste zu leisten. — Der Anlaß zu solchem Wandel ist nicht in einer Gesinnungsänderung der Sittenschriften zu suchen, sondern im Auftreten von nach Form, Gehalt, Stoffen und Motiven neuartigen Vertretern der Romangattung.»

[27] Bernardin de Saint-Pierre (1826), Bd. 12, S. 135f. — Siehe auch Beauchêne (1781), S. 39f.: «Dans les premiers siècles de la politesse, & de la galanterie française, l'esprit moins perfectionné des femmes, se contentait de faits & d'évènemens aussi merveilleux qu'incroyables; elles veulent maintenant des faits vraisemblables, mais des sentimens si merveilleux, que les leurs en soient entièrement troublés & confondus; elles cherchent ensuite dans tout ce qui les environne, à réaliser les merveilles dont elles sont enchantées; mais tout leur paraît sans sentiment & sans vie, parce qu'elles veulent trouver ce qui n'est pas dans la nature.» Siehe darüber hinaus Beyer (1981), S. 197: «[...] so hat das Lesen oft eben den nachtheiligen Einfluss auf die Sittlichkeit und Geistesveränderung, den viele andere Arten des Luxus auch haben. Wenn der Luxus im Ganzen die Menschen sinnlicher, weichlicher, verzärtelter, üppiger, wollüstiger, und zu Ausschweifungen geneigter gemacht hat: so hat der Leseluxus hierzu das Seine treulich beygetragen; denn die meisten Schriften, welche zur Modelektüre gehören, geben der Sinnlichkeit, der Weichlichkeit, der falschen Empfindsamkeit, und den thierischen Trieben, eine so reichliche Nahrung, dass es gar nicht zu verwundern ist, wenn unsre Jünglinge und Mädchen, Herren und Dames [sic] so tändelnde, empfindelnde, weichliche, wollüstige und sinnliche Geschöpfe sind, welche zu Romanhelden, Liebesrittern, Theaterprinzessinnen und galanten Konversationen besser zu gebrauchen sind, als zu ernsthaften Geschäften, und solchen Verrichtungen, welche Energie, Stätigkeit, Geduld, Anstrengung und Ausharrung erfordern.»

Autoren Konsens — aus einem jungen Mädchen, das sich bereits in einem Alter von zehn Jahren der Romanlektüre widme, mit fortschreitendem Alter sozusagen zwangsläufig eine «femme à vapeur»:

> «[...] une lecture continuée produit toutes les maladies nerveuses; peut-être que de toutes les causes qui ont nui à la santé des femmes la principale a été la multiplication infinie des romans depuis cent ans. Dès la bavette jusques à la vieillesse la plus avancée, elles les lisent avec une grande ardeur qu'elles craignent de se distraire un moment, ne prennent aucun mouvement, & souvent veillent très tard pour satisfaire cette passion; ce qui ruine absolument leur santé; [...]. Une fille qui a dix ans lit au lieu de courir, doit être à vingt une femme à vapeur [sic] & non point une bonne nourisse.»[28]

Der zunehmende Romankonsum führe bei den Leserinnen nicht nur zu *vapeurs* und einer Desillusionierung[29], sondern könne schlimmstenfalls zu einem totalen Rückzug aus der Gesellschaft, einer Flucht in die imaginäre Welt der Romane und damit zu einer Abkehr von der ‹natürlichen› Bestimmung der Frau, derjenigen der Ehefrau und Mutter, führen.[30]

Die besonders in der zweiten Hälfte des 18. Jahrhunderts zunehmende Warnung der jungen Mädchen und Frauen vor der Romanlektüre wurde nicht nur in den zeitgenössischen populärmedizinischen Publikationen und in den Erziehungstraktaten ausführlich thematisiert. Die weibliche «Romanenwuth»[31] oder ‹Lesesucht› mutierte zum verbreiteten Motiv in den zeitgenössischen Romanen selbst[32], und die *vapeurs* gerieten in diesen Romanen zum besonderen

---

[28] Tissot, S.-A.-A.-D. (1768), S. 183f. (Anm.) — Vgl. hierzu auch das Medizinische Wochenblatt (1790-1793), Bd. 1 (1790/1791), S. 251f.

[29] Auch Lignac äußert sich zu diesem Aspekt (übrigens in direktem Bezug auf Tissot) in der 1772 erschienen Abhandlung *De l'Homme et de la Femme considérés physiquement dans l'état de mariage*; siehe Lignac (1772), Bd. 2, S. 49: «Les romans tendres s'opposent plutôt aux mariages qu'ils n'en font contracter; une femme, lorsque son cœur, ou plutôt son esprit est échauffé par les langueurs de l'Amor [sic], ne cherche pas un époux; c'est un héros qui peut seul lui plaire; le feu de l'Amour n'échauffe pas son cœur, il n'enflamme que l'imagination.»

[30] Campe warnte in dem Erziehungsroman *Väterlicher Rath für meine Tochter* die Frauen entschieden vor der ‹Lesesucht›; siehe Campe (1988), S. 58: «‹Eine von den unerkannten Hindernissen einer zufriedenen Ehe und einer glücklichen Kinderzucht in den verfeinerten Ständen ist, in mancher Familie wenigstens, der *literarische Luxus*; eine wirkliche Geistesseuche, welche in den gebildeten Klassen unserer Zeitgenossen, mit sichtbarer Verminderung des Familienglücks, um so schneller und gefährlicher um sich greift, je geneigter man ist, sie [...] nicht für Krankheit, sondern für die wünschenswürdigste Blüthe der Gesundheit des menschlichen Geistes zu halten. [...]»

[31] Medizinisches Wochenblatt (1790-1793), Bd. 2 (1792/1793), S. 251 — Zu der ‹Lesewut› vgl. Becker-Cantarino (1987a), S. 170ff. und Blochmann (1966) sowie Grenz (1981a) und Grenz (1981b).

[32] Exemplarisch soll hier nur auf den 1784 erschienen Roman *Julchen Grünthal* von Friederike Helene Unger verwiesen werden; vgl. in diesem Zusammenhang das Kapitel IV.3 der vorliegenden Untersuchung.

Kennzeichen der Frauen, die sich einer falschen, ‹unnatürlichen› Lebensweise befleißigten.

1.3 Frau und Gelehrsamkeit: zwei inkompatible Größen

Mit der zunehmenden Verbesserung der Mädchenerziehung und -bildung vornehmlich in den privilegierten Gesellschaftskreisen[33] stieg das Interesse der Frauen an schöngeistiger und wissenschaftlicher Lektüre sowie auch an der eigenen literarischen Betätigung. Obwohl das weibliche Bildungsstreben in der ersten Jahrhunderthälfte noch durchaus unterstützt worden war[34], riet man ihnen in der zweiten Hälfte des 18. Jahrhunderts zunehmend davon ab. Diese neue Einstellung war gekoppelt mit der rousseauistisch geprägten Forderung an die Frauen, sich wieder auf ‹das spezifisch Weibliche›, ihre ‹natürliche Bestimmung› zur Ehefrau, Mutter und Erzieherin ihrer Kinder zu besinnen.[35]

Ebenso, wie die Frauen vor ‹Lesesucht› und ‹literarischem Luxus›[36] gewarnt wurden, riet man ihnen auch davon ab, selber zu schreiben[37] oder sich sogar wissenschaftlich zu betätigen, weil dieses unweigerlich Nervenkrankheiten und *vapeurs* zur Folge habe, wie beispielsweise Joachim Heinrich Campe (1746-1818) in seinem Erziehungsroman *Väterlicher Rath für meine Tochter* betonte:

> «Denn noch habe ich, so weit ich mich zurückerinnern kann, unter allen den Weibern, die auf die zweideutige Ehre einer ausgebreiteten Belesenheit und gelehrter Kenntnisse Anspruch machen konnten, auch *nicht Eine* gefunden, welche nicht mehr oder weniger in diesem traurigen Falle gewesen wäre. Alle [...] waren nervenkrank; alle mußten, unter mancherlei schmerzhaften Zufällen, der Natur durch bittere Leiden, für die Uebertretung ihrer Gesetze, eine schwere Genugthuung leisten; alle waren dadurch, wenigstens

---

33 Zum Aspekt Frauen-Bildung und Erziehung im 18. Jahrhundert in Frankreich sowie in den anderen europäischen Ländern vgl. Anderson/ Zinsser (1992/1993), Bd. 2 (1993) und Baader/ Fricke (1979), Badinter (1983), Becker-Cantarino (1987a), Brokmann-Nooren (1994), Duby/ Perrot (1993-1995), Bd. 3 (1994) und Hoffmann (1977a) sowie Kleinau/ Opitz (1996), Bd. 1.

34 Erinnert sei hier an die ‹Frauenzimmerbibliotheken› in den Moralischen Wochenschriften, die (wenn auch unter Ausklammerung spezifisch wissenschaftlicher Lektüre) den Frauen ausgesuchte Literaturhinweise an die Hand gaben. Zu den ‹Frauenzimmerbibliotheken› vgl. besonders Martens (1968), S. 429-431 und Martens (1975).

35 Vgl. in diesem Zusammenhang auch das folgende Kapitel IV.2.

36 Vgl. Campe (1988), S. 58.

37 Vgl. ebenda, S. 58f.: «[...] diese Seuche [= der literarische Luxus] also äußert sich auf eine doppelte Weise, theils durch eine immer weiter um sich greifende und jede andere Art von Thätigkeit immer mehr und mehr verdrängende *Lesewuth*, theils durch eine beinahe schon eben so allgemeine und noch unseligere *Begierde, seinen Namen durch schriftliche Erzeugnisse des Geistes zu verherrlichen* [...].»

abwechselnd, unglücklich und zu manchem frohen Lebensgenusse durchaus unfähig geworden. Ich darf daher [...] dreist behaupten, daß weibliche Gelehrsamkeit und Kränklichkeit, in der Regel wenigstens, unzertrennliche Gefährten sind.»[38]

Begründet wurde die angebliche Inkompatibilität von Weiblichkeit und Bildung wiederum hauptsächlich mit der schwachen Konstitution der Frauen und der leichten Erregbarkeit ihrer Nerven, welche sie eben nicht zu einer wissenschaftlichen Tätigkeit befähigten:

> «Die übertriebene Anstrengung des Kopfes zu wissenschaftlichen Gegenständen ist auch bey erwachsenen reifen Frauen so übel an ihrem Plaze [sic], daß man kaum eine so genannte *spirituelle* oder geistreiche Gelehrte aufweisen wird, die nicht von Mutterdämpfen und Nervenbeschwerden belästigt sey. Die Ursache hievon [sic] scheint weniger in der Schwierigkeit des Wissens zu liegen, als in dem besondern, schwächlicheren Körperbaue des schönen Geschlechts, welches zu einem andern Berufsgeschäfte bestimmt ist [...].»[39]

Nicht den trockenen, abstrakten Wissenschaften sollten sich die Frauen mit ihrem «schönen Verstand»[40] zuwenden, sondern den Menschen und unter ihnen besonders dem Mann:

> «Der schöne Verstand wählt zu seinen Gegenständen alles, was mit dem feinen Gefühl nahe verwandt ist, und überläßt abstracte Speculationen oder Kenntnisse, die nützlich, aber trocken sind, dem emsigen, gründlichen und tiefen Verstande. Das Frauenzimmer wird demnach keine Geometrie lernen [...]. Der Inhalt der großen Wissenschaft des Frauenzimmers ist vielmehr der Mensch und unter den Menschen der Mann. Ihre Weltweisheit ist nicht Vernünfteln, sondern Empfinden.»[41]

---

[38] Campe (1988), S. 54f. — Siehe zudem ebenda, S. 323f.: «Alle, welche das Unglück hatten, durch Erziehung und Umgang zu den Künsten, Beschäftigungsarten, Zerstreuungen und Vergnügungen der feinen und üppigen Lebensart eingeweiht zu werden, sind mehr oder weniger entnervt an Leib und Seele.» — Vgl. zu diesem Aspekt Meise (1992), S. 89-117.

[39] Manning (1790), S. LXVIIIf. (aus der «Einleitung» des Herausgebers Hanke) — Siehe in diesem Zusammenhang auch Pernety (1776-1777), Bd. 2 (1777), S. 72f.: «Les fibres du corps féminin sont beaucoup plus foibles, plus molles, plus lâches que celles des hommes. [...] Les fibres plus souples & plus délicates produisent des impressions plus promptes, plus vives. On doit en conclure que les femmes ont naturellement le caractere plus enjoué & plus badin, un esprit plus vif & plus inconstant que celui des hommes; caractere qui ne leur permet pas de s'adonner constamment à un genre d'étude froid, triste, long, ennuyeux, épineux & difficile; mais qui les a fait réussir dans les sciences filles de l'imagination, dans la Poésie, dans les Romans, dans le style épistolaire. Si quelque femme s'est appliquée à une étude sérieuse, c'est une exception à la loi générale. Les femmes livrées aux exercices les plus violens, endurcies par la fatigue, accoutumées au régime de vie le plus dur, cessent pour ainsi dire d'être femmes, elles deviennent hommasses, & sont presque des hommes [...].»

[40] Siehe Kant (1968-1977), Bd. 2 (1968), S. 229 (Abhandlung «Von dem Unterschiede des Erhabenen und Schönen in dem Gegenverhältnis beider Geschlechter»): «Das schöne Geschlecht hat eben so wohl Verstand als das männliche, nur es ist ein *schöner Verstand*, der unsrige soll ein *tiefer Verstand* sein, welches ein Ausdruck ist, der einerlei mit dem Erhabenen bedeutet.»

[41] Ebenda, S. 230 — Siehe in diesem Zusammenhang auch Rousseau, J.J. (1990-1991), Bd. 4

Sich dem Manne zuzuwenden und ihm zu gefallen zu suchen, sei eine der ersten Pflichten der Frau:

> «[...] la femme est faite spécialement pour plaire à l'homme [...].»[42]

Damit der Mann nun ebenfalls Gefallen an der Frau finden könne — so erläutert Kant in dem bekannten Traktat *Von dem Unterschiede des Erhabenen und Schönen in dem Gegenverhältnis beider Geschlechter* —, dürfe sie sich nicht wissenschaftlich betätigen, denn auch wenn ihre Arbeit möglicherweise erfolgreich sei, müsse sie diesen zweifelhaften Erfolg doch mit dem Verlust ihrer weiblichen Reize bezahlen:

> «Tiefes Nachsinnen und eine lange fortgesetzte Betrachtung sind edel, aber schwer und schicken sich nicht wohl für eine Person, bei der die ungezwungene [sic] Reize nichts anders als eine schöne Natur zeigen sollen. Mühsames Lernen oder peinliches Grübeln, wenn es gleich ein Frauenzimmer darin hoch bringen sollte, vertilgen die Vorzüge, die ihrem Geschlechte eigenthümlich sind, und können dieselbe wohl um der Seltenheit willen zum Gegenstande einer kalten Bewunderung machen, aber sie werden zugleich die Reize schwächen, wodurch sie ihre große Gewalt über das andere Geschlecht ausüben. Ein Frauenzimmer, das den Kopf voll Griechisch hat, wie die Frau *Dacier*, oder über die Mechanik gründliche Streitigkeiten führt, wie die Marquisin von *Chastelet*, mag nur immerhin noch einen Bart dazu haben; denn dieser würde vielleicht die Miene des Tiefsinns noch kenntlicher ausdrücken, um welchen sie sich bewerben.»[43]

(1990), S. 736f. (*Émile*): «La recherche des vérités abstraites et spéculatives, des principes, des axiomes dans les sciences, tout ce qui tend à généraliser les idées n'est point du ressort des femmes: leurs études doivent se rapporter toutes à la pratique; c'est à elles à faire l'application des principes que l'homme a trouvés, et c'est à elles de faire les observations qui mènent l'homme à l'établissement des principes. Toutes les réflexions des femmes, en ce qui ne tient pas immédiatement à leurs devoirs, doivent tendre à l'étude des hommes ou aux connoissances agréables qui n'ont que le goût pour objet [...]: il faut donc qu'elle [= la femme] étudie à fond l'esprit de l'homme, non par abstraction l'esprit de l'homme en général, mais l'esprit des hommes qui l'entourent, l'esprit des hommes auxquels elle est assujetie soit par la loi soit par par l'opinion. Il faut qu'elle apprenne à pénétrer leurs sentimens par leurs discours, par leurs actions, par leurs regards, par leurs gestes. Il faut que par ses discours, par ses actions, par ses regards, par ses gestes elle sache leur donner les sentimens qu'il lui plait, sans même paroitre y songer. [...]. C'est aux femmes à trouver, pour ainsi dire, la morale expérimentale, à nous à la reduire en sistème. La femme a plus d'esprit, et l'homme plus de génie, la femme observe et l'homme raisonne [...].»

[42] Rousseau, J.J. (1990-1991), Bd. 4 (1990), S. 693 (*Émile*) — Siehe auch Bernardin de Saint-Pierre (1826), Bd. 12, S. 153: «[...] un des premiers devoirs de la femme est de plaire.»

[43] Kant (1968-1977), Bd. 2 (1968), S. 229f. (Abhandlung «Von dem Unterschiede des Erhabenen und Schönen in dem Gegenverhältnis beider Geschlechter») — Siehe auch Moreau de la Sarthe (1803), Bd. 3, S. 403: «[...] si des passions impétueuses, irritantes, ou chagrines, sont contraires à la santé des femmes, le développement immodéré des facultés intellectuelles, les études abstraites, la contention d'esprit, et des méditations qui semblent concentrer toutes les puissances de la vie dans l'organe de la pensée, ne seraient pas moins préjudiciables, sur-tout dans l'âge que la nature consacre à d'autres fonctions, et pendant lequel un semblable travail ne pourrait perfectionner l'esprit sans porter quelques atteintes aux graces et à la beauté.»

Hätten die Frauen erst ihre Anziehungskraft auf die Männer eingebüßt, dann hätten sie alles verloren — um so mehr, wenn sie kinderlos seien, wie Diderot in einem Brief an Sophie Volland vom 15. August 1762 lakonisch feststellt:

> «Les femmes semblent n'être destinées qu'à notre plaisir. Lorsqu'elles n'ont plus cet attrait, tout est perdu pour elles; aucune idée accessoire qui nous les rende intéressantes, surtout depuis qu'elles ne nourissent ni n'élèvent leurs enfants.»[44]

Es mag sein, daß die Geißelung des zunehmenden Bildungsstrebens der Frauen gerade in der zweiten Jahrhunderthälfte von der Angst der Männer vor der Emanzipation der Frauen[45], vor einer möglichen weiblichen Konkurrenz und einer Rebellion der Frauen gegen die Beschränkung auf ‹Heim und Herd› bestimmt war. In erster Linie spiegelt sich in diesem Verhalten, das durch die zeitgenössischen populärmedizinischen Publikationen, die moralphilosophischen Traktate und die Erziehungsschriften propagiert wurde, ein ganz bestimmter Einfluß: der Einfluß Rousseaus und seiner in den beiden Diskursen, dem Erziehungsroman *Émile* und dem Briefroman *La Nouvelle Héloïse* aufgezeichneten Zivilisations- und Erziehungstheorie sowie seinem darin exemplifizierten Verständnis von der ‹natürlichen› Bestimmung der Frau.[46]

---

[44] Diderot (1966), Bd. 19, S. 103

[45] Diesen Standpunkt vertritt u.a. Grenz (1981b), S. 87: «Das spezielle Motiv für die heftige Polemik gegen die weibliche Lesewut ist also die Angst, die Frau könne durch zu viel Bildung nicht länger mit der Beschränkung ihres Tätigkeitsfeldes aufs Haus zufrieden sein.»

[46] Zum Einfluß Rousseaus auf die zeitgenössischen Publikationen vgl. besonders Py (1997).

2. Ein Leben gegen die Natur oder Rousseau und die Klassifizierung der *vapeurs* als Zivilisationserkrankung

> «Les vapeurs sont les maladies des gens heureux [...].»
> Rousseau[47]

Dem Grundgedanken Rousseaus zufolge ist der Mensch von Natur aus gut.[48] Jedes Übel, das ihm in physischer, psychischer und moralischer Hinsicht widerfahre, erwachse aus der Entfernung von den naturgegebenen Verhältnissen. Da nun jeder Fortschritt und jede Form der Zivilisation eine Entfernung von dem ‹natürlichen› Zustand des Menschen bedeute, sehe sich der zunehmend zivilisierte Mensch auch ständig steigenden Gefahren für Körper und Geist ausgesetzt. Daraus wiederum folgert Rousseau, daß in der Geschichte der menschlichen Zivilisation die Geschichte der menschlichen Krankheiten begründet liege:

> «Si elle [= la Nature] nous a destinés à être sains, j'ose presque assurer, que l'état de réflexion est un état contre Nature, et que l'homme qui médite est un animal dépravé. [...], on est très porté à croire qu'on feroit aisément l'histoire des maladies humaines ensuivant celle des Sociétés civiles.»[49]

Selbstverständlich ging es Rousseau nicht darum, seine Zeitgenossen zur Rückkehr zu einem ‹wilden›, gänzlich unzivilisierten Leben zu bewegen[50] — das

---

[47] Siehe Rousseau, J.J. (1990-1991), Bd. 1 (1991), S. 247 (*Confessions*): «Il est certain qu'il se mêloit à tout cela beaucoup de vapeurs. Les vapeurs sont les maladies des gens heureux; c'étoit la mienne: les pleurs que je versois souvent sans raison de pleurer, les frayeurs vives au bruit d'une feuille ou d'un oiseau; l'inégalité d'humeur dans le calme de la plus douce vie, tout cela marquoit cet ennui du bien être qui fait pour ainsi dire extravaguer la sensibilité. Nous sommes si peu faits pour être heureux ici bas qu'il faut nécessairement que l'ame ou le corps souffrent quand ils ne souffrent pas tous les deux, et que le bon état de l'un fait presque toujours tort à l'autre.» — Siehe in diesem Zusammenhang auch einen Brief der Marquise du Deffand an Horace Walpole vom 21. September 1777; Deffand (1989), Bd. 2, S. 622: «Vous m'avez dit souvent, quand je me plaignais de l'ennui, qu'il était le malheur des gens heureux [...].»

[48] Siehe Rousseau, J.J. (1990-1991), Bd. 4 (1990), S. 935f. (*Lettre à Christophe de Beaumont*): «Le principe fondamental de toute morale, sur lequel j'ai raisonné dans tous mes Ecrits [...], est que l'homme est un être naturellement bon, aimant la justice et l'ordre; qu'il n'y a point de perversité originelle dans le cœur humain, et que les premiers mouvements de la nature sont toujours droits.»

[49] Ebenda, Bd. 3 (1991), S. 138 (*Discours sur l'origine et les fondemens de l'inégalité parmi les hommes*)

[50] Tissot argumentiert im *Traité sur les maladies des gens du monde* in vergleichbarer Weise, wenn er im Hinblick auf die Heilung der Zivilisationserkrankungen betont, daß es ihm nicht darum gehe, die Damen und Herren der Gesellschaft zu einer Lebensweise anzuhalten, die mit derjenigen der ‹Wilden› vergleichbar sei; siehe Tissot, S.-A.-A.-D. (1770), S. 70: «Je n'invite point à vivre comme les Sauvages, qui, livrés la plûpart à une indolence stupide,

wäre wohl auch kaum möglich gewesen. Es war vielmehr seine Absicht, die Vorzüge einer möglichst ‹naturnahen› Lebensweise aufzuzeigen und die körperlichen und geistigen Beeinträchtigungen der Menschen, die sich davon entfernt hatten, ebenso vor Augen zu führen wie die nachteiligen Auswirkungen auf die menschliche Gesellschaft insgesamt.

Zur Illustrierung dieses Grundgedankens wurden immer wieder die Lebensgewohnheiten der müßigen Stadtbewohner, die vornehmlich durch ihre ‹unnatürliche› Lebensweise charakterisiert waren, denjenigen der arbeitsamen — freilich idealisiert dargestellten — Landbevölkerung, die sich durch eine ‹naturnahe› Lebensart auszeichneten, vergleichend gegenübergestellt.

So umstritten die gesellschaftspolitischen und pädagogischen[51] Ansichten Rousseaus auch gewesen sein mögen — es ist augenscheinlich, daß seine Theorie vom ursächlichen Zusammenhang von menschlicher Zivilisation und bestimmten Erkrankungs-Erscheinungen bei den zeitgenössischen Ärzten großen Widerhall fand. Sowohl die diversen Faktoren, die in den populärmedizinischen und moralphilosophischen Schriften der zweiten Hälfte des 18. Jahrhunderts für die starke Verbreitung der *vapeurs* besonders unter den müßigen ‹gens du monde› angeführt wurden, als auch der in diesem Zusammenhang häufig herangezogene Vergleich zwischen dem Leben in der Stadt und auf dem Land, stigmatisierten die *vapeurs* als Zivilisationserkrankung[52], deren Grundübel in einer unnatürlichen Lebensweise, in einem Leben ‹gegen die Natur› begründet lag.[53]

---

dont ils ne sortent presque que pour chercher leur proye ou assouvir leur vengeance, ménent plûtot la vie de l'animal carnassier que celle de l'être raisonnable [...].»

[51] Zu den umstrittenen pädagogischen Ansätzen Rousseaus vergleiche besonders Py (1997), S. 266ff.

[52] Zum Begriff ‹Zivilisationskrankheit›, der erst im 20. Jahrhundert auftrat, vgl. Haffter (1979).

[53] Siehe Raulin (1759), S. 47-49: «[...] les femmes qui habitent les grandes villes, les riches, celles qui ont été élevées dans la mollesse, sont délicates, foibles, valétudinaires [...]. Il n'est pas de même des femmes de la campagne; accoutumées à l'exercice & au travail, elles sont plus robustes dans un âge avancé, que les femmes délicates des villes ne le sont dans leur jeunesse. On voit par-là que les maladies sont nées des désordres de la société; on les connoît à peine chez les sauvages. — Les hommes deviennent vaporeux comme les femmes lorsque leurs nerfs perdent leur fermeté naturelle [...]. [Ils le deviennent] par la débauche, par l'épuisement, par l'oisiveté, la contention d'esprit, &c.» Siehe auch Goncourt (1986a), Teil 2, S. 143: «Au fond, toutes ces raisons des vapeurs du dix-huitième siècle ne sont que secondaires. Il en est une qui domine toutes. Le monde, la vie du monde, c'est ce qui rend avant tout la femme vaporeuse.»

2.1 Gesundes Landleben und verderbliches Stadtleben

«Le mal est sans remède quand les vices se sont changés en mœurs.»[54]

Das müßige und ‹unnatürliche› Leben der ‹gens du monde›, das in den großen Städten von den vielfältigen Arten des Müßigganges und des Vergnügens bestimmt sei, wird auch von Rousseau explizit für die unter ihnen verbreiteten *vapeurs* verantwortlich gemacht:

> «Le Peuple ne s'ennuye guéres, sa vie est active; si ses amusemens ne sont pas variés ils sont rares; beaucoup de jours de fatigue lui font gouter avec délices quelques jours de fêtes. Une alternative de longs travaux et de courts loisirs tient lieu d'assaisonement aux plaisirs de son état. Pour les riches, leur grand fléau c'est l'ennui: au sein de tant d'amusemens rassemblés à grands fraix, au milieu de tant de gens concourans à leur plaire, l'ennui les consume et les tüe; ils passent leur vie à le fuir et à en être atteints, ils sont accablés de son poids insupportable: les femmes, surtout, qui ne savent plus s'occuper ni s'amuser, en sont dévorées sous le nom de vapeurs; il se transforme pour elles en un mal horrible, qui leur ôte quelquefois la raison et enfin la vie.»[55]

Im Mittelpunkt dieser zivilisationskritischen Überlegungen Rousseaus[56] steht die als grundlegendes Übel des gesellschaftlichen Lebens ausgemachte Langeweile: Die unterschiedlichsten Unterhaltungsformen, die diversen Vergnügungsarten dienten alle nur dem einen Zweck: der Verdrängung des bedrohlichen ‹ennui›.[57] Statt diesen ‹verderblichen› Vergnügungen den Rücken zu keh-

---

[54] Laclos (1979), S. 389 (*Des Femmes et de leur éducation* [1783]) — Dieses Motto wurde (wie Laclos auch angibt) dem 39. Brief Senecas an Lucilius entnommen; siehe Seneca (1993), Bd. 3, S. 135f.: «Man versenkt sich also immer tiefer in die Lüste, die, einmal zur Gewohnheit geworden, einem unentbehrlich sind; und eben darum sind dies eben die unglücklichsten Wesen, weil sie dahin gelangt sind, daß ihnen zur Notwendigkeit geworden, was an sich ganz überflüssig war. Sie sind also Sklaven der Lust und genießen sie nicht und — was allen Unheiles äußerstes ist — sie lieben sogar ihr Unheil.»

[55] Rousseau, J.J. (1990-1991), Bd. 4 (1990), S. 685f. (*Émile*)

[56] Das Zitat könnte auch aus einer populärmedizinischen Publikation von Tronchin, Beauchêne oder Revillon stammen. Siehe z.B. Beauchêne (1781), S. 32: «Le genre de vie que les femmes riches ont adopté dans les grandes villes, est consacré à ce que l'on s'obstine à appeler plaisir, & qui n'est qu'un ennui déguisé pour celles qui se sont rendues ses esclaves; c'est cet ennui qui marque l'usage des instans.»

[57] Da sich meine Ausführungen auf die zweite Hälfte des 18. Jahrhunderts konzentrieren, soll hier auf eine Differenzierung zwischen dem ‹ennui›- und dem ‹Langeweile›-Begriff verzichtet werden. Völker weist in seiner Untersuchung zur Vorgeschichte des literarischen Motivs der Langeweile darauf hin, «daß *Langeweile* sich erst in der zweiten Hälfte des 18. Jahrhunderts allgemein als Entsprechung zu *ennui* (in Langeweile-Bedeutung) im ganzen deutschen Sprachraum durchsetzt[e]»; Völker (1975), S. 145. Er erläutert in seiner Untersuchung die früheren Unterscheidungsmerkmale und macht darauf aufmerksam, daß die Wurzeln der geistesgeschichtlichen Bedeutung des ‹ennui›-Begriffs «in den Gesellschafts- und Lebensformen Frankreichs zur Zeit Ludwigs XIII. und Ludwigs XIV.» liegen (ebenda, S. 140), daß dieser französische Langeweile-Begriff besonders in der Anfangspha-

ren und sich einer natürlichen und gesunden Lebensweise zu befleißigen, stürzten sich die ‹zivilisierten› Menschen in immer neue Beschäftigungen, die zum großen Teil dem Übel nicht abhelfen könnten, sondern es dagegen noch verstärkten. Eine Folge dieses Lebenswandels seien die *vapeurs*, eine der am weitesten verbreiteten Zivilisationserkrankungen des *siècle des lumières*, an der Männer und Frauen gleichermaßen und aus eigenem Verschulden litten.[58]

Viele populärmedizinische Abhandlungen zum Thema der «maladies des vapeurs» konzentrierten sich auf die Frauen. Um den ursprünglichen Zusammenhang zwischen ‹natürlicher› Lebensweise und körperlicher (sowie auch seelischer und moralischer) Gesundheit auf der einen Seite und verderblicher Lebensweise und Formen der Zivilisationserkrankung, von Langeweile, Vergnügungssucht und *vapeurs* auf der anderen Seite zu unterstreichen, wurden Vergleiche zwischen dem Leben der Bauersfrauen und der Damen der Gesellschaft angeführt. Derartige Vergleiche[59] zielten vordringlich darauf, den Le-

---

se mithin durch «die enge Verknüpfung mit der Welt des Hofes und der vornehmen Gesellschaft, die Bezogenheit auf das gesellschaftliche Leben, auf urban-verfeinerte Umgangsformen nach dem Vorbild des *honnête homme*» charakterisiert ist, gleichzeitig aber auch schon früh «als fortdauernde Gestimmtheit, als Lebensgefühl und ständige Seelenlage» verstanden wird; vgl. ebenda, S. 141f. — Siehe in diesem Zusammenhang auch das «Geleitwort» von Wyrsch in: Oeschger (1965), S. 8: «Bedeutet etwa *l'ennui* tatsächlich nur Langeweile, wie das Wort in den Wörterbüchern zum Hausgebrauch übersetzt wird? Es bedeutet sie zwar, aber es ist eine Langeweile besonderer Art, es ist eine Langeweile aus Überdruß, aus Unlust, ganz genau gesagt aus Mangel an Lust und Antrieb nicht nur zu irgendeinem Tun, sondern schon zur gefühlsmäßigen Anteilnahme an irgend etwas, also eine bewußte und einfach hingenommene Leere des Herzens und des Geistes.»

58 Siehe hierzu die Encyclopédie (1966-1967), Bd. 16 (1967), S. 836f. (Artikel «Vapeurs»): «VAPEURS, *en Médecine*, est une maladie [...] commune aux deux sexes [...]. [...] on droit remarquer que les *vapeurs* attaquent sur-tout les gens oisifs de corps, qui fatiguent peu par le travail manuel, mais qui pensent & rêvent beaucoup: les gens ambitieux qui ont l'esprit vif, entreprenans, & fort amateurs des biens & des aises de la vie, les gens de lettres, les personnes de qualité, les ecclésiastiques, les dévots, les gens épuisés par la débauche ou le trop d'application, les femmes oisives & qui mangent beaucoup, sont autant de personnes sujettes aux *vapeurs*, parce qu'il y a peu de ces gens en qui l'exercise & un travail pénible du corps empêche le suc nerveux d'être maléficié. Bien des gens pensent que cette maladie attaque l'esprit plutôt que le corps, et que le mal gît dans l'imagination. Il faut avouer en effet que sa premiere cause est l'ennui & une folle passion, mais qui à force de tourmenter l'esprit oblige le corps à se mettre de la partie; soit imagination, soit réalité, le corps en est réellement affligé. Ce mal est plus commun aujourd'hui qu'il ne fut jamais, parce que l'éducation vicieuse du sexe y dispose beaucoup, & que les jeunes gens se livrent ou à la passion de l'étude, ou à toute autre avec une égale fureur, sans mesure & sans discernement; l'esprit s'affoiblit avant d'être formé, & à peine est-il né, qu'il devient languissant. La gourmandise, la vie oisive, les plaisirs habituels entretiennent cette malheureuse passion de passer pour bel esprit; & les *vapeurs* attaquent le corps, le ruinent & le font tomber en consomption.»

59 Siehe Beauchêne (1781), «Introduction», S. 1-3: «L'excessive sensibilité de l'ame & la faiblesse des organes, ont rendu la plupart des femmes qui habitent les grandes villes sujettes aux vapeurs; les femmes qui vivent à la campagne, qui sont habituées à de longues marches, ou qui supportent de grands travaux n'en sont point attaquées. L'activité de leur

sern die möglichen Folgen einer ‹unnatürlichen› Lebensweise vor Augen zu führen[60] und nicht nur auf die unmittelbaren Gefahren, sondern zudem auf die langfristigen Folgen hinzuweisen.[61] Wegen der großen Gefährdung, die von dieser widernatürlichen Lebensweise angeblich ausging, wurden besonders die Damen der Gesellschaft dringend ersucht, dieser den Rücken zu kehren und ein möglichst ‹natürliches› Leben zu führen:

> «[...] fuyez, désormais, les dangers des faux plaisirs, des passions fougueuses, de l'inaction, & de la mollesse; suivez vos jeunes époux dans les campagnes, dans les voyages; défiez-les à la course sur l'herbe tendre & parée de fleurs; revenez à Paris donner à vos compagnes l'exemple des exercices & des travaux convenables à votre sexe; aimez, élevez sur-tout vos enfans: vous saurez bientôt combien ce plaisir est au-dessus des autres, & quel est le bonheur que la nature vous a destiné; vous vieillirez lentement lorsque votre vie sera pure. Que dis-je? Vous ne vieillirez point, car vous ne cesserez pas d'être utiles & chères à votre famille jusqu'à vos derniers momens [...]»[62]

— ein Appell, der auch viel knapper hätte formuliert werden können: Écoutez Jean-Jacques!

---

vie, en même-temps qu'elle donne une force plus grande à leur tempérament, & développe toutes leurs facultés organiques, distrait leur imagination de toutes les affections qui pourraient s'en emparer trop vivement, & acquérir trop de puissance sur elles. Interrogez une femme de la campagne, vous lui trouverez peu d'idées abstraites & métaphysiques; sa croyance & ses devoirs moraux, voilà tout ce qu'elle sait, tout ce qui remplit sa mémoire, & ce sont des idées suggerées, sur lesquelles il est rare qu'elle se soit permis de réfléchir; elle s'écarte peu de ce qu'elles lui prescrivent, elle ne connoît rien au-delà: jamais elle ne s'égare, incertaine, dans le cercle sans bornes de nos pensées & de nos desirs, sans cesse occupée à satisfaire les premiers besoins de la nature, ils lui procurent toujours des plaisirs variés toujours renaissans. Il est rare qu'elle s'arrête par préférence sur l'un de ces plaisirs, qu'elle en jouisse avec excès; la nature fait tout, l'imagination est muette. [...]. — Elle n'est jamais oisive, elle n'a jamais le temps de former des desirs; après le travail elle a besoin de repos, après le repos vient le besoin du travail, & le travail est un plaisir pour les hommes robustes: au travail succede l'appétit, & après les repas, qu'il rend délicieux, de nouveaux exercices rendent la digestion facile.»

60 Siehe auch Virey (^{2}1826), S. 94: «Les travaux du corps sont presque nuls chez ces belles dames des hautes classes de la société, qui, servies dans un clin d'œil par une foule de domestiques empressés à leur complaire, passent leur temps à se reposer sur les coussins les plus moelleux, ou tout au plus exercent leurs doigts sur des ouvrages futiles. Un cercle perpétuel d'amusemens et de fêtes, les spectacles, les jeux, embellissent leurs journées; après une longue toilette, elles étendent leurs veilles souvent jusqu'à l'aurore. De cette interversion continuelle de l'ordre accoutumé, qui fait chez elles de la nuit le jour, et du jour la nuit, résultent les plus funestes inconvéniens pour la santé.»

61 In diesem Zusammenhang wurde auf den hereditären Charakter körperlicher und seelischer Schwäche hingewiesen und damit auf eine kontinuierliche Schwächung der ‹Spezies Mensch› schlechthin.

62 Beauchêne (1781), S. 41f.

2.2 Der Einfluß Rousseaus auf die zeitgenössischen populärmedizinischen Publikationen

Der Einfluß der zivilisationskritischen und erziehungstheoretischen Überlegungen Rousseaus auf die Publikationen gerade der zweiten Hälfte des 18. Jahrhunderts offenbarte sich also nicht nur in den Schriften zur Pädagogik[63], der Mädchenerziehung und Frauenbildung, sondern auch in den zeitgenössischen populärmedizinischen Publikationen, in denen nicht nur indirekt, sondern zum Teil auch ganz explizit auf Rousseau rekurriert wurde.[64]

Dieser Sachverhalt erscheint auf den ersten Blick paradox, weil Rousseau nicht müde wurde, vor den Ärzten und der Medizin zu warnen.[65] Dennoch erklärt er sich durch die diesen Publikationen zugrundeliegende Intention, denn viele der mehr oder weniger kompliziert strukturierten und untergliederten Hygieneschriften nahmen die zunehmenden zeitgenössischen Zivilisationserkrankungen zum Anlaß, vor den Folgen eines müßigen und ausschweifenden Lebenswandels zu warnen. So greifen beispielsweise die Ausführungen Tissots zur ‹Gesundheitserziehung› der Heranwachsenden und zur Bedeutung einer ausgewogenen Ernährung[66], seine Warnung davor, die Kinder zu frühzeitigen Studien (statt zu körperlicher Ertüchtigung) anzuhalten[67] und sein nachdrücklicher Hinweis auf die Erkrankungen, die den Damen der Gesellschaft drohten, die ihre Kinder nicht selber stillten[68], einige wichtige Aspekte der von Rousseau besonders im *Émile* exemplifizierten erziehungstheoretischen und zivilisationskritischen Überlegungen auf.

Auf weitere Auszüge aus den zeitgenössischen populärmedizinischen Traktaten soll an dieser Stelle verzichtet werden. Festzuhalten bleibt, daß sich sowohl in den Schriften Rousseaus als auch in ihrer Rezeption durch die zeitgenössischen Mediziner, Erziehungskonzeption und Zivilisationskritik vermi-

---

[63] Zum Einfluß Rousseaus auf die Pädagogik vgl. besonders Py (1997).

[64] Derartige Verweise finden sich beispielsweise bei Beauchêne, Moreau de la Sarthe, in der deutschen Übersetzung Reids und bei Voisin; vgl. Beauchêne (1781), S. 36 (Anm.) und Moreau de la Sarthe (1803), Bd. 3, S. 403f. sowie Reid (1819), S. 228 (Anm. des Übersetzers Haindorf) und Voisin (1826), S. 85.

[65] Vergleiche in diesem Zusammenhang das Kapitel III.3 der vorliegenden Untersuchung. — Der einzige Teilbereich der Medizin, den Rousseau für nützlich hielt, war derjenige der Hygiene; siehe Rousseau, J.J. (1990-1991), Bd. 4 (1990), S. 271 (*Émile*): «La seule partie utile de la médecine est l'hygiéne. Encore l'hygiéne ést-elle moins une science qu'une vertu.»

[66] Vgl. Tissot, S.-A.-A.-D. (1770), S. 81-86.

[67] Vgl. ebenda, S. 85.

[68] Vgl. ebenda, S. 44.

schen[69] und in der Analyse der Zivilisationserkrankung der *vapeurs* zusammenfließen. So verwundert es auch nicht, wenn Bernardin de Saint-Pierre in seinem *Fragment servant de préambule de l'Arcadie* nicht irgendeinem der zeitgenössischen Ärzte, sondern vielmehr Rousseau für seine Genesung Dank zollt:

> «Ce fut à J.-J. Rousseau que je dus le retour de ma santé. J'avais lu dans ses immortels écrits, entre autres vérités naturelles, que l'homme est fait pour travailler et non pour méditer. Jusqu'alors j'avais exercé mon ame et reposé mon corps; je changeai de régime: j'exerçai le corps et je reposai l'ame. Je renonçai à la plupart des livres. Je jetai les yeux sur les ouvrages de la nature, qui parlait à tous mes sens un langage que ni le temps ni les nations ne peuvent altérer. Mon histoire et mes journaux étaient les herbes des champs et des prairies. Ce n'étaient pas mes pensées qui allaient péniblement à elle, comme dans les systêmes des hommes, mais leurs pensées qui venaient paisiblement à moi, sous mille formes agréables.»[70]

3. Frauen und *vapeurs* in der Literatur der Aufklärungszeit

Der Verbreitung der *vapeurs* in den Kreisen der gehobenen Gesellschaft wurde auch in der Literatur Rechnung getragen. Neben der zunächst bevorzugten Komödie ‹eroberten› die *vapeurs* im 18. Jahrhundert auch weitere Genres — in erster Linie aber den Roman, der sich zunehmender Beliebtheit erfreute. Die Tatsache, daß die *vapeurs* in dieser Zeit kaum noch als Symptom der Melancholie, sondern vielmehr als selbständige zivilisationsbedingte Erkrankung verstanden wurden, spiegelt sich in der zeitgenössischen Literatur wider. Tatsächlich setzte sich die ‹moderne› Variante schon in rein quantitativer Hinsicht durch — auch wenn die ‹klassischen› *vapeurs*, die mit der Melancholie-Konzeption und partiell sogar mit dem Genie-Gedanken verknüpft waren, im 18. Jahrhundert nicht verschwanden, sondern sogar wieder auflebten.[71] Bei der motivischen Kopplung von *vapeurs* und Frauen jedoch blieb diese Konnotation bedeutungslos, denn wurde schon die Verbindung von Frau und Gelehrsamkeit für inkompatibel gehalten, so mußte eine gedankliche Verknüpfung von Weiblichkeit und Genialität völlig abwegig erscheinen.

---

[69] Siehe in diesem Zusammenhang Hartmann (1973), S. 125: «Zur Aufklärungsmedizin gehört also die Moralisierung des Gesundheitsbegriffes und die Psychologisierung des Krankheitsbegriffes als Ergänzung der somatischen Beschreibung und Erklärung der Krankheiten.»

[70] Bernardin de Saint-Pierre (1826), Bd. 7, S. 12 (*Fragment servant de préambule de l'Arcadie*)

[71] Vgl. das Kapitel V.3 dieser Untersuchung.

In den literarischen Texten, in denen die beiden Themen *vapeurs* und Frauen motivisch verknüpft wurden, lassen sich im wesentlichen zwei semantisch unterschiedlich besetzte Formen unterscheiden: die ‹realen› und die ‹simulierten› *vapeurs*.

3.1 Die ‹realen› *vapeurs*

Die ‹realen› *vapeurs* der Frauen waren semantisch zum Teil noch wie im letzten Drittel des 17. Jahrhunderts mit der Ärztesatire und dem Spott über die ‹gebildeten Frauen› verknüpft, reflektierten aber überwiegend die zeitgenössische Zivilisationskritik und bildeten dementsprechend ein zentrales Motiv gerade in den umfangreichen Korrespondenzen, den Memoiren und im Roman.

Das erste literarische Beispiel für die ‹realen› *vapeurs* der Frauen stammt aus einer der zahlreichen Korrespondenzen der Aufklärungszeit[72], in denen sehr häufig von dieser Krankheit die Rede ist.

Das 18. Jahrhundert war das Jahrhundert des Briefes.[73] Das Briefeschreiben diente nicht nur dem Zeitvertreib und der Kommunikation mit entfernten Freunden oder Verwandten: es war zugleich geistige und literarische Betätigung. Die in den Briefen aufgegriffenen Themen waren ganz unterschiedlicher Natur. Dennoch fällt auf, daß die Thematisierung von körperlichen Befindlichkeiten einen großen Raum einnahm und keineswegs einen Tabubereich berührte.[74] In Anbetracht der nahezu epidemischen Verbreitung der *vapeurs* in der städtischen Gesellschaft des *siècle des lumières* erstaunt es

---

[72] Es ist hier wohlgemerkt nicht die Rede von den umfangreichen und in der Form fiktionaler Briefwechsel konzipierten Publikationen, die zuweilen dem libertinen Roman, dem sentimentalen Roman oder dem Erziehungsroman, häufig auch den populärmedizinischen Schriften zugeordnet werden können.

[73] Siehe Becker-Cantarino (1985), S. 84: «Räumliche Trennung und fehlende Geselligkeit einerseits und ein wachsendes Mitteilungsbedürfnis andererseits ließen eine wahre Briefleidenschaft entstehen.» Becker-Cantarino weist darauf hin, daß das Briefeschreiben eine elitäre Beschäftigung darstellte; siehe ebenda, S. 85f.: «Das lesende und Briefe schreibende Frauenzimmer war eine Erscheinung des wohlhabenden Bürgertums und Adels. Ihre Briefe waren [...] selten *nur* für die Augen des Empfängers bestimmt; besonders die Freundschaftsbriefe im ‹empfindsamen› 18. Jahrhundert wurden weitergereicht [...]. Mit der zunehmenden Privatisierung persönlicher Beziehungen und Individuation der Frauen werden auch ihre Briefe reine Privatbriefe [...].» Vgl. in diesem Zusammenhang auch Touaillon (1919), S. 58.

[74] Siehe auch die Erläuterungen Wöbkemeiers zu dem Gesundheitsdiskurs (hier bezogen auf die Hypochondrie) im 18. Jahrhundert; Wöbkemeier (1990), S. 151f.: «Der Diskurs über die Hypochondrie ist die Kehrseite des Gesundheitsdiskurses des achtzehnten Jahrhunderts. Der hypochondrisch leidende Körper ist einerseits Objekt vernünftiger Vorhaltungen, andererseits sind Wachsamkeit und Aufmerksamkeit gegenüber leiblichen Störgefühlen auch Produkt der neuen vernüftigen Einstellung zu Krankheit und Gesundheit. Der aufgeklärte Gesundheitsdiskurs lehrt ja die reflektierte Haltung zum eigenen Körper.»

kaum, daß diese Erkrankung auch in den umfangreichen Korrespondenzen der Pariser Salondamen und in den Memoiren häufig Erwähnung fand. Exemplarisch soll an dieser Stelle auf die *Correspondance* der bekannten Salonnière Françoise de Graffigny (1695-1758) verwiesen werden. Wurde Mme du Deffand (1697-1780) als Verkörperung des «ennui» charakterisiert[75], so darf Mme de Graffigny berechtigterweise als exemplarische ‹Vaporeuse› der Aufklärungszeit bezeichnet werden, denn sie berichtete in ihren Briefen unablässig über die Anfälle von *vapeurs*, die sie erlitt:

> «Après, il me prit des vapeurs affreuses. J'en eus encore après souper. Cela n'est rien. Il se fit chez moi une révolution si prompte et si dangereuse aux femmes que la nuit je fis peur à Dubois. Elle crut que je devenais folle; les yeux me sortaient de la tête, je souffrais tout ce qu'on peut souffrir dans tout le corps; je sentais ma tête se troubler au point de voir des fantômes! Je fus dans cet état depuis trois heures jusqu'à sept (du matin). Je pris deux lavements, qui me calmèrent. Il ne m'en est resté qu'un redoublement de mal de côté.»[76]

Sie gestand, daß die *vapeurs* sie zu einer unleidlichen Person machten und sie es deshalb vorzöge, allein zu bleiben:

> «Mes vilaines vapeurs me rendent une creature fort ennuieuse: aussi je ne sors de ma chambre que pour souper.»[77]

Die *vapeurs*, die sie ständig quälten, seien häufig von Weinkrämpfen und Schwermütigkeit begleitet:

> «[...] je passai hier le reste de ma journée dans des vapeurs de tristesse si fortes que j'etois obligée de me mettre a la fenetre a tout moment pour m'enpecher [sic] de fondre en larmes. La raison n'y faisoit rien. [...] Peut-etre que l'etat de vapeurs ou j'etois n'a pas peu contribué a me faire voir les choses du terible [sic] coté ou je les crois, mais le mal n'existe pas moins.»[78]

> «Je crois que les vapeurs font une grande partie de ma tristesse; elles ne me quittent pas depuis les tubereuses. J'ai toujours les saisissements et les envie [sic] de pleurer.»[79]

---

[75] Die Korrespondenz der Mme du Deffand belegt diese Behauptung. Siehe Walpole (1939), Bd. 4, S. 291 (Brief von Mme du Deffand an Walpole vom 27. März 1776): «Je ne connais de malheurs que les douleurs et l'ennui.» Siehe ebenda, Bd. 5, S. 180 (Brief von Mme du Deffand an Walpole vom 8. Oktober 1779): «Je ne suis pas d'avis que *ce n'est que le bonheur qui produit l'ennui*; mais c'est l'ennui qui détruit tout bonheur, c'est le désœuvrement qui en est la véritable source. [...] L'ennui est un avant-goût du néant, mais le néant lui est préférable [...].» Siehe dazu Craveri (1987), S. 95: «[...] cet ennui [...] deviendra le mot symbolique de sa vie.» Siehe auch Völker (1975), S. 142: «Lebendige Verkörperung dieser Langeweile ist Madame du Deffand (1697-1780) [...].»

[76] Graffigny (1985-1989), Bd. 1 (1985), S. 13 (Brief an Devaux [«vers juillet 1735»])

[77] Ebenda, S. 264 (Brief an Devaux vom 3. Januar 1739)

[78] Ebenda, Bd. 2 (1989), S. 54 (Brief vom [14. Juli 1739])

[79] Ebenda (Brief vom [15. Juli 1739]) — Siehe auch ebenda, Bd. 1 (1985), S. 278 (Brief an Devaux vom 15. Januar [1739]): «Je vous assure, mon ami, que le discours de votre petite

Ob es sich nun um die Beschreibung der Symptome ihrer *vapeurs*-Anfälle handelt, um das Aufzeigen des Zusammenhangs zwischen den *vapeurs* und dem ‹ennui› oder der ‹tristesse› — es dürfte kein Zweifel daran bestehen, daß sich Mme de Graffigny in ihren Briefen über ‹reale› *vapeurs* beklagte.

Festzustellen ist, daß in den Korrespondenzen überwiegend von ‹realen› *vapeurs* die Rede ist — besonders dann, wenn es sich dabei um die Beschreibung der Befindlichkeit der Briefschreiberin selbst handelt. Ob diese Erkrankung nun aber mit dem Begriff ‹vapeurs› belegt wurde oder aber mit einem der zahlreichen anderen synonymen Begriffe, erscheint von untergeordneter Bedeutung:

> «[...] un autre dans l'état où je suis se plaindrait de ses nerfs, et moi je dis vapeurs; comme on voudra.»[80]

Das Thema Frauen und ‹reale› *vapeurs* fand nicht nur in den Korrespondenzen, sondern auch in den unterschiedlichen Romantypen der Aufklärungszeit großen Widerhall. Das galt insbesondere für den Typus des empfindsamen Romans[81] und denjenigen des Briefromans[82], die häufig als Mischform, als ‹sentimentale Erziehungs-Romane in Briefform›, auftraten.

Wie mehrere Textbeispiele aus dem Erziehungsroman *Émile* bereits haben deutlich werden lassen, stellten sich viele dieser Romane in den Dienst der Zivilisationskritik, indem sie dem Leser bzw. der Leserin einen fiktiven ‹Sündenfall› vor Augen führten, um ihn resp. sie zu läutern. Das Motiv der ‹realen› *vapeurs* diente hierbei der Hervorhebung der körperlichen und seelischen Gefährdung des Menschen durch eben die in der Romanhandlung exemplifizier-

---

> voisine a penetré a travers les brouillards de vapeurs qui m'environnent, et m'a fait sentir un mouvement de joye dont on est guere capable dans l'etat ou je suis. [...] Mon Dieu, que ces vapeurs rendent maussade!»

[80] Walpole (1939), Bd. 5, S. 154 (Brief von Mme du Deffand vom 27. Juni 1779) — Zu den *vapeurs* siehe auch ebenda, Bd. 3, S. 12 (Brief von Mme du Deffand vom 19. Januar 1771): «Je n'ai reçu qu'hier vos lettres du 8 et du 12. Ce retardement m'a bien déplu; j'avais grand besoin d'être tirée d'un redoublement de mélancolie qui se tournait en vapeurs. Votre amitié m'est un grand spécifique, et sans ce maudit océan, qui est si mal placé, puisqu'il nous sépare, je serais, malgré mon âge et tant d'autres circonstances, la plus heureuse du monde.» Siehe zudem ebenda, Bd. 4, S. 246 (Brief von Mme du Deffand vom 12. Dezember 1775): «Hier après que j'eus fini de vous écrire je tombai dans une mélancolie profonde [...]. J'ai moins mal dormi qu'à l'ordinaire, et je serais assez contente de moi si je n'avais un fond de vapeurs qui me rend bien malheureuse.»

[81] Zu nennen sind hier beispielsweise die Romane der Mme de Tencin, der Mme Riccoboni und der Mme de Graffigny.

[82] Exemplarisch soll auf die Briefromane von Rousseau (*La Nouvelle Héloïse*) und Choderlos de Laclos (*Les Liaisons dangereuses*) verwiesen werden.

ten Verfehlungen.[83] Dazu gehörte beispielsweise die ‹Lesesucht› der Frauen, die in den beiden wohl bekanntesten deutschen Erziehungsromanen der Aufklärungszeit thematisiert wurde: Die Rede ist von dem 1784 anonym erschienenen Roman *Julchen Grünthal. Eine Pensionsgeschichte* von Friederike Helene Unger (1741-1813)[84] und dem 1789 von Joachim Heinrich Campe (1746-1818) veröffentlichten Roman mit dem Titel *Väterlicher Rath für meine Tochter. Ein Gegenstück zum Theophron. Der erwachsenern weiblichen Jugend gewidmet*.[85]

Da sowohl auf den Erziehungsroman Campes als auch auf den *Émile* von Rousseau schon wiederholt verwiesen wurde, verzichte ich an dieser Stelle auf das Anführen weiterer Textbelege. Festzustellen ist aber auch hier, daß schon allein in Hinblick auf die moralisch-erzieherische Funktion dieser Romane von ‹realen› *vapeurs* die Rede ist — *vapeurs*, die sich infolge einer unvernünftigen Lebensweise eingestellt hatten und für welche die jeweilig davon Betroffenen selbst verantwortlich gemacht wurden.

Der zivilisationskritische Ansatz spiegelt sich auch in den zeitgenössischen *tableaux*, die hier als dritte Literaturform herangezogen werden, um die motivische Verbindung von Frauen und ‹realen› *vapeurs* aufzuzeigen.[86]

In dem bekannten *Tableau de Paris* (1781-1788)[87], in dem Mercier ein facettenreiches Bild der Metropole und seiner Bewohner zeichnete, beschrieb er auch die unter jener städtischen Bevölkerung verbreiteten *vapeurs*.[88] Mercier kritisierte dabei in ähnlicher Weise wie die populärmedizinischen Publikationen den müßigen Lebensstil der Gesellschaftsdamen, der diese Erkrankung hauptsächlich hervorriefe[89], und das Verhalten der Modeärzte, die aus reiner

---

[83] Der Roman wirkte in diesem Sinne als Erziehungsmittel und Schule der Tugend; vgl. Martens (1968), S. 512ff.

[84] Siehe Unger (1991), S. 377: Susanne Zantop, die Herausgeberin des Nachdrucks, charakterisiert den Roman in einem Nachwort als «ein[en] Roman, der gegen Romane ins Feld zieht, die die Irrwege eines leidenschaftlichen Mädchens beschreiben, indem er die Irrwege eines leidenschaftlichen Mädchens beschreibt; ein Roman, der identifikatorisches Lesen anprangert, indem er selbst auf 239 Seiten über die Identifikation mit fremden Modellen (Rousseau, Restif, Marivaux) zur eigenen Geschichte vorstößt; ein Roman, der, indem er weibliche Gelehrsamkeit und schriftstellerische Ambitionen lächerlich macht, der Gelehrsamkeit und den Ambitionen seiner Autorin Raum verschafft.» Vgl. dazu Grenz (1981a), S. 145-158.

[85] Vgl. Campe (1988) und Grenz (1981a), S. 47-65.

[86] Zu der Literaturform der *tableaux*, die zuweilen auch als Vorform der literarischen Reportage verstanden werden, vgl. Stierle (1993).

[87] Zum *Tableau de Paris* von Mercier vgl. Béclard (1982), S. 467-642 und das Nachwort von Jean Villain in: Mercier (1979), S. 383-440 sowie Stierle (1993), S. 105-136.

[88] Vgl. Mercier (1990), S. 132f. («Les Vapeurs»).

[89] Siehe ebenda, S. 133: «[...] les *vapeurs* [...] naissent de ce défaut d'occupation qui a

Unkenntnis viele der ihnen nicht bekannten Erkrankungserscheinungen mit der Diagnose ‹vapeurs› belegten.[90] Das Bild, das Mercier von der müßigen ‹vaporeusen› Frau zeichnete, verweist zwar darauf, daß diese *vapeurs* selbstverschuldet sind und läßt damit kurz vor der Revolution auch die zunehmende Kritik an dem müßigen Leben des Adels überhaupt durchscheinen; es wird aber ebenfalls deutlich, daß es sich bei diesen *vapeurs* um eine wirkliche Erkrankung handelt:

> «Une jolie femme qui a des vapeurs, ne fait plus autre chose que de se traîner de sa baignoire à sa toilette, et de sa toilette à son ottomane; suivre dans un char commode une file ennuyeuse d'autres chars, cela s'appelle *se promener*; et elle ne prend point d'autre exercice. Celui-ci est même réputé trop violent, et elle n'en use que deux fois le mois. — Ainsi les riches sont punis du déplorable emploi de leur fortune. En voyant d'un œil sec la misère d'autrui, ils n'en sont pas plus heureux; et ne sachant point tirer un parti réel et avantageux de leur opulence, ils sont maudits, sans faire un pas de plus vers le bonheur.»[91]

In dem literarischen Gegenstück zum *Tableau de Paris*, den *Nuits de Paris* (1790-1793) von Restif de la Bretonne (1734-1806)[92], wird das Motiv der *vapeurs* sogar in die Rahmenerzählung eingebunden: Der «homme de nuit», der beobachtend und moralisierend durch die Straßen des vorrevolutionären und revolutionären Paris flaniert[93], lernt in der zweiten Nacht eine einsame Marquise kennen, die sich ihm anvertraut. Wie der Leser weiter erfährt, leidet diese Marquise an *vapeurs*. In der zweiten Nacht, welche den Titel «La Vaporeuse» trägt, läßt Restif de la Bretonne die Marquise in einem Brief an den «homme de nuit» beschreiben, wie sie durch erlebte Enttäuschungen, durch Müßiggang und Langeweile ‹vaporeuse› geworden sei: Angefangen habe alles mit den ersten melancholischen Grundstimmungen im Alter von vierzehn und fünfzehn

---

    détérioré les facultés de l'âme. L'imagination est d'autant plus active, qu'elle règne sur des organes délicats, qui incessamment flattés, ont perdu leur ressort, et se sont affaissés dans une langueur qui soumet les nerfs aux plus terribles convulsions, parce que, détendus par trop de jouissances, ils se replient et agissent sur eux-mêmes. [...] L'oisiveté favorise les passions trop sensuelles; et celles-ci sont si tôt épuisées, que le principe de sensibilité qui survit ne sait plus où se prendre et s'attacher. [...] Terrible état! c'est le supplice de toutes les âmes efféminées, que l'inaction a précipitées dans des voluptés dangereuses, et qui, pour se dérober aux travaux imposés par la nature, ont embrassé tous les fantômes de l'opinion.»

[90] Siehe ebenda: «Nos docteurs accoutumés à tâter le pouls à nos jolies femmes, ne connaissent plus que les vapeurs et les maux de nerfs. Quand un *fort* de la halle est malade, ils disent qu'il a des vapeurs, et ils le mettent au bouillon de poulet et à l'eau de tilleul.»

[91] Ebenda

[92] Vgl. Restif de la Bretonne (1990); zu den *Nuits de Paris* vgl. Stierle (1993), S. 128-136.

[93] Siehe Restif de la Bretonne (1990), S. 921: «Je suis un homme laborieux, qui travaille tout le jour pour subsister, et qui, la nuit, observe le repos de la grande cité. Tout n'y repose pas! Le vice y veille... il y veille encore à cet instant; mais la vertu le surveille!»

Jahren, dem Verlangen nach diversen Vergnügungen seit ihrem sechzehnten Lebensjahr, dem ersten Liebesschmerz und der ersten Desillusionierung in bezug auf die Männer; seitdem habe eine profunde Traurigkeit von ihr Besitz ergriffen.[94] Dieser Zustand habe sich auch zwei Jahre später, als ein Gelehrter um ihre Hand anhielt, nicht verändert: «végéter femme, végéter fille, c'était la même chose».[95] Sie habe einen Salon eröffnet, sich dem müßigen Lebenswandel der Salongesellschaft hingegeben, aber alle Vergnügungen, jeder Luxus hätten nur eine Verstärkung dieses Zustandes zur Folge gehabt.[96] Selbst die zunehmende Entfremdung ihres Ehemannes und ein Liebesverhältnis mit einem anderen Mann hätten daran nichts ändern können.[97] Ihr Siechtum habe bis zu dem Tage angedauert, an dem sie dem «homme de nuit» begegnet sei.[98]

---

[94] Siehe ebenda, S. 625f.: «Je me nomme Alexandrine: je passe pour belle: j'étais gaie dans mon enfance, et tant que je ne pensai pas. Je devins mélancolique entre quatorze et quinze ans. J'étais formée. La soif des plaisirs entra dans mon cœur à seize ans: mais elle était vague, et sans objet déterminé: j'aurais voulu que mon cœur eût été rempli. Je n'entrevis qu'un jeune homme qui m'aurait plu, que j'aurais aimé, chéri: tant que je ne le connus pas, je m'en formai la plus délicieuse idée: je le vis de près; c'était un sot, un fat, un égoïste, un homme sans âme, qui parlait sans penser, et pensait sans parler, faute de trouver jamais l'expression qui pouvait rendre son idée. Cet homme me dégoûta de tous les autres, parce que c'était le seul que j'avais trouvé aimable: je devins d'une tristesse profonde, et je restai comme anéantie pendant deux ans. [...]»

[95] Siehe ebenda, S. 626: «J'en avais dix-huit, quand on m'annonça que j'étais demandée en mariage, par le marquis de M***, homme d'esprit, homme de lettres, et d'un mérite qui avait fait sensation dans le monde. Je le vis; il me déplut: je l'écoutai: son esprit me réconcilia un peu avec sa figure: ‹Ha! (pensai-je) si le marquis de Fontanges avait eu le mérite du marquis de M***, que je l'aurais aimé!› Je retombai dans ma tristesse. — On ne s'en embarrassa guère, et tout alla, comme si j'en avais été charmée: mon mariage se fit. Je n'en fus ni aise, ni fâchée: végéter femme, végéter fille, c'était la même chose.»

[96] Siehe ebenda: «Je vins occuper un hôtel, tenir une maison; m'habiller le matin, recevoir du monde, tenir table, jouer, ou aller soit au spectacle, soit à la promenade, souper, veiller tard, et me coucher. Cette vie suspendit pendant quelque temps mon ennui. Mais bientôt sa monotonie me laissa retomber dans moi-même. — J'avais alors tout à souhait: ma jeunesse, ma beauté, l'amour de mon mari, faisaient que les amusements se présentaient sans cesse; je n'avais rien à désirer; parties, robes, bijoux, dépense de toutes les espèces, il m'offrait tout; peut-être que si j'avais eu le temps de désirer, quelque chose m'aurait tiré de mon inertie: mais rien: on prévenait jusqu'à l'apparence du désir. Je fus dégoûtée d'être aimée, d'être admirée, d'être amusée; je dirais même d'être estimée; je me sentis insensible au mépris comme à la louange; rien ne m'affectait plus. Je tombai complètement dans ce malheureux état, au bout de quatre ans de mariage.»

[97] Siehe ebenda: «Mon mari s'éloigna de moi, et j'y fus insensible: un amant se présenta: il ressemblait à Fontanges; je soulevai, mon attention pour le voir, et je ne fus pas même tentée.»

[98] Siehe ebenda: «J'ai végété jusqu'à la journée d'hier, dans un état approchant du sommeil léthargique, s'il n'avait pas été quelquefois insupportable. — Je me mourais hier, quand tu m'appelas. [...] Je fus émue [...]. J'ai attendu la nuit avec impatience: j'ai tressailli de plaisir, en voyant les ténèbres: à demain, homme pauvre: ne manque pas, et tâche de te faire estimer.»

Gerührt und darum bemüht, die Marquise aufzuheitern, stattet ihr der ‹nächtliche Besucher› fortan allabendlich einen Besuch ab und erzählt ihr die Geschichten, die er im nächtlichen Paris erlebt. Das Gemüt der ‹vaporeusen› Marquise hellt sich durch diese Besuche auf, ihr Interesse sowohl an ihrem eigenen Leben als auch an dem der anderen wird geweckt, und damit wird sie schließlich von ihren *vapeurs* geheilt. So begründet auch der «homme de nuit» seine unablässige Suche nach ‹Geschichten› mit den lakonischen Worten:

> «Une femme de qualité avait des vapeurs; elle ne savait que faire d'elle-même et de sa fortune; elle est devenue bienfaisante, et elle n'a plus de vapeurs. C'est pour elle que je cherche des infortunés sans ressource.»[99]

Aus den Schilderungen sowohl der Marquise selbst als auch des «homme de nuit» wird deutlich, daß diese erzählmotivisch in die Rahmenhandlung der *Nuits de Paris* eingebundenen *vapeurs* zwar zivilisationsbedingt und damit sozusagen selbstverschuldet sind[100], daß sie aber dennoch als ‹reale› Erkrankung verstanden werden — eine Krankheit, die im Verlauf der Erzählung durch die zunehmende *Läuterung* der Protagonistin letztlich geheilt wird.[101]

3.2 Die ‹simulierten› *vapeurs*

Die ‹simulierten› *vapeurs* bei den Frauen weisen ebenso wie die ‹realen› noch eine semantische Verbindung mit der Ärzte- und Preziösen-Satire und der Satire über die ‹gebildeten Frauen› im allgemeinen auf. Diese Konnotation ist bei den ‹simulierten› *vapeurs* allerdings derart verstärkt, daß sie zuweilen zur karikierten Attitüde weiblicher Raffinesse *mutieren*, zu einer Attitüde zudem, deren Inszenierung zuweilen als künstlerische Fertigkeit stilisiert wurde, wie die folgenden Beispiele aus der französischen Komödie, dem libertinen Roman und den sogenannten ‹philosophischen Schriften› belegen.

Wie schon im 17. Jahrhundert waren die *vapeurs* auch in der Aufklärungszeit gerade in den Komödien ein verbreitetes Element der Situationskomik. Gerade in der motivischen Kopplung der *vapeurs* mit den Frauen wurde häufig keine ‹reale› Erkrankung, sondern eine Simulation derselben oder eine ‹mo-

---

[99] Ebenda, S. 921

[100] Siehe auch ebenda, S. 622f.: «Plaisirs bruyants! vifs et délicieux plaisirs que l'urbanité donne aux heureux du siècle, que laissez-vous, quand vous êtes évaporés? L'ennui, l'affaissement, la langueur, l'inertie absolue, les vapeurs. [...] — Je suis épouse; je suis riche [...]. Les richesses sont un poison lent! [...] Les richesses sont le plus grand des maux!»

[101] Auch an dieser Stelle wird deutlich, daß die allgemeine Kritik am Adel durch die ironisch markierten *vapeurs* durchscheint: Die Adelige, die sich nützlich mache und sich um das Wohl der Bedürftigen kümmere, werde durch dieses einsichtige Verhalten auch von der in ihren Kreisen verbreiteten Krankheit der *vapeurs* geheilt.

dische› Attitüde beschrieben. Die Protagonistinnen, die nur vorgaben, an *vapeurs* erkrankt zu sein, wenn sie bekannte Symptome der ‹realen› *vapeurs* wie Ohnmachts- und Schwächeanfälle, Tränenausbrüche und Migräneattacken simulierten, bedienten sich damit gleichsam einer List, um sich entweder einer unangenehmen Situation entziehen oder aber um eine begehrte Gunstbezeugung von einer anderen Person erhalten zu können.

In der Komödie *La Fausse Agnès, ou le Poëte campagnard* (1759) von Philippe Néricault Destouches (1680-1754) bedient sich beispielsweise die junge Angélique dieser List, um den ungeliebten und vom Vater für sie auserwählten M. Des Mazures nicht heiraten zu müssen. Um jedermann zu zeigen, wie sehr sie die Vorstellung, M. Des Mazures ehelichen zu müssen, ‹krank mache›, will sie sich wie eine ‹Verrückte› gebärden und damit die Anwesenden von der Absurdität dieses Ansinnens überzeugen:

> «Je vais feindre en sa présence, et devant toute la compagnie, que le désespoir où je suis d'être forcée de l'épouser me donne des vapeurs noires, et me fait devenir folle. Je dirai, je ferai tant d'extravagances, qu'il desirera bien moins d'être mon mari que je n'ai envie d'être sa femme. C'est le coup de grace que je lui prépare.»[102]

Angélique tanzt voll Übermut, um sogleich in Tränen auszubrechen, darauf in ein krampfhaftes Lachen zu verfallen und schließlich sogar mit dem Degen auf den ungeliebten Des Mazures und andere Protagonisten loszugehen.[103]

Obwohl der ungeliebte Des Mazures die *vapeurs* Angéliques zunächst für simuliert hält[104], ist er doch spätestens dann, als diese mit dem ihm zuvor entrissenen Degen auf ihn losgeht, zutiefst beunruhigt[105] und löst daraufhin (mit der Billigung von Angéliques Vater) sein Heiratsversprechen. Mit der List der ‹simulierten› *vapeurs* hat Angélique somit erreicht, was sie bezweckte: den ungeliebten Des Mazures zu *vertreiben*, um ihren geliebten Léandre heiraten zu können.

Ebenso, wie Angélique in dieser Komödie ihre *vapeurs* nur vorspielt, um sich der geplanten Heirat mit Des Mazures zu widersetzen, simulieren auch viele Protagonistinnen in anderen Komödien der Aufklärungszeit vergleichbare Erkrankungssymptome, um ihren Willen durchzusetzen oder aber um gewisse Gunstbezeugungen (vornehmlich eines Mannes oder Geliebten) zu erringen. In diesem Zusammenhang kann beispielsweise auf die einaktige Komödie von Bernard Joseph Saurin (1706-1781) mit dem Titel *Les Mœurs du temps* (1760)

---

[102] Destouches (1818), S. 346 (III, 1)

[103] Vgl. ebenda, S. 354-359 (III, 3).

[104] Siehe ebenda, S. 355 (M. Des Mazures): «Mademoiselle a des vapeurs? Voilà une nouvelle perfection dont je ne m'étois pas aperçcu.»

[105] Siehe ebenda, S. 359 (M. Des Mazures): «Dites-moi [...], ces accès-la lui prennent-ils souvent?»

verwiesen werden, in der die mittellose verwitwete Comtesse ihren wohlhabenden Bruder Géronte unter dem Einsatz ‹simulierter› *vapeurs* permanent an der Nase herumführt.[106] Cidalise, eine Bekannte der Comtesse, berichtet dem Baron Dorante, einem Verehrer der Tochter Gérontes, daß die Comtesse immer dann einen Anfall von *vapeurs* simuliere, wenn sie einmal nicht sofort ihren Willen durchsetzen könne; sie stelle sich dann so lange ohnmächtig, bis ihr Bruder nachgebe:

> «Je vous ai dit que la comtesse avait tout pouvoir sur son frère. Si par hasard il résiste à ce qu'elle a résolu, ce sont des vapeurs, des évanouissements qui ne prennent fin qu'avec la résistance du bon homme.»[107]

Géronte ist sich über den Charakter der Emotionsausbrüche seiner Schwester durchaus im klaren. Er weiß, daß die Tränen, die Ohnmachtsanfälle und *vapeurs* nur simuliert sind und daß sich viele Frauen dieser Taktik bedienen. Auch wenn ein Mann im Recht sei, habe er in einer solchen Situation gar keine andere Möglichkeit, als nachzugeben:

> «C'est une chose singulière que les femmes, et cet ascendant qu'elles prennent sur nous. N'ont-elles rien de bon à nous répondre, elles se mettent à pleurer; on tient bon, elles sanglotent; si on ne se rend pas, ce sont des évanouissements, des vapeurs. On a beau avoir raison, et le leur prouver, il faut toujours finir par avoir tort, et faire ce qu'elles ont résolu...»[108]

Das Motiv der ‹simulierten› *vapeurs* war nicht nur in den Komödien der Aufklärungszeit verbreitet. Als Formen weiblicher Koketterie wurden die *vapeurs* auch im libertinen Roman bevorzugt eingesetzt.[109] Es hat sogar den Anschein,

---

[106] Siehe Saurin (1974), S. 262 (1): «[...] la comtesse [...] qui gouverne tout ici, et mène par le nez son bonhomme de frère».; siehe auch ebenda, S. 263: «Je vous avais dit que cette digne sœur de Géronte, demeurée veuve d'un homme de qualité, qui l'a laissée sans bien, aimait fort à médire, et surtout à médire de monsieur son frère, qu'elle traite de petit bourgeois [...]. [...] ce frère, qui cependant a pour elle un respect imbécile, qui n'agit que par ses conseils, ne voit que par ses yeux.»

[107] Ebenda, S. 264 (1) — Siehe ebenda, S. 282 (19; der Marquis, der von der Comtesse umworben wird, sagt über selbige): «Pour moi, je n'ai vu à la comtesse que des airs et des prétentions; joignez-y le ridicule de traiter Géronte de petit bourgeois, comme si elle n'était plus la parente de son frère, et ses vapeurs de commande que ce benêt de frère prend pour bonnes.»

[108] Ebenda, S. 280 (17)

[109] Die *vapeurs* waren in der Aufklärungszeit ein beliebtes Motiv in den Romanen überhaupt. Siehe in diesem Zusammenhang beispielsweise die *Lettres d'Aza* von dem Chevalier Deterville; Deterville (1765), S. 113: «Les Sciences & l'Etude peuvent distraire, mais elles ne font jamais oublier les passions; & quand elles auroient ce droit, que pourroient-elles sur un penchant que la raison autorise? Tu le sais. Mon amour n'est point une de ces vapeurs passagères, que le caprice fait naître, & que bientôt il dissipe.» Siehe auch ebenda, S. 122: «Zaïs avoit des vapeurs, me disoit Alonzo, il leur falloit donner un prétexte. La Philosophie en parut un plausible à Zaïs. Elle n'oublia rien pour passer pour Philosophe. Elle se le croyoit déjà. Le caprice, la misantropie, l'orgueil la mettoit en possession de ce titre. Il ne

als harmonierten ‹simulierte› *vapeurs* und libertine, erotische oder sogar pornographische Thematik — die Übergänge sind bekanntlich häufig fließend — besonders gut.[110]

Exemplarisch soll in diesem Zusammenhang auf Diderots bekannten Roman *Les Bijoux indiscrèts* (1748) verwiesen werden, der in Anlehnung an die zeitgenössische Mode pseudoorientalischer Erzählungen an den Hof des Sultans Mangogul verlegt ist, eigentlich aber die Zustände am Hofe Ludwigs XV. kritisch beleuchtet. Die Rahmenhandlung des Romans ist durch die Langeweile des Sultans Mangogul (Ludwig XV.) bestimmt, der zum Zeitvertreib und unter Zuhilfenahme eines Zauberringes die «bijoux» der Damen zum Sprechen und zur Preisgabe intimer Geheimnisse bringt. Ohne auf die im Roman enthaltenen ideologiekritischen Überlegungen einzugehen, soll hier nur hervorgehoben werden, daß sich von den insgesamt vierundfünfzig Kapiteln der *Bijoux indiscrèts* dreißig mit den Ringversuchen und damit mit der Natur der Frauen, ihren Vorstellungen von der Liebe und ihren persönlichen Beziehungen beschäftigen. Das offenkundig satirische Bild, das in diesen Episoden von der höfischen Gesellschaft und besonders den Damen gezeichnet wird, ist «wenig schmeichelhaft», wie Fontius betont[111], denn mit Ausnahme von zwei Fällen betrachten die Damen die Liebe lediglich als gesellschaftliches Spiel oder Amüsement.

In einigen dieser Episoden spielen nun auch die ‹simulierten› *vapeurs* eine Rolle. Am eindringlichsten beleuchtet der folgende Ausschnitt aus den *Bijoux indiscrèts* das Verständnis dieser unter den Damen verbreiteten Erkrankung:

«Il y eut un temps, comme on voit, que les femmes, craignant que leurs bijoux ne parlassent, étaient suffoquées, se mouraient: mais il en vint un autre, qu'elles se mirent au-

---

lui manquoit plus que de trouver un amant aussi singulier qu'elle. Elle a réussi.»

[110] Das gleiche gilt für die ‹realen› *vapeurs*, die ebenfalls häufig im Kontext libertiner oder erotischer Romane erwähnt werden und in diesem Zusammenhang sowohl als Erkankung als auch als angenehmes Gefühl beschrieben werden. Zu der letzteren Konnotation vgl. beispielsweise die *Lettres galantes et philosophiques de deux nones, publiées par un Apôte du libertinage* (1797). In diesem anonym erschienenen fiktiven Briefwechsel zweier Nonnen, in welchem u.a. die Onanie bei den Mädchen und Frauen thematisiert wird, ist von «vapeurs délectables» die Rede; siehe Camus, M. (1985-1987), Bd. 3 (1986), S. 280: «Je me trouve encore tout étourdie des vapeurs délectables qui ont pénétré mon âme.» — Mirabeau dagegen spricht in seinen erotischen Schriften häufig davon, daß zu große Enthaltsamkeit zu Erkrankungen wie den *vapeurs* führen könne; siehe Mirabeau (1984), S. 339 (aus dem 1788 anonym veröffentlichten *Rideau levé, ou l'Éducation de Laure*): «Il ne faut pas te cacher non plus, ma chère Laurette, que, chez elle [= Lucette], une trop grande quantité de semence retenue, en refluant dans son sang, y porterait le feu et le ravage, ou, en stagnant dans les parties qui la séparent du reste des humeurs, pourrait se corrompre ou embarrasser la circulation; elle serait exposée, peut-être, à des accidents aussi dangereux que ceux de l'épuisement: tels sont les vapeurs, les vertiges, la démence, les accès frénétiques et autre. N'en voit-on pas des exemples fâcheux dans certains monastères [...]?»

[111] Vgl. Martin Fontius in: Schlobach (1992), S. 163.

> dessus de cette frayeur, se défirent des muselières et n'eurent plus que des vapeurs. [...]
> ‹Prince [...], c'est une maladie à la mode. C'est un air à une femme que d'avoir des vapeurs. Sans amants et sans vapeurs, on n'a aucun usage du monde; et il n'y a pas une bourgeoise à Banza qui ne s'en donne.›
> Mangogul sourit et se détermina sur-le-champ à visiter quelques-unes de ces vaporeuses. Il alla droit chez Salica. Il la trouva couchée, la gorge decouverte, les yeux allumés, la tête échevelée, et à son chevet le petit médecin bègue et bossu Farfadi, qui lui faisait des contes. [...] Mangogul prit le moment [...] pour tourner sa bague sur elle; et l'on entendit à l'instant: ‹Oh! que je m'ennuie de ce train! Voilà-t-il pas que madame s'est mis en tête d'avoir des vapeurs! Cela durera la huitaine; et je veux mourir si je sais à propos de quoi: car après les efforts de Farfadi pour déraciner ce mal, il me semble qu'il a tort de persister.›
> ‹Bon, dit le sultan en retournant sa bague, j'entends. Celle-ci a des vapeurs en faveur de son médecin. Voyons ailleurs.›
> Il passa de l'hôtel de Salica dans celui d'Arsinoé, qui n'en est pas éloigné. Il entendit, dès l'entrée de son appartement, de grands éclats de rire et s'avança, comptant la trouver en compagnie: cependant elle était seule; et Mangogul n'en fut pas trop surpris. ‹Une femme se donnant des vapeurs, elle se les donne apparemment, dit-il, tristes ou gaies, selon qu'il est à propos.»[112]

Unmißverständlich handelt es sich hier um ‹simulierte› *vapeurs*. Diese *vapeurs* werden als Pariser Modeerkrankung («maladie à la mode») beschrieben, die zum höfischen Flair einer Dame ebenso gehöre wie der obligate Liebhaber, und deren Symptomatik ebenso variabel sei wie die sich dahinter verbergenden Intentionen: «tristes ou gaies, selon qu'il est à propos».

Auch im libertinen Roman *Le Colporteur. Histoire morale et critique* (1761) von François-Antoine Chevrier (1721-1762) simuliert eine Comtesse aus Furcht vor ihrem Mann *vapeurs*:

> «Comment me dérober à ses caresses! Affecter une migraine, des vapeurs, une fièvre? Ces maladies feintes ne sont bonnes que pour deux ou trois jours [...].»[113]

Das vielleicht eindrucksvollste Beispiel für die ‹simulierten› *vapeurs* stammt aus dem Bereich der sogenannten ‹philosophischen› Schriften der Aufklärungszeit, unter die eine Vielzahl unterschiedlicher Textsorten subsumiert wurden, die philosophische Texte im eigentlichen Sinne, pornographische Literatur und eine Vielfalt von Satiren, Schmähschriften, Skandalchroniken und ähnlich ‹gefährliche› bzw. ‹schädliche› Schriften umfaßten.[114] Bei der erstmalig 1784 ano-

---

[112] Diderot (1966), Bd. 4, S. 216f. (*Les Bijoux indiscrèts*)

[113] Chevrier (1993), S. 773

[114] Siehe Chartier (1995), S. 88f.: «[...] die Werke, die in Handelskorrespondenzen und geheimen Katalogen als ‹philosophisch› bezeichnet wurden, (enthielten) ein sehr gemischtes Sammelsurium. Dieses setzte sich aus drei Komponenten zusammen: Erstens ga es da philosophische Texte im eigentlichen Sinne — so wie wir heute diesen Ausdruck verstehen — die die Moral, die Politik, den Glauben und die Autoritäten einer kritischen Betrachtung unterwarfen. Zweitens war da eine pornographische Literatur, die auf die Klassiker dieses Genres zurückgriff, aber auch neue Titel umfaßte. Und drittens existierte ein ganzer Mischmasch an Satiren, Schmähschriften (*libelles*) und Skandalchroniken (*chroniques scandaleuses*), unter denen man Sensationsberichte verstand, die, häufig mit obszönen Passagen

nym erschienenen Schrift mit dem Titel *La philosophie des vapeurs, ou Correspondance d'une jolie femme*, als deren Autor der Abbé de Paumerelle ermittelt wurde, handelt es sich um einen gesellschaftskritischen und in Briefform angelegten Unterhaltungsroman, der eine ironische Einführung in die Kunst[115] der Inszenierung der *vapeurs* darstellt. In diesem fiktiven Briefwechsel zwischen einer ‹Anfängerin›, d.h. einer *vapeurs*-unerfahrenen Comtesse, und einer versierten ‹Vaporeusen› werden die einzelnen Schritte auf dem Weg zur Perfektionierung dieser Simulationskunst und die jeweiligen Facetten der Inszenierung erörtert.

Zunächst werden die Comtesse und damit gleichsam die Leser darüber informiert, daß *vapeurs* zum Leben einer Gesellschaftsdame ebenso gehörten wie außereheliche Liebschaften oder zumindest Verehrer.[116] Obwohl es auch ‹reale› *vapeurs* gäbe, vor denen man sich hüten solle[117], handele es sich bei den in Frage stehen *vapeurs* um eine konventionalisierte Modeerkrankung, deren Symptome nur simuliert seien:

> «Les maux qu'elles [= les Dames de Pékin] souffrent sont réels, les nôtres ne sont que de convention. Ne perdez jamais ce point de vue: biens & maux, chez nous, tout n'est que fiction.»[118]

Die simulierten *vapeurs* stellten für die Frauen eine bewährte taktische Waffe im Kampf um die Erlangung diverser Gunstbezeugungen dar, wie die ‹Vaporeuse› aus eigener Erfahrung zu berichten weiß:

---

gespickt, die Willkür und Korruption der Mächtigen anprangerten. Der Handel mit diesen ‹philosophischen› Büchern, die von der Polizei als ‹schädliche Bücher› bezeichnet wurden, war gefährlich.»

[115] Siehe Paumerelle (^{2}1784), S. 23f.: «[...] ce n'est encore là que l'introduction à l'Art des Vapeurs. Ne souriez point au mot d'art, c'est très-sérieusement que je l'applique au manege des vapeurs. [...] Où il y a regles & principes, il y a de l'art. Concluons donc, en bonnes Logiciennes, qu'il est aussi raisonnable de dire l'Art des Vapeurs que l'Art de la Toilette.»

[116] Dieses teilt die versierte Vaporeuse in ihrem ersten Brief an ihre Schülerin mit; siehe ebenda, S. 2f.: «C'est de mon boudoir que je date cette premiere Lettre. [...] Un boudoir est le sanctuaire des vapeurs; & mon projet est de vous parler vapeur. Quel triste sujet, vous écriez-vous! Je vous pardonne l'exclamation, aimable Comtesse: votre peu d'expérience demande de l'indulgence; mais la mienne me force de mettre en these qu'une femme sans vapeurs est aussi ridicule, dans la société, que votre Madame d'Albilois, qui se fait montrer au doigt pour paroître par-tout, toujours accompagnée de son mari.»

[117] Siehe ebenda, S. 42f.: «Il faut, tendre amie, que l'épidémie vaporeuse de la Cour soit de nature bien communicative. A peine y avez-vous séjourné huit jours, vous en revenez aussi triste, aussi sombre, aussi rêveuse qu'une femme attachée, qui sort de semaine. [...] Vous n'auriez pas la mal-adresse d'être réellement vaporeuse sans rime ni raison? il seroit absurde à moi de le croire. Je vous ai tant répété qu'il n'en faut avoir que le jeu!»

[118] Ebenda, S. 27

«Vous en êtes encore logée à vous faire un monstre des vapeurs. Quelle puérilité! Je prétends vous en guérir. [...] Vous entendez par vapeurs une maladie réelle: c'est s'arrêter à la chose [...]. Moi, par exemple, qui m'entends dire tous les jours que je suis une vaporeuse, croyez-vous que je m'en formalise? Au contraire, je souris aux hommes qui tiennent ce propos; je leur crie grand mercie, comme s'ils avoient dit que je suis une femme divine. Vous ne pouvez pas vous figurer combien le mot vapeur est riche en significations. Dans l'usage, il est consacré pour exprimer ce cercle d'humeurs, de caprices, de jolies inégalités, de bouderies, de singularités, de grimaces, de petites manieres, de minauderies, dans lequel une femme doit être continuellement ballottée, pour être ce que l'on appelle une jolie femme. [...] oubliez l'horreur des vapeurs claustrales, & n'attachez plus à ce mot, qui vous cause encore quelqu'effroi, que l'idee d'un terme de ralliement de nombre de petites graces, qui ne seroient peut-être pas bien reçues dans la société, si elles n'avoient la précaution de paroître sous le nom & les couleurs des affections vaporeuses.»[119]

Damit eine Frau aber mit ‹simulierten› *vapeurs* die gewünschten Erfolge erzielen könne, müsse sie die Kunst der Inszenierung beherrschen, in welche die ‹Lehrerin› ihre ‹Schülerin› in den darauffolgenden Briefen einweist. Im Verlauf des ‹Unterrichts› erfährt die Comtesse, daß zur Perfektionierung der *vapeurs*-Simulation neben geschickt plazierten Kopf- und Bauchschmerzen[120] besonders zwei taktische Mittel zum Einsatz gebracht werden sollten: Tränen und Schwächeanfälle. Die Tränen stellten ein probates Mittel zur Beeinflussung der Männer dar, weil sie derartigen Emotionsausbrüchen einfach machtlos ausgeliefert seien.[121] Auch einer simulierten Ohnmacht könne kein Mann widerstehen — vorausgesetzt natürlich, daß sie taktisch gut inszeniert sei: der zunächst leicht geschwächte Gang, das Abpassen des geeigneten Augenblickes, um in die Arme des Begleiters zu sinken, und der dabei geschickt entblößte Fuß markierten die perfekte Abfolge eines simulierten Schwächeanfalles, der zu einer der bedeutendsten Fertigkeiten im künstlerischen Repertoire einer ‹Vaporeusen› gehöre.[122]

---

[119] Ebenda, S. 4-7

[120] Siehe ebenda, S. 23: «Aujourd'hui il n'a été question que des migraines & des maux d'estomac; ce n'est encore là que l'introduction à l'Art des Vapeurs.»

[121] Siehe ebenda, S. 75: «[...] l'usage des larmes; elles trouvent place dans le tout vaporeux, dans les symptômes factices comme dans les réels: c'est tout autant qu'il vous en faut pour vous persuader que vous ne devez pas les négliger.» und ebenda, S. 76f.: «Ne perdons jamais de vue, ma toute bonne, que pleurer pour nous, c'est attaquer les hommes avec les armes contre lesquelles ils n'ont pas de bouclier. Observez cependant qu'il y a des regles de tactique dans ces sortes d'attaques [...].»

[122] Siehe ebenda, S. 94f.: «De la langueur, mon aimable, de la langueur: rien de plus pour devenir séduisante; elle est le prélude des foiblesses, & les foiblesses sont l'annonce des pâmoisons. Dans une pâmoison toute ordinaire, la tête tombe simplement sur le bras, placé pour la recevoir. La marche est différente lorsqu'un amant est présent. Vous comprenez que tout naturellement la tête ne trouve plus d'assiette que dans le sein et cet heureux mortel, & que vous êtes dans ses bras au moment juste où les étouffements obligent de vous délacer. Vous profitez du désordre pour laisser entrevoir une jambe divine & un pied si mignature. Cet article est peut-être le plus important de tous. [...] Plus que toute autre, je

Am Ende des ‹Unterrichtes› in der Kunst der *vapeurs*-Simulation entläßt die ‹Lehrerin› ihre gelehrige ‹Schülerin› mit einem wohlwollenden Blick auf die von ihr bereits gezeitigten ersten Erfolge und zufrieden mit sich selber, die Disposition der Comtesse zu einer erfolgreichen ‹Vaporeusen› erkannt zu haben. Denn nicht jede könne, wie sie betont, in dieser Kunst zur Perfektion gelangen. Von entscheidendem Vorteil sei jedoch besonders eine Anlage vieler Frauen: die naturgegebene «délicatesse».

> «Que l'on est heureux, ma chere bonne, d'avoir la fibre aussi irritable que vous & moi! Un rien nous blesse [...]. Je me félicite de jour en jour de vous avoir engagée à donner à corps perdu dans le manege vaporeux; vous étiez destinée par la nature à paroître avec éclat parmi nos plus célebres vaporeuses. C'eût été un meurtre de ne pas mettre à profit votre extrême délicatesse.»[123]

Die in dieser *Philosophie des vapeurs* wohl umfassendste Thematisierung und Exemplifizierung der ‹simulierten› *vapeurs* der Frauen verweist noch einmal sehr eindringlich auf die Differenzierung von ‹realen› und ‹simulierten› *vapeurs*, die nahezu textsortenunabhängig motivisch eingesetzt wurden.

Obwohl in beiden Formen zuweilen noch eine Reminiszenz an die klassische Ärzte-Kritik und die Satire über die ‹gebildeten Frauen› anklingt, sind beide in erster Hinsicht von der zeitgenössischen Zivilisationskritik geprägt. Während die ‹realen› *vapeurs* eine moralisch-erzieherische und damit aufklärerische Funktion erfüllen, indem sie dem Leser resp. der Leserin die schädlichen Auswüchse ihrer Lebensweise vor Augen halten und damit zur *Läuterung* beitragen sollen, dienen die ‹simulierten› *vapeurs* nur noch der mehr oder minder starken Karikatur und Verspottung einer konventionalisierten, modischen Attitüde der Frauen.

---

suis portée à croire aux influences des belles jambes & des jolis pieds.»

[123] Ebenda, S. 127

V. Kapitel

Männer und *vapeurs* im *siècle des lumières*

1. Der ‹vaporeuse› Mann

Auch wenn die *vapeurs* bislang vornehmlich als weibliche Erkrankung verstanden worden sind, muß festgestellt werden, daß auch viele Männer an *vapeurs* erkrankten. Sowohl die Korrespondenzen und Memoiren des 17. und 18. Jahrhunderts als auch die umfangreichen populärmedizinischen Publikationen belegen diese Behauptung eindeutig.[1]

Bei den Männern, die an *vapeurs* litten, wurden im allgemeinen zwei zentrale Ursachen für die Erkrankung verantwortlich gemacht: der müßige Lebenswandel und die ‹Geistesarbeit›. Doch während die ‹vaporeusen Geistesarbeiter› in den entsprechenden populärmedizinischen Publikationen durchaus als ‹ehrenwerte› Mitglieder der gehobenen Gesellschaft betrachtet wurden, unterstellte man den ‹vaporeusen Müßiggängern›, mit ihrer Lebensweise nicht nur ihrer Gesundheit, sondern auch ihrer ‹Männlichkeit› Abbruch getan zu haben: Der Müßiggang hatte diese ‹Vaporeusen› — der Meinung der Mediziner und Zivilisationskritiker zufolge — nicht nur ‹verweichlicht›, sondern regelrecht ‹verweiblicht›, was häufig genug gleichgesetzt wurde. So zeichnete beispielsweise Rousseau im *Émile* das jämmerliche Bild des ‹vaporeusen› Mannes, der sich durch seinen Müßiggang ‹doppelt›, d.h. im Hinblick auf seine Gesundheit und auf sein Geschlecht, von seiner ‹Natur› entfernt habe:

> «Pour moi je ne connois point de sort plus affreux que celui d'une jolie femme de Paris, après celui du petit agréable qui s'attache à elle, qui, changé de même en femme oisive, s'éloigne ainsi doublement de son état, et à qui la vanité d'être homme à bonnes fortunes fait supporter la longueur des plus tristes jours qu'ait jamais passés créature humaine.»[2]

Pierre Hunauld wird sogar noch deutlicher, wenn er in seiner 1761 erschienenen und in Dialogform konzipierten *Dissertation sur les vapeurs* den Typus des Mannes beschreibt, der zuweilen an den «vapeurs à la mode» leide: mode-

---

[1] Vgl. Raulin (1759), S. 49 und siehe die Encyclopédie (1966-1967), Bd. 16 (1967), S. 836 (Artikel «Vapeurs»): «VAPEURS, *en Médecine*, est une maladie appellée autrement *mal hypochondriaque & mal de rate*. Elle est commune aux deux sexes [...].» Siehe auch ebenda, Bd. 15 (1967), S. 47 (Artikel «Sensibilité, Sentiment»): «Quant aux femmes [...]. Leur grande *sensibilité* [...] les jette aussi dans des maladies que la nature sembloit avoir affecté uniquement aux femmes, mais dont le luxe & la mollesse ont fais présent aux hommes: je veux parler des *vapeurs*.» Siehe auch Beauchêne (1781), S. 6: «Il ne faut pas croire que les femmes soient seules sujettes aux vapeurs, dans les villes où nous vivons entassés; les hommes qui ne se livrent qu'à l'oisiveté & aux plaisirs du luxe, en sont quelquefois tourmentés [...].»

[2] Rousseau, J.J. (1990-1991), Bd. 4 (1990), S. 686 (*Émile*)

bewußt, nahezu affektiert und sehr gepflegt, vergnügungssüchtig und extrem reinlich, unterscheide sich ein solcher Mann — wie eine Dame im Dialog beschreibt — eigentlich nur noch durch seinen Bartwuchs und seine Physiognomie von einer ‹vaporeusen› Frau:

«J'ai déjà observé qu'une espèce d'hommes n'en [= des vapeurs] est pas plus exempte que nous [= les femmes], & qu'il s'en rencontre beaucoup parmi les autres qui *vaporisent* aussi. — D'abord, plus attachés que nous à leurs toilettes, plus *façonniers* dans toutes leurs actions, c'est pour eux une sorte de mérite, à ce qu'ils croyent, d'avoir peur de tout, de s'amuser de petits riens, de ne s'occuper que de choses aimables. Car ce ne sont que de ces amusemens qu'il leur faut, incapables qu'ils sont du moindre travail. Leur teint, leur embonpoint, leur fraîcheur, font leur grande affaire. Sur ces articles ils sont cent fois plus femmes que nous. Ils aiment la bonne chere, & tout doit être exquis, mais d'un arrangement, & d'une propreté *étudiée*. En un mot, si l'on nous reproche trop de mollesse, & d'attention sur nos personnes, ils en sont bien au-delà pour les leurs: &, à dire vrai, l'unique marque qui les distingue de notre séxe [sic], c'est qu'ils ont de la barbe, & la mine d'hommes.»[3]

Den so ‹verweichlichten› und ‹verweiblichten› ‹vaporeusen› Männern gab man die gleichen Ratschläge zur Behebung des Übels wie den Frauen: Vordringlich sollten sie ihre gesamte Lebensweise regulieren bzw. ‹naturalisieren› und sich körperlich ertüchtigen. — Weitaus größere Beachtung fand aber die zweite Spezies ‹vaporeuser› Männer: die Gelehrten.

2. *L'homme de lettres vaporeux*

«Presque tous les gens de lettres, les savans, les philosophes, etc. parcourent la plus grande partie de leur carrière continuellement tourmentés de désordres vaporeux, d'hypochondries chroniques [...].»[4]

Mit dem Begriff ‹homme de lettres› bezeichnete man in der Aufklärungszeit den Typus des vielseitig gebildeten Gelehrten[5], der sich seinen (zunächst häufig

---

[3] Hunauld (1761), S. 14f. — Siehe auch Pernety (1776-1777), Bd. 2 (1777), S. 73f.: «[...] un homme phlegmatique, élevé à l'ombre dans le sein du repos, de la bonne chere, l'oisiveté, & couché sur le duvet, a le teint pâle, la peau blanche, les yeux languissans, l'estomac foible, & quelquefois paye périodiquement par les veines hémorrhoïdales le même tribut que le plus grand nombre des femmes ne peut retenir sans être accablé de mille maux. Le caractere de tels hommes est tranquille & pacifique, leur esprit froid & borné, leur cœur lâche, efféminé les mettent presqu'au dessous de la femme.» Siehe zudem Livi (1984), S. 176: «Le *grand* homme, l'homme par excellence, voilà donc à quoi il ressemble. A une jeune femme riche, oisive, vivant dans le luxe, la mollesse et le plaisir. Femmes du monde et gens de lettres se retrouvent côte à côte, victimes des mêmes excès. Terrible découverte.»

[4] Georget (1821), Bd. 1, S. 349

[5] Auf die hinlänglich bekannten zeitgenössischen Differenzierungen soll an dieser Stelle

noch recht bescheidenen) Lebensunterhalt durch seine Mitwirkung an den zahlreichen zeitgenössischen Veröffentlichungsvorhaben[6], durch Übersetzungen und eigene literarische Produktionen[7] verdiente. Häufig bedurfte er einer finanziellen Absicherung in Form einer Pension[8] und nahm nicht zuletzt deshalb häufig an den unterschiedlichen literarischen Zusammenkünften teil.

Dieser ‹Gelehrte› hatte sich nun aber durch seine Lebensweise in einer mit dem ‹homme du monde› vergleichbaren Weise von einer ‹natürlichen›, gesunden Lebensweise entfernt und litt demzufolge ebenfalls häufig an *vapeurs*.

Rousseau, der das Bildungsstreben seiner Zeitgenossen bekanntlich ebenso kritisierte wie den Luxus, den Müßiggang und die allgemeinen Lebensbedingungen, beschrieb die Folgen dieser Tätigkeit in der Vorrede zu dem *Narcisse*: Das Interesse an einer umfassenden Bildung führe, so Rousseau, zu einer körperlichen und auch geistigen Entkräftung des Menschen, der müßig und feige zum Spielball seiner Leidenschaften werde:

> «Le goût des lettres, de la philosophie et des beaux-arts amollit les corps et les ames. Le travail du cabinet rend les hommes délicats, affoiblit leur tempérament, et l'ame garde difficilement sa vigueur quand le corps a perdu la sienne. L'étude use la machine, épuise les esprits, détruit la force, énerve le courage, et cela seul montre assez qu'elle n'est pas faite pour nous: c'est ainsi qu'on devient lâche et pusillanime, incapable de résister également à la peine et aux passions.»[9]

Rousseau veranlaßten derartige Überlegungen in seinem *Discours sur l'origine et les fondemens de l'inégalité parmi les hommes* (1755) bekanntlich zu der

---

nicht eingegangen werden; vgl. hierzu Voltaire (1967), Bd. 19 (*Dictionnaire philosophique*, Artikel «gens de lettres»), S. 250-252 oder den gleichnamigen und inhaltlich identischen Artikel in der Encyclopédie (1966-1967), Bd. 7 (1966), S. 599f.; vgl. auch D'Alembert (1967), Bd. 4, S. 337-373 und Duclos (1971), S. 89-99 sowie Mercier (1970) und Thomas (1802), Bd. 2, S. 239ff. («Discours prononcé à l'Académie Françoise par M. Thomas, lorsqu'il vint y prendre séance, à la place de M. Hardion, le 22 janvier 1767»).

6 Gemeint sind die umfangreichen Wörterbücher, Enzyklopädien und dergleichen, die als ‹Großprojekte› eine Reihe von ‹Mitarbeitern› erforderten; vgl. Chartier: «Der Gelehrte», in: Vovelle (1996), S. 131.

7 Zahlreiche Hinweise machen deutlich, daß es den zeitgenössischen ‹gens de lettres› nur durch ihre eigenen literarischen Produktionen kaum möglich war, sich selbst (geschweige denn eine Familie) zu ernähren. Auch nach der gesetzlichen Schützung des Urheberrechtes 1777 blieben «unautorisierte Nachdrucke, Fälschungen, Entstellungen, Plagiate, Unterschiebungen etc. [...] an der Tagesordnung», Lope (1984), S. 140. — Vgl. in diesem Zusammenhang auch Bertaut (1954), S. 361-370 und Brulé (1929), S. 5f. sowie Pellisson (1970), S. 132-162 und Chartier: «Der Gelehrte», in: Vovelle (1996), S. 156-161 sowie Opitz (1975), S. 38f.

8 Siehe Brulé (1929), S. 15: «Ce sont ces pensions et ces places qui permettent aux hommes de lettres de vivre. Seulement, pour les obtenir, il faut avoir des relations. Et c'est ainsi que, par nécessité, les hommes de lettres se sont trouvés amenés à fréquenter le monde et les salons, et à entrer dans la société.»

9 Rousseau, J.J. (1990-1991), Bd. 2 (1990), S. 966 (*Narcisse*, «Preface» [sic])

Schlußfolgerung, daß der Mensch, der sich einer fortgesetzten Geistestätigkeit unterwerfe, ein widernatürliches Wesen sei, weil die Natur ihn dazu bestimmt habe, gesund zu sein und er sich durch seine Tätigkeit permanent von diesem natürlichen Zustand entferne.[10]

2.1 Der Gelehrte als Gegenstand des medizinischen Interesses

Publikationen, die sich mit der Gesundheit von Gelehrten beschäftigten[11], waren im 18. Jahrhundert und in der ersten Hälfte des 19. Jahrhunderts besonders zahlreich, obwohl der Untersuchungsgegenstand keineswegs neu war. Wie Kümmel in seinen Untersuchungen zum *homo litteratus* [12] aufzeigt, entstanden die Schriften, die sich speziell mit der Gesundheit der ‹Geistesarbeiter› beschäftigten und ein wachsendes Interesse an diesem Thema signalisierten, im 15. Jahrhundert.[13]

Als «älteste Hygiene der geistigen Arbeit»[14] oder auch «erste umfassende Gesundheitslehre für den Wissenschaftler»[15] werden die *De vita libri tres*

---

[10] Vgl. ebenda, Bd. 3 (1991), S. 138 (*Discours sur l'origine et les fondemens de l'inégalité parmi les hommes*); vgl. auch das Kapitel IV.2 dieser Untersuchung.

[11] Die Verfasser der zeitgenössischen medizinischen Publikationen griffen bei ihren Schilderungen nicht nur auf die Erfahrungen mit ihrer Klientel zurück, sondern erörterten häufig ihre eigenen Krankengeschichten und den entsprechenden Genesungsprozeß. Vgl. in diesem Zusammenhang Revillon (^{2}1781), der seinen Briefen über die *vapeurs* tagebuchartige Aufzeichnungen anfügte, die den Verlauf seiner eigenen Erkrankung und den Heilungsprozeß derselben beschrieben. Vgl. auch die Publikationen von George Cheyne, über den Mauzi berichtet, daß er bis zu einem bestimmten Zeitpunkt ein ausschweifendes Leben geführt habe und derartig dick war, daß er ohne fremde Hilfe keine Treppe emporsteigen konnte, daß er dann aber seine Lebensgewohnheiten abrupt geändert habe; vgl. Mauzi (1960), Anm. S. 301. Cheynes Schriften, besonders der *Essai on health and long life* (1724), *The English malady or a treatise on nervous diseases of all kinds* (1733) und der *Essai on regimen* (1740), spiegelten die offenbar neu gewonnene Erkenntnis wider und stellten sich in den Dienst der Gesundheitserziehung; vgl. Cheyne (^{2}1725), Cheyne (1740) und Cheyne (1976).

[12] Vgl. besonders Kümmel (1984) und Kümmel (1989).

[13] Vgl. Kümmel (1984). Im 16. Jahrhundert entstand dann «eine Spezialliteratur über die Gesundheit des Homo literatus und die Krankheiten, denen er durch seinen Beruf ausgesetzt ist», vgl. Kümmel (1989), S. 55. — Kümmel verweist darauf, daß der Gedanke der Korrelation von einseitiger geistiger Arbeit und Schädigung der Gesundheit bereits in den hippokratischen Vorstellungen der Diätetik enthalten war, unterscheidet aber diese bis zur Renaissance immer mal wieder aufgegriffenen Überlegungen von den spezifischen Publikationen zur Krankheit der Gelehrten; vgl. Kümmel (1984).

[14] Vgl. Kahl (1906).

[15] Kümmel (1984), S. 74

(1489) Marsilio Ficinos (1433-1499)[16] bezeichnet, in denen Ficino auf der Grundlage der Humoral- und der Spiritustheorie den Studierenden und Gelehrten Ratschläge zur Lebensführung und Körperhygiene erteilte. Besonders drei Verhaltensweisen des ‹Geistesarbeiters› hielt Ficino für besonders gefährlich: sexuelle Ausschweifungen, eine übermäßige und falsche Ernährung und die ‹Nachtarbeit›.[17]

Eine genauere Betrachtung dieser spezifischen Gesundheitslehre der Renaissance soll hier nicht erfolgen. Es bleibt allerdings festzuhalten, daß diese und weitere Publikationen zur Gesundheit der Gelehrten in der Renaissance und der Klassik eine gewisse Tradition dieser Thematik markieren, die im Zeitalter der Aufklärung wieder aufgegriffen wurde.

Die wohl bekannteste und am weitesten verbreitete französische Publikation zur Gesundheit der Gelehrten im *siècle des lumières* ist die 1768 von S.-A.-A.-D. Tissot veröffentlichte Schrift *De la santé des gens de lettres*.

2.2 Tissot: *De la santé des gens de lettres* (1768)

> «On est trop savant quand on l'est aux dépens de sa santé; à quoi sert la science sans le bonheur?»[18]

Der bereits vorgestellte Schweizer Samuel-Auguste-André-David Tissot erhielt 1766 einen Ruf auf einen neu eingerichteten Lehrstuhl am Collège de Médecine von Lausanne; seine Antrittsvorlesung hielt er zu dem Thema *De valetudine litteratorum*. 1768 veröffentlichte Tissot dann eine französische Übersetzung dieser Arbeit mit dem Titel *De la santé des gens de lettres*, nachdem ein Jahr zuvor (ohne sein Einverständnis) eine gekürzte Übersetzung der Antrittsvorlesung mit dem Titel *Avis aux gens de lettres et aux Personnes sédentaires sur leur santé* in Paris erschienen war, die zahlreiche Fehler aufwies.[19]

---

[16] Zu Ficino, dem bekannten Übersetzer und Kommentator von Platon und anderen griechischen Autoren, vgl. Kristeller (1972), Kristeller (1986), S. 33-46 und Klibansky/ Panofsky/ Saxl (1964), S. 254-274 sowie Weitenweber (1855).

[17] Vgl. Kümmel (1984), S. 77 und Kümmel (1989), S. 55-57. — Im Hinblick auf die Heilung der erkrankten Gelehrten verwies Ficino neben der Regelung der Lebensweise auf den positiven Einfluß von Massagen, von Waschungen mit kaltem Wasser, von leichter Ernährung, luftigen, trockenen Wohnungen; er betonte die positive Wirkung des Gesangs, der Spaziergänge, der Musik sowie des geselligen Umgangs mit fröhlichen Menschen; vgl. dazu Karl (1906), S. 540-543 und Weitenweber (1855), S. 10f.

[18] Tissot, S.-A.-A.-D. (1768), S. 71

[19] Tissot nimmt zu diesem Umständen ausführlich in der «Préface» der Schrift Stellung.

Tissots Publikation zur Gesundheit der Gelehrten, die in den Jahren nach der Veröffentlichung auf ein reges Interesse stieß, war — wie er selbst bekundete — zwar nicht die erste Abhandlung zu diesem Thema[20], wohl aber die erste (zudem direkt an das gebildete Publikum gerichtete) Gesamtschau aller die Gesundheit der Gelehrten beeinträchtigenden Ursachen.[21]

Die Untersuchung weist eine für die zeitgenössischen populärmedizinischen Schriften typische Zweiteilung auf: Der erste Teil beschäftigt sich mit den Ursachen der Gelehrten-Krankheiten, der zweite Teil mit den Heilmitteln.

2.2.1 Die Ursachen der Gelehrtenkrankheiten

Tissot unterscheidet neun Ursachen, die zu den unterschiedlichen Erkrankungen der Gelehrten führen: die anhaltende Geistesanstrengung, den Bewegungsmangel, die überwiegend sitzende Arbeitshaltung[22], die Nachtarbeit[23], die schlechte Luft in den Arbeitszimmern[24], die mangelnde Körperhygiene[25],

---

[20] Tissot verweist in der «Préface» auf die Publikationen von Ramazzini, Platner und Pujati; vgl. ebenda, S. XIf.

[21] Siehe ebenda, S. XIIf.: «J'ai tâché de faire saisir toutes les circonstances particulieres relatives à la santé, qui différencient l'état des Savans de celui des autres ordres de la societé, & j'en ai expliqué les effets le plus clairement qu'il m'a été possible; j'ai fini par donner les directions qui m'ont paru les plus propres à diminuer les dangers d'un genre de vie qui ne sera jamais aussi salutaire qu'il seroit à souhaiter, & je serai bien satisfait si cette respectable partie des hommes, qui se consacre à l'instruction des autres, trouve ici quelques conseils dont l'observance puisse diminuer les maux auxquels leur vocation les expose.» — Im Vergleich zum bereits vorgestellten *Essai sur les maladies des gens du monde* ist diese Schrift Tissots durch zahlreiche Verweise auf andere zeitgenössische Ärzte, auf ältere Vorbilder und durch viele Fallbeispiele charakterisiert.

[22] Tissot erläutert die Folgen dieser Körperhaltung für die Körperorgane; vgl. ebenda, S. 82-84.

[23] Das Arbeiten in der Nacht sei eine Angewohnheit vieler Gelehrter, die sich in mehrfacher Hinsicht als ungesund erweise. Zunächst arbeite jemand, der bereits den ganzen Tag über gearbeitet habe, prinzipiell zu viel, wenn er diese Arbeit auch noch in der Nacht fortsetze. Die daraus resultierende Reduzierung und Störung des Schlafes verhinderten eine ausreichende Erholung des Körpers und seiner Kräfte. Zudem sei diese Arbeitsweise ‹unnatürlich›; siehe Tissot, S.-A.-D. (1768), S. 85f.: «On contrarie par les travaux nocturnes les loix de la Nature qui désigne le commencement de la nuit pour celui du repos; elle invite alors au sommeil par la nature de l'air plus humide, plus froid, moins sain, par les ténèbres, par le silence, par l'exemple de tous les êtres vivants [...].»

[24] Siehe ebenda, S. 89: «Ne pas renouveller tous les jours l'air de sa chambre c'est vivre des ordures de la veille; & quels sont les érudits qui le renouvellent tous les jours?» Die Luft in den Arbeitszimmern der Gelehrten sei wegen der häufig schlechten Lüftung nicht nur verbraucht, sondern darüber hinaus häufig mit schädlichen Dämpfen der durch die Nachtarbeit erforderlichen Öllampen angereichert.

[25] Tissot verweist hierbei auf die Vernachlässigung der Zahnpflege, die nicht selten den

das Lesen beim Essen[26], das Zurückhalten des Urins und den Rückzug aus dem geselligen Leben[27].

Die beiden erstgenannten Ursachen, die beharrliche Anstrengung des Geistes und die vornehmlich sitzende Arbeitsweise, hielt Tissot für die beiden Hauptursachen der Gelehrtenkrankheiten:

> «Les maladies des Gens de Lettres ont deux sources principales, les travaux assidus de l'esprit, & le continuel repos du corps [...].»[28]

Tissot weist aber in einem anderen Zusammenhang darauf hin, daß auch das jeweilige Temperament und das Alter eines Gelehrten Einfluß auf eine mögliche Erkrankung hätten: Wie eine zu frühzeitige Beschäftigung des jungen Menschen mit den Wissenschaften der Gesundheit abträglich sei, schade auch eine zu intensive geistige Beschäftigung im Alter.[29]

Verlust sämtlicher Zähne zur Folge habe und zu weiteren Erkrankungen führen könne; vgl. ebenda, S. 90f.

[26] Das Lesen beim Essen sei gerade deshalb so schädlich, weil es den Prozeß der Verdauung (durch den Abzug der Körperflüssigkeiten vom Magen zum Gehirn) beeinträchtige; vgl. ebenda, S. 91.

[27] Zu der nachteiligen Angewohnheit der Gelehrten, den Urin zurückzuhalten vgl. ebenda, S. 93-95. Zu dem verbreiteten Rückzug aus dem geselligen Leben bemerkt Tissot, daß der Mensch dazu bestimmt sei, unter seinesgleichen zu leben. Eine Isolierung führe letztlich zur Menschenscheu oder Menschenverachtung; siehe ebenda, S. 96.: «Rien au monde ne contribue plus à la santé que la gayeté que la société anime & que la retraite tue, & cette cause morale d'ennui jointe aux causes physiques de mélancholie, dont j'ai parlé plus haut, jette souvent les Gens de Lettres dans une tristesse, dont les effets sur la santé lui sont aussi funestes que ceux de la gayeté lui seroient favorables; elle produit cette misantropie, cet esprit chagrin, ce mécontentement, ce dégoût de tout, qu'on peut regarder comme les plus grands des maux, puisqu'ils ôtent la jouissance de tous les biens.»

[28] Ebenda, S. 15

[29] Ein fortgeschrittenes Alter erfordere beim Wissenschaftler eine Reduzierung der wissenschaftlichen Tätigkeit. — Eine weitere Gefahr sieht Tissot darin, im Alter plötzlich von einer Wissenschaft zu einer anderen zu wechseln; siehe ebenda, S. 115: «Les nouvelles idées dont ils s'occupent, mettent nécessairement en action de nouvelles fibres dans le cerveau, pour lequel cela forme un état violent qui affoiblit le genre nerveux.» — Auch Krüger verweist auf die Gefahr, die Studien im Alter fortzusetzen; Küger (1751), S. 531: «Nichts ist gewisser, als daß durch starkes Denken die Kräfte erschöpft werden, und was folgt gewisser hieraus, als daß man solches unterlassen müsse, wenn man alt werden will.» Siehe auch ebenda, S. 534f.: «Endlich muß man auch das Studiren nicht länger fortsetzen, als es die Kräfte, soll ich sagen der Seele oder des Leibes, erlauben. Das funfzigste Jahr ist die billige Grenze, bey welcher man stehen bleiben muß. Ich will eben nicht sagen, daß man alsdenn aufhören müsse, der Welt zu dienen; denn dieses kan [sic] mit der bereits erlangten Wissenschaft zur Genüge geschehen. Ich behaupte nur, daß man sich mit Erlernung und Erfindung neuer Wahrheiten alsdenn nicht den Kopf zerbrechen müsse, und nehme diejenigen davon aus, welche aus den schon vorher bekannten Wahrheiten ohne Beschwerungen hergeleitet werden können. Bey noch mehr zunehmenden [sic] Alter ist noch viel weniger daran zu denken. [...] Wer [...] sich bey zunehmenden Alter mit übermäßiger Gemüthsarbeit beschäftiget, der verkürzet das Ziel seines Lebens, und kan mit nichts an-

Grundsätzlich, so hebt Tissot hervor, beträfen die angeführten Faktoren nicht nur Gelehrte, sondern auch Personen, die sich einer vergleichbar fortgesetzten Geistesanstrengung unterzögen, wie beispielsweise Staatsbeamte oder Minister.[30]

2.2.1.1 Die ausdauernde Geistesarbeit

> «Thinking [...], when carried to extreme, becomes a vice [...].»[31]

Die Ausführungen Tissots zu den Folgen der anhaltenden Geistesarbeit setzen die grundsätzliche Korrelation von Körper und Geist voraus.[32] Da nun zum einen das Gehirn beim Denken angespannt und wie jedes beanspruchte Organ ermüdet werde, und da zum anderen die Nerven, deren fundamentale Bedeutung für den gesamten Organismus hervorgehoben wird, ihren Ursprung im Gehirn hätten[33], führe die Anspannung der Nerven durch die geistige Arbeit zwangsläufig zu einer Strapazierung bzw. Erkrankung:

> «D'après ces principes simples chacun sentira que quand le cerveau est epuisé par l'action de l'ame, il faut nécessairement que les nerfs souffrent, & que leur dérangement entraîne celui de la santé, & détruise enfin le tempéramment [sic] sans qu'aucune autre cause étrangere y ait part.»[34]

Je stärker und je länger der Geist angestrengt und die Nerven folglich belastet würden, desto folgenschwerer sei die körperliche Schwächung.[35] Jeder Kör-

---

ders getröstet werden, als daß er nach dem Tode in seinen Schriften leben, und eine Ehre geniessen werde, für die er sich nicht zu bedanken nöthig hat, weil er nichts davon weiß.»

[30] Siehe Tissot, S.-A.-A.-D. (1768), S. 120: «Les occupations de la Souveraineté, celles du Ministere, de la Magistrature, les spéculations quelconques si l'on s'y livre, en un mot tout ce qui peut exercer les facultés de l'ame fortement & longtems produit les mêmes maux que la culture des Sciences les plus abstraites.»

[31] Buchan ([18]1803), S. 51 — Siehe auch ebenda: «Perpetual thinkers, as they are called, seldom think long. In a few years they generally become quite stupid [...].»

[32] Siehe Tissot, S.-A.-A.-D. (1768), S. 16: «L'union de l'esprit & du corps est en effet si forte, qu'on a de la peine à concevoir que l'un puisse agir sans que l'autre se ressente plus ou moins de son action.»

[33] Vgl. ebenda, S. 18f.

[34] Ebenda, S. 19

[35] Siehe ebenda, S. 19f.: «Les inconvéniens des livres frivoles sont de faire prendre le tems & de fatiguer la vue; mais ceux qui, par la force & la liaison des idées, élevent l'ame hors d'elle-même, & la forcent à méditer, usent l'esprit & épuisent le corps; & plus ce plaisir a été vif & soutenu, plus les suites en sont funestes.»

perteil könne an der anhaltenden Geistesanstrengung Schaden nehmen; am häufigsten und schwersten aber seien die Auswirkungen auf das Gehirn selbst, auf die Nerven und den Magen:

> «Le cerveau qui est, si l'on veut me permettre cette comparaison, le théâtre de la guerre, les nerfs qui en tirent leur origine, & l'estomac qui a beaucoup de nerfs très sensibles sont les parties qui souffrent ordinairement le plûtôt & le plus du travail excessif de l'esprit; mais il n'y en a presque aucune qui ne s'en ressente si la cause continue longtems à agir.»[36]

Da die übermäßige Geistesarbeit die ‹Nervensäfte› in das Gehirn strömen lasse und damit auch vom Magen und den weiteren Verdauungsorganen abziehe, sei eine Vielzahl der großen Denker von Verdauungsproblemen geplagt:

> «L'homme qui pense le plus, est celui qui digère le plus mal, toutes choses égales d'ailleurs; celui qui pense le moins, est celui qui digère le mieux.»[37]

Und diese körperliche Erkrankung wirke sich wiederum nachteilig auf die Verstandeskräfte aus:

> «Bientôt, par un retour inévitable, le mal que l'esprit a fait au corps retombe sur l'esprit même, parce que l'Etre suprême a voulu qu'aussi longtems que ces deux substances courroient la même carrière, les travaux de l'esprit fussent dépendans jusques à un certain point de la santé corporelle; cette vérité a toujours été reconnue.»[38]

Zu den Folgen der daraus resultierenden nervlichen Belastung gehörten die Furchtsamkeit[39], Konzentrations- und Gedächtnisschwäche, Niedergeschlagenheit, ja zuweilen sogar Todesangst[40] und eine Reihe weiterer Beeinträchtigungen[41].

---

[36] Ebenda, S. 20f.

[37] Ebenda, S. 25 — Siehe auch Reveille-Parise ([4]1843), Bd. 2, S. 240: «La puissance digestive est presque toujours en raison inverse de la puissance intellectuelle.»

[38] Tissot, S.-A.-A.-D. (1768), S. 29

[39] Vgl. ebenda, S. 31.

[40] Vgl. ebenda, S. 32.

[41] Zu diesen Krankheiten zählte Tissot die Schlaflosigkeit, Krämpfe, Gehirnkrankheiten (Tumore) und dergleichen mehr; aber auch Melancholie, Hypochondrie und *vapeurs* wurden zu den möglichen und häufigen Folgen dieses Systems ‹negativer Rückkopplung› gezählt.

2.2.1.2 Der Bewegungsmangel

> «Die Gesundheit sieht es lieber,
> wenn der Körper tanzt,
> als wenn er schreibt.»[42]

Der Mangel an Bewegung wird von Tissot als zweite ursprüngliche Quelle der Erkrankungen der Gelehrten betrachtet. Da die Bewegung des Körpers das Muskelgewebe stärke, für einen ausgewogenen Stoffwechsel sorge, appetitanregend wirke, den Prozeß der Verdauung erleichtere, die notwendige Transpiration fördere und sich positiv auf die Gemütsverfassung sowie das gesamte Nervensystem auswirke[43], müsse ein Mangel an körperlicher Bewegung einen störenden Einfluß auf die genannten Prozesse und damit letztlich auf den gesamten Organismus haben. Eine sehr häufige Folgeerkrankung sei die Hypochondrie, die — zum einen durch die Schwächung der Nerven, zum anderen durch das Hervorrufen von Verdauungsproblemen — zur natürlichen Disposition der Gelehrten erklärt wird:

> «[...] il est aisé de comprendre comment les causes de ces deux espèces de maladies se trouvant réunies chez les Gens de Lettres, il est si rare qu'ils n'en soient pas plus ou moins atteints, & si difficile de les en guérir radicalement.»[44]

2.2.2 Prophylaxen und Therapeutika [45]

Zu den Heilungschancen bei den Gelehrtenkrankheiten verweist Tissot einleitend auf die prinzipielle Schwierigkeit, die ‹Geistesarbeiter› von der Schädlichkeit ihrer Lebensweise zu überzeugen:

> «La premiere difficulté qu'on a à vaincre avec les Gens de Lettres quand il s'agit de leur santé, c'est de les faire convenir de leurs torts; ils sont comme les amants qui s'emportent quand on ose leur dire que l'objet de leur passion a des défauts; d'ailleurs ils ont presque tous cette espece de fixité dans leurs idées que donne l'étude & qui augmentée par cette bonne opinion de soi-même dont la Science énivre trop souvent ceux qui la possédent, fait qu'il n'est point aisé de leur persuader que leur conduite leur est nuisible.»[46]

---

[42] Lichtenberg (1992), S. 212

[43] Siehe Tissot, S.-A.-A.-D. (1768), S. 60: «Les principaux effets de l'exercice sont de fortifier les fibres, de maintenir les fluides dans l'état convenable, de donner l'appétit, de faciliter les sécrétions, & sur-tout la transpiration, de relever le courage, & de produire une sensation agréable dans tout le système nerveux.»

[44] Ebenda, S. 69f.

[45] Auf die in dem zweiten Teil der vorliegenden Publikation angeführten Faktoren der *res non naturales* soll hier nicht noch einmal eingegangen werden.

[46] Tissot, S.-A.-A.-D. (1968), S. 122 — Siehe hierzu beispielsweise einen Brief von Friedrich

Könnten diese Patienten dennoch zur Einsicht gebracht werden, sei zunächst eine grundlegende Entspannung und damit ein vorübergehendes Einstellen der fortgesetzten Geistesarbeit erforderlich. Zwar würden die wirklichen Geistesgrößen von solchen Vorschlägen ausgenommen werden, da die durch ihre Arbeit erbrachten Erkenntnisse zu bedeutsam seien, als daß man die Arbeit aussetzen könne[47]; die vielen ‹geistigen Schwelger› jedoch, die ihre Gesundheit durch fortgesetzte Geistesarbeiten gefährdeten, ohne dabei zu besonderen Erkenntnissen zu gelangen, sollten ermuntert werden, ihre Studien vorübergehend ruhen zu lassen und vor allem eines zu tun: sich zu bewegen. Durch die Korrelation von Körper und Geist trage die körperliche Bewegung nicht nur zur Kräftigung des Körpers bei, sondern wirke sich wiederum auch positiv auf die geistigen Fähigkeiten aus. Mindestens eine Stunde lang am Tag solle sich der Gelehrte körperlich ertüchtigen. Dabei seien die Bewegungsarten zu bevorzugen, die möglichst viele Körperpartien beanspruchen, wie beispielsweise Ballspiele oder die Jagd. Grundsätzlich wirke aber jede Form körperlicher Bewegung stabilisierend auf den Gesundheitszustand:

> «Quand les Gens de Lettres modéreront leurs études & prendront plus d'exercice, ils éviteront la plûpart des maux qu'ils se procurent [...].»[48]

Neben einer ausreichenden körperlichen Bewegung habe der Gelehrte auf eine geregelte und seiner Lebensweise angemessene Ernährung zu achten[49],

---

dem Großen an Voltaire vom 3. Februar 1739; Voltaire (1968-1977), Bd. 6 (1977), S. 174: «Ma santé, languissante encore, m'empêche d'exécuter les ouvrages que je roulais dans ma tête; et le médecin, plus cruel que la maladie même, me condamne à prendre journellement de l'exercice, temps que je suis obligé de prendre sur mes heures d'étude. — Ces charaltans veulent m'interdire de m'instruire; bientôt ils voudront que je ne pense plus. Mais, tout bien compté, tout rabattu, j'aime mieux être malade de corps que d'être perclus d'esprit. Malheureusement l'esprit ne semble être que l'accessoire du corps; il est dérangé en même temps que l'organisation de notre machine, et la matière ne sauroit souffrir sans que l'esprit ne s'en ressente également.»

[47] Siehe Tissot, S.-A.-A.-D. (1968), S. 124f.: «Je sais qu'il y a un très petit nombre d'hommes supérieurs auxquels on n'oseroit pas donner ce conseil, ce seroit une espece de crime de les distraire: DESCARTES [...], NEWTON [...], MONTESQUIEU [...] doivent être respectés dans leurs occupations, ils sont nés pour ces grands travaux, le bien public les éxige; mais combien compte-t-on d'hommes dont les veilles soyent aussi intéressantes? La plûpart perdent inutilement leur tems & leur santé [...].»

[48] Ebenda, S. 145

[49] Tissot bemerkt, daß viele ‹gens de lettres› weder auf die Qualität noch die Quantität ihrer Ernährung achteten. Zudem nähmen sie sich zum Essen nicht die erforderliche Zeit, sondern verschlängen alles in Windeseile; vgl. ebenda, S. 150. Vermieden werden sollten besonders fette, süße, saure und geräucherte Speisen; sehr bekömmlich seien den Gelehrten dagegen zartes Fleisch, Fisch und Vollkornprodukte. In bezug auf die Getränke empfiehlt Tissot das Wasser, das seiner Meinung zufolge natürlichste und gesündeste Getränk; von dem täglichen Weingenuß rät er ab; siehe ebenda, S. 181: «Le vin agit comme un stimulant, il irrite les fibres & augmente le mouvement, effet qui, souvent répété, abrége

solle für eine gute Lüftung seines Zimmers sorgen, sich den jeweiligen Witterungsverhältnissen entsprechend kleiden und auf den Genuß des Tabaks verzichten.[50] Sei nun aber ein Gelehrter tatsächlich erkrankt, müsse er unverzüglich seine Studien unterbrechen. Er müsse sich gänzlich von seiner Arbeit ablenken, dürfe sich nur ausruhen und sich an ländlichen Vergnügungen, an der Beschäftigung mit der Natur wie beispielsweise der Gartenpflege ergötzen. Wenn dieses nicht gelänge, sei eine Heilung unmöglich:

> «Dès qu'un Homme de Lettres est véritablement malade, la premiere ordonnance qu'on doit lui faire c'est une cessation absolue de toutes ses études [...]. Il faut qu'il oublie qu'il y a des sciences & des livres, la porte de son cabinet doit être fermée pour lui, & il doit se livrer uniquement au repos, à la gayeté, aux plaisirs de la campagne, & devenir ce que la Nature a fait les hommes, laboureur ou jardinier: il n'y a que ce moyen de les tirer de leurs méditations, & on ne les rétablit point tandis qu'ils continuent à méditer.»[51]

Als Heilmittel bei den verschiedenartigen Erkrankungen empfiehlt Tissot Milch und Chinarinde, kalte Bäder, Massagen sowie diverse Mineralwässer. Von dem noch recht häufig praktizierten Aderlaß rät Tissot ab, betont dagegen aber den positiven Effekt abführender Mittel bei den Gelehrten:

> «Les purgations vont bien mieux à la source des maladies fièvreuses des Gens de Lettres que les saignées; c'est un des remedes qui opere chez eux de la façon la plus heureuse, & il est difficile que leurs maladies aigues se terminent bien s'ils ne sont pas évacués [...].»[52]

Neben der medizinischen Indikation verweist Tissot auf die Bedeutung der Psychosomatik: Tatsächlich seien Aufrichtigkeit und Wohlanständigkeit die besten Garanten für die Erhaltung der Fröhlichkeit und damit auch der Gesundheit

---

nécessairement la vie [...]; il a d'ailleurs un inconvénient très grand pour eux [= les Gens de Lettres], & qui seul devroit les déterminer à s'en priver, c'est qu'il porte puissamment les humeurs à la tête & augmente par là les maladies de cette partie, auxquelles les études disposent déja si fortement.» Die Gelehrten sollten den Wein vielmehr als eine Art Medikament betrachten, das bei starker körperlicher Schwächung gute Dienste erweise. — Ebenso gefährlich wie der Wein könnten auch die warmen Getränke Kaffee, Tee und Schokolade sein, die den menschlichen Organismus in vielfacher Hinsicht gefährdeten; vgl. ebenda, S. 195-202.

50 Zur guten Lüftung der Räume vgl. ebenda, S. 202-206; zur Bekleidung vgl. ebenda, S. 206-210; zum Rauchen vgl. ebenda, S. 210-220.

51 Ebenda, S. 220f.

52 Ebenda, S. 233 — Tissot stellt in diesem Zusammenhang fest, daß sich die Abführmittel auch bei den gesunden Gelehrten einer großen Beliebtheit erfreuten, da sie den in ihren Kreisen verbreiteten Verdauungsbeschwerden Abhilfe verschafften. Sogar gegen den häufigen Gebrauch der Abführmittel hat Tissot nichts einzuwenden; er empfiehlt jedoch die Verwendung von sanften und körperstärkenden Mitteln.

der Gelehrten.[53] Es gehe ihm nicht darum, so betont Tissot abschließend, ganz allgemein vor der ‹Geistesarbeit› zu warnen. Selbst wenn sich beweisen ließe — was er persönlich nicht glaube —, daß die Studien in keiner Weise zum allgemeinen Glück der Gesellschaft beitrügen, so müsse doch festgestellt werden, daß philologische Kenntnisse das Glück desjenigen zu steigern vermögen, der über diese verfüge — allerdings nur dann, wenn die betreffende Person diese Erkenntnisse weder auf Kosten ihrer anderen Pflichten noch auf Kosten ihrer Gesundheit erworben habe:

> «Il [= cet ouvrage] offre un tableau des maux que produit un attachement excessif à l'étude, mais il faut se garder d'en conclure que je regarde les études comme dangereuses, & que je veuille en dégouter [...]; quand il seroit même vrai, ce que je ne crois pas, qu'elles ne contribuent point au bonheur de la societé prise en général, on ne pourroit gueres [sic] nier, il me semble, que la connoissance des Lettres n'augmente le bonheur de celui qui la possede quand il ne l'a acquise ni aux dépens de ses devoirs ni aux dépens de sa santé.»[54]

Oder mit anderen Worten:

> «On est trop savant quand on l'est aux dépens de sa santé; à quoi sert la science sans le bonheur?»[55]

2.3 Falsche Erziehung und mangelnde wissenschaftliche Qualifikation

> «Ein Mensch, der sich der Gelehrsamkeit widmen will, muß einen festen, gesunden Körper, und eine gesunde Seele haben.»[56]

Der Gedanke, daß nur in einem gesunden Körper auch ein gesunder Geist ‹wohnen› könne — *mens sana in corpore sano* —, hatte schon in der Antike die Bedeutung der körperlichen Ertüchtigung hervorgehoben.[57] Mit der Ausbreitung des Gesundheitsdiskurses im 18. und im 19. Jahrhundert wurde dieser alte

---

53 Siehe ebenda, S. 240: «[...] j'ai omis le moyen le plus propre à conserver la santé, ce contentement d'esprit que donne la pureté des mœurs: la bonne conduite est la mere de la gayeté, & la gayeté la mere de la santé; l'Homme de Lettres trouve sa leçon dans les caracteres de l'homme heureux d'HORACE,/ *Mens conscia recti in corpore sano.*»

54 Ebenda, S. 243f.

55 Ebenda, S. 71

56 Ackermann, J.C.G. (1777), S. 11

57 Vgl. zu diesem Motiv Galsterer in: Imhof, A.E. (1993), S. 31-45.

Topos mit unterschiedlichen Akzentuierungen wieder aufgegriffen.[58] Es ist allerdings bemerkenswert, daß sich viele der europäischen populärmedizinischen, der moralphilosophischen und der pädagogischen Publikationen nicht auf die antiken Autoritäten, sondern auf Rousseau und den von ihm im *Émile* vorgestellten Erziehungsplan beriefen.

Die Bedeutung einer möglichst naturnahen und einer den menschlichen Körper und Geist gleichermaßen ‹abhärtenden›, kräftigenden Erziehung wurde besonders in den Veröffentlichungen zu den Krankheiten bzw. der Gesunderhaltung der Gelehrten hervorgehoben und durch das Aufzeigen der Folgen einer ‹verzärtelnden› oder ‹verweichlichenden› Erziehung drastisch vor Augen geführt, wie das folgende Beispiel aus der Schrift *Sieg über die Hypochondrie oder gemeinfaßliche Anweisung, das Uebel der Hypochondrie zu erkennen und gründlich zu heilen* von Karl Fr. Wetzel zeigt:

> «Man nehme zwey Menschen von einerley Anlagen und gleicher Constitution. Der eine wird von Kindheit auf schwächlich und weich erzogen; man hütet ihn vor jedem Anhauch der Luft, vor jeder heftigen Leidenschaft. In den Jahren, wo man der Vernunft gemäß erst seinen Körper bilden sollte, wird er schon zu erschöpfenden Geistesanstrengungen angehalten, die nach und nach den ohnehin durch verkehrte Erziehung geschwächten Körper aufreiben. — Er leidet an Schwindel, Beklemmung und anderen Zeichen der depotenzirten (herabgestimmten) Muskel- und Reproduktionskraft. Um aber doch zu seinen, oft geistlosen Kopfarbeiten, sich in einigen Rausch und Feuer zu versetzen, nimmt er Opium, trinkt häufig Caffee, und braucht noch andere die Energie seines Lebens immer mehr und mehr beschränkende Mittel — der 30jährige Greis ist fertig. Seine Muskeln sind schlaff und bleich, keiner hebt sich vor dem andern heraus, sie gleichen mehr einer zerflossenen Gallerte oder schwammigen Zellgewebe, als kräftigem ausgebildetem Fleische. Die geringste Bewegung und Anstrengung ermüdet und erschöpft ihn oft bis zur Ohnmacht, eine mäßige Portion Wein, ein leichtes Gewürz, ein kleiner Spaziergang, ein vorübergehender Aerger, bringt ihn zu heftigem Schweiße, und sein Blut in fieberhafte Wallung — er wird Hypochondrist! [...].
> Der andere jener beiden wird von Jugend auf mehr zu körperlicher Arbeit angehalten und gegen die Einflüsse der Witterung abgehärtet. Thierische Kost, starkes und schweres Bier, Versäumnis aller geistigen Bildung — alle diese Dinge, die mit tausend andern verbunden, stimmen seinen Körper so, daß sich die Muskeln immer stärker und kräftiger ausbilden, die Reizbarkeit der Nerven aber im gleichen Grade abnimmt und ihre feinere Musik nach und nach fast ganz zum Schweigen gebracht wird. Daher ist sein Gedächtnis stumpf, sein Verstand beschränkt, seine Phantasie blos in den gröbsten Sinnengenüssen zu Hause. Er ist eben so geistig impotent, wie jener, dessen Bild wir zuerst entworfen, körperlich impotent ist.»[59]

Eine derartig ‹schwächende› Erziehung und Lebensweise sei gerade einem jungen Gelehrten besonders schädlich[60], weil er durch seine Tätigkeit seinen Geist

---

[58] Zu dem Gedanken *mens sana in corpore sano* vgl. Galsterer (1983) und Haley (1978), S. 23-45.

[59] Wetzel ([2]1820), S. 74-76

[60] Siehe in diesem Zusammenhang Ackermann, J.C.G. (1777), S. 2: «Der Gelehrte ist dem aus seiner Lebensart entsprießenden Ungemach in einem fast höheren Grad ausgesetzt, als jeder andere Mensch.» Siehe auch ebenda, S. 10: «[...] die [...] Erziehung, die in der allge-

— und damit auch seinen Körper — in besonderer Weise strapaziere. Daher müsse bei der wissenschaftlichen Ausbildung unbedingt auf ein Gleichgewicht von körperlicher Ertüchtigung und geistiger Anstrengung geachtet werden:

> «Es ist daher ein lobenswerthes Streben unserer Zeit, Jünglinge, die sich zu künftigen Gelehrten bilden wollen, zugleich durch Körperübung abzuhärten, damit sie in reiferen Jahren, ohne Zerstörung ihrer Gesundheit, die Anstrengung des Denkens zu ertragen vermögen; und Rousseau verdient die Dankbarkeit der Nachwelt schon deswegen, weil er in neuern Zeiten zuerst wieder die gleichmäßige Entwicklung der Körperkräfte mit denen des Geistes, zur Hauptbedingung einer vollendeten Erziehung machte.»[61]

Selbst die aufgeklärtesten und widerstandsfähigsten Gelehrten, so betont Claude Revillon in seinen *Recherches de la cause des affections hypochondriaques appellées communément vapeurs* (1784), welche die Bedeutung einer ausgewogenen Körper- und Geistesbildung vernachlässigt hätten und «vaporeux» geworden seien, litten an den Folgen dieser Erkrankung:

> «Les gens de lettres, même ceux qui sont éclairés par la plus saine philosophie, qui ont l'ame de la trempe la plus forte, & que l'excès de l'étude a rendu vaporeux, sont également exposés aux troubles, aux inquiétudes, à la pusillanimité qui accompagnent les maladies nerveuses. C'est donc le corps qui agit sur l'ame dans ces sortes de maladies, & celle-ci n'est point coupable des écarts de l'imagination.»[62]

Die Warnung der Ärzte und Philosophen war aber nicht nur an die Adresse bedeutender Gelehrter gerichtet, sondern vornehmlich an die zunehmende Zahl «literarischer Schwelger» und damit an diejenigen, die sich lediglich zum Zeitvertreib mit unterschiedlichen Studien beschäftigten und die ihre Gesundheit nicht nur durch die Art der Beschäftigung, sondern vielmehr noch durch die fehlende Disposition zu einer solchen Tätigkeit gefährdeten, wie John Reid (1776-1822) in seinen *Essays on hypochondriacal and other nervous affections* [63] hervorhebt:

---

meinen Weichlichkeit der Sitten gegründet ist, ist die erste furchtbare Ursache des Ungemachs, welches sich auf Gelehrte ergießt.»

61 Reid (1819), S. 228 (Anm. des Übersetzers Haindorf) — Siehe auch Leuthner, der die «[...] mißliche(n) Folgen [...] bey jenen, welche ganze Tage, Wochen, Monate, und Jahre hindurch an dem Schreib- und Studierpulte hangen, und ausser einem langweiligen, tiefsinnigen Nägelbeissen kein Merkmal der Bewegung spüren lassen [...]» hervorhebt; Leuthner (1779a), S. 25. An anderer Stelle spricht Leuthner auch von einer «gebeugte(n) Versteinerung des ganzen thierischen Wesens, welches an den Studiertisch gleichsam angewachsen leblos nur dem Geiste nach lebt, welches den Staub seiner Bücher nicht anderst, als wie der Fresser die Speisen verschlingt, alte vermoderte Manuskripten mit den unnützesten Untersuchungen zusammenstoppelt, die unkenntlichen Medaillen mit einer tödtenden Anstrengung verjüngert, erloschne Innschriften kummervoll mit marterndem Trotze gegen das abätzende Alterthum wieder belebt, und unauflösbare Buchstaben räthselhaft ausdeutet [...]», ebenda, S. 20.

62 Revillon (^{2}1786), S. 45f.

63 Reid (1816). Ich zitiere im folgenden aus der kommentierten und mit Zusätzen versehenen deutschen Übersetzung dieser Schrift von U. Haindorf mit dem Titel *Versuche über hypo-*

«Obgleich unmäßiges Studieren nicht zu den Ursachen von Ausschweifungen gehört, vor welchen es besonders nöthig wäre, die Jugend der jetzigen Generation zu warnen, so gibt es doch, wie ich überzeugt bin, keine, aus der zuweilen so nachtheilige und furchtbare Folgen entstanden sind. [...] zu oft sind Talente der Ausbildung derselben aufgeopfert, und Kenntnisse auf Kosten der Verstandes-Kräfte erkauft worden. Man stößt nicht selten auf literarische Schwelger, die nur beflissen, einen raubgierigen Appetit auf Bücher zu nähren, nach und nach eine Masse unverdauten Stoffs einsammeln, welche die Kraft geistiger Assimilation niederdrückt, und mit der Zeit gänzlich zerstört. Die Gelehrsamkeit dieser Menschen liegt wie eine todte Last auf ihrem Geiste [...]. Oft ist der sogenannte Gelehrte blos [sic] ein träger Mensch, dem das Lesen nur ein Hülfsmittel gegen das mehr Anstrengung kostende Geschäft des Nachdenkens ist.»[64]

Zuweilen wurde in bezug auf die Gelehrtenkrankheiten zwischen mehr und weniger schädlichen Wissenschaften differenziert. Diese Differenzierungen bezogen sich besonders auf den Gegenstand oder aber den Abstraktionsgrad der jeweiligen Wissenschaft. So stellte beispielsweise Chamfort (1741-1794) einen Zusammenhang zwischen der Schädlichkeit einer bestimmten Wissenschaft und der jeweiligen Thematik fest: Gerade die Gelehrten, die sich mit ‹nicht-natürlichen Dingen› beschäftigten, z.B. mit Phänomenen der Zivilisation, litten unter ‹Gemütskrankheiten›:

«On a observé que les écrivains en physique, histoire naturelle, physiologie, chimie, étaient ordinairement des hommes d'un caractère doux, égal, et en général heureux; qu'au contraire les écrivains de politique, de législation, même de morale, étaient d'une humeur triste, mélancolique, etc. Rien de plus simple: les uns étudient la nature, les autres la société; les uns contemplent l'ouvrage du grand Etre, les autres arrêtent leurs regards sur l'ouvrage de l'homme. Les résultats doivent être différens.»[65]

Giovanni Verardi Zeviani (1725-1808) führt in seiner Publikation *Ueber die Hypochondrie, hypochondrische Flatulenz, Windsucht und die übrigen Blähungsbeschwerden* (1794) die Gelehrtenkrankheiten auf den Mangel vieler Wissenschaften an Abwechslung zurück[66], und Melchior Adam Weikard (1742-

---

deutschen Übersetzung dieser Schrift von U. Haindorf mit dem Titel *Versuche über hypochondrische und andere Nervenleiden* (Essen und Duisburg 1819).

[64] Reid (1819), S. 63f. — Siehe hierzu auch Krüger (1751), S. 533: «Es sorgen also wiederum die Eltern schlecht für das lange Leben der Kinder, welche sie recht mit Gewalt zu dem Studiren zwingen. Das Studiren sollte billig überhaupt nicht erzwungen werden, und am wenigsten bey denen, welche dazu eine grosse natürliche Fähigkeit besitzen. Wie bald muß das eine Rad der Mühle stille stehen, wenn fast alle Wasser auf das andere gleitet wird. Insonderheit nimt [sic] man wahr, daß eine Beschäfftigung, worzu [sic] man keinen natürlichen Trieb hat, der Gesundheit, und dem langen Leben nicht vortheilhafft sey.»

[65] Chamfort (1968), Bd. 1, S. 422f. («Des savans et des gens de lettres»)

[66] Siehe Verardi Zeviani (1794), S. 171f.: «Das Studieren besteht in einer aufmerksamen Geistesthätigkeit, wodurch sich der Mensch theils durch Lesen, theils durch Anhören, theils durch eignes Nachdenken irgend einen unerkannten Gegenstand deutlich zu machen, oder auch verworrene Dinge in eine gute Ordnung zu bringen sucht. Bei dieser Beschäftigung der Seele und der innern Sinne wird nun der Nervengeist eben so gut aufgewendet, als bei Bewegungen des Körpers; und so wie man bald müde wird, wenn

1803) hebt auf den Abstraktionsgrad der jeweiligen Wissenschaft ab, womit er wiederum auf die erforderliche Disposition eines Gelehrten zu der entsprechenden wissenschaftlichen Tätigkeit verweist. Ein Gelehrter, der die Dinge, mit denen er sich beschäftige, nicht richtig begreifen könne und der aus diesem Grund auch keine Erfolgserlebnisse erfahre, müsse zwangsläufig ‹vaporeux› werden:

> «Ich lese oder ich denke etwas angenehmes; ich entdecke eine neue Wahrheit; ich habe meinen Verstand mit neuen und angenehmen Bildern bereichert: alsdenn gehe ich munter von meinem Pulte; ich bin munter und leicht am Leibe; ich singe, athme und daue besser. Wenn ich aber sinnlose trockene Dinge höre oder lese, so fühle ich lange Weile; ich werde träge, blaß und kraftlos. Ich fühle Blähungen; ich gähne, es schläfert mich. [...]. Man fühlt Annehmlichkeiten beym Nachdenken, wenn uns unsere Untersuchungen gelingen. Im Gegentheil hat man daher einen Grund der Melancholie bei den Gelehrten geleitet, wenn man traurig von Büchern oder von Nachforschungen gegangen ist, die man nicht verstanden, oder wobey man keine deutlichere Erkenntnis der Dinge erworben hat. Jede lange Weile, jede Niedergeschlagenheit oder Verdrießlichkeit macht mir Schwindel, Blähungen, Beängstigung, ein gewisses ängstliches Unvermögen zu schlingen, oder sie macht mir, was man Vapeurs heißt, mein Magen mag leer oder mit Speisen gefüllet seyn. Diese Zufälle fangen wieder nach oberwärts ausgestossenen Blähungen sich zu vermindern an.»[67]

Unabhängig davon, in welchem Maße der Einzelne zu einer wissenschaftlichen Betätigung befähigt war, mit welcher Wissenschaft er sich auch immer beschäftigte: an der körperlichen und dadurch seelischen, wenn nicht sogar geistigen Schwächung des Gelehrten infolge seiner Tätigkeit bestand unter den Zeitgenossen kaum ein Zweifel, und so gibt auch Diderot in einem Brief an Sophie Volland vom 7. November 1762 (unverkennbar ironisch) zu verstehen, daß er wohl besser daran täte, sich mit einer Frau zu vergnügen, als über seinen Büchern zu hocken:

> «Tenez, mon amie, c'est que nous ne sommes pas destinés à la lecture, à la médiation, aux lettres, à la philosophie et à la vie sédentaire. C'est une dépravation que nous payons

---

man immerfort nur einen Theil zur Bewegung anstrengt, so leidet auch derjenige weit mehr, wer seinen Geist immer nur mit einem Gegenstande beschäftigt. Es scheint, als ob die Nerven durch den erzwungenen und beständig unterhaltenen Zufluß des Nervengeistes am Ende übermäßig erweitert und offen bleiben, so daß der Mensch auch wider Willen genöthigt ist, seine gewöhnliche Gedankenreihe immer zu unterhalten. Hierinn ist eine der Hauptursachen der Hypochondrie zu suchen, welcher Gelehrte so sehr unterworfen sind. — Es giebt mehrere Wissenschaften, welche unterhaltend sind und den Geist sehr leicht von einem Gegenstande auf den andern übergehen lassen; diese beeinträchtigen aber auch die Gesundheit am wenigsten. Am nachtheiligsten für die Gesundheit sind diejenigen, welche die ganze Aufmerksamkeit der Seele erfordern. Hierher gehört zum Beispiel ganz vorzüglich die Mathematik; Personen, die sich zu sehr in dieselbe vertiefen, werden am Ende gegen alles andre völlig unempfindlich und sehen alle andre Wissenschaften als nichtswürdig an.»

[67] Weikard (1775-1777), Teil 2 (1775), S. 80f. — Zu der Bedeutung des Abstraktionsgrades der jeweiligen Wissenschaft im Hinblick auf die körperliche Beeinträchtigung vergleiche auch Pressavin (1770), S. 222f. und Louyer-Villermay (1818a), S. 114.

plus ou moins de notre santé. Il ne faut pas rompre tout à fait avec la condition animale; d'autant plus que cette condition, parmi une infinité d'occupations saines, en offre plusieurs qui sont assez plaisantes, et si je ne craignois de scandaliser Uranie, je vous dirois franchement que je me porterois mieux si j'étois resté panché sur une femme une portion du tems que je suis resté panché sur mes livres.»[68]

2.4 Völlerei und Purgativa

Eine möglichst ‹natürliche› und mäßige Ernährung wurde nicht nur den ‹gens du monde› empfohlen, sondern auch den Gelehrten ans Herz gelegt. Ohne im einzelnen auf die spezifischen gesunden oder schädlichen Nahrungsmittel, auf die Gefahren einer allzu spät am Tag erfolgten bzw. unregelmäßigen Nahrungsaufnahme oder aber die Unart vieler Gelehrten, beim Essen zu lesen[69], einzugehen, soll hier nur darauf hingewiesen werden, daß offensichtlich viele Gelehrte des *siècle des lumières* in ihrer Ernährungsweise ein ‹aufgeklärtes Verhalten› vermissen ließen und sich häufig genug nicht nur als Gourmets, sondern vielmehr als Gourmands erwiesen. So klagte beispielsweise Diderot in seinen Briefen immer wieder über Beschwerden, die von einer unmäßigen Nahrungsaufnahme herrührten:

«Si je souffre!
Plus que jamais et je le mérite bien. Je mangeai comme un louveteau [...]. Je bus des vins de toutes sortes de noms; un melon d'une perfidie incroyable m'attendoit-là; et croyez-vous qu'il fut possible de résister à un énorme fromage glacé? et puis des liqueurs et puis du caffé; et puis une indigestion abominable qui m'a tenu sur pied toute la nuit, et qui m'a fait passer la matinée entre la théière et un autre vaisseau qu'il n'est pas honnête de nommer. Dieu mercy, me voilà purgé pour dix ans.»[70]

«Le travail de la journée m'avoit donné le soir un appétit dévorant. J'ai voulu souper; une fois, deux fois, cela m'a bien réussi; mais la troisième a payé pour toutes. J'ai fait l'indiges-

---

[68] Diderot ([6]1938), Bd. 2, S. 29

[69] Auf diese unter Gelehrten häufig verbreitete Unart des Lesens beim Essen, die den Prozeß der Verdauung zusätzlich beeinträchtige, verwies neben Tissot z.b. auch Wetzel ([2]1820), S. 139f.: «[...] daß viele die strafbare und höchst schädliche Gewohnheit an sich haben, bey Tische während des Essens zu lesen und zu studieren. Was mit so wenig Eifer und Andacht genossen wird, kann unmöglich gedeihen. [...]. Daß das Verdauen in seiner Art eben so groß und ehrwürdig ist, wie das Denken, davon haben sie gar keine Ahndung [sic].»

[70] Diderot ([6]1938), Bd. 2, S. 43 (Brief an Sophie Volland vom 5. Juni 1765) — Vgl. zu diesem Aspekt auch Vallery-Radot (1963) und siehe May (1951), S. 15: «[...] on doit compter le philosophe parmi les plus robustes mangeurs de son temps. — S'il convient à un général de mourir à cheval et le sabre à la main, il sied à un gourmand de mourir à table et la fourchette au poing. C'est ce qui arriva à Diderot. Mme de Vandeul nous fait savoir que, jusqu'aux derniers jours de sa vie, son père ‹avait beaucoup d'appétit, et mangeait peut-être un peu trop›; et que, le 30 juillet 1784, il se leva pour prendre ‹une soupe, du mouton bouilli et de la chicorée›, mangea encore un abricot malgré les timides remontrances de Mme Diderot, et mourut en s'apprêtant à goûter à sa compote de cerises.»

tion la mieux conditionnée; avec de l'eau chaude, de la diette, la médecine de maman, on guérit tout [...].»[71]

In der Tat scheinen die vielfältigen Angaben über den Gebrauch von diversen Abführmitteln in den Korrespondenzen der ‹gens de lettres› selbst nicht nur auf die Folgen des für ihren ‹Sitzberuf› typischen Bewegungsmangels hinzuweisen, sondern darüber hinaus auf die auch unter ihnen verbreitete Unsitte der Völlerei, die schon bei Ludwig XIV. als eine zentrale Ursache der *vapeurs* diagnostiziert worden war.

Ebenso ungeniert, wie man sich in den Briefen gegenseitig über seine Befindlichkeiten und über neue Heilverfahren und -mittel unterrichtete, tauschte man sich daher auch über den Gebrauch von Abführmitteln aus. So fragte die Marquise du Deffand Voltaire in einem Brief vom 12. April 1775 nach der richtigen Anwendung der Hülsenfrucht Cassia[72], eines verbreiteten Abführmittels:

«Aujourd'hui, je vais vous demander une ordonnance médicale. — Dites-moi, je vous prie, mon cher Voltaire, s'il est vrai que vous prenez tous les jours de la casse, si c'est de la cuite ou de la mondée, quelle en est la dose, et l'heure à laquelle vous la prenez. J'en fais un grand usage mais je n'ose pas le rendre journalier; c'est la seule drogue que je prenne et qui m'est devenue absolument nécessaire, parce que j'ai un estomac très-paresseux, et qui manque de ressort ainsi que mes entrailles.»[73]

Und Voltaire, der sich mit den Abführmitteln ebenso gut auszukennen schien wie mit anderen Arzneien, die er sich zur Behandlung seiner vorgeblich unzähligen Leiden ständig selber ‹verordnete›, beantwortete diese Frage, indem er auf die Art der Zubereitung, die einzunehmende Menge und die Häufigkeit der Einnahme einging, aber auch auf ein anderes Abführmittel, den Rhabarber, hinwies:

«Je suis de l'avis d'un médecin anglais qui disait à la duchesse de Marlborough: ‹Madame, ou soyez bien sobre, ou faites beaucoup d'exercice, ou prenez souvent de petites purges domestiques, ou vous serez bien malade.› J'ai suivi les principes de ce médecin, et je ne m'en suis pas mieux porté; cependant, vous et moi, nous avons vécu assez honnêtement, en prévenant les maladies par un peu de casse. Je fais monder la mienne, et je la fais un peu cuire. Elle fait beaucoup plus d'effet lorsqu'elle n'est pas cuite, et qu'elle est fraîchement mondée. Ma dose est d'ordinaire de deux ou trois petites cuillerées à café; et on peut en prendre deux fois par semaine sans trop accoutumer son estomac à cette purge domestique. Quelquefois aussi je fais des infidélités à la casse en faveur de la rhubarbe:

---

[71] Diderot ([6]1938), Bd. 2, S. 80 (Brief an Sophie Volland vom 20. Oktober 1765) — Vgl. auch Diderot (1966), Bd. 19, S. 189f.

[72] Die Blätter dieser Hülsenfruchtart, die Sennesblätter, sind auch heute noch Bestandteil einiger Abführmittel, werden aber immer seltener verwendet, weil ihnen eine stark reizende Wirkung zugeschrieben wird.

[73] Voltaire (1967), Bd. 49, S. 271 und Deffand (1989), Bd. 2, S. 485

car je fais grand cas de tous ces petits remèdes qu'on nomme minoratifs, dont nous sommes redevables aux Arabes [...].»[74]

Ob mit Cassia oder Rhabarber, heißem Wasser oder Melone: ein leichtes Abführmittel ließ die Folgen der Völlerei leicht vergessen. Und so überrascht es nicht, daß Voltaire die Verwendung der Cassia als vorbeugende Maßnahme bezeichnet[75] und nicht als Therapeutikum zur Behebung der Folgen einer ungesunden Lebensweise. Wenn Montaigne diesen Brief Voltaires hätte lesen können, hätte er ihm möglicherweise zugerufen: ‹Faites ordonner une purgation à votre cervelle; elle y sera mieux employée qu'à votre estomac!›.[76]

Im Hinblick auf die Getränke wurden die Gelehrten ebenso wie die müßigen ‹gens du monde› auf die Gefährdung aufmerksam gemacht, die von einem häufigen Genuß der sogenannten ‹heißen Getränke› (Kaffee, Tee und Schokolade) sowie hochprozentiger Alkoholika ausgehe. Die Ärzte warnten auch vor dem Wein, der häufig als ein stärkendes und anregendes Mittel betrachtet wurde, der bei einem übermäßigen Genuß aber zu Verdauungsstörungen, Sinnesverwirrungen und unzähligen anderen Krankheiten führen könne.[77] So habe die zunächst anregende Wirkung des Weines auf den Geist letztlich einen negativen Effekt:

«Schwache Personen sollten den Wein nicht zu ihrem ordentlichen Getränke machen — am allerwenigsten Gelehrte, welche durch das Nachdenken die Lebensgeister schon heftiger bewegen, als es oft ohne Nachtheil der Gesundheit geschehen kann. Der Wein erweckt auf einige Zeit das Genie, und giebt dem Geiste und dem Körper eine gewisse Munterkeit, die sich aber gar bald in Entkräftung verwandelt.»[78]

---

[74] Ebenda, S. 278 (Brief von Voltaire an die Marquise du Deffand vom 19. April 1775) — Vgl. auch Deffand (1989), Bd. 2, S. 486.

[75] Siehe Voltaire (1967), Bd. 49, S. 278 (Brief von Voltaire an die Marquise du Deffand vom 19. April 1775): «[...] en prévenant les maladies par un peu de casse.»

[76] Siehe Montaigne (1981), Bd. 1, S. 588 (Buch 2, Kapitel 37): «Faictes ordoner une purgation a uostre ceruelle, ell'y sera mieus emploiee qu'a uostre estomac.»

[77] Vgl. zu diesem Aspekt Raulin (^{2}1759), S. 78 und Revillon (^{2}1786), S. 130f. sowie Whytt (1767), Bd. 2, S. 186.

[78] Platner (1770-1771), Buch 1 (1770), S. 386f. — Der in einem vergleichbaren Kontext angeführte ‹Diätplan› für einen ‹hypochondrischen Geistesarbeiter› von Wetzel befremdet zunächst aufgrund der angegebenen Weinmenge, erklärt sich aber aus dem Umstand, das Wetzel nicht den Wein, dem er sogar heilende Wirkung zubilligte, sondern vielmehr den Bierkonsum für die Hypochondrie verantwortlich machte; siehe Wetzel (^{2}1820), S. 181f.: «Morgens um 5 oder 6 Uhr aufgestanden und bey schöner Witterung spazierengegangen. Um 7 Uhr Frühstück, bestehend in stark gewürzter Fleischbrühe, ohngefähr um 9 Uhr ein oder ein Paar Gläser guten Rheinwein, um 11 Uhr ein Gläschen Liqueur, um 12 Uhr Mittagsmahlzeit, meist animalische Kost mit Gewürz, eine halbe Bouteille Wein dazu; um 1 oder halb 2, [...] Caffeepunsch oder englischen Thee, den Nachmittag über gutes ausgegohrnes Bier, mehr geistig als schwer, um 6 oder 7 Uhr Abendmahlzeit; meist animalische Kost, nebst einer halben Bouteille Wein, um 10 Uhr zu Bette.» Siehe auch ebenda, S. 174: «[...] daß das Uebel der Hypochondrie in Bierländern häufiger wahrgenommen wird, als in

In bezug auf den Tabak[79] gingen allerdings die Meinungen der Ärzte weit auseinander: Während die einen Rauchen und geistige Arbeit als ‹harmonisierendes Paar› betrachteten[80], warnten andere gerade die Gelehrten entschieden vor dem Tabakgenuß, weil ihre Verdauung durch die andauernde Geistestätigkeit, die bekanntlich die Säfte von den Verdauungsorganen abziehen und zum Kopf hinleiten würde, ohnehin schon geschwächt sei und durch den unnütz beim Rauchen verschwendeten Speichel weiter beeinträchtigt werden würde:

> «Ist schon bey einer Person das Nervensystem schwach, so muß es noch schwächer werden, wenn sie jene Gewohnheit [= das Tobacksrauchen] zu sehr liebt. Ist schon bei einem Menschen ein zu starker Zufluß des Blutes nach dem Kopfe, welches ein sehr gewöhnlicher Fall bey Studierenden ist; so müssen durch das öftere Tobacksrauchen solche Kongestionen des Blutes vermehrt werden. Und wie sehr wird dadurch die ganze Masse der Säfte verdorben!»[81]

Auch könnte der Tabak zur Schädigung des Nervensystems und damit zu «Nervenzufällen» wie auch den *vapeurs* führen:

> «Der Tabak nämlich gehört unter diejenigen Gewächse, welche die Eigenschaft besitzen, nicht allein die Munterkeit zu vermindern (zu betäuben), sondern auch die Sensibilität zu stören, z.B. Ekel zu erregen. [...] [Er wirkt auf] das Nervensystem und dessen eigenthümliche Funkzionen [...] und [ruft] dadurch bald heftigere bald schwächere Nervenzufälle von grösserer oder geringerer Dauer [hervor] [...].»[82]

Eine dritte Ärztegruppe plädierte schließlich für einen gemäßigten Genuß:

> «Der Gelehrte und Hypochondrist kann diese Dinge [= ‹Schnupftoback› und ‹Rauchtoback›] entbehren. Sie sind ihm aber so wenig schädlich, daß sie vielmehr unter die nützlichen Reize gehören, von welchen bereits [...] gesprochen ist. [...] (sie) (müssen) nur sparsam genossen werden.»[83]

Weingegenden. Schon das beweist, daß der Wein eins der wirksamsten Heilmittel jenes Uebels seyn müsse, und so ist es auch.»

[79] Vgl. das Kapitel IV.3.2.5.4 der vorliegenden Untersuchung.

[80] Vgl. Schivelbusch (1990), S. 119; zum Tabak und Rauchen allgemein vgl. ebenda, S. 108-158 und Herbert Rupp in: Sandgruber/ Kühnel (1994), S. 106-126.

[81] Ackermann, J.K.H. (1794), S. 66 — Vgl. auch Ackermann, J.C.G. (1777), S. 261 und das Kapitel III.4.2.5.4 der vorliegenden Untersuchung.

[82] Kilian (1803), S. 277 (*Diätetik für Tabaksraucher*) — Siehe auch ebenda, S. 311: «Wem es wahrhaft Ernst ist, sein Peifchen recht lange mit Wohlbehagen und ungestört von Kränklichkeit zu rauchen, dem darf es nicht ganz gleichgültig seyn, zu welcher Zeit des Tages, an welchem Orte, auf welche Art, und wie viele Pfeifen er des Tages rauche. [...] Man schränke das Tabakrauchen so viel wie möglich bloss auf die Stunden der Ruhe ein.» Siehe auch ebenda, S. 312: «Besonders mache ich diejenigen hierauf aufmerksam, welche sitzende Lebensart führen, und viel sitzend schreiben.»

[83] Anonymus (1782), S. 327f. (aus der anonym erschienenen *Geschichte und diätetischer Rath eines ehemals großen Hypochondristen*)

Auch bei den Männern aber galt das Rauchen vielfach schlichtweg als ‹unschöne› Angewohnheit. Goethe hielt das Rauchen bekanntlich für ein unhöfliches Betragen, für eine «Schmutzerei», und schätzte die «Bierbäuche und Schmauchlümmel» nicht besonders, zumal er davon überzeugt war, daß Rauchen dumm mache.[84]

2.5 Ehestand und Onanie

Bei der Beantwortung der Frage, ob ein ‹homme de lettres› verheiratet sein solle, mischten sich in den zeitgenössischen Publikationen wenigstens drei zentrale Überlegungen. Die erste Überlegung betraf den ‹Samenverlust› und damit die Annahme, daß jegliche Verminderung des männlichen Samens zu einer Schwächung der intellektuellen Fähigkeiten führe:

> «Ueberhaupt betrachtet, schwächt jeder Beyschlaf die Kräfte des Körpers und Geistes und immer macht er auch den stärksten Mann in etwas caputt. Aus diesem Grunde dürfen Gelehrte diese Feuchtigkeit niemahlen zu oft austreiben, weil sie sonst zu allen Arbeiten, worzu [sic] Nachdenken oder eine anhaltende Anstrengung des Geistes erforderlich ist, völlig ungeschickt werden, oder wenn sie selbige auch wirklich verrichten, so kann dieses doch niemahlen ohne eine noch größere Entkräftung und den größten Schaden für ihre Gesundheit geschehen.»[85]

Diese Annahme basierte auf der Vorstellung, daß der männliche Same zumindest teilweise, wenn nicht sogar vollständig, aus dem Nervensaft besteht, dessen Verlust hohe gesundheitliche Beeinträchtigungen zur Folge habe.[86]

Die zweite Überlegung beschäftigte sich mit den möglichen Folgen dieser These. Wenn man annahm, daß sich der Beischlaf schädigend auf die intellektuellen Fähigkeiten auswirkt und sich die Gelehrten fortan möglichst ‹keusch› verhielten, war zu befürchten, daß sich mit der steigenden Anzahl kinderloser Gelehrter die gesamte menschliche Population entscheidend verringern würde.[87]

Der dritte Gedanke konzentrierte sich auf die Frauen und den positiven Einfluß, den ihre Gesellschaft auf das männliche Gemüt ausübte. Lignac betont, daß die eheliche Verbindung eines Gelehrten mit einer Frau diesem die not-

---

[84] Vgl. Goethe (1965-1984), Bd. 2 (1969), S. 362f. (*Goethes Gespräche*)

[85] Hellfeld (1790), S. 276 (*Kurzer Entwurf einer Lebensordnung für Gelehrte*)

[86] Vgl. zu diesem Aspekt Goltz (1987), besonders die Seiten 138-143.

[87] Sowohl bei der Enthaltsamkeit als auch bei der Onanie werde der Verkehr und damit die Zeugung von Nachkommen verhindert; siehe Almanach für Aerzte und Nichtaerzte (1782-1796), Bd. [2] (1783), S. 199: «Die andere Art der herschenden [sic] Galanterie ist Onanie. Sie ist die Quelle von unendlichen Verderben für die Gesundheit, und das gewisseste Mittel zur Entvölkerung.»

wendige Abwechslung, Aufmunterung und Gesellschaft verschaffe und damit
die oft drohende Isolierung und Vereinzelung dieser ‹Spezies› verhindere:

> Une classe d'hommes auxquels le mariage convient, pour vu qu'ils en modèrent les
> plaisirs, ce sont les hommes de lettres. Mais le tempérament doit moins les porter au
> mariage, que la nécessité d'adoucir les travaux de l'étude, par les charmes attachés à la
> société d'une épouse chérie.»[88]

So befürwortet Lignac letztlich (die angeführten Argumente gegeneinander
abwägend) die Ehe bei den Gelehrten — natürlich nur unter der Voraussetzung, daß die eheliche Verbindung zu keinerlei Ausschweifungen führe:

> «Je regarde un studieux dans son cabinet comme un citoyen utile, sur-tout s'il dirige ses
> travaux vers des objets qui ont pour but le bonheur de ses semblables, mais il n'est pas
> moins vrai que cet homme est hors de la Nature, & qu'on peut regarder les occupations
> littéraires, comme une maladie, qui attaque l'espèce humaine, en minant peu-à-peu la
> population. Je definerois qu'un homme de lettres fût marié, parce que tous les hommes,
> excepté les Ministres de la Religion devroient l'être, & encore, parce que les douceurs de
> l'union conjugale peuvent calmer la teinte sombre qui empreint l'imagination d'un
> homme qui se livre trop au travail. Mais il faut qu'il oublie qu'il est homme de lettres,
> lorsqu'il s'approche sa compagne; il seroit dangereux de porter dans le sein des plaisirs,
> une imagination affaisée sous le poids fatigant de l'étude.»[89]

Da der durch die Geistesarbeit ohnehin geschwächte Organismus der Gelehrten durch die Ausschweifungen einer zusätzlichen körperlichen und geistigen
Beeinträchtigung ausgesetzt sei, wurden insbesondere die jungen Studenten
davor gewarnt, sich frühzeitig Ausschweifungen hinzugeben:

> «Da nun der männliche Saame den reinsten geistigen Theil unserer Säfte enthält, und da
> durch dessen Rückkehr ins Blut, dieses flüchtig gemacht, und über den ganzen Körper
> Feuer und Stärke, als wodurch sich ein Erwachsener und ein Knabe so deutlich von
> einander unterscheiden, verbreitet wird, so müssen nothwendig durch eine allzufrühe
> oder zur Unzeit unternommene und allzuhäufige Ausleerung dieser Feuchtigkeit, die
> Kräfte des Körpers unglaublich geschwächt, die Sinne umnebelt und eine Unfähigkeit zu
> studieren erzeugt werden.»[90]

---

[88] Lignac (1772), Bd. 2, S. 41 — Siehe auch Anonymus 1782, S. 198 (*Geschichte und diätetischer Rath eines ehemals großen Hypochondristen*): «Die Zerstreuung stärkt nicht nur dadurch Körper und Seele, daß sie eine Ruhe von den genannten Anstrengungen wirkt; sondern es kommt durch sie auch manches Vergnügen und nützlicher Anstoß der Seele und des Körpers, auch manche nützliche Thätigkeit des letzteren insbesondere. [...] Weiber sind durch diese Zerstreuungen, so wie in mancher andern, aber Tugendhaften, mässigen und mehr teutschmännerigen Manier genossen, ein wahres Antisepticum der Hypochondrie.»

[89] Lignac (1772), Bd. 2, S. 47

[90] Hellfeld (1790), S. 275 — Siehe auch ebenda, aus der Vorrede (ohne Seitenangabe): «Nicht ohne Empfindung denke ich an einige Beyspiele zurück, wo junge Gelehrte, aufblühenden Rosen ähnlich, von zügellosen Begierden hingerissen, sich allzuhäufig den Ergötzungen der Liebe überliessen, und durch allzuöftere Ausleerung der Samenfeuchtigkeit, sich endlich die schrecklichsten Nervenkrankheiten zuzogen. Diese Elenden waren schon in ihrer frühen Jugend abgelebten Greißen [sic] ähnlich, und kein Geschäft wozu Nachdenken, und eine auch nur geringe Anstrengung des Geistes erfordert wurde, konnte von ihnen

Denn die körperlichen und geistigen Schäden, die infolge dieser Ausschweifungen entstünden, könnten nie wieder geheilt werden:

> «Jünglinge, die sich in ihrer Jugend dieser wollüstigen Schwelgerey überlassen und solcher Gestalt ihren Körper entkräften, erholen sich nie völlig wieder, sondern sie werden vor der Zeit baufällig, hören schon da auf Männer zu seyn, wo sie es am meisten seyn sollten, und verkürzen ihr Leben.»[91]

Noch eindringlicher aber, als vor den frühzeitigen Ausschweifungen, wurden die jungen Gelehrten vor dem «schändlichen Laster der Selbstbefleckung», der Onanie, gewarnt. Der Schweizer Tissot hatte die Onanie spätestens seit seiner 1760 veröffentlichten Publikation *De l'Onanisme* als epocheprägendes Thema etabliert[92], das ebenso wie die ‹Lesesucht› der Frauen zu einem verbreiteten Motiv in den Erziehungs- und Bildungsromanen des 18. und 19. Jahrhunderts avancierte.[93]

Für die Auseinandersetzung mit diesem Thema war kennzeichnend, daß nicht das Laster selbst, sondern vielmehr die durch das Laster Onanie verursachten Erkrankungen im Mittelpunkt der entsprechenden Erörterungen standen. Die Onanie, so erklärte beispielsweise Hellfeld, führe nicht nur (wie der übermäßige Beischlaf) zu einer körperlichen und geistigen Schwächung infolge des starken Samenverlustes, sondern habe auch auf die Psyche des ‹Onanisten› eine fatale Wirkung:

> «Und was soll ich hier von dem so schändlichen Laster der Selbstbefleckung sagen, der sich heut zu tage so viele junge Gelehrte zu [sic] Befriedigung dieses so edlen und mächtigen Triebes bedienen, und die der alleinige Grund von den jetzo so häufig in Schwange gehenden Nerven=Krankheiten zu seyn scheinet?»[94]

Interessant erscheint in diesem Zusammenhang, daß bereits sogenannte ‹wollüstige Gedanken› gebrandmarkt wurden, denn sowohl gedankliches als auch tatsächlich ausgeübtes Onanieren führten zur ‹Verderbnis›, wie Friedrich Rich-

---

unternommen werden.»

[91] Ebenda, S. 279

[92] Vgl. in diesem Zusammenhang Braun, K. (1995), S. 27-99 und Lütkehaus (1992), S. 23. Lütkehaus verweist darauf, daß die «eigentliche Onanie-Inquisition» erst eine «Schöpfung des 17. und 18. Jahrhunderts war; vgl. ebenda, S. 19.

[93] Vgl. z.B. den sechsbändigen Erziehungsroman von Christian Gotthilf Salzmann *Carl von Carlsberg oder über das menschliche Elend* (^{2}1784-88); vgl. auch Lütkehaus (1992).

[94] Hellfeld (1790), S. 279f. — Siehe auch den Almanach für Aerzte und Nichtaerzte (1782-1796), Bd. [1] (1782), S. 262f.: «Das Laster der Selbstbefleckung ist alt, und wird von dem ersten Lasterhaften, Onan, benahmet. [...] Noch entnervt dieses stumme Laster die hofnungsvollsten [sic] Jünglinge, tödtet Feuer und Leben, und läßt Kraftlosigkeit, Unthätigkeit, Todtenblässe, Verwelken des Körpers und Niedergeschlagenheit zurück. Großen Schulen und Akademien ist dies Uebel vorzüglich eigen, und unter den Herren, welche Theologie studiren [sic], fast allgmeien [sic].»

ter in seiner *Diätetik für solche Personen, welche bei ihren Geschäften wenig Bewegung haben* betonte:

> «Aber nicht bloß die *physische*, sondern auch die *moralische Onanie*, verdirbt Leib und Seele und hat diese traurigen Folgen für den, der mit Arbeiten des Geistes sich beschäftigt. Denn die Verderbung und Erhitzung der Phantasie, ihre Anfüllung mit wollüstigen und schlüpfrigen Bildern, kann einen so hohen Grad ersteigen, daß sie alle andern Empfindungen und Gedanken beherrscht und macht, daß ein solcher Mensch nur Sinn und Empfänglichkeit für Gegenstände hat, die dieser falschen Richtung seiner Einbildungskraft entsprechen.»[95]

Unabhängig davon, ob es sich nun um die «moralische» oder aber die «physische» Onanie handelte, vor der in den populärmedizinischen, den moralphilosophischen oder den im weiteren Sinne pädagogischen Publikationen gewarnt wurde — bei den angeblich verheerenden Folgen dieses ‹Lasters› hatten die Ärzte nicht nur das Schicksal des Einzelnen, sondern vielmehr das der gesamten Gesellschaft vor Augen, deren Erhalt sie bedroht sahen.[96]

3. Die Verknüpfung der *vapeurs* der Gelehrten mit der klassischen Melancholie-Konzeption

Bei der Charakterisierung der *vapeurs* der ‹gens de lettres› in den populärmedizinischen Publikationen, Korrespondenzen und *belles lettres* wird deutlich, daß diese *vapeurs* nicht nur mit der Zivilisationskritik verknüpft waren, die sich bei den Gelehrten weniger auf die unter den ‹gens du monde› so verbreitete Langeweile als vielmehr auf die Lebensweise und die Körperhygiene bezog, da sich ein gebildeter Mann, wie Étienne-Jean Georget (1795-1828) bekundet, einfach nicht langweile:

> «L'homme instruit ne s'ennuie jamais; le travail lui procure toujours de nouvelles jouissances, de nouveaux et puissans moyens de distraction.»[97]

Von der temporären begrifflichen Konfusion ‹profitierend› und an die klassische Melancholie-Vorstellung anknüpfend, spiegelten viele *vapeurs* bei den Gelehrten darüber hinaus die Verbindung mit dem Genie-Gedanken wider.

Als grundlegend für alle späteren Konzeptionen, die einen Zusammenhang zwischen Melancholie und Genie postulierten, gelten bekanntlich die

---

[95] Richter (1824), S. 398

[96] Vgl. in diesem Zusammenhang auch Livi (1984), S. 107.

[97] Georget (1821), Bd. 1, S. 223

‹pseudo-aristotelischen› *Problemata XXX* [98], in denen die Behauptung aufgestellt worden war, daß alle hervorragenden und außergewöhnlichen Männer der Politik, der Philosophie, der Dichtung und der Kunst Melancholiker gewesen seien. Ficino hatte diesen im Mittelalter weithin vergessenen Gedanken wieder aufgegriffen[99] und der ‹natürlichen› schwarzen Galle[100] die Befähigung zu hohen schöpferischen, geistigen und künstlerischen Leistungen zugestanden. Die Melancholie wurde demnach zur Grunddisposition der wahren Gelehrten erklärt und galt als «der Preis, den man für angestrengte Denkarbeit zu zahlen hat, die den Geist ermüdet und die Lebensgeister aufbraucht».[101]

Kümmel bestätigt, daß diese Theorie, die «Kreativität an eine labile, ständig vom Umschlag in Krankheit bedrohte Disposition» band, in der Folgezeit eine nachhaltige Wirkung auf Künstler, Dichter und auch solche Wissenschaftler ausgeübt habe, «die sich darin wiedererkannten und bestätigt sahen», und daß Ficinos Werk auch die Literatur über die Gesundheit der ‹Geistesarbeiter›, der Gelehrten, stark beeinflußte. Kümmel weist aber ebenso darauf hin, daß die Autoren der medizinischen Publikationen bis in das 17. Jahrhundert zögerten, Ficinos Melancholie-Konzept zu übernehmen, «vermutlich deshalb, weil Galen die pseudoaristotelische Vorstellung abgelehnt hatte».[102]

Möglicherweise ist die langsame aber stetige Abwendung von der Humorallehre und damit auch von den beiden ärztlichen Autoritäten Hippokrates und Galen mit dafür verantwortlich, daß man sich im 18. Jahrhundert dem ‹pseudoaristotelischen› Melancholie-Verständnis wieder annäherte. Zumindest wird deutlich, daß die medizinischen und philosophischen Publikationen des *siècle des lumières* zunehmend auf diese Konzeption rekurrierten und daß sie zudem nicht nur die Melancholie, sondern ebenso die Hypochondrie als klassische Gelehrtenkrankheit betrachteten — auch wenn letztere häufig als eine Art ‹Vorform› der ersteren angesehen wurde.[103]

---

[98] Bei diesen im dritten Jahrhundert v. Chr. zusammengestellten ‹pseudo-aristotelischen› *Problemata* handelt es sich eigentlich um ein Exzerpt aus der verlorenen Schrift des Theophrast über die Melancholie; vgl. Müri (1953), S. 21 und Roussel (1988). Zum Inhalt und einer Übersetzung dieser *Problemata XXX* vgl. Pigeaud (1988) und Klibansky/ Panofsky/ Saxl (1964), S. 15-41 sowie Wehrli (1951).

[99] Vgl. zu diesem Aspekt Kümmel (1989), S. 56f.

[100] Ebenso wie in den pseudo-aristotelischen *Problemata XXX* wurde auch von Ficino zwischen einer ‹natürlichen›, anlagebedingten und einer quasi ‹unnatürlichen› schwarzen Galle unterschieden, die durch Verbrennung oder Verdampfung im Körper entstehe und zu verschiedenartigen geistigen und körperlichen Erkrankungen führen könne; vgl. ebenda.

[101] Mohr (1990), S. 29

[102] Kümmel (1989), S. 56f. — Vgl. auch Kümmel (1984), S. 85.

[103] Zur Hypochondrie vergleiche die folgenden zeitgenössischen Publikationen: Bilguer (1767), Blackmore (1725), Cheyne (1976), Dupont (1798), Kämpf (1784), Lorry (1770),

Durch die semantische Annäherung der Begriffe ‹Melancholie› und ‹Hypochondrie› übertrug sich der ursprünglich alleinig mit dem Melancholie-Verständnis verknüpfte Genie-Gedanke teilweise auch auf die anderen temporär synonym gebrauchten Begriffe wie den *spleen* [104] und die *vapeurs* [105]. Diese Gelehrtenkrankheiten wurden somit nicht nur auf die ‹Geistesarbeit› und auf die Lebensweise der Gelehrten zurückgeführt, sondern verwiesen ebenso auf das melancholische Temperament und das ‹Genie› des Betroffenen.

Eine solche Verknüpfung der antiken Melancholie-Konzeption mit den *vapeurs* konstatierte beispielsweise der Abbé Nicolas-Charles-Joseph Trublet (1697-1770) in seinen *Essais sur divers sujets de littérature et de morale* (1735):

> «Quelqu'un disoit à feu Mr. l'Abbé de *Mongault*, que c'étoient ses vapeurs qui lui faisoient voir tout en noir. *Les vapeurs*, repondit-il, *font donc voir les choses comme elles sont*. Un vaporeux pouvoit-il mieux se peindre que par un pareil trait? — Il faut bien de l'esprit pour ne voir pas toujours les choses comme on les sent.» [106]

Die hier thematisierte Traurigkeit und Misanthropie der Gelehrten erklärte der Abbé de Grainville in dem *Discours qui a remporté le prix d'Eloquence, de l'Académie de Besançon, en l'année 1772, sur ce sujet: Quelle a été l'Influence*

Louyer-Villermay (1816), Luce (1797), Mandeville (1976), Ramazzini (1977), Reid (1819), Revillon (^{2}1786), Reveille-Parise (^{4}1843), Robinson (^{2}1729), Tode (1797), Wetzel (^{2}1820), Whytt (1767), und Verardi Zeviani (1794); vgl. dazu auch Fischer-Homberger (1970), Lesky (1973), Mohr (1990) und Nassen (1980). — Siehe auch das Stichwort «Hypochondrie» in der *Oeconomischen Encyclopädie* (1773-1858), Bd. 27 (1783), S. 566-569; ebenda, S. 566f.: «[...] eine der beschwerlichsten chronischen Krankheiten, welche ihren Sitz vornehmlich in dem Unterleibe, in der Gegend unter den kurzen Rippen hat, und am meisten und heftigsten diejenigen Personen anfällt, die ein sehr reitzbares Nervensystem haben, und dabey viel sitzen; auch oft in Schwermuth und Melancholie ausartet. Man nennt sie auch die Milzbeschwerung, und den höhern Grad derselben die Milzkrankheit, die Milz= Sucht und das Milzweh, weil man ehedem die Milz für den Sitz derselben hielt. Bey dem weiblichen Geschlechte heißt diese Krankheit die Hysterik [...], Malum hystericum, Passio hysterica [...], Fr. Hystéralgie, Affection hystérique, Passion hystérique, oder mit einem anständigern und modischen Nahmen Vapeurs; sie ist der Hypochondrie des männlichen Geschlechtes, dem Ursprunge und den meisten damit begleiteten Zufällen nach, ähnlich [...]. Oft ist Hypochondrie ein bloßes Modewort, manche Unarten des Herzens und der Erziehung dadurch zu bemänteln.» Siehe zudem ebenda, S. 568: «Man hält die Hypochondrie gemeiniglich für das Erb= und Eigenthum der Gelehrten, und nennt sie daher auch im Scherze die gelehrte Krankheit, oder eigentlich Gelehrten=Krankheit, ob sie gleich den Handwerker und Holzhacker so wohl, als den Gelehrten plagen kann. Sie ist diejenige, welche sich so mancher zu seinem Schaden einbildet, wenn er sich durch Unordnung in der Lebensart die Verdauung gestört hat [...].»

[104] Vgl. Blackmore (1725), Cheyne (1976) und Robinson (^{2}1729); vgl. dazu auch Kalkühler (1920) und Mohr (1990).

[105] Vgl. besonders Ackermann, J.K.H. (1794), Dumoulin (^{2}1710), Lange (1689), Louyer-Villermay (1816), Pressavin (1770) und Revillon (^{2}1786).

[106] Trublet (^{6}1755-1760), Bd. 2 (1755), S. 157

de la Philosophie sur ce siecle? mit dem Verweis auf das korrelative Verhältnis von Philosophie und Melancholie: Der Gelehrte, der durch sein melancholisches Temperament erst dazu befähigt werde, sich mit hohen philosophischen Fragen beschäftigen und damit hinter die Oberfläche der Dinge sehen zu können, werde durch die so gewonnenen Erkenntnisse gleichsam niedergedrückt und traurig:

> «La tristesse est le seul sentiment que le Philosophe rend avec quelque vérité, parce que la Philosophie, engendré par la mélancolie, la produit à son tour. Pour conserver la gaieté, il faut avec le peuple, n'arrêter ses yeux que sur la surface des objets. Les Philosophes qui pénétrent [sic] au-delà, découvrent l'illusion qui suit le premier regard, & perdent le bonheur en acquérant la science!»[107]

Durch die Wiederaufnahme der antiken Melancholie-Konzeption wurden die Gelehrtenkrankheiten sozusagen nobilitiert. Sie verwiesen nicht nur auf bestimmte Lebensgewohnheiten des Betroffenen, sondern gerade auch auf einen herausragenden und manchmal sogar genialen Intellekt.[108]

Obwohl der Gedanke nahe liegt, daß diese Auszeichnung der Gelehrtenkrankheiten zum Mißbrauch und damit zu einer Simulation der Erkrankung verleitet haben könnte, wie sie den ‹vaporeusen› Frauen häufig unterstellt wurde, finden sich keine Belege für diese Vermutung. Die berufsbedingte Melancholie, die Hypochondrie oder die *vapeurs* der Gelehrten genossen eine auffällig einhellige Glaubwürdigkeit, sie unterlagen nicht dem «Verdacht der Affektation».[109]

---

[107] Grainville (1772), S. 16 — Verständlicherweise waren nicht alle zeitgenössischen *philosophes* von diesem ursächlichen Zusammenhang von Geistesarbeit und Traurigkeit überzeugt. Diderot betonte beispielsweise in dieser Hinsicht die Bedeutung des angeborenen Temperaments; siehe Diderot (1966), Bd. 2, S. 355 (*Réfutation de l'ouvrage d'Helvétius intitulé ‹l'Homme›*): «La mélancolie est une habitude de tempérament avec laquelle on naît et que l'étude ne donne pas. Si l'étude la donnait, tous les hommes studieux en seraient attaqués, ce qui n'est pas vrai.» In einem anderen Zusammenhang bemerkte er scherzhaft (siehe ebenda): «Triste ou gai, on est studieux, mais le caractère gai dissipe et distrait. Rabelais entre deux bouteilles oublie sa bibliothèque. A côté d'une joli femme, la montre de Fontenelle ne marque plus l'heure. Le mélancolique au contraire fuit la société, il n'est bien qu'avec lui-même, il aime la retraite et le silence, ce qui signifie presque, il pense et médite sans cesse. — Au sortir de la méditation, l'homme gai retrouve sa gaieté, et le mélancolique reste mélancolique.»

[108] Es erstaunt also nicht, daß viele der Autoren ihre Publikationen zu den Gelehrtenkrankheiten als Krankenjournale gestalteten, in denen sie vornehmlich ihre eigene Krankheitsgeschichte thematisierten.

[109] Vgl. Loquai (1984), S. 31. — Loquai differenziert allerdings in seiner Untersuchung zu dem Thema *Künstler und Melancholie in der Romantik* zwischen der Hypochondrie und der Melancholie; siehe ebenda: «Dabei hat die Hypochondrie der Gelehrten nur den Status einer unangenehmen Begleiterscheinung des Berufes, divinierende Potenzen enthält sie nicht. Möglicherweise liegt dies auch daran, daß die Hypochondrie stets in der Region des Unterleibs angesiedelt bleibt, auch dann noch, wenn sie von den Ärzten als vom Nervensystem gesteuert erkannt wird. Die Melancholie kann am Ende der humoralpathologischen Tradition ins Gehirn umziehen — ein Umzug, der adelt. Die Hypochondrie dagegen bleibt

4. ‹Vaporeuse› Männer in der Literatur der Aufklärungszeit

Ebenso wie das Motiv der ‹vaporeusen› Frau fand auch das Motiv des ‹vaporeusen› Mannes Eingang in die Literatur der Aufklärungszeit.

Die Ausführungen zu dem Thema ‹Männer und *vapeurs*› verweisen dabei bereits deutlich auf die möglichen Konnotationen der entsprechenden Varianten: In den literarischen Texten, in denen die beiden Themen *vapeurs* und Männer motivisch verknüpft wurden, lassen sich ebenso wie bei den Frauen grundsätzlich zwei semantisch unterschiedlich besetzte Formen unterscheiden, die ‹realen› und die ‹eingebildeten› — wohlgemerkt nicht ‹simulierten› — *vapeurs*.

4.1 Die ‹realen› *vapeurs*

Bei den ‹realen› *vapeurs* der Männer müssen nochmals zwei Formen unterschieden werden, die ‹einfachen› und die ‹nobilitierenden› *vapeurs*. Beide Formen spiegeln zum größten Teil und in einer mit den ‹realen› *vapeurs* der Frauen vergleichbaren Weise die zeitgenössische Zivilisationskritik im allgemeinen und die Kritik an den Lebensgewohnheiten der Männer im besonderen wider. Die ‹nobilitierenden› *vapeurs* sind aber darüber hinaus semantisch mit der antiken Melancholie-Konzeption verknüpft; sie verweisen auf den herausragenden Intellekt, das ‹Genie›, des ‹vaporeusen› Mannes und ‹erhöhen› den derart Kranken mehr als sie ihn stigmatisieren.

4.1.1 Die ‹einfachen› *vapeurs*

Das literarische Motiv des ‹vaporeusen› Mannes findet sich ebenso wie das Motiv der ‹vaporeusen› Frau besonders häufig in den umfangreichen Korrespondenzen, den Memoiren und Romanen der Aufklärungszeit.

Sowohl bei den Frauen als auch bei den Männern sind die ‹realen› *vapeurs* semantisch vornehmlich mit der rousseauistischen, moralistischen und sozialmedizinischen Kritik an dem Müßiggang der ‹gens du monde› bzw. an der Lebensweise der ‹gens de lettres› verknüpft.

In der bekannten ‹moralischen Erzählung› *Le Sopha* (1742) von Claude-Prosper Jolyot de Crébillon, genannt Crébillon Fils (1707-1777), die sich wie

---

bürgerlich, die Verbindung von schwarzer Galle und Unterleib zementiert diesen Charakter. Ausschlaggebend für die gesellschaftliche Integrierbarkeit der Hypochondrie ist ihre in der Epoche der Empfindsamkeit möglich gewordene kulturelle Emanzipation; die Hypochondrie macht Mode, man trägt sie gern und kokettiert mit ihr, wo (Un)-Sitten kultiviert werden.» Eine solche Differenzierung entbehrt allerdings im Zeitalter der Aufklärung noch der (medizin-theoretischen) Grundlage.

die *Bijoux indiscrèts* an die zeitgenössische Mode der arabischen Märchen anlehnt, leidet der stumpfsinnige Sultan Schah Baham (wie Diderots Mangogul) an *vapeurs*, die er sich infolge seines müßigen, von Langeweile bestimmten Lebens zugezogen hat. Um dieser Langeweile und damit gleichsam den *vapeurs* entgegenzuwirken, läßt er sich von dem Brahmanen Amanzéi Geschichten erzählen, die dieser in einem früheren Leben als Sofa — zu dessen Existenz er zur Strafe für sein lasterhaftes Leben in Agra (d.h. Paris) von seinem Gott Brahma verurteilt worden war — erlebt haben will:

> «Ce qu'il y a de vrai, répondit le Sultan, c'est que cela m'ennuyait autant que s'il eût eu quinze jours, et que pour peu qu'Amanzéi eût encore retardé la chose, je serais mort de chagrin et de vapeurs; mais qu'auparavant, il lui en aurait coûté la vie, et que je lui aurais appris à faire périr d'ennui une tête couronnée.»[110]

An ebensolchen durch den Müßiggang und den ‹ennui› verursachten ‹realen› *vapeurs* leidet auch der Protagonist in Charles Pinot Duclos' (1704-1772) *Mémoires pour servir à l'histoire des mœurs du XVIIIème siècle* (1751):

> «Je commençois à être moins sensible à bien des folies, je me blasois, & les vapeurs alloient me gagner. J'avois trop de part à la dépravation de mon siecle, pour ne pas m'appercevoir [sic] moi-même que ma vanité perdoit à suivre trop longtemps les ridicules que j'avois mis à la mode.»[111]

Während das literarische Motiv dieser ‹einfachen›, ‹realen› *vapeurs*, an denen die müßiggängerischen Protagonisten laborieren, unmittelbar mit der Lebensweise und dem ‹ennui› gekoppelt ist, verweist das Motiv des ‹vaporeusen›, an ‹einfachen› *vapeurs* leidenden Gelehrten zwar auch auf seine ungesunde Lebensweise, vornehmlich aber auf seine Tätigkeit.

Der ‹vaporeuse› Studierende oder Gelehrte wurde in der zeitgenössischen Literatur zudem häufig mit dem Thema Onanie in Verbindung gebracht, um dem Leser die Folgen des angeblich unter dieser Gruppe recht verbreiteten «schändlichen Lasters der Selbstbefleckung»[112] vor Augen zu führen. Besonders oft ist diese motivische Kopplung in den zeitgenössischen Erziehungsromanen auszumachen, die sich übrigens kaum von den populärmedizinischen Traktaten unterschieden.[113] Zumeist in der Form eines populärwissenschaftlich-moralischen Briefromans gehalten, verwiesen diese Schriften (wie

---

[110] Crébillon Fils (1869), S. 249

[111] Duclos (1752), S. 95

[112] Hellfeld (1790), S. 279

[113] Vgl. in diesem Zusammenhang beispielsweise die 1760 veröffentlichte Publikation von S.-A.-A.-D. Tissot *L'Onanisme* und den Erziehungsroman *Carl von Carlsberg* von Salzmann (^{2}1784-1788). — Ein solcher Vergleich zeigt, daß der Arzt der Aufklärungszeit nicht nur medizinische Interessen verfolgte, sondern auch ein «gegen die selbstverschuldete Naturabweichung wetternder Moralist» war; vgl. Dörner (^{2}1975), S. 147.

bereits ausgeführt wurde) besonders auf die Krankheiten des Protagonisten, die sich infolge der lasterhaften Betätigung eingestellt hätten, und zielten damit auf die Läuterung des vermeintlich ebenfalls diesem Laster verfallenen Lesers. Eine solche Kopplung von intellektueller Tätigkeit, Onanie und Nervenschwäche postulierte beispielsweise Christian Gotthilf Salzmann (1744-1811) in seinem sechsbändigen Erziehungsroman *Carl von Carlsberg oder über das menschliche Elend* (^{2}1784-1788).[114]

Exemplarisch verwiesen werden soll hier auf die *Lettres sur les dangers de L'Onanisme* (1806) von Jacques Louis Doussin-Dubreuil (1762-1831), der in seinen fiktionalen Briefen davon berichtet, wie er in der Pubertät erstmals diesem Laster frönte und welche nachhaltigen Folgen ihm aus dieser Verfehlung erwuchsen:

> «L'époque des maux dont je me plains est celle de l'âge de puberté. Ils paraissent être la suite d'excès du genre le plus pernicieux: pendant les dix-huit mois à peu près qu'ont duré ces excès, je ne me suis aperçu du changement qui s'opérait en moi que par la perte de la mémoire et une sorte de stupidité. Peu de temps après, je tombai dans une mélancolie et des vapeurs inquiétantes, mais jusqu'àlors [sic] sans accidens graves. Cet état s'accrut sensiblement et en peu de temps.»[115]

Nur eine völlige Abkehr von dieser schlechten Gewohnheit und viel Bewegung an der frischen Luft könnten zu einer zeitweiligen Linderung der *vapeurs* führen, für die es kein wirksames Medikament gäbe:

---

[114] Siehe Salzmann (^{2}1784-1788), S. 159-161: «[...] ich habe mich mein Lebelang [sic] bemüht, gesunden Menschenverstand zu erhalten, der in meinen Augen mir tausendmal mehr, als alle Wortkrämerey und Buchgelehrsamkeit, werth ist. — Dieser gesunde Menschenverstand sagt mir, daß es dumm und albern ist, eines jungen Menschen Aufmerksamkeit von sich und den Dingen, die um ihn sind, abzuziehen, und sie durch allerhand Künsteleien auf das alte Rom, Troja, und Griechenland, und auf syntaktische Regeln zu lenken, daß man ihn eher mit der Kriegskunst, Rede- und Dichtkunst der Alten bekannt macht, ehe er die Kunst versteht, seinen Magen, Blut und Nerven gesund zu erhalten, sein Herz vor Niederträchtigkeit, und sein Gewissen vor peinigender Reue zu bewahren. Daher kommt es denn, daß ihr Buchgelehrten immer die Unglücklichsten seyd, daß euer Körper der elendeste und schwächlichste ist, daß eure Haushaltungen höchst unordentlich, eure Ehen misvergnügt, eure Kinder schlecht erzogen sind, daß ihr von den gemeinsten Vorfällen des menschlichen Lebens ganz schief urtheilt, und öffentliche Aemter schlecht verwaltet. Denn immer habt ihr eure Ideale im Kopfe, die ihr aus Büchern geschöpft habt, und sucht sie auf vaterländischen Boden zu pflanzen [...]. — Was mir dabey das ärgerlichste ist, das ist euer unerträglicher Hochmuth, mit dem ihr auf andere herab seht, die die gegenwärtige Welt mehr als die alte kennen, und sich mehr auf Sachen als auf Worte verstehen. Sie denken, [...] wunder wer sie sind, daß sie die Selbstschwächung auf lateinisch und griechisch zu nennen wissen, und mir vielleicht eine Menge Stellen, aus *Horatio, Ovidio, Cicerone* und *Homeri, Odyssea,* anführen können, die davon handeln, ich kenne aber ihre Natur. Ich weiß, daß sie ein verfluchtes Laster ist, das den Menschen unter das Thier erniedrigt, ihn dumm, weibisch, und zum Ehestande untüchtig macht. Daß der Selbstschwächer seiner Nachkommenschaft Mörder ist, das weiß ich, Herr! Und wessen Wissenschaft ist nun wohl mehr werth?»

[115] Doussin-Dubreuil (^{3}1825), S. 8f.

«L'abandon total de mon habitude et le grand air ont fait disparaître pour quelque temps les vapeurs, dont aucun remède n'a pu depuis empêcher le retour.»[116]

Der «masturbateur» wird zumeist durch auffällige physiologische Merkmale sowie psychische Störungen stigmatisiert und erscheint damit als abschreckende Verkörperung des Lasters selbst: Verweichlicht, wollüstig, dumm und trübsinnig sei er zu keinerlei intellektueller Leistung fähig; sein Gedächtnis werde immer schlechter und könne letzlich gar keine Zusammenhänge mehr herstellen. Mit dem Verlust seiner intellektuellen Fähigkeiten verlören sich auch die moralischen Qualitäten, und die Mitmenschen mieden den Umgang mit dem so Gezeichneten. Der Onanist selber könne an keiner Beschäftigung mehr Vergnügen empfinden, alles schmerze und bedrücke ihn, und so fände ein solch entkräftetes und entmenschlichtes Wesen schon häufig frühzeitig den Tod:

> «Le masturbateur, dit le docteur Gottlieb Wogel, en vient insensiblement à perdre tout ce qu'il avait reçu de facultés morales; il acquiert un extérieur hébété, sot, lascif, embarrassé, triste, mou; il devient ennemi, paresseux, et incapable de toute fonction intellectuelle; toute présence d'esprit lui est interdite [...]. Sa mémoire, s'altérant tous les jours de plus en plus, il ne peut comprendre les choses les plus communes, ni lier ensemble les idées les plus simples; les plus grands moyens et les plus sublimes talens se trouvent bientôt anéantis, des connaissances précédemment acquises s'oblitèrent, l'intelligence la plus exquise devient nulle, et ne donne plus aucun produit; toute la vivacité, toute la fierté, toutes les qualités de l'âme par lesquelles ces malheureux subjuguaient ou attiraient ci-devant leurs semblables, les abandonnent, et ne leur laissent plus d'autre partage que le mépris; le pouvoir de l'imagination a pris fin pour eux; il n'y a plus aucun plaisir qui les flatte; mais, en revanche, tout ce qui est peine et malheur sur le reste du globe semble leur être propre. L'inquiétude, la crainte, l'épouvante, qui sont leurs seules affections, bannissent toute sensation agréable de leur esprit. Les dernières crises de la mélancolie et les plus affreuses suggestions du désespoir finissent ordinairement par avancer la mort de ces infortunés [...].»[117]

Auch wenn die Onanie zuweilen als ‹unausweichliches Laster› oder sogar als ein den gewöhnlichen Ausschweifungen, «dem so gefährlichen Umgange mit dem weiblichen Geschlechte» noch vorzuziehendes Übel betrachtet wurde, wie es beispielsweise Salzmann tat[118], ließ das furchtbare Bild, das von dem «masturbateur» gezeichnet wurde, ihn als beklagenswert kranke Figur erscheinen.

---

[116] Ebenda, S. 9f.

[117] Ebenda, S. 73-75 — Siehe in diesem Zusammenhang Rousseau (1990-1991), Bd. 4 (1990), S. 663 (*Émile*): «Il seroit très dangereux qu'il [= l'instinct] apprit à vôtre élève à donner le change à ses sens et à suppléer aux occasions de les satisfaire; s'il connoit une fois ce dangereux supplément, il est perdu. Dès lors il aura toujours le corps et le cœur énervés; il portera jusqu'au tombeau les tristes effets de cette habitude, la plus funeste à laquelle un jeune homme puisse être assujeti.»

[118] Siehe Salzmann (^{2}1784-1788), Bd. 1 (1784), S. 158: «Was aber den Punct der Onanie anbetrifft, so rechne ich sie unter die Schwachheiten, von denen wir, so lange wir im Leibe wallen, nie ganz frey sind. Sie ist ein Uebel, das aus unsern Gymnasien, ohne öffentliches Aergerniß zu geben, nicht wohl weggeschaft werden kann. Es wird dadurch viel Unglück verhindert, indem doch junge Leute dadurch mehrentheils von dem so gefährlichen Um-

In den erotischen Romanen wurde das Verhältnis von Samenverlust bzw. Geschlechtsverkehr und *vapeurs* freilich motivisch verkehrt, d.h. ein zu selten ausgeübter Verkehr wurde für diese und ähnliche Erkrankungen verantwortlich gemacht, wie der folgende Auszug aus dem 1788 anonym von Mirabeau veröffentlichten Roman *Le Rideau levé, ou l'Éducation de Laure* zeigt:

> «Cet ouvrage ne serait pas moins déplacé devant ces êtres engourdis que l'amour ne peut émouvoir: je parle de ces femmes flegmatiques que les empressements des hommes aimables ne peuvent exciter, et de ces graves personnages que la beauté ne peut réveiller. Il en existe, Eugénie, de ces animaux indéfinis, parés du titre fastueux de virtuoses et de philosophes, livrés à l'effervescence d'une bile noire, aux vapeurs sombres et malfaisantes de la mélancolie, qui fuient le monde dont ils sont méprisés: ces gens-là [...] blâment amèrement tous les plaisirs dont ils sont déchus.»[119]

Unabhängig davon, ob diese ‹realen› *vapeurs* mit den ‹gens du monde›, mit den ‹gens de lettres› und darüber hinaus mit weiteren Themen (wie der Onanie) verknüpft sind, ist festzustellen, daß die derart gezeichneten Protagonisten an ‹realen› *vapeurs* leiden. Ihre *vapeurs* resultieren aus einer ‹ungesunden› Verhaltens- oder Lebensweise, sie sind weder eingebildet noch simuliert.

Im literarischen Motiv der ‹realen› *vapeurs* der Männer spiegeln sich also rousseauistische Zivilationskritik und tissotistischer[120] Medizinal-Moralismus, nicht aber das klassische Melancholieverständnis, das in den sogenannten ‹nobilitierenden› *vapeurs* zum Ausdruck kommt.

4.1.2 Die ‹nobilitierenden› *vapeurs*

Bei der Analyse der an ‹realen› *vapeurs* leidenden Männer in der Literatur der Aufklärungszeit fällt auf, daß zuweilen in der Beschreibung dieser ‹vaporeusen› Protagonisten eine Art Auszeichnung anklingt. Derartig konnotierte *vapeurs*, die häufig mit den ‹gens de lettres› in Verbindung gebracht wurden, sollen hier als ‹nobilitierende› *vapeurs* bezeichnet werden. Diese *vapeurs* wurden ätiologisch weniger auf die Lebensweise, sondern vielmehr auf das melancholische Temperament und damit das ‹Genie› des Protagonisten zurückgeführt. Ein derart typisierter ‹vaporeuser› Gelehrter konnte zwar durch die Folgen der anhaltenden Geistesarbeit und der unvernünftigen Lebensweise körperlich geschwächt sein; durch den auszeichnenden Charakter dieser *vapeurs* aber rückte die Erkrankung in den Hintergrund. Dieser ‹vaporeuse› ‹homme de lettres› war eher ein herausragender, möglicherweise sogar ‹genialer› ‹Kopfarbeiter›, als eine wirklich beklagenswerte Person.

---

gange mit dem weiblichen Geschlechte abgehalten werden [...].»

[119] Mirabeau (1984), S. 315

[120] Zum Begriff ‹Tissotismus› vgl. Lütkehaus (1992), S. 23.

Der Abbé Jacques Testu (1626-1706), der bereits in den Briefen der Mme de Sévigné häufig in Zusammenhang mit seinen *vapeurs* Erwähnung fand[121], galt noch nach seinem Tode als Typus des gebildeten, ‹vaporeusen› Gelehrten. Testu, von dem Saint-Simon in seinen *Mémoires* behauptet, daß er einer der ersten gewesen sei, der deutlich gemacht habe, was unter den *vapeurs* zu verstehen sei[122], wird auch von d'Alembert (1717-1783) in dem *Éloge de Testu* als exemplarische Verkörperung von *vapeurs*, melancholischem Temperament und Scharfsinn betrachtet:

> «Mais il [= Testu] ne put jouir long-temps de sa gloire et des succès de son zèle. L'ardeur de l'étude avait ruiné sa constitution, aussi faible que vive, et l'excès du travail l'empêcha d'en recueillir les fruits. [...] Avec tant de moyens de réussir, et tant de qualités pour se faire aimer, mais en même temps avec une existence douloureuse et languissante, notre académicien était bien loin d'être heureux. [...] Il soupirait alors après la solitude, il y rentrait même quelquefois [...]. Ses irrésolutions, ses remords, ses agitations et ses langueurs successives, lui donnaient des vapeurs [...] qui le conduisaient à d'affligeantes réflexions sur la frivolité de nos projets et de nos désirs; il eût pu dire alors de son état de mélancolie, ce que disait en pareille circonstance un autre vaporeux, non pas voué comme lui à servir Dieu et le monde par semestre, mais un vaporeux penseur et philosophe, *que les vapeurs sont une maladie d'autant plus affreuse, qu'elle fait voir les objets tels qu'ils sont.*»[123]

Allgemein ist festzustellen, daß die ‹nobilitierenden› *vapeurs* hauptsächlich zu recht kurzen, auszeichnenden Charakterisierungen herangezogen werden. So beschreibt Jean Baptiste de La Curne de Sainte-Palaye (1697-1781) die Person des geistvollen und melancholischen Comte d'Artois in seinen dreibändigen *Mémoires sur l'ancienne chevalerie* (1759) mit den wenigen Worten:

> «[...] il falloit qu'il [= le comte d'Artois] eût l'ame troublée par les vapeurs de la plus sombre mélancolie.»[124]

Ein weiteres literarisches Beispiel für die Kopplung der alten Melancholie-Konzeption mit den temporär synonym gebrauchten Begriffen *vapeurs*, Hypochondrie und Melancholie kann mit der 1780 erschienenen Publikation von Schiller *Über die Krankheit des Eleven Grammont* angeführt werden. In dem folgenden Textauszug entwirft Schiller «ein kurzes Bild» der Krankheit des Eleven

---

[121] Vgl. Kapitel II.2.3 der vorliegenden Untersuchung.

[122] Siehe Saint-Simon (1983-1988), Bd. 2 (1983), S. 743: «L'abbé Testu [...] C'est un des premiers hommes qui ait fait connaitre ce qu'on appelle des vapeurs [...].» Saint-Simon hebt in diesem Zusammenhang mehr auf die körperlichen Schwächen als auf seine intellektuellen Fähigkeiten ab, betont aber, daß er ein durchaus gefährlicher da besonders nachtragender Mensch gewesen sei; vgl ebenda.

[123] D'Alembert (1967), Bd. 2, S. 299-301 (Kursivierung übernommen) — Inwieweit diese Charakterisierung zutreffend ist, darüber kann hier nur spekuliert werden. Fest steht allerdings, daß die zeitgenössischen Äußerungen über Testu recht unterschiedlich ausfielen; vgl. z.B. Legué (1896), S. 65f.

[124] La Curne de Sainte-Palaye (1781), Bd. 3, «Préface», S. IX

Grammont. Der Umstand, daß Schiller hier den Begriff ‹Hypochondrie› (und nicht *vapeurs*) verwendet, ist für die Konnotation in diesem Fall ohne Belang:

> «Die ganze Krankheit ist meinen Begriffen nach nichts anders als eine wahre *Hypochondrie*, derjenige unglückliche Zustand eines Menschen, in welchem er das bedaurenswürdige Opfer der genauen Sympathie zwischen dem Unterleib und der Seele ist, die Krankheit tiefdenkender, tiefempfindender Geister und der meisten großen Gelehrten.»[125]

Es sei noch einmal darauf hingewiesen, daß die realen ‹nobilitierenden› *vapeurs* nur in Verbindung mit Männern, nicht aber mit Frauen genannt werden, was erneut deutlich macht, daß den Frauen gerade von den meisten Männern jeglicher Tiefsinn — um gar nicht erst von Genie zu sprechen — abgesprochen wurde.

4.2 Die ‹eingebildeten› *vapeurs*

Die zweite große Kategorie der *vapeurs* bei Männern, die in der Literatur der Aufklärungszeit festzustellen ist, bilden die ‹eingebildeten› *vapeurs*. Anders als bei den ‹simulierten› *vapeurs* der Frauen sind die ‹eingebildeten› *vapeurs* der Männer nicht mit dem Stigma der Affektation konnotiert. Der ‹eingebildete Vaporeuse› täuscht seine Erkrankung nicht vor, um beispielsweise die Aufmerksamkeit einer anderen Person zu erlangen, sondern glaubt wider besseres Wissen tatsächlich daran, an *vapeurs* zu leiden. Damit tritt der ‹eingebildete Vaporeuse› in die Fußstapfen eines molièreschen *Malade imaginaire*, wie der folgende Vergleich zeigen wird.

Zur näheren Erläuterung des Typus des ‹eingebildeten Vaporeusen› soll exemplarisch auf die zweiaktige Komödie *Le Vaporeux* verwiesen werden, die am 3. Mai 1782 zum ersten Mal von den ‹Comédiens Italiens ordinaires du Roi› aufgeführt wurde. Als Autor dieser Komödie wird in der *Correspondance littéraire [...]* ein gewisser Marsollier des Vivetières angegeben, von dem man nur soviel wußte, daß er schon vorher mit dramatischen und lyrischen Werken in Erscheinung getreten war.[126]

Einleitend sei nun zunächst der Inhalt dieser relativ unbekannten Komödie geschildert: Der «Vaporeux», Monsieur de Saint-Phar, ein wohlhabender und an *vapeurs* leidender Edelmann, ist des Pariser Lebens und der städtischen

---

[125] Schiller (1958), S. 19

[126] Siehe Correspondance littéraire (1877-1882), Bd. 13 (1880), S. 131f. (aus dem Mai 1782): «*Le Vaporeux*, comédie en deux actes et en prose, [...] est d'un officier qui s'occupe depuis longtemps de théâtre et de vers, de M. Marsollier des Vivetières. Ce n'est pas son premier ouvrage; mais c'est le seul dont on se souvienne dans ce moment, et nous le croyons bien digne de faire oublier tous les autres. [...] Mieux écrit, ce petit ouvrage pourrait être mis à côté des meilleurs productions de ce genre; tel qu'il est, il annonce du goût, de l'esprit, un vrai talent pour le théâtre.»

Vergnügungen überdrüssig. Gelangweilt und angewidert von allem, was ihn umgibt, verläßt er heimlich Frau und Tochter, um sich auf sein ländlich gelegenes Schloß zurückzuziehen. Begleitet wird er dabei nur von einem seiner Diener, dem ebenso opportunistischen wie scheinheiligen La Roche, der vorgibt, genauso trübsinnig und gelangweilt zu sein wie sein Herr. Abgesehen von seinem Diener hat Saint-Phar nur noch Kontakt zu Gros-René, dem dümmlichheiteren Schloßgärtner, dessen Mutter einst die Amme Saint-Phars war. Gros-René, der nicht recht zu begreifen vermag, was mit Saint-Phar los ist, sein Verhalten aber auf jeden Fall ungehörig findet, informiert Mme de Saint-Phar über den Aufenthaltsort ihres Mannes, weil er weiß, daß sie ihren Mann aufrichtig liebt. Gemeinsam mit ihrer Tochter Sophie und einem Jugendfreund Saint-Phars, dem Chevalier de Blainville, fährt Mme de Saint-Phar zum Schloß, wo ihr Mann, «retombé dans son himeur [sic] noire»[127], ihr sehr abweisend begegnet. Sowohl Mme de Saint-Phar als auch M. de Blainville wissen, daß dieses Verhalten eine Folge der *vapeurs* ist: einer Erkrankung, die — wie Blainville dem ungläubigen Gros-René erklärt — alles mögliche bezeichne und bewirke, daß man traurig sei, sich zurückziehe und allen anderen wie auch sich selber unerträglich werde:

> «BLAINVILLE.
> C'est l'effet de ses vapeurs.
>
> GROS-RENÉ.
> Va.... vapeurs! Ah! qu'est-ce que ça, s'il vous plaît?
>
> BLAINVILLE.
> Tu demandes-là une chose qui en embarrasseroit de plus habiles. C'est un mot qu'on est convenu d'employer, sans être encore convenu de l'entendre. On a des vapeurs, on donne des vapeurs, on gagne des vapeurs: alors on ne se soucie de rien, on aime la solitude, on devient triste, on est insupportable aux autres; & ce qu'il y a de pis, c'est qu'on l'est à soi-même.»[128]

Tausend Gründe könnten für das Entstehen der *vapeurs* verantwortlich sein, z.B. der Müßiggang und die Vergnügungen. Auf jeden Fall aber leide die Hälfte der Europäer an dieser furchtbaren Krankheit, die häufig erst dann geheilt werden könne, wenn der derartig Erkrankte genug davon habe, an *vapeurs* zu leiden:

> «GROS-RENÉ.
> Eh, mon Dieu, mon Dieu! Et comment donc que ça vient?
>
> BLAINVILLE.
> De mille causes: le désœuvrement, l'opulence, les plaisirs trop tôt goûtés, une légere contradiction; le plus souvent, des riens, des miseres, qu'on rougiroit d'avouer. Voilà ce

---

[127] Marsollier des Vivetières (1782), S. 4 (I, 2; Gros-René)

[128] Ebenda, S. 5

qui cause ce mal cruel, autrefois ignoré, nouvellement découvert, qui travaille la moitié de l'Europe, occupe tous nos Docteurs, & ne se guérit le plus souvent, que lorsqu'on est fatigué d'être malade.

GROS-RENÉ.
Mais, c'est donc comme une folie, ce que vous me dites-là? Je sais bian [sic] qu'on ne trouve guere de Médecins qui guérissiont les maladies qu'on a; mais, Monsieur, est-ce qu'il est aussi mal-aisé d'en trouver qui guérissiont les maladies qu'on n'a pas?

BLAINVILLE, souriant.
Le temps, nos soins, voilà les plus sûrs remedes.»[129]

Gemeinsam ersinnen Blainville, Gros-René und Mme de Saint-Phar schließlich eine List, um Saint-Phar aus seiner Schwermut zu reißen und damit von seinen *vapeurs* zu heilen: Mme de Saint-Phar gibt vor, ebenfalls trübsinnig geworden zu sein und nicht mehr am Leben zu hängen. Um den intriganten Diener La Roche loszuwerden, suggeriert ihm Gros-René, daß sich die beiden melancholischen Eheleute gemeinsam das Leben nehmen und das Schloß anzünden wollen. Saint-Phar erfährt von den angeblichen Selbstmordabsichten seiner Frau durch einen an ihn adressierten Abschiedsbrief. Blainville, den er um Rat fragt, versucht seinem trübsinnigen Jugendfreund ins Gewissen zu reden, appelliert an sein Verantwortungsgefühl und erinnert ihn an seine Pflichten gegenüber seinen weniger privilegierten Mitmenschen. Auch macht er ihn darauf aufmerksam, daß er allein für den Lebensüberdruß seiner Frau verantwortlich sei, und es nur in seiner Macht liege, seine Frau von ihrem Vorhaben abzuhalten. Saint-Phar bittet also seine Frau um ein Treffen, und bei diesem Treffen entflammt seine Liebe zu ihr erneut. In dem Bemühen des neuverliebten Ehemannes, seine vermeintlich lebensmüde Frau von ihren Selbstmordabsichten abzubringen, kuriert er sich sozusagen selber. Am Ende ist er geheilt und wieder der treusorgende, liebende und fürsorgliche Ehemann und Vater, der er vor seiner Erkrankung war. Das Schlußwort hat Gros-René, der dem Publikum noch einmal das ‹Rezept› gegen *vapeurs* verkündet:

«GROS-RENÉ, au Public.
Encore une bonne action! Messieurs vous savez à présent la recette. Vous sentais-vous tristes? ayais une brave femme qui vous aime, un ami sage qui vous conseille, une jolie enfant qui vous caresse, un Jardinier de bonne himeur. Faites des heureux tous les jours; commençais par aujourd'hui, continuais demain, venais vous voir toute la semaine: ça fera que vous n'aurais pas de vapeurs, ni nous non plus.»[130]

Zur Interpretation des Stückes ist zunächst zu sagen, daß Saint-Phar an ‹eingebildeten› *vapeurs* leidet, was an mehreren Textstellen deutlich wird: Saint-Phar bekundet unablässig, daß er aller Vergnügungen und auch aller Leute, ja sogar des Lebens überdrüssig sei. Selbst die Abgeschiedenheit des Lebens auf dem

---

[129] Ebenda

[130] Ebenda, S. 48 (II, 11)

Lande sei für ihn kein Palliativum mehr.[131] Alles sei ihm gleichgültig geworden, und obwohl er sich seines abweisenden und verletzenden Verhaltens bewußt ist, kann er doch nichts dagegen tun:

> «Que fais-je ici bas? ... Tout m'affecte, tout m'excede ... Je cherche envain mon cœur, mon esprit, ma raison: je mortifie ceux qui s'intéressent à moi: ami de Blainville, je le fuis; époux d'une femme charmante, j'ai passé de l'amour le plus vif à la plus froide indifférence. .. Je viens de repousser mon enfant qui venoit m'embrasser.... Non, cet état déplorable ne peut durer, & je n'ose en prévoir la fin.»[132]

Saint-Phar simuliert seine *vapeurs* also nicht. Er durchschaut den Scheincharakter seiner Krankheit ebensowenig wie Argan im *Malade imaginaire*. Blind wie Argan gegenüber der heuchlerischen Liebe seiner Frau Béline und der Unwissenheit der Ärzte ist Saint-Phar auch für das opportunistische Verhalten seines Dieners La Roche, der ihn in seiner Krankheit bestärkt und vorgibt, ebenfalls gelangweilt und allem überdrüssig zu sein, um aus der ‹Seelenverwandtschaft› mit seinem Herren einen persönlichen Vorteil ziehen zu können:

> «SAINT-PHAR.
> Toujours triste?
>
> LA ROCHE.
> Encore un peu plus que quand je vous ai quitté.
>
> SAINT-PHAR.
> C'est tout comme moi. (*Un silence.*) Le dégoût, l'ennui, l'impatience.
>
> LA ROCHE.
> C'est tout comme moi. La fatigue, l'embarras, l'inquiétude, & puis les réflexions viennent. [...] Ma foi, Monsieur, toutes ces choses là ne sont pas faites pour égayer un homme qui pense.»[133]

Nur durch eine List können Argan und Saint-Phar von ihrer eingebildeten Krankheit geheilt werden. Wie Béralde seinen Bruder Argan von der Unwissenheit der Ärzte zu überzeugen versucht und zumindest leichte Zweifel in ihm zu erwecken vermag, gelingt es auch Blainville, seinen alten Jugendfreund zu verunsichern. Er macht ihm klar, daß er sich keineswegs wie ein «philosophe», der er zu sein glaube, verhalte, wenn er seine Mitmenschen mit seinen Wehklagen belästige und sich nur um sich selber, nicht aber um die Nöte der anderen

---

[131] Siehe ebenda, S. 10 (I, 4): «La campagne qu'on vante tant, n'offre qu'une monotonie fatigante. Voilà huit jours qu'il fait un tems!....»

[132] Ebenda, S. 10 (I, 5)

[133] Ebenda, S. 13 (I, 6; Gespräch zwischen Saint-Phar und La Roche); siehe auch ebenda, S. 6 (I, 2; Gespräch zwischen Blainville, Mme de Saint-Phar und Gros-René), Gros-René: «[...] c'est un patelin ce la Roche, voyais-vous. Il a fait accroire à Monsieur qu'il avoit des peines secrettes, qu'il vouloit se retirer à la campagne, & cela, pour qu'on le préférît à ses camarades; & pis, quand ils sont ensemble, ils s'affligeont, & tant, & tant, qu'on ne sauroit dire au vrai quel est le plus timbré des deux.»

kümmere.[134] Zudem hält er ihm die Verantwortung vor Augen, die er als wohlhabender Mann gegenüber den vielen Notleidenden, aber auch seiner Familie gegenüber habe.[135]

Der eigentliche Anstoß aber, von der eingebildeten Krankheit ‹geheilt› zu werden, geht sowohl im *Malade imaginaire* als auch im *Vaporeux* von Frauen aus. Im *Malade imaginaire* ist es bekanntlich die listige Dienerin Toinette, die Argan in der Verkleidung eines Arztes zur Besinnung bringt, weil sie ihm nahelegt, sich zur Heilung seiner Leiden einen Arm amputieren und ein Auge ausstechen zu lassen. Im *Vaporeux* ist es Mme de Saint-Phar, die letztlich ihren Mann kuriert, weil sie vorspielt, ebenfalls des Lebens überdrüssig zu sein.

Ohne zu viele Parallelen zwischen den beiden Komödien ziehen zu wollen, soll doch noch darauf hingewiesen werden, daß in beiden Stücken das ‹Spiel mit dem Tod› eine heilsame Funktion besitzt. Im *Malade imaginaire* stellt sich Argan auf das Geheiß Toinettes tot, damit seine heuchlerische Frau Béline und seine ihn liebende Tochter Angélique ihr wahres Gesicht zeigen. Im *Vaporeux* ist es die Ankündigung von Mme de Saint-Phar, sich umbringen zu wollen, die ihren Mann zur Besinnung bringt. Auch der unlautere Diener La Roche, der befürchtet, bei dem angeblich bevorstehenden Selbstmord der beiden lebensmüden Eheleute womöglich selber zu Schaden oder gar ums Leben kommen zu können, distanziert sich schnell von dem simulierten Leiden und verläßt das Schloß, um später geläutert zurückzukommen.

Es bleibt die Frage zu klären, ob es sich bei den vorgetäuschten *vapeurs*-Symptomen des Dieners La Roche um ‹simulierte› *vapeurs* handelt. Obwohl dieser Verdacht naheliegt, muß darauf hingewiesen werden, daß sich eine solche Deutung förmlich ausschließt, da Leute seines Standes schlichtweg nicht an *vapeurs* erkrankten.[136]

---

[134] Siehe ebenda, S. 21 (I, 9; Gespräch zwischen Blainville und Saint-Phar): «SAINT-PHAR./ [...] Nous nous connoissons, Blainville, & vous devez savoir que je suis assez philosophe...../ BLAINVILLE./ Vous philosophe! heureux si vous méritiez ce nom! Saint-Phar, le philosophe peut souffrir, mais il fait souffrir, il ne fatigue pas les hommes par des plaintes importunes; il s'oublie pour s'occuper d'eux; il les aime pour s'en faire aimer; il les plaint..... pour se trouver moins à plaindre. Sont-ils vertueux, il les admire; sont-ils coupables, il leur en impose; sont-ils malheureux, il les console. Il appuie ses maximes par son exemple. Riche, il fait du bien; pauvre, il le conseille; & quel que soit enfin le rang ou le sort ait placé le philosophe, il fait encore se ménager des jours sereins, tous ceux où il est utile à ses semblables.»

[135] Vgl. ebenda, S. 22-24.

[136] Siehe ebenda, S. 17 (I, 7; Gros-René zu Saint-Phar und La Roche): «Ce qui me le [= cet enjouement continuel] donne? Eh morgué! ma santé, ma santé, vous dis-je.... Du travail, de l'appétit, du sommeil, la conscience nette, ça donne de la bonne humeur le jour & pour le lendemain. [...] Je vous dirons donc, not' cher Maitre, respect à part, que j'avons réfléchi que j'étions plus sensés que vous; & en voyant vot' tristesse, vot' pâleur, je me sommes taté; j'ons dit: je ne mangeons que du pain, nous, mais au moins ce n'est pas de l'argent perdu, ça me profite. Ah! morgué, si comme moi, vous bêthiez depis l'lever du soleil, que vous

Ein weiteres kurzes Beispiel aus dem *Nordischen Aufseher* unterstreicht die bisherigen Ausführungen. Dort betont der Autor die Gefahren, die bekanntlich von der müßigen Lebensweise der Stadtbewohner und auch der Gelehrten ausgingen und wirft letzteren vor, die «edle Männlichkeit»[137], mit der man vornehmlich den Begriff der Stärke verbinde, verraten zu haben und sich «frauenzimmerlich», ja «weibisch» zu gebärden:

> «So weit ich die Welt kenne, so findet man noch in den verschiednen Ständen der Gesellschaft gesetzte und ernsthafte Charaktere, welche die wahre Würde unsres Geschlechts behaupten. Aber was soll man der künftigen Welt für ein Schicksal vorhersagen, da so viele von unsern jungen Herren in ihrer Aufführung entweder ganz frauenzimmerlich; oder, was noch schlimmer für sie ist, gar weibisch sind? Niemand mag nun den Damen den Vorwurf einer übertriebnen Zärtlichkeit gegen ihre Gesundheit machen, seitdem so mancher junge Herr so gut seine Vapeurs hat, als sie, und von jeder kalten Luft so erschüttert wird, als wenn er von Papier wäre.»[138]

Exemplarisch verweist er auf einen jungen Studiosus namens Dorimant, der ständig von seiner Krankheit berichte, der sich bemühe, kränklich auszusehen, obwohl er das eigentlich gar nicht sei, und der — wie Argan im *Malade imaginaire* — immer wieder seinen Arzt konsultiere, der wiederum sehr wohl wisse, daß Dorimant nicht ernstlich krank sei, aber mit Bedacht auf seinen Profit ihn gerne in seinem Irrglauben belasse:

> «Er [= Dorimant] klagt ohne Aufhören über seine Kränklichkeit, so sehr auch sein fettes rundes blühendes Gesicht allen seinen Klagen widerspricht. Er will immer Kopfschmerzen haben, da man ihm doch nicht vorwerfen darf, daß er sein theures Haupt mit Studieren zu stark angreife. Von seinen Koliken, ungeachtet er gut dabey essen kann, weis er ganze Stunden zu erzählen. Er giebt sich alle Mühe, so matt und entkräftet auszusehen, als das kränklichste Frauenzimmer, und er wird bey jeder Krankheit, die man in seiner

---

fussiez bien las, que vous eussiez bian faim, bian soif, vous ne trouveriez pas les journées si longues, vous ne seriais pas si dégouté à table, vous ne bailleriais pas auprès de Madame, qu'est pus jolie que toutes les roses de mon jardin.» — Vgl. in diesem Zusammenhang (wenn auch in bezug auf Frauen) die 1784 uraufgeführte Komödie *La folle journée ou Le Mariage de Figaro* von Pierre Augustin Caron de Beaumarchais (1732-1799). Die Dienerin Suzanne besorgt für ihre ‹vaporeuse› Herrin Äther und weist darauf hin, daß sie selber keine *vapeurs* bekommen könne, weil es sich hier um eine standesspezifische Erkrankung handele; siehe Beaumarchais (1988), S. 436 (III, 9): «SUZANNE, *timidement*: C'est que ma maîtresse a ses vapeurs. J'accourais vous prier de nous prêter votre flacon d'éther. Je l'aurais rapporté dans l'instant./ LE COMTE *le lui donne*: Non, non, gardez-le pour vous-même. Il ne tardera pas à vous être utile./ SUZANNE: Est-ce que les femmes de mon état ont des vapeurs, donc? c'est un mal de condition qu'on ne prend que dans les boudoirs.» — Siehe darüber hinaus Guérineau de Saint-Péravi (1761), «Avertissement du Libraire», S. 6: «La maniere [sic] de vivre des gens d'un certain monde: l'usage d'un seul repas [...]. Le défaut d'exercice [...]: voilà ce qui produit cet épaississement dans les organes, ce mal-aise que le Peuple ne connaît point, & que nous appellons *Vapeurs*.»

[137] Siehe Der nordische Aufseher (1760-1770), Bd. 2 (1762), S. 554: «Worinnen diese edle Männlichkeit bestehe, dieses ist so leicht nicht zu bestimmen. So viel leuchtet in die Augen, daß Stärke der vornehme Begriff sey, den man damit verbindet.»

[138] Ebenda, S. 556f.

Gegenwart nennt, zusammenfahren. Besonders will er sehr feine und zärtliche Nerven haben, die leicht angegriffen werden können. Sein Medicus, der manche Conferenz mit ihm zu halten hat, weis es wohl, daß noch lange nichts für sein kostbares Leben zu fürchten ist; aber sollte er wohl den eingebildeten Kranken aus seinem Irrthume bringen, um weniger gut bezahlt zu werden, da er ihm zumal eine so vortreffliche Gelegenheit giebt, seine Kunst in Recepten zu zeigen, die so wenig schaden, als sie helfen? Dorimant würde sich den Augenblick vollkommen wohl befinden, wenn er überzeugt werden könnte, daß es einem jungen Menschen zur größten Schande gereiche, ein weichliger [sic] unmännlicher Sybarit zu seyn.»[139]

Die angeführten Belege zeigen, daß es sich bei der zweiten zentralen Kategorie der *vapeurs* der Männer tatsächlich um ‹eingebildete› *vapeurs* handelt. Die derart eingebildeten Kranken — die, wie gezeigt wurde, durchaus Parallelen zum molièreschen Argan aufweisen — simulieren ihre *vapeurs* bzw. die vielfältigen Symptome dieser Erkrankung nicht, sie bilden sich wirklich ein, daran zu leiden und unterscheiden sich damit grundsätzlich von den ‹Simulantinnen› in der Literatur der Aufklärungszeit.

Der ‹Geistesarbeiter›, der in der Gelehrtensatire der Aufklärung[140] zur Zielscheibe des Spottes wurde[141], war nicht der an *vapeurs*, Hypochondrie oder Melancholie Leidende, sondern vielmehr eine Pedantengestalt, die Martens zufolge durch «die Befangenheit in philosophischen Formalien, die Neigung zur Spekulation, die Weltfremdheit, die Lust an abseitigen Problemen, die Verachtung der Muttersprache, de(n) Respekt vor den griechischen und lateinischen Autoren, ein(en) tierischer Ernst [...], Eitelkeit und Ruhmsucht, Standesdünkel, Rechthaberei, Ungeselligkeit, äußerliche Ungepflegtheit»[142] und durch Laster wie beispielsweise «Foliantenlust, Vielschreiberei, philologische Mikrologie, Vernarrtheit in die alten Autoren, Jagd nach Quisquilien, scholastische(n) Formalismus, Fußnotenstolz, Registermanie und Zitatensucht»[143] sowie ein ungeselliges Verhalten[144] charakterisiert war. Nicht also die *vapeurs* eines Gelehrten ließen diesen als pedantische Witzfigur erscheinen, sondern

---

[139] Ebenda, S. 557f.

[140] Die Gelehrtensatire entsteht nicht erst in der Aufklärungszeit, sondern ist «eine alte humanistische Übung»; Martens (1978), S. 11.

[141] Siehe ebenda, S. 29: «Die Aufklärung übt Gelehrtenschelte und Gelehrtenspott vor allem von einem bürgerlichen Standpunkt aus. Die ‹Unbürgerlichkeit› gelehrten Tuns und gelehrter Lebensform ist Hauptgegenstand ihrer Kritik [...].»

[142] Ebenda, S. 10

[143] Ebenda, S. 20

[144] Vgl. ebenda, S. 25. Martens verweist in diesem Zusammenhang auf die Weltungewandtheit, das Sonderlingstum, die Ungepflegtheit und Muffigkeit, das ungesellige, verdrießliche Betragen, sowie den Mangel an Leutseligkeit, Verbindlichkeit und Mitmenschlichkeit der ironisierten Pedantengestalten.

vielmehr die erwähnten Laster, seine «Unverträglichkeit, Streitlust, Rechthaberei», sein «Stolz», seine «Eitelkeit, Ruhmsucht [und] Arroganz»[145].

Neben diesem Typus der ‹eingebildeten› *vapeurs* gab es in der Literatur der Aufklärung — wie die Ausführungen aufgezeigt haben — den Typus der ‹realen› *vapeurs* der Männer, die sich in eine ‹einfache› und eine ‹nobilitierende› Variante differenzieren ließen. Beide Formen sind mit der Zivilisationskritik der Aufklärungszeit verknüpft. Während die ‹einfachen› *vapeurs* den Kranken jedoch als müßigen, weibischen Schwächling stigmatisieren, zeichnen die ‹nobilitierenden› *vapeurs* den derart Erkrankten aus, indem sie — an die alte Melancholie-Konzeption anknüpfend — auf die besondere Geisteskraft des Betreffenden verweisen.

---

[145] Ebenda

VI. Kapitel

Von der Zivilisationserkrankung zur Neurose: Die *vapeurs* im Zeitalter der Romantik

1. Zum Einfluß der gesellschaftspolitischen und medizinischen Veränderungen auf die ‹vaporeuse› Gesellschaft

> «Les vapeurs sont encore éloignées
> du ‹mal du siècle›: ce n'est pas
> l'âme seule qui est malade.»[1]

Nach den gesellschaftspolitischen Umbrüchen, welche die Französische Revolution zur Folge hatte, verloren die *vapeurs* in den Kreisen der französischen Gesellschaft wie überhaupt in Europa zunehmend an Bedeutung. Einige zeitgenössische Autoren begründeten diesen Sachverhalt damit, daß das Erwachen des Gemeinschafts- und Freiheitssinnes, das eifrige Kämpfen für die ‹gute Sache›, aber auch das damit verknüpfte harte und beschwerliche Leben, die tagtäglichen Nöte[2], die Bürger kuriert hätten.

Zu den Medizinern, die den heilsamen Einfluß der Revolution auf die müßige und ‹vaporeuse› Pariser Gesellschaft hervorhoben, gehörte Philippe Pinel (1745-1826), dessen Überlegungen zu «dem Einfluß der Revolution in Frankreich auf den Gesundheitszustand» (1790) hier in der deutschen Übersetzung, erschienen in dem *Gemeinnützigen Wochenblatt* (1792), wiedergegeben werden sollen:

> «Sollten wohl die grossen Revolutionen in der politischen Welt durch die ausserordentlichen Entwikelungen [sic], die sie in den menschlichen Leidenschaften bewürken, nicht eben so sehr die Aufmerksamkeit des Arztes verdienen, als die Witterungsconstitution und der Einfluß physischer Ursachen auf die Gesundheit des Menschen? - Ich glaube diese Frage durch einen flüchtigen Blik [sic] auf das, was jezt [sic] in Frankreich geschieht, beantworten zu können. [...] Um mich hier nur auf die zunächst vor der grossen Revolution hergehenden 20 oder 30 Jahre einzuschränken, so konnte man da in der Hauptstadt alle Schwächen einer in den letzten Zügen liegenden gesellschaftlichen Verbindung, oder, wie *Rousseau* schon im Jahre 1760 sagte, einer sich zu Ende neigenden Constitution, die Frankreich eine nahe Auflösung drohete, deutlich wahrnehmen. Alle

---

[1] Mauzi (o.J.), S. 472

[2] Diesen zweiten Aspekt hob besonders Most (unverkennbarer ironisch) in der *Encyklopädie der Volksmedicin* (1843) hervor; siehe Most (^{2}1983), S. 505: «Die französische Revolution hat durch ihre Schrekken auf psychische Weise Tausende von hysterischen Weibern und hypochondrischen Männern völlig geheilt, indem diese Individuen keine Zeit hatten, an ihre Krankheit zu denken, sondern nur daran, wie sie sich schützen, ihr Leben retten, das Vaterland fliehen und sicher über die Grenzen gelangen und in fremden Landen einen Zufluchtsort finden könnten.»

Genüsse, die die schönen Künste geben können, wissenschaftliche und militairische Beschäftigungen, schienen erschöpft. In Unthätigkeit und Weichlichkeit, den Folgen des zunehmenden Luxus, zehrte sich der Körper ab, und die nach Unterhaltung strebende Unruhe des menschlichen Geistes schien keinen Gegenstand mehr zu haben; — Daher die noch nie so groß gewesene Menge von Nervenkrankheiten und Krampfzufällen aller Art, von deren Allgemeinheit nicht nur die Erfahrung der Aerzte, sondern auch die in kurzer Zeit darüber erschienenen Schriften, (eines Tissot, Raulin, Lorry, Pomme u.s.w.) zeugen. [...] Kaum ein Jahr ist vergangen, und alles hat sich verändert. Die fürchterliche Stimme eines ganzen grossen Volks hat sich hören lassen, und schwere Kämpfe haben das Gefühl seiner Kräfte wieder in ihm erweckt. [...] Mußte nicht das tiefe Gefühl dieser neuen politischen Existenz, eine edle Zuversicht, frohen Muth und einen mehr oder weniger brennenden Enthusiasmus in dem Herzen jedes wahren Patrioten verbreiten? — Und aus diesem Gesichtspunkt war es dem beobachtenden Arzt leicht, sich die heilsamen Würkungen des erwachsenen Freyheitssinnes zu erklären. Entwikelung dessen, was man Gemeingeist (public spirit) nennt, thätiger und unermüdlicher Eifer, ein hartes und beschwerliches Leben, dieses alles hat zusammengewürkt, dem physischen Karakter einen neuen Schwung, und allen Bewegungen der körperlichen Oekonomie neue Lebhaftigkeit und Energie zu geben. [...] Ohne Zweifel ist es eben diese moralische Ursache, die zu der seit der Revolution auffallenden bemerklichen Verminderung der Krankheiten und Todesfälle in der Hauptstadt beygetragen hat [...]. Die *Vapeurs* und tausend andere Zufälle, Folgen der Unthätigkeit des Körpers und der Anspannung des Geistes, schienen sich bey diesen unaufhörlichen heftigen Erschütterungen aller Gesellschaftsklassen ganz zu verlieren [...].»[3]

Mit Bezug auf ebendiese Überlegungen Pinels resümiert auch der *Medizinische Rathgeber* 1794:

«Ich glaube demnach wohl, daß die politische Revolution in Frankreich auch einen mächtigen Einfluß auf die Gesundheit gehabt habe. [...] [Pinel wird zitiert:] ‹Ich befinde mich besser seit der Revolution› hört man viele Menschen sagen. — [‹]Die Vapeurs und tausend andere Zufälle, Folgen der Unthätigkeit des Körpers und der Anspannung des Geistes, schienen sich bey diesen unaufhörlichen Erschütterungen aller Gesellschafts= Klassen ganz zu verlieren.› So weit Pinel.»[4]

---

[3] Gemeinnütziges Wochenblatt (1792), S. 600-604 (Übersetzung des Aufsatzes von Pinel aus dem *Esprit des Journaux* (1790)

[4] Medizinischer Rathgeber (1794), Bd. 1, S. 25 — Siehe auch ebenda, Bd. 1, S. 23f.: «Ueberhaupt ist Müßiggang und Trägheit, der Grund aller Langwierigen und Nerven=Krankheiten [...] Kommt noch die Modesucht hinzu krank zu seyn, wie ehemals in Frankreich, so ersiehet man daß die Nervenübel unzählig sich vervielfältigen müssen. Etwas krank seyn gehörte wenigstens unter den Damen in Frankreich, die den Werth des Menschen nach einem gewissen ihm beywohnenden Grad der Schwäche schätzen, zur Mode. Man hörte daher in allen Gesellschaften über Verstopfungen und Vapeurs sprechen.» — Siehe zudem Dörner ([2]1975), S. 153: «Erst die Revolution machte dem Treiben ein Ende. Während die gute Gesellschaft ihre privaten Krisen künstlich produzierte und sie motorisch in Polstern abreagierte, verschärfte und entlud sich endlich die politische Krise der wirklichen Gesellschaft, und die motorische Verarbeitung dieser Krise nahm die Form des bürgerlich-vernünftigen Umsturzes der Gesellschaftsordnung an, verbunden mit den Krisensymptomen des Emigrierens auf der einen, des Guilletonierens auf der anderen Seite. — Mit diesen wirklichen Bewegungen verschwanden die nervösen Leiden, die vapeurs und die Hypochondrien und die modisch gefühlvollen Melancholien für einige Zeit, wie dies seither in Zeiten politischen Umbruchs und in Kriegszeiten stets zu beobachten war.»

Es scheint sehr wohl wahrscheinlich, daß die ‹gens du monde› in den Revolutionszeiten gar keine Zeit oder aber etwas Wichtigeres zu tun hatten, als ihre *vapeurs* zu pflegen. Genauso wahrscheinlich wäre es dann aber auch gewesen, daß diese Zivilisations- und Modeerkrankung nach der Beendigung der Revolutionswirren und nach der Wiederaufnahme des müßigen Lebenstils erneut in Erscheinung getreten wären. Tatsächlich ist aber von den *vapeurs* in der Romantik kaum noch die Rede. Begründet liegt dieser Sachverhalt also weniger in den gewandelten Gesellschaftsstrukturen als in neuen medizinischen Erkenntnissen.

Im 18. Jahrhundert war die alte Säftetheorie zur Nervensafttheorie entwickelt worden, die freilich noch auf der Humorallehre basierte, die alle körperlichen Befindlichkeiten auf die unterschiedlichen Säftewirkungen und -verteilungen im menschlichen Organismus zurückführte. Durch neue Untersuchungsmethoden war diese Nerven*saft*theorie zu einer Nerven*kraft*theorie gereift. Es war nun zwar bekannt, daß die Nerven nicht als «passive Nervenröhren», sondern vielmehr als «solide, eindrucksfähige, der Reizfortpflanzung fähige Fasern»[5] vorzustellen sind — wie diese Reize jedoch von den Nervenfasern weitergeleitet wurden, das konnte zunächst noch nicht erklärt werden.[6] Erst mit der Entdeckung des Nervenaktionsstromes im 19. Jahrhundert konnte der Grundstein für die im Ansatz auch heute noch weitgehend gültige Nerventheorie gelegt werden.

Mit der zunehmenden Abwendung von der Säftetheorie und mit den neu gewonnenen neurophysiologischen Erkenntnissen, die auf zunehmend exakten medizinisch-naturwissenschaftlichen Forschungsmethoden basierten, verloren auch die alten Erklärungsmodelle ihre Glaubwürdigkeit. Bei der Suche nach den wirklichen Ursachen der im *siècle des lumières* so verbreiteten ‹Nervenübel› und dem Versuch, die temporär synonym gebrauchten Begriffe wie ‹Hypochondrie›, ‹Hysterie› und ‹vapeurs› — um nur die geläufigsten zu nennen — mit neuen Inhalten zu füllen, hatte gerade die Psychiatrie, die sich als neue Wissenschaft zu Beginn des 19. Jahrhunderts etablieren konnte, entscheidenden Anteil.[7]

---

5   Rothschuh (1958), S. 2968

6   Vgl. dazu ebenda, S. 2963-2968.

7   Siehe in diesem Zusammenhang Westerwelle (1993), S. 45f.: «In einer Phase der gesellschaftlichen Neuordnung in der Zeit um 1789 versuchen die Medizin und die frühe Psychiatrie, einen Beitrag zur Reform (und damit auch zur Disziplinierung der Gesellschaftsmitglieder) zu leisten, indem sie die Grenzen des Pathologischen und Normalen definieren. Einen solchen Versuch unternimmt P.-J.-G. Cabanis in seiner 1802 veröffentlichten Untersuchung *Rapports du Physique et du Moral de l'homme*. Mit den Arbeiten Philippe Pinels (1745-1826) und seines Schülers Jean-Etienne-Dominique Esquirols (1772-1840) etabliert sich in Frankreich zu Beginn des 19. Jahrhunderts die Psychiatrie als Wissenschaft.»

Bei den anatomischen, klinischen und experimentellen Untersuchungen der psychiatrischen Wissenschaft wurden zunächst die ‹maladies des nerfs› oder ‹affections nerveuses› von den wahren Geisteskrankheiten, den ‹maladies mentales› getrennt.[8] Bis zum Ende des 18. Jahrhunderts waren Hypochondrie, Hysterie und *vapeurs* nicht als eigentliche Geisteserkrankungen verstanden, sondern auf die Lebensumstände und das bekannte Schema der *sex res non naturales* zurückgeführt worden — auf einen müßigen Lebenswandel also, der sich natürlich auch nachteilig auf das Gemüt der Betreffenden auswirken konnte. Die ‹maladies mentales› dagegen basierten primär auf einer geistigen Störung, d.h. die Krankheiten, die im 19. Jahrhundert als ‹Nervenkrankheiten› bezeichnet wurden, gehörten zum nosologischen System[9] der Geisteskrankheiten und hatten — außer der vielleicht gleichnamigen Bezeichnung — mit den Zivilisationserkrankungen der Aufklärungszeit kaum etwas gemein.

Die Hypochondrie wurde fortan semantisch von den primär körperlichen Leiden unterschieden und noch bis zum Ende des 19. Jahrhunderts als «echte Krankheit»[10], als «seelische Störung»[11] rezipiert. Da die Hypochondrie aber weiterhin als eine Art ‹Mischkrankheit› betrachtet wurde, d.h. als Erkrankung, die «zwischen geistiger Verwirrung und körperlicher Krankheit» angesiedelt war, geriet sie, wie Baur erläutert, gegen Ende des 19. Jahrhunderts «sozusagen in eine Sackgasse und verschwand fast von der Bildfläche»[12]; sie wurde nicht mehr als eine medizinische Krankheit verstanden, sondern fortan einem «psychiatrischen Zustandsbild, und zwar [...] der krankhaften Krankheitsfurcht, der Nosophobie» zugeordnet.[13]

Der *spleen* erfuhr ein ähnliches Schicksal: in den vierziger Jahren verschwand er zunächst aus den medizinischen Publikationen und wurde nach 1865, wie Le Savoureux zu berichten weiß, auch nicht mehr in der zeitgenössischen Literatur erwähnt[14] — und dieses nicht nur, weil sich die medizinischen

---

[8] Vgl. ebenda, S. 45-50.

[9] Siehe hierzu Peisse (1857), Bd. 1, S. 206: «Il n'y a pas, en effet, il ne saurait y avoir de pathologie sans nosologie et sans nosographie. La pathologie définit, dénomme les maladies, la nosologie les classe, conformément aux définitions.»

[10] Fischer-Homberger (1970), S. 74

[11] Baur (1988), S. 41

[12] Ebenda

[13] Fischer-Homberger (1970), S. 58

[14] Siehe Le Savoureux (1913), S. 34: «A partir de 1840, il [= le spleen] abandonne les livres de médecine pour passer complètement dans le domaine de la littérature. Le déclin de sa célébrité s'est fait insensiblement et il tombe dans l'oubli après 1865, sans discussion.»

Grundlagen verändert hatten, sondern weil die große «tristesse romantique» von der zeitgenössischen Literatur und somit auch von den Zeitgenossen selbst Besitz ergriffen hatte:

> «La période romantique n'offre pas d'exemples de spleen au sens médical du mot, ni dans sa littérature, ni parmi ses contemporains. [...] la tristesse romantique était devenue un genre qui s'étendait bien au delà du monde littéraire. La correspondance amoureuse des particuliers, vers 1830, est empreinte d'une mélancolie et d'un désabusement directement inspiré par la nouvelle littérature.»[15]

Die Hysterie dagegen wurde in der Romantik schnell als geistige Störung, als Inbegriff einer Neurose, und zumeist als spezifisch weibliches Nervenleiden verstanden[16]. Die Melancholie aber verband sich in der Gestalt des genialen Melancholikers der Romantik erneut mit dem Genie-Gedanken.[17]

Die Bezeichnung ‹vapeurs› verlor sich allerdings im 19. Jahrhundert zunehmend und mußte durch eine andere Bezeichnung ersetzt werden, weil sie semantisch zu eng mit den säftetheoretischen Theorien verknüpft war. Zunächst gingen die *vapeurs* in der allgemeinen Bezeichnung ‹maladie des nerfs› auf — eine Bezeichnung, die sich schnell durchsetzte und verbreitete, wie Louis Peisse erläutert:

> «Mais le mot le plus regrettable sans comparaison est celui de *vapeurs*. Les Vapeurs égalent presque les Nerfs. L'*irritation* a essayé pendant quelques années de s'établir sur les ruines de ses aînés; mais elle n'a que médiocrement réussi. Les *nerfs* sont restés en possession de la confiance à peu près exclusive, et ils la méritent bien. [...] La destinée des mots *nerfs* et *nerveux* est vraiment merveilleuse. Ils sont, partout, ils sont dans toutes les bouches; et, ce qu'il y a de plus curieux, c'est qu'ils sont immédiatement compris des ignorants comme des savants, des malades comme des médecins. Tout le monde s'en sert et les applique également bien. [...] Ce mot est d'invention moderne; il est un des derniers produits de la science la plus avancée; mais il est si net, si clair, si frappant d'évidence, si lumineux, si logique, qu'à peine inventé, il est immédiatement entré dans le domaine public.»[18]

Die Bezeichnung ‹Nervenkrankheit› («maladie des nerfs») wurde dann durch diejenige der «Neurasthenie» («nevropathie») oder einfach ‹Nervenschwäche›

---

[15] Ebenda, S. 205 — Le Savoureux verweist in diesem Zusammenhang auf M. Maygron.

[16] Vgl. Fischer-Homberger, S. 102f. und vgl. Schaps (1982), S. 49.

[17] Zur Entwicklung des ‹Melancholikers› siehe Lambrecht (1994), S. 89: «Während der antike Melancholiker als jemand bekannt war, der an der schwarzen Galle laborierte, und der mittelalterliche Melancholiker als einer, der an Acedia leidet, ergibt sich für den modernen Melancholiker, dessen Gestalt sich historisch aus dem Problemumkreis von Hypochondrie, hypertropher Einbildungskraft bzw. Empfindlichkeit und Weltschmerz erhebt, daß sein Melancholie- bzw. Unglückbewußtsein in viel stärkerem Ausmaß als beim antiken oder mittelalterlichen Menschen selbstreferentiell-individualistische Züge eines Leidens an der Welt, als Leidens an sich selbst trägt.»

[18] Peisse (1857), Bd. 2, S. 187f.

ersetzt[19], und so scheint es nicht ganz abwegig, einen Zusammenhang zwischen den *vapeurs* der Aufklärungszeit und den Neurosen der heutigen Zeit zu sehen.[20]

Aufgrund der neuen medizinischen und psychiatrischen Forschungen verringerte sich in der Romantik die Anzahl der medizinischen Publikationen zu den *vapeurs*.[21] Auch setzten sich die entsprechenden Untersuchungen, die in der Aufklärungszeit eher wissenschaftlich als populärwissenschaftlich abgefaßt waren, nicht mehr ausschließlich mit den *vapeurs* auseinander, sondern betrachteten diese nunmehr in konkreter Abgrenzung zu anderen Erkrankungen, besonders aber zur Hysterie und Hypochondrie.

Der Prozeß der völligen Ablösung von den humoralpathologischen Deutungsschemata vollzog sich freilich nicht schlagartig, sondern recht langsam. Es ist daher nicht erstaunlich, daß selbst in den medizinischen Publikationen der Romantik, teilweise sogar noch in der zweiten Hälfte des 19. Jahrhunderts, von den *vapeurs* die Rede war — von *vapeurs* allerdings, die eindeutig noch in der Tradition der klassischen Humorallehre standen, wie das folgende abschließende Beispiel aus der sechsbändigen, noch populärmedizinisch abgefaßten Studie von Rohatzsch mit dem Titel *Die Krankheiten, welche verschiedenen Ständen, Altern und Geschlechtern eigenthümlich sind*, und hier aus dem ersten

---

[19] Vgl. Steiner (1964), S. 104 (mit Verweis auf Wilhelm Griesinger [1817-1868]) und S. 112. Siehe in diesem Zusammenhang auch Brachet (1831), S. 46f.: «Un des hommes les plus distingués de l'école de Montpellier, Barthez, a, dans les vapeurs, fait jouer au principe vital le rôle important qu'il lui a crée. ‹Dans ces maladies, dit-il, le système entier des forces du principe vital est affaibli par une altération habituelle qui s'est introduite dans les forces sensitives et dans leur influence sur les forces motrices. Lorsque ce changement général du système des forces vitales existe à un très haut degré, sans avoir pour cause principale aucune *lésion permanente* de tel ou tel organe, elle constitue la maladie à laquelle on a donné le nom de *vapeurs*, et qu'on a nommé aussi *névropathie*. Cette maladie, très variée dans ses effets, doit être distinguée de la passion hystérique et de l'affection mélancolique hypocondriaque, et de l'état nerveux qui est borné aux organes digestifs, quoique chacune de ces affections différentes puisse coexister avec elle.» — Zur Neurasthenie und Nervosität im 19. Jahrhundert vgl. auch Gay (1999), S. 331-354.

[20] Siehe Borel (1971), S. 118: «Les névroses, au sens d'aujourd'hui, sont bien les vapeurs d'autrefois, c'est-à-dire des affections à manifestations psychiques pures, essentiellement ‹morales›.» — Siehe in diesem Zusammenhang auch Fischer-Homberger (1972), S. 398, die in ihrem Aufsatz mit dem Titel «Hypochondriasis of the eighteenth century — Neurosis of the present century» die folgende These aufstellt: «Thus the phenomena which in the eighteenth century were thought to be hypochondriacal are now believed to be psychogenic. In accordance with this, feelings of physical and mental discomfort which provoked bloodletting and purgation in former times are treated with psychotherapy today.»

[21] Zu nennen sind hier besonders die folgenden Publikationen: Ackermann, J.K.H. (1794): *Ueber Blähungen und vapeurs. Briefe, hypochondrischen und hysterischen Personen gewidmet*, Louyer-Villermay (1816): *Traité des Maladies Nerveuses ou Vapeurs, et particulièrement de l'Hystérie et de l'Hypocondrie* sowie Verardi Zeviani (1794): *Ueber die Hypochondrie, hypochondrische Flatulenz, Windsucht und die übrigen Blähungsbeschwerden*.

Band, der sich mit den *Krankheiten der höhern Stände und Klassen* beschäftigt, deutlich macht:

> «Die Vapeurs oder Winde sind die wahren Verräther eines schlechten Magens und die Quälgeister für alle Gutschmecker, die Säugammen der üblen Launen und der Stein des Anstoßes, worüber schon mancher brave Mann gestolpert ist, ohne je wieder aufstehen zu können, wenn er als Bittender seinen Mäcen gerade in der Vapeurstunde antraf. Die Winde oder Blähungen verursachen eine Menge Erscheinungen, welche man oft geneigt ist, auf Rechnung ganz anderer Krankheiten zu schreiben; die häufigsten sind Traurigkeit, Unruhe, die schrecklichsten Brustbeklemmungen, Schwerathmigkeit, Aufstoßen, Kollern im Leib, Schwindel, Ohnmachten, allgemeine Unbehaglichkeit und die übelste Laune, blasses aufgedunsenes Gesicht, tiefliegende, hohle Augen, Schwerhörigkeit u.s.f. Nur ein äußerst regelmäßiges Leben, das Vermeiden aller blähenden Speisen und Getränke, z.B. des chenesischen [sic] Thee's [...] können davon befreien.»[22]

2. Die *vapeurs* in der Romantik

«J'ai mes nerfs, mes vapeurs.»
Baudelaire[23]

Die Romantik war wie das 19. Jahrhundert überhaupt von der «Zeitkrankheit Nervosität»[24] und vom «mal du siècle» geprägt. Das allgemeine Interesse an den Erkenntnissen der Medizin und der Psychiatrie manifestierte sich auch in der zeitgenössischen Literatur, vor allem in der Charakterisierung der Protagonisten.[25]

Die allmähliche Abkehr von der Humorallehre und die damit einhergehende Aushöhlung des Begriffes ‹vapeurs› führte zu einem Bedeutungsverlust dieses Erkrankungsbildes in der Literatur der Romantik. Eine Vielzahl der Protagonisten litt zwar an Gemütskrankheiten, an Nervenschwächen oder an Geisteskrankheiten[26], aber in Anlehnung an die neuen Nosologien war in diesen

---

22 Rohatzsch (1840), S. 42

23 Baudelaire (1985-1987), Bd. 1 (1987), S. 185 — Schings weist in diesem Zusammenhang darauf hin, daß die Vorstellungen Baudelaires noch sehr von der Humoralpathologie bestimmt waren; vgl. Schings (1977), S. 27.

24 Vgl. Gay (1999), 331-354.

25 Tatsächlich ist von vielen Schriftstellern bekannt, daß sie über entsprechende medizinische Fachliteratur verfügten; vgl. Le Yaouanc (1959), S. 16-21 sowie S. 395-427 und siehe Goldstein (1991), S. 136: «For reasons that have not yet been fully investigated, the men who became the canonical masters of the nineteenth-century French novel were all unusually well attuned to developments in medical science, especially those in the emergent specialty of psychiatry.» Goldstein führt u.a. Stendhal, Balzac, Flaubert, Zola, Mallarmé, Proust und Baudelaire an.

26 Vgl. hierzu besonders Westerwelle (1993) und vgl. Felman (1978), King, D.-L. (1929),

Fällen eher von «maladie des nerfs», «hystérie», «hypocondrie», «mélancolie» oder ganz allgemein von «tristesse» die Rede. — Wenn in den literarischen Texten dennoch von *vapeurs* gesprochen wurde, so waren diese zum einen noch humoralpathologisch bestimmt und bezeichneten zum anderen entweder eine simulierte Attitüde der Frauen oder aber eine geschlechtsneutrale Gemütstrübung.

Die simulierten *vapeurs*, die nur in der Verbindung mit den Frauen in Erscheinung traten, sind weniger modisch motiviert als taktisch inszeniert, wie das folgende Beispiel aus der im Dezember 1829 von Balzac veröffentlichten *Physiologie du mariage* deutlich macht.

In der *Physiologie du mariage*, einer der beiden Schriften aus den «Études analytiques» der umfangreichen *Comédie humaine*, in der sich Balzac formal an die neue Literatur-Gattung der *Physiologien* anlehnte[27], wird das Verhältnis von Mann und Frau in der Ehe auf doch sehr sarkastische Weise analysiert. Fragen zu den Gründen, aus denen Mann und Frau heirateten, zur Bedeutung der ersten Nacht, zu der Frauen-Bildung und zur Hygiene werden dabei ebenso erörtert wie die Fragen nach den Liebhabern, den Verbündeten und den Waffen der Ehefrauen, die im Ehekampf[28] zum Einsatz gelangten. Vornehmlich drei Waffen werden von Balzac in diesem Zusammenhang als typisch weibliche vorstellt: die Migräne, die Nervosität und die «eheliche Schamhaftigkeit».[29] Die *vapeurs* werden der zweiten Waffenart zugeordnet, den «névroses»[30], denen Balzac eine noch höhere Wirksamkeit bescheinigt als der Migräne[31]. Nachdem Balzac mit wenigen Sätzen die Entwicklung von den *vapeurs* der Aufklärungszeit zu den Neurosen der Romantik erklärt hat,[32] unterscheidet

---

S. 88-241 sowie Goldstein (1991).

[27] Zu der Mode der Physiologien vgl. Biesbrock (1978) und Strosetzki (1985).

[28] Balzac vergleicht die Ehe mit einem Duell, mit einem Kampf auf Leben und Tod. Demzufolge stellt sich die Frage nach den Waffen, die in diesem Kampf eingesetzt werden; siehe Balzac (1989-1993), Bd. 11 (1990), S. 918: «Le mariage est un combat à outrance avant lequel les deux époux demandent au ciel sa bénédiction, parce que s'aimer toujours est la plus téméraire des entreprises; le combat ne tarde pas à commencer, et la victoire, c'est-à-dire la liberté, demeure au plus adroit.»

[29] Vgl. ebenda, S. 1162.

[30] Vgl. ebenda, S. 1166-1170.

[31] Siehe ebenda, S. 1163: «L'affection dont les ressources sont infinies pour les femmes, est la migraine. Cette maladie, la plus facile de toutes à jouer, car elle est sans aucun symptôme apparent, oblige à dire seulement: ‹J'ai la migraine.›»; und siehe ebenda, S. 1166, «Il existe une puissance supérieure à celle de la migraine [...] Les *névroses* [...].»

[32] Siehe ebenda, S. 1166: «[...] c'est vers le milieu du dernier siècle que les vapeurs commencèrent à se montrer en France. [...] Bientôt les effets prodigieux obtenus par les vapeurs mirent sur la voie des nerfs; et c'est ainsi que, de fibre en fibre, naquit la névrologie.»

er prinzipiell zwei Arten der gespielten Nervosität bei den Ehefrauen: die klassische und die romantische Nervosität. Während Balzac den meist dunkelhaarigen, ‹klassischen Nervösen› ein lebhaftes, kriegerisches Auftreten bescheinigt[33], beschreibt er die meist blonde, ‹romantische Nervöse› als sanft und klagend.[34] Bediene sich die ‹klassische Nervöse› im Kampf mit dem Ehemanne ihrer Nerven, so bringe die ‹romantische Nervöse› die *vapeurs* zum Einsatz. In einem solchen Fall empfange die ‹romantische Nervöse› ihren Ehemann tränenüberströmt, verbreite trübsinnige Gedanken[35] und sei durch keinen Versuch des Mannes über ihren Kummer hinwegzutrösten.[36] Balzac entlarvt die hier von den Frauen eingesetzten *vapeurs* als taktische Waffe im Kampf um durchaus irdische, materielle Güter:

> «Il existe des femmes de bonne foi, qui arrachent ainsi à leurs sensibles maris des cachemires, des diamants, le payement de leurs dettes ou le prix d'une loge aux Bouffons; mais presque toujours les vapeurs sont employées comme des armes décisives dans la guerre civile.»[37]

Besonders häufig aber kämen die *vapeurs* im Ehebett zum Einsatz: Wenn eine Frau nicht die Migräne vorschiebe, so simuliere sie einen Anfall von *vapeurs* oder schicke einen anderen fragwürdigen Grund vor, um ihrem Ehemann nicht zu Willen sein zu müssen:

> «Mais c'est surtout au lit que les vapeurs jouent leur rôle. Là, quand une femme n'a pas la migraine, elle a ses vapeurs; quand elle n'a ni vapeurs ni migraine, elle est sous la protection de la ceinture de Vénus, qui, vous le savez, est un mythe.»[38]

Bei einigen Frauen kämen dann auch noch die Tränen zum Einsatz:

> «Parmi les femmes qui vous livrent la bataille des vapeurs, il en existe quelques-unes plus blondes, plus délicates, plus sensibles que les autres, qui ont le don des larmes. Elles

---

[33] Siehe ebenda, S. 1166f.: «Les affections classiques ont quelque chose de belliqueux et d'animé. Elles sont violentes dans leurs ébats [...]. Cette femme aux cheveux noirs, à l'œil perçant, au teint vigoureux, aux lèvres sèches, à la main puissante, sera bouillante et convulsive, elle représentera le génie des névroses classiques [...].»

[34] Siehe ebenda: «Les affections romantiques sont douces et plaintives [...] Elles sont pâles comme des jeunes filles déportées au cercueil par la danse ou par l'amour. [...] c'est toute la mélancolie du Nord. [...] A l'une [= cette femme aux cheveux noirs] appartiendra l'empire des nerfs, à l'autre [= une jeune blonde], celui des vapeurs.»

[35] Bei dieser Szene spricht Balzac von der Milz der Frau, die anschwelle und erinnert damit an den humoralpathologischen Ursprung der *vapeurs*; siehe ebenda, S. 1167: «[...] elle sent son cœur battre avec trop de violence ou sa rate se gonfler...»

[36] Vgl. ebenda, S. 1167.

[37] Ebenda

[38] Ebenda, S. 1168

savent admirablement pleurer. Elles pleurent quand elles veulent, comme elles veulent, et autant qu'elles veulent.»[39]

Besonders die Pariserinnen verstünden sich hervorragend auf diese komödiantischen Einlagen:

> «Les Françaises, et surtout les Parisiennes, possèdent à merveille le secret de ces sortes de scènes, auxquelles la nature de leurs organes, leur sexe, leur toilette, leur débit donnent des charmes incroyables. Combien de fois un sourire de malice n'a-t-il pas remplacé les larmes sur le visage capricieux de ces adorables comédiennes, quand elle voient leurs maris empressés ou de briser la soie, faible lien de leurs corsets, ou de rattacher le peigne qui rassemblait les tresses de leurs cheveux, toujours prêts à dérouler des milliers de boucles dorées?»[40]

Im Œuvre Balzacs manifestieren sich aber nicht nur simulierte *vapeurs*, sondern auch diejenigen der zweiten Variante, die eine reale, geschlechtsneutrale Gemütsstimmung bezeichnen: Im *Médecin de campagne* (1833) leidet die junge Weise, «la Fosseuse», zuweilen an *vapeurs*, wie der Doktor Benassis dem Kommandanten Genestas mitteilt:

> «La Fosseuse [...], incessamment dévorée par des pensées tristes ou profondes qui se multiplient les unes par les autres. Cette pauvre fille est toujours souffrante. Chez elle, l'âme tue le corps. [...] Tout agit sur la Fosseuse: si le temps est gris et sombre, elle est triste [...]. Si l'atmosphère est lourde, électrisante, la Fosseuse a des vapeurs que rien ne peut calmer, elle se couche et se plaint de mille maux différents sans savoir ce qu'elle a; si je la questionne, elle me répond que ses os s'amollissent, que sa chair se fond en eau. Pendant ces heures inanimées, elle ne sent la vie que par la souffrance [...].»[41]

Aus der Beschreibung geht klar hervor, daß die *vapeurs* der jungen Frau nicht simuliert, sondern real sind und sich auf ihre Lebensumstände und den Gemütszustand zurückführen lassen.— Auch der junge Louis Lambert wird von Balzac in seinem gleichnamigen Roman als «vaporeux autant qu'une femme»[42] beschrieben, und wenn Baudelaire von seinen *vapeurs* spricht — «J'ai mes nerfs, mes vapeurs.»[43] —, dann ist das in eben diesem Sinne zu verstehen.[44]

---

[39] Ebenda

[40] Ebenda, S. 1168f.

[41] Ebenda, Bd. 9 (1991), S. 477 (*Le Médecin de campagne*) — Die junge Waise kommt zwar nicht aus den hohen Gesellschaftskreisen, hat aber nach dem Tod ihrer Eltern einige Zeit in diesen Kreisen gelebt; vgl. ebenda, S. 486f.

[42] Ebenda, Bd. 11 (1990), S. 612 (*Louis Lambert*): «Ce pauvre poète si nerveusement constitué, souvent vaporeux autant qu'une femme, dominé par une mélancolie chronique, tout malade de son génie comme une jeune fille l'est de cet amour qu'elle appelle et qu'elle ignore; cet enfant si fort et si faible [...]; Louis Lambert souffrit donc par tous les points où la douleur a prise sur l'âme et sur la chair.»

[43] Baudelaire (1985-1987), Bd. 1 (1987), S. 185 — Vgl. Mehnert (1978), S. 27.

[44] Siehe in diesem Zusammenhang Baudelaire (1973), S. 214 (*Correspondance*, Brief vom 26.

Obwohl also sehr wohl Nachweise für die Verwendung des Begriffes ‹vapeurs› in der Literatur der Romantik angeführt werden können, läßt sich schon allein in quantitativer Hinsicht ein Bedeutungsverlust und eine Verschiebung zugunsten anderer Neurosen-Begriffe feststellen — auch wenn sich diese symptomatisch, wie Le Yaouanc bemerkt, nicht wesentlich von den *vapeurs* unterschieden:

> «Aussi différentes qu'elle soient par leur nature intime et par leurs effets, les vapeurs proprement dites et les mélancolies passionnées [...] se ressemblent par leur aspect psychologique, par leur coloration mentale: les unes et les autres se traduisent par de la tristesse, des impressions et des images sombres.»[45]

Der Bedeutungsverlust der *vapeurs* in der Literatur des 19. Jahrhunderts wird zudem durch die Tatsache unterstrichen, daß der Begriff häufig nicht mehr in der üblichen Plural-Form, sondern im Singular oder in anderen abgewandelten adjektivischen oder substantivierten Formen verwendet wurde: So spricht Gide von einer «vapeur fuligineuse», die sich von der Tiefe seiner Seele emporschwinge[46], in der *Madame Bovary* von Flaubert ist von den «airs évaporés» der Protagonistin Emma Bovary die Rede[47], die auch als eine «évaporée» bezeichnet wird[48], und Baudelaire spricht von der «vaporisation [...] du *moi*»[49].

März 1853 an Madame Aupick): «[...] j'ai des maux de nerfs insupportables, — exactement comme les femmes.» — Vgl. dazu auch Mehnert in: Baader/ Fricke (1979), S. 15; Mehnert erwähnt hier im Zusammenhang mit der Hysteriediskussion des 19. Jahrhunderts, daß Baudelaire bei sich selbst ‹nerfs› und ‹vapeurs› genauso wie bei den Frauen diagnostizierte, sich aber weigerte, als ‹hystérique› eingestuft zu werden.

[45] Le Yaouanc (1959), S. 427 — Siehe auch ebenda, S. 418: «Abstraction faite de leurs divers degrés de gravité, l'hypocondrie, la névropathie, le spleen répondent tout à fait à la peinture des vapeurs donnée dans la *Physiologie du mariage*. Elles sont par excellence des maladies nerveuses, affectant essentiellement l'être intérieur et pouvant laisser à peu près indemne l'être extérieur.»

[46] Gide (1958), S. 638 (*Isabelle*): «[...] tout à coup une vapeur fuligineuse s'essore du fond de l'âme et s'interpose entre le désir et la vie; elle forme un écran livide, nous sépare du reste du monde dont la chaleur, l'amour, la couleur, l'harmonie ne nous parviennent plus que réfractés en une transposition abstraite [...].»

[47] Flaubert (1974), S. 128: «Malgré ses airs évaporés (c'était le mot des bourgeoises d'Yonville), Emma pourtant ne paraissait pas joyeuse [...]». Flaubert spricht an anderer Stelle aber durch aus von *vapeurs*, siehe ebenda, S. 129: «‹Sais-tu ce qu'il faudrait à ta femme? reprenait la mère Bovary. Ce seraient des occupations forcées, des ouvrages manuels! Si elle était comme tant d'autres, contrainte à gagner son pain, elle n'aurait pas ces vapeurs-là, qui lui viennent d'un tas d'idées qu'elle se fourre dans la tête, et du désœuvrement où elle vit.›»

[48] Siehe ebenda, S. 197 (Madame Bovary mère über Emma Bovary): «‹C'est une insolente! une évaporée! pire, peut-être!›»

[49] Baudelaire (1985-1987), Bd. 1 (1987), S. 676 («Mon cœur mis à nu» in: *Journaux intimes*): «De la vaporisation et de la centralisation du *Moi*. Tout est là.»

Am Ende des 19. Jahrhunderts war sowohl in den medizinischen Publikationen als auch in der Literatur kaum noch die Rede von *vapeurs*, und damit ging ein einst (gerade in den literarischen Texten) so schillernder Begriff verloren.

In der vorliegenden Untersuchung wurde versucht, die gesellschaftliche und literarische Relevanz der facettenreichen Geschichte der *vapeurs* von der Klassik bis zur Romantik zu beleuchten. In medizinhistorischer Hinsicht haben die Ausführungen gezeigt, daß sich die *vapeurs* in der Klassik von einem Symptom der Melancholie zu einer eigenen Erkrankung entwickelten, bei der diverse körperliche und seelische Beschwerden kombiniert in Erscheinung traten. Ausgehend vom Hofe Ludwigs XIV. verbreiteten sich die *vapeurs* in den Kreisen der gehobenen städtischen Gesellschaft und erlangten in der Aufklärungszeit den Status einer europaweit verbreiteten Mode- und Zivilisationserkrankung. In der Romantik wurde der Begriff ‹vapeurs› durch die definitive Ablösung von den humoralpathologischen Konzepten und die neuen Klassifizierungsversuche der Psychiatrie inhaltlich ausgehöhlt und schließlich durch neue Neurosenbegriffe ersetzt.

Die vorliegende Untersuchung, die sich auf eine Vielzahl von zeitgenössischen populärmedizinischen, moralphilosophischen und pädagogischen Schriften stützt, hat verdeutlicht, daß die *vapeurs* keine frauenspezifische Krankheit waren, als die sie bislang hauptsächlich aufgefaßt wurden, sondern daß Männer in gleicher Weise daran erkrankten. Neben der müßigen Lebensweise, die schon bei den Frauen über ihre schwächliche Natur hinaus als Hauptursache der *vapeurs* diagnostiziert worden war, wurde bei den Männern eine weitere zentrale Ursache für diese körperlichen und seelischen Beschwerden lokalisiert: die Geistesarbeit. Während der ‹vaporeuse Müßiggänger› allerdings als ‹verweichlichtes›, ja geradezu ‹verweiblichtes› Wesen diffamiert und wegen seiner Lebensweise kritisiert wurde, zeichneten die *vapeurs* den ‹Geistesarbeiter› eher aus, als daß sie ihn stigmatisierten. Zurückzuführen war dieser Umstand auf die gedankliche Verknüpfung der *vapeurs* mit dem Genie-Gedanken, welcher ursprünglich nur mit der alten Melancholie-Konzeption verknüpft war, infolge der temporären sprachlichen Konfusion im 18. Jahrhundert aber schließlich auch auf die *vapeurs* übertragen wurde. Freilich funktionierte diese ‹Übertragung› nur dann, wenn es sich bei einem derartig *ausgezeichneten* Kranken um einen Mann handelte.

In der Literatur spiegelte sich die doch recht große Bedeutung, die den *vapeurs* auch in gesellschaftlicher Hinsicht zugesprochen werden kann. Für das 17. Jahrhundert ließen sich zwei grundsätzlich verschiedene Konnotationen der *vapeurs* nachweisen: eine sogenannte ‹traditionelle› und eine ‹moderne› Variante. Die ‹traditionellen› *vapeurs* rekurrierten noch auf die alte Konzeption dieses Begriffes, welche die *vapeurs* als Symptom der Melancholie-Erkrankung verstand, und verknüpften diese partiell auch mit der Vorstellung von einer herausragenden Geistesstärke. Die zweite Variante, die ‹modernen› *vapeurs*, wurden dagegen als eigene Erkrankung verstanden. Diese *vapeurs*, die sowohl ‹real› als auch ‹simuliert› sein konnten, standen häufig im Kontext der Ärzte- und der Preziösen-Satire. Nach der Ablösung der Kritik an den sogenannten ‹falschen Preziösen› durch die allgemeine Kritik an der Affektiertheit, dem vom Luxus geprägten Leben, der Geltungssucht und dem Bildungsstreben des vornehmlich weiblichen Teils der Gesellschaft, wurden die *vapeurs* ab dem letzten Drittel des 17. Jahrhunderts häufig in diesem allgemeineren Kontext angeführt und verbanden sich nicht selten mit der Vorstellung von einer modisch simulierten, vornehmlich weiblichen Erkrankung.

In der Literatur der Aufklärungszeit ließen sich ebenfalls unterschiedliche und zudem häufig geschlechtsspezifisch bestimmte Formen der *vapeurs* analysieren: Bei den Frauen konnten ‹reale› und ‹simulierte› *vapeurs* festgestellt werden. Obwohl in beiden Formen noch die klassische Ärzte- und die Preziösen-Kritik anklangen, waren sie doch primär von der zeitgenössischen Zivilisationskritik bestimmt. Die ‹realen› *vapeurs* erfüllten sozusagen eine moralisch-erzieherische und damit aufklärerische Funktion, indem sie dem Leser resp. der Leserin die schädlichen Auswüchse ihrer Lebensweise vor Augen hielten. Die ‹simulierten› *vapeurs* dienten dagegen nur noch der mehr oder minder starken Karikatur und der Verspottung einer konventionalisierten, modischen Attitüde der Frauen. — Bei den Männern konnten in Anlehnung an die zeitgenössischen Konzeptionen ebenfalls zwei zentrale Varianten erarbeitet werden: die ‹realen› und die ‹eingebildeten› *vapeurs*, die ebenfalls beide mit der zeitgenössischen Zivilisationskritik verknüpft waren. Die ‹realen› *vapeurs* umfaßten die sogenannten ‹einfachen› *vapeurs*, die den derartig stigmatisierten Protagonisten als verweichlichten, verweiblichten Müßiggänger erscheinen ließen, und die sogenannten ‹nobilitierenden› *vapeurs*, die den derartig Erkrankten durch die gedankliche Verbindung mit der alten Melancholie-Konzeption auszeichneten, indem sie auf den herausragenden Intellekt des betreffenden Mannes verwiesen. — Die zweite große Variante bildeten die ‹eingebildeten› *vapeurs* der Männer, die anders als bei den Frauen nicht simuliert, sondern tatsächlich eingebildet waren und damit eine Parallele zu den eingebildeten Krankheiten des molièreschen Argan erkennen lassen.

In der Literatur der Romantik wurden die *vapeurs* schließlich zunehmend durch neue Neurosen-Begriffe ersetzt, weil sie durch die zeitgenössischen Systematisierungsversuche der Psychiatrie und die definitive Ablösung von der Humorallehre sozusagen gegenstandslos geworden waren. Die im Vergleich zur Aufklärungszeit relativ seltenen literarischen Nachweise für diese Bezeichnung ließen im wesentlichen zwei unterschiedliche Formen erkennen, die wohlgemerkt noch beide humoralpathologisch bestimmt waren: eine mehr taktisch inszenierte als modisch simulierte Attitüde der Frauen und eine geschlechtsneutrale Gemütstrübung.

Am Ende des 19. Jahrhunderts waren die *vapeurs* aus den literarischen Texten wie vorher bereits aus den wissenschaftlichen Texten nahezu verschwunden, und somit verblaßte ein besonders in der Aufklärungszeit so verbreiteter und schillernder Begriff zur Bedeutungslosigkeit.

Bibliographische Dokumentation

I. Quellen

1. Lexika/Enzyklopädien

Dictionnaire de l'Académie Françoise (1694):
: *Dictionnaire de l'Académie Françoise* dedié au Roy, Paris 1694

Dictionnaire de l'Académie Françoise (1787):
: *Dictionnaire de l'Académie Françoise*, nouvelle édition, augmenté d'un Supplément, où l'on a ajouté des Mots qui ne se trouvent point dans le Dictionnaire de l'Académie, 2 Bde., Nismes 1787

Dictionnaire de l'Académie Française (^{6}1835):
: *Dictionnaire de l'Académie Française*, 2 Bde., Paris, Firmin Didot Frères, ^{6}1835; erweitert um einen Ergänzungsband: *Complément du Dictionnaire de l'Académie Française*, Paris, Firmin Didot Frères, 1842

Dictionnaire de la langue française du seizième siècle (1925):
: Huguet, Edmond: *Dictionnaire de la langue française du seizième siècle*, 7 Bde., Paris, Champion, 1925

Prévost d'Exiles (1755):
: Prévost d'Exiles, Antoine François: *Manuel lexique ou Dictionnaire portatif des mots françois dont la signification n'est pas familière à tout le monde*, 2 Bde., Paris 1755

Dictionnaire abrégé des Sciences médicales (1821-1826):
: *Dictionnaire abrégé des Sciences médicales rédigé à Paris par une partie des collaborateurs du Grand Dictionnaire et enrichi d'un appendice contenant des articles nouveaux par des professeurs italiens*, 15 Bde., [Paris], Panckoucke, 1821-1826

Dictionnaire de médecine (^{2}1832-1846)
: *Dictionnaire de médecine; ou, Répertoire général des sciences médicales considérées sous le rapport théorique et pratique*, hgg. von Adelon [u.a.], 30 Bde., Paris, Béchet, ^{2}1832-1846

Dictionnaire des sciences médicales (1812-1822):
: *Dictionnaire des sciences médicales*, éd. par une société de médecins et de chirurgiens, 67 Bde., Paris 1812-1822

Dictionnaire des sciences médicales (1820-1825):
: *Dictionnaire des sciences médicales*, hg. von C.-L.-F. Panckoucke, 7 Bde., Paris, Panckoucke, 1820-1825

Dictionnaire universel de medecine (1746-1748):
: *Dictionnaire universel de medecine, de chirurgie, de chymie, de botanique, d'anatomie, de pharmacie, d'histoire naturelle, &c. Précédé d'un discours historique sur l'origine & les procès de la medecine*, hg. von Robert James, Übersetzung aus dem Englischen von Diderot, Eidous & Tous-

saint; überarbeitet, berichtigt und vermehrt von Julie Busson, 6 Bde., Paris, Briasson, 1746-1748
Dictionnaire historique de la Médecine (1755):
Eloy, Nicolas: *Dictionnaire historique de la Médecine contenant son origine, ses progrès, ses révolutions, ses sectes & son Etat chez différens peuples; ce que l'on a dit des Dieux ou Héros anciens de cette science. D'Histoire des plus célébres médecins Philosophes ou Personnes savantes de toutes Nations qui ont concouru à son avancement; Des fameux anatomistes, chirurgiens, botanistes & chimistes [...]*, 2 Bde., Liège/Frankfurt, Bassompierre, 1755
Dictionnaire historique de la Médecine ancienne et moderne (1973):
Eloy, Nicolas: *Dictionnaire historique de la Médecine ancienne et moderne ou Mémoires disposés en ordre alphabétique pour servir à l'histoire de cette science et à celle des médecins, anatomistes, botanistes, chirurgiens et chimistes de toutes nations*, avec une Introduction relative à la vie d'Eloy et une documentation bio-bibliographique médicale des XVII et XVIII siècles par Franz-André Sondervorst, 3 Bde., Bruxelles, Éditions Culture et Civilisations, 1973 (Nachdruck der Ausgabe Mons 1778)
Encyclopédie (1966-1967):
Encyclopédie ou Dictionnaire raisonné des sciences, des arts et des métiers, hgg. von Diderot und d'Alembert, 35 Bde., Stuttgart/Bad Cannstatt, Frommann, 1966-1967 (Nachdruck der Auflage [1]1751-1780)
Oeconomische Encyclopädie (1981-1982):
Oeconomische Encyclopädie oder allgemeines System der Land-, Haus- und Staats-Wirthschaft, in alphabetischer Ordnung; Übersetzung aus dem Französischen und Kommentierung von Johann Georg Krünitz, 242 Bde., Hildesheim/New York, Olms, [1981-1982], (Reprogr. Nachdruck der Ausgabe Berlin, Pauli, 1773-1858), (Bibliothek der deutschen Sprache, Serie 3: Nachschlagewerke)
Französisches Etymologisches Wörterbuch (1928-1966):
Französisches Etymologisches Wörterbuch. Eine Darstellung des galloromanischen Sprachschatzes, hg. von Walther v. Wartburg, 17 Bde., Bonn, Klopp, 1928-1966
Furetière (1972):
Furetière, Antoine: *Dictionnaire Universel contenant generalement tous les mots françois*; corrigé & augmenté par M. Basnage de Beauval; nouvelle édition revû, corrigé et considerablement augmenté par Jean Baptiste Brutel de la Rivière, 4 Bde., Hildesheim/New York, Olms, 1972 (Nachdruck der Ausgabe La Haye 1727)
Historisches Wörterbuch der Philosophie (1971ff.):
Historisches Wörterbuch der Philosophie, hgg. von Joachim Ritter und Karlfried Gründer, völlig neubearbeitete Ausgabe des «Wörterbuchs der Philosophischen Begriffe» von Rudolf Eisler, [bislang] 9 Bde., Darmstadt, Wissenschaftliche Buchgesellschaft, 1971ff.

Littré (1982):
 Littré, Paul-Émile: *Dictionnaire de la langue française*, édition nouvelle, édité par Encyclopaedia Britannica Inc., 5 Bde., Chicago, R.R. Donnelly & Sons Company, 1982
Meyers Großes Konversationslexikon (^{6}1907-1913):
 Meyers Großes Konversationslexikon. Ein Nachschlagewerk des allgemeinen Wissens, 24 Bde., Leipzig ^{6}1907-1913

2. Zeitschriften

Almanach für Aerzte und Nichtaerzte (1782-1796):
 Almanach für Aerzte und Nichtaerzte, hg. von [C.G.] Gruner, 15 Bde., Jena 1782-1796
Der Arzt (1759-1764):
 Der Arzt. Eine medicinische Wochenschrift, hg. von Joh[ann] A[ugust] Unzer, 12 Bde., Hamburg 1759-1764
Der Arzt (1769):
 Der Arzt. Eine medicinische Wochenschrift, hg. von Johann August Unzer, Neuauflage, Hamburg/Lüneburg/Leipzig, Gotthilf Christian Berth, 1769
Der Arzt des Frauenzimmers (1771-1773):
 Der Arzt des Frauenzimmers oder die Kunst, dieselbe gesund zu erhalten. Eine medicinische Wochenschrift, 3 Bde., Leipzig 1771-1773
Der unterhaltende Arzt (1785-1789):
 Der unterhaltende Arzt über Gesundheitspflege, Schönheit, Medicinalwesen, Religion und Sitten, hg. von J[ohann] C[lemens] Tode, 14 Bde., Kopenhagen/Leipzig, Faber und Nitschke, 1785-1789
Der nordische Aufseher (1760-1770):
 Der nordische Aufseher, hg. von Johann Andreas Cramer, 3 Bde., Kopenhagen/Leipzig, J.B. Ackermann, 1760-1770
Hannoverische Beyträge (1759-1762):
 Hannoverische Beyträge zum Nutzen und Vergnügen, 4 Bde., Hannover, Schlüter, 1759-1762
Der Eklektiker (1771):
 Der Eklektiker. Eine medicinische Wochenschrift für unsere unmedicinischen Familienväter, Hamburg, Dieterich Anton Harmsen, 1771
Allgemeine Gesundheitsregeln (1790):
 Allgemeine Gesundheitsregeln, Lobenstein, gedruckt mit Authenriethischen Schriften, 1790
Der Gesundheitstempel (1797-1802):
 Der Gesundheitstempel. Eine diätetische Monatsschrift zur angenehmen und belehrenden Unterhaltung für Herren und Damen, [hg. von Chr. F. Niceus], 6 Bde., Leipzig 1797-1802

Die deutsche Gesundheitszeitung (1786):
: *Die deutsche Gesundheitszeitung. Eine Fortsezzung [sic] des medicinischen Wochenblattes: die Aerzte*, [hg. von G. Levison], 8 Teile, Hamburg 1786

Hygea (1793-1798):
: *Hygea. Eine heilkundige Zeitschrift dem weiblichen Geschlechte von Stande vorzüglich gewidmet*, Eisenach, bey Johann Georg Ernst Wittekindt, 1793-1798

Der Hypochondrist (^{2}1784):
: *Der Hypochondrist. Eine holsteinische Wochenschrift von Herrn Zacharias Jernstrup*, hg. von Gerstenberg, 2 Teile in 1 Bd., Berlin/Schleswig, Friedrich Maurer, ^{2}1784

Der Patriot (1728-1729):
: *Der Patriot*, 3 Bde., neue und verbesserte Ausgabe, mit vollständigem Register, Hamburg, Conrad König, 1728-1729

Medizinischer Rathgeber (1794):
: *Medizinischer Rathgeber für Aerzte, Wundärzte [sic], Apotheker und denkende Leser aus allen Ständen*, hgg. von Johann Valentin Müller jr. und Georg Friedrich Hoffmann jr., Frankfurt a.M., Verlag der Jägerischen Buchhandlung, 1794 (= Fortsetzung des *Medizinischen Wochenblatts oder fortgesetzte medizinische Annalen*)

The Spectator (1887):
: *The Spectator*; a new Edition, reproducing the original text, both as first issued and as corrected by its authors; with introduction, notes, and Index by Henry Moreley, London, George Routledge and Sons, [1887]

The Female Spectator (^{3}1747):
: *The Female Spectator*, [hg. von Eliza Haywood], 4 Bde., Dublin, printed for George and Alexander Ewing at the ANGEL and BIBLE in DAMESTREET, Booksellers, ^{3}1747

Die Vernünftigen Tadlerinnen (1738):
: *Die Vernünftigen Tadlerinnen*, [hg. von J. Chr. Gottsched], 2 Teile in 1 Bd., Leipzig/Hamburg, Conrad König, 1738

Diätetisches Wochenblatt (1781-1783):
: *Diätetisches Wochenblatt für alle Stände, oder gemeinnützige Aufsätze und Abhandlungen zur Erhaltung der Gesundheit*, hg. von P.B.C. Graumann, 3 Bde., Rostock, 1781-1783

Gemeinnütziges Wochenblatt (1792):
: *Gemeinnüziges [sic] Wochenblatt physischen und medicinischen Innhalts [sic]. Zum Besten des Zürcherischen Seminariums geschickter Landärzte*, hg. von Joh. Heinrich Rahn, Zürich 1792

Medizinisches Wochenblatt (1790-1793):
: *Medizinisches Wochenblatt, oder fortgesete [sic] medizinische Annalen für Aerzte, Wundärzte [sic], Apotheker, und denkende Leser aus allen Stän-*

den, hgg. von Johann Valentin Müller jr. und Georg Friedrich Hoffmann jr., Frankfurt a.M., Jägersche Buchhandlung, 1790-1793

3. Weitere Quellentexte

(*** = nicht eingesehen)

Abel (1701):
Abelii [sic], Henrici Casparis: *Wohlerfahrner Leib-Medicus der Studenten, welcher so wohl allen auf Schulen/ Gymnasiis und Universitäten Lebenden oder auf Reisen begriffenen gelehrten Personen als auch allen Menschen insgemein die nöthigsten Reguln und herrlichsten Artzeneyen mittheilet, krafft deren sie nicht allein die Gesundheit nechst GOTT erhalten/ sondern auch die zugestossenen Kranckheiten abwenden und vertreiben können*, Leipzig, [Groschuff], [1701]

Abel (1720):
Abelius, Henr[rici] Casp[aris]: *Reformirter und gantz vollkommener Leib-Medicus der Studenten in vier Bücher verfast I. Vom ordentlichen Leben derselben, II. Von Kranckheiten, so daraus entstehen, III. Von der Diaet, denselben vorzubauen, IV. Von Geneß- und kräfftigen Heilungs-Mitteln wider dieselben. Nebest Zugabe, einiger nützlichen und nöthigen Recepten. Gelehrten wie nicht minder allen und ieden [sic] angenehm, nützlich und dienlich*, Leipzig, Jacob Schuster, 1720

Ackermann, J.C.G. (1777):
Ackermann, Johann Christian Gottlieb: *Ueber die Krankheiten der Gelehrten und die leichteste und sicherste Art sie abzuhalten und zu heilen*, Nürnberg, Martin Jacob Bauer, 1777

Ackermann, J.K.H. (1794):
Ackermann, Johann Karl Heinrich: *Über Blähungen und vapeurs; Briefe, hypochondrischen und hysterischen Personen gewidmet*, Zeiz/Naumburg, Gottlob Heinrich Heinse, 1794

Addison (1811):
Addison, Joseph: *The Works of the right honourable Joseph Addison*; with notes by Richard Hurd; a new Edition, 6 Bde., London, printed for T. Cadell and W. Davies, Strand, 1811

Alberti (1721):
Alberti, Michael: *Medicinische und philosophische Schriften, von unterschiedenen Materien, welche bisher eintzeln edirt [...] zum gemeinen Nutze aufs neue aufgelegt*, Halle, J.C. Hendel, 1721

Albertinus (1986):
Albertinus, Aegidius: *Verachtung dess Hoflebens/ vnd Lob dess Landtlebens*; hg. und eingeleitet von Christoph E. Schweitzer, Bern/Frankfurt a.M./

New York, Lang, 1986 (Faksimiledruck der Ausgabe [1]1598), (Nachdrucke deutscher Literatur des 17. Jahrhunderts, Bd. 25)
D'Alembert (1967a):
D'Alembert, Jean le Rond: *Œuvres complètes*, 5 Bde., Genève, Slatkine Reprints, 1967 (Nachdruck der Ausgabe Paris 1821-1822)
D'Alembert (1967b):
D'Alembert, Jean le Rond: *Œuvres et correspondances inédites [...]*, hg. von Charles Henry, Genève, Slatkine Reprints, 1967
Alibert (1825):
Alibert, J[ean]-L[ouis]: *Physiologie des Passions ou Nouvelle Doctrine des Sentimens moraux*, 2 Bde., Paris, chez Béchet Jeune, 1825
Andry (1784):***
Andry, Charles-Louis: *Recherches sur la mélancolie*, Paris, Imprimerie Monsieur, 1784
Anonymus (1691):
[Anonymus]: *Der verliebte/ betrübte/ und bey seinen Studiis endlich verzweifflende ACADEMICUS, oder Der unglückselige Student*, Freystadt 1691
Anonymus (1738):***
[Anonymus]: *A Treatise of the Head, Brain and nerves. To which is subjoined a Discourse on the Nature, Real Cause, and Certain Cure of Melancholy in Men and Vapours in Women*, London 1738
Anonymus (1768):
[Anonymus]: «Of the Hypp», in: *The Gentleman's Magazine: or, Monthly Intelligencer*, Bd. 2 (London, November 1732), S. 1062-1064
Anonymus (1751):
[Anonymus]: «Gedanken von der Gelehrsamkeit der Frauenzimmer, nebst dem Entwurf einer galanten Bibliothek», in: *Der Redliche. Eine moralische Wochenschrift*, Bd. 1, 13 (Nürnberg 1751), S. 193-204
Anonymus (1768):
[Anonymus]: «Causes physiques et morales des maux de nerfs», in: *Gazette salutaire* 40 (6. Oktober 1768), [ohne Seitenangabe]
Anonymus (1782):
[Anonymus]: *Geschichte und diätetischer Rath eines ehemals großen Hypochondristen, der durch Mittel völlig gesund geworden ist, die in Jedermanns Gewalt stehen, an Hypochondristen, Gelehrte, überhaupt vielsitzende Personen, von sicherer Heilung, auch Verhütung der Krankheit, ihres Zustandes und Erhöhung der Gesundheit*, Berlin, Weversche Buchhandlung, 1782
Anonymus (1768):
[Anonymus]: «Ueber den Gesundheitszustand eines Gelehrten und nothwendige Enthaltsamkeit von gewohnten Beschäftigungen», in: *Aufsätze und Beobachtungen aus der gerichtlichen Arzeneywissenschaft*, Bd. 3 (Berlin 1785), S. 201-203

Anonymus (1788):
[Anonymus]: *Fräulein von Arnsheim oder das magnetisirte Mädchen. Ein Beitrag zur Geschichte menschlicher Thorheiten, Aberglauben, Empfindsamkeit und Schwärmerei und Pendant zu Herrn Pressers mannigfaltigen Wendungen des menschlichen Herzens*, Frankfurt/Leipzig 1788

Archer (1671):
Archer, John: *Every Man his own Doctor, in two parts, shewing [sic] 1. How every one may know his own Constituation and Complection, by certain Signs. Also the Nature and Faculties of all Food as well Meats, as drinks. Whereby every Man and Woman may understand what is good or hurtful to them. Treating also Air, Passions of Mind, Exercice of Body, Sleep, Venery and Tobacco, &c. The second part shews the full knowledge and Cure of the POX, and RUNNING OF THE REINS, GOUT, DROPSIE, SCURVY, CONSUMPTIONS, and OBSTRUCTIONS, AGUES. Shewing their Causes and Signs, and what danger any are in, little or much, and perfect Cure with small cost and no danger of Reputation*, London, printed by Peter Lillicrap for the Author, 1671

Archer (1684):
Archer, John: *Secrets Disclosed of Consumptions shewing, how to distinguish between Scurvy and Veneral Disease; Also How to prevent and Cure the Fistula by Chymical Drops, without Cutting; Also Piles, Haemorrhoids, and other Diseases*, London, printed for the Author, 1684

Aretaios (1969):
Aretaios von Kappadokien: *Die auf uns gekommenen Schriften des Kappadocier Aretaeus*; Übersetzung aus dem Griechischen von A. Mann, Wiesbaden 1969 (Nachdruck der Ausgabe Halle 1858)

D'Argens (1736-1737):
[D'Argens, Jean Baptiste de Boyer, Marquis]: *Lettres juives, ou Correspondance philosophique, historique, et critique, entre un Juif voyageur à Paris & ses Correspondans en divers endroits*, 6 Bde., Amsterdam, Paul Gautier, 1736-1737

D'Argens (1737):
D'Argens, Jean Baptiste de Boyer, Marquis: *Memoires de Monsieur Le Marquis D'ARGENS. Avec quelques Lettres sur divers sujets*, London, aux dépens de la compagnie, 1737

D'Argens (^{8}1754):
D'Argens, Jean Baptiste de Boyer, Marquis: *La philosophie du bon-sens ou Reflexions philosophiques sur l'incertitude des connaissances humaines. A l'usage des cavaliers, & du Beau Sexe. Huitième Edition corrigée, augmentée de deux Dissertations Morales, sur les Douceurs de la Societé; & sur la vie heureuse; de plusieurs nouvelles notes; Et d'un examen critique des remarques de M^r L'Abbé D'Olivet [...] sur la Theologie des Philosophes grecs*, 2 Bde., Dresden, Georg Conrad Walther, ^{8}1754

D'Argens/ Cochois (1745):
D'Argens, Jean Baptiste de Boyer, Marquis/ Cochois, Mademoiselle: *Nouveaux Memoires pour servir à l'histoire de l'esprit et du cœur*, 2 Bücher in 1 Bd., La Haye, Frederic-Henri Scheurleer, 1745
Arnault (1824-27):
Arnault, Antoine-Vincent: *Œuvres complètes*, 8 Bde., Paris/Leipzig, Bossange, 1824-27
Astell (1986):
Astell, Mary: *The first English Feminist. «Reflections on mariage» and other writings by Mary Astell*, hg. von Bridget Hill, Aldershot (England), Gower, 1986
Astruc, J. (1761-1765):
Astruc, Jean: *Traité des maladies des femmes où l'on a tâché de joindre à une théorie solide la praticque la plus sûre & la mieux éprouvée; Avec un catalogue chronologique des médecins, qui ont écrit sur ces maladies.* 6 Bde., Paris 1761-65
Auber (1841):***
Auber, Théophile Charles Emmanuel Édouard: *Hygiène des femmes nerveuses; ou, Conseils aux femmes pour les époques critiques de leur vie*, Paris, Germer Baillière, 1841
Audouard (1818):***
Audouard, Mathieu François Maxence: *Des congestions sanguines de la rate; ou, Des obstructions de ce viscère vulgairement appelées en anglais spleen*, Paris, Méquignon-Marvis, 1818
Autreau (1972):
Autreau: «Le Naufrage au Port-à-l'Anglais ou les Nouvelles Débarqué» [1718], in: *Théâtre du XVIIIe siècle*, hg. von Jacques Truchet, 2 Bde., Bd. 1, Paris, Gallimard (Bibliothèque de la Pléiade), 1972, S. 341-394
Bachaumont (1830):
Bachaumont, [Louis Petit de]: *Mémoires secrets de Bachaumont de 1762 à 1787*; nouvelle édition, revue, mise en ordre, et augmentée de notes et éclaircissemens par M.J. Revenel, 4 Bde., Paris, Brissot-Thivars, A. Sautelet et Compagnie Mame et Delaunay, 1830
Baglivi (^{5}1705):
Baglivi, Giorgio: *Zwei Bücher de Praxi Medica, wie solche in klugen Observiren/ wiederum auf den alten Fuß unserer fleißigen Vorfahren möge gestellt werden. Worinnen ein ieder nicht nur die Theoriam der edler Medicinae studiren/ sondern auch nebst vielen schöner Experimentis, die herrlichen Arzney-Mittel finden [...]*; Übersetzung aus dem Lateinischen von F.N., Lübeck/Frankfurt, Johann Wiedemeyer, ^{5}1705
Balzac (1881):
Balzac, Honoré de: «Traité des Excitants modernes», in: Brillat-Savarin, *Physiologie du Gout [...]*, Paris, Charpentier, 1881

Balzac (1980):
: Balzac, Honoré de: *Œuvres diverses*, hg. von Pierre-Georges Castex, 2 Bde., Paris, Gallimard (Bibliothèque de la Pléiade), 1990-1996

Balzac (1990):
: Balzac, Honoré de: *Lettres à Madame Hanska*, hg. von Roger Pierrot, 2 Bde., Paris, Laffont, 1990

Balzac (1989-1993):
: Balzac, Honoré de: *La Comédie humaine*, hg. von Pierre-Georges Castex, 12 Bde., Paris, Gallimard (Bibliothèque de la Pléiade), 1989-1993

Barbier (1857):
: Barbier: *Chronique de la Régence et du règne de Louis XV (1718-1763) ou Journal de Barbier*, 8 Bde., Paris, Charpentier, 1857

Baron (1971):
: Baron [d.i. Boyron, Michel]: «Le Jaloux» [Komödie 1687], in: ders., *Le Théâtre, augmenté de deux pièces qui n'avoient point encore été imprimées et de diverses poésies du même auteur*, 3 Bücher in 1 Bd., Genève, Slatkine Reprints, 1971, S. 172-208 (Nachdruck der Ausgabe Paris 1759)

Basedow (1909):
: Basedow, Johann Bernhard: *J.B. Basedows Elementarwerk [...]*, hg. von Theodor Fritsch, 3 Bde., Leipzig, Ernst Wiegandt, 1909

Bastide (1824):***
: Bastide, Jean Louis: *Essai sur l'hystérie vulgairement désignée sous le nom de maladie vaporeuse*, Paris 1824

Baudelaire (1973):
: Baudelaire, Charles: *Correspondance*, hg. von Claude Pichois, 2 Bde., Bd. 1, Paris, Gallimard (Bibliothèque de la Pléiade), 1973

Baudelaire (1985-1987):
: Baudelaire, Charles: *Œuvres complètes*, hg. von Claude Pichois, 2 Bde., Paris, Gallimard (Bibliothèque de la Pléiade), 1985-1987

Baudouin (^{2}1818):
: [Baudouin, A.]: *Dictionnaire des gens du monde, à l'usage de la cour et de la ville, par un jeune hermite*, seconde édition revue, corrigée et considérablement augmentée et diminuée, Paris, Alexis Eymery Baudouin frères, ^{2}1818

Bauer, K.G. (1791):
: Bauer, Karl Gottfried: *Über die Mittel dem Geschlechtstriebe eine unschädliche Richtung zu geben. Eine durch die Erziehungsanstalt zu Schnepfenthal gekrönte Preisschrift*, mit einer Vorrede und Anmerkungen von C.G. Salzmann, Leipzig, S.L. Crusius, 1791

Beauchêne (1781):
: Beauchêne, Pierre Edme Chauvot de: *De l'influence des affections de l'ame dans les maladies nerveuses des femmes, avec le traitement qui convient à ces maladies*, Montpellier/Paris 1781

Beaumarchais (1973):
   Beaumarchais, Pierre Augustin Caron de: *Théâtre complet [...]*, hgg. von Maurice Allem und Paul Courant, Paris, Gallimard (Bibliothèque de la Pléiade), 1973
Beaumarchais (1988):
   Beaumarchais, Pierre Augustin Caron de: *Œuvres*, hgg. von Pierre und Jacqueline Larthomas, Paris, Gallimard (Bibliothèque de la Pléiade), 1988
Beintema (1743):
   Beintema, J.J. W[ilhelm]: *J.J.W. Beintema Medicinae berühmten Doctoris im Haag Vernünftige Untersuchung der Frage: Ob Galanten und andern Frauenzimmer nicht eben sowohl, als denen Mannes=Personen Toback zu rauchen erlaubet, und ihrer Gesundheit nützlich sey? Nebst einer Vorrede von der Vortrefflichkeit des Thees und Caffees*, aufs neue herausgegeben von Justino Ferdinando Rauchmann, Medicinae Practico, Frankfurt/Leipzig, bey Joh. Friedrich Rittern, 1743
Béliard (1771):***
   Béliard, François: *Lettres critiques sur le luxe et les mœurs de ce siècle*, Amsterdam/Paris, Mérigot le jeune, 1771
Beniden (1741):
   Beniden: *Academischer Roman, Oder abgeschildertes Studenten=Leben. Der ehrliebenden Jugend in einer artigen Liebes=Geschichte vor Augen geleget*, Frankfurt/Leipzig 1741
Bernard, J.-F. (^{4}1733):
   [Bernard, Jean-Frédéric]: *Reflexions morales, satiriques, et comiques sur les mœurs de notre siecle*, quatriéme [sic] édition dans laquelle cet ouvrage est entierement refondu, & augmenté en plusieurs endroits, Liège, J.F. Broncard, ^{4}1733
Bernardin de Saint-Pierre (1826):
   Bernardin de Saint-Pierre, Jacques-Henri: *Œuvres complètes*, hg. von L. Aimé-Martin, 12 Bde., Paris 1826
Bernhard, J. (1893):***
   Bernhard, J[ean]: *Les médicaments oubliés. La thériaque; étude historique et pharmacologique*, Paris, Baillière, 1893
Bernhard, J.A. (1718):
   Bernhard, Johann Adam: *Kurtzgefaste Curieuse Historie derer Gelehrten. Darinnen Von der Geburth/ Erziehung/ Sitten/ Fatis, Schriften ec [sic] gelehrter Leute gehandelt, und hin und wieder angewiesen wird was in diesem unter denen Teutschen zumal so beliebten studio gantz überflüßig, zum Theil auch einer bessern Untersuchung noch benöthiget. Nebst einem unmaßgeblichen Vorschlag, wie dasselbe Künfftighin in eine richtige Verfassung zu bringen seye*, Frankfurt a.M., J.M. von Sand, 1718
Bernis (1767):
   B[ernis], [François Joachim] C[ardinal] de: *Œuvres complettes [sic] de M.*

Le C. de B*** de l'Académie françoise, dernière édition, 2 Bde., Londres 1767

Besenval (1806):
Besenval, [Pierre-Victor], Baron de: «Le spleen» [Paris 1757], in: ders., *Mémoires de M. Le Baron de Besenval [...] écrits par lui-même, imprimés sur son Exécuteur Testamentaire. Contenant beaucoup de particularités et d'Anecdotes sur la Cour, sur les Ministres et les Règnes de Louis XV et Louis XVI, et sur les Événemens du temps*, 4 Bde., Paris, Buisson, 1805/1806, Bd. 4 (1806), S. 1-128

Beyer (1981):
Beyer, Johann Rudolph Gottlieb: «Ueber das Bücherlesen in so fern es zum Luxus unsrer Zeiten gehört. Vorgelesen in der churfürstl. mainz. Academie nutzlicher Wissenschaften zu Erfurt, am 2ten Febr. 1795», in: *Quellen zur Geschichte des Buchwesens*, Bd. 10 (München 1981), S. 185-216

Bienville (1771):
Bienville, J.D.T. de: *La Nymphomanie ou Traité de la Fureur utérine; Dans lequel on explique avec autant de clarté que de méthode les commencemens & les progrès de cette cruelle maladie dont on développe les différentes causes; Ensuite dans les divers périodes, & les spécifiques les plus éprouvés pour la curation*, Amsterdam 1771

Bienville (1775):
Bienville, J.D.T. de: *Traité des erreurs populaires sur la santé*, La Haye, Pierre Frederic Gosse, 1775

Bievre (1817):
Bievre, Marquis de: «Le Séducteur» [Komödie 1783], in: *Répertoire du Théatre françois*, hg. von Petitot, Bd. 15 (1817), S. 1-132

Bignicourt (1774):
[Bignicourt, Simon de]: *L'homme de lettres et l'homme du monde*, Orléans, Couret de Villeneuve, 1774

Bilguer (1767):
Bilguer, Johann Ulrich: *Nachrichten an das Publikum in Absicht der Hypochondrie oder Sammlung verschiedener, und nicht sowohl für die Ärzte als vielmehr für das ganze Publikum gehörige die Hypochondrie, ihre Ursachen und Folgen betreffende medicinische Schriftstellen [sic], und daraus gezogener Beweis, daß die Hypochondrie heutiges Tages eine fast allgemeine Krankheit ist, und daß sie eine Ursache der Entvölkerung abgeben kann*, Kopenhagen 1767

Biographie universelle (1811-1862):
Biographie universelle Ancienne et Moderne ou Histoire, par ordre alphabétique, de la vie publique et privée de tous les hommes qui se sont fait remarquer par leurs écrits, leurs actions, leurs talents, leurs vertus ou leurs crimes, ouvrage entièrement neuf, rédigé par une Société des gens de lettres et de savants, 85 Bde., Paris, Michaud Frères, 1811-1862

Blackmore (1725):
: Blackmore, Richard: *A Treatise of the spleen and vapours, or hypocondriacal and hysterical affections, with three discourses on the nature and cure of the cholik, melancholy, and palsies*, London 1725

Blégny (1679):
: Blégny, Nicolas de: *Les nouvelles descouvertes sur toutes les parties de la Médecine*, Paris 1679

Boerhaave (^{2}1739):
: Boerhaave, Herrmann: *Aphorismes de Monsieur Herman Boerhaave sur la connaissance et la cure des maladies*; Übersetzung aus dem Französischen von [La Mettrie], Paris, Huart, ^{2}1739

Boie (1975):
: Boie, Heinrich Christian: *«Ich war wohl klug, daß ich dich fand». Heinrich Christian Boies Briefwechsel mit Luise Mejer 1777-1785*, hg. von Ilse Schreiber, München, Beck, 1975

Boileau (1979):
: Boileau-Despréaux, Nicolas: *Œuvres complètes*, hg. von Françoise Escal, Paris, Gallimard (Bibliothèque de la Pléiade), 1979

Boisfranc (1994):
: Boisfranc: «Les Bains de la Porte Saint-Bernard» [Komödie 1698], in: Évariste Gherardi, *Le Théâtre italien*, Bd. 1, hg. von Charles Mazouer, Paris, Société des Textes Français Modernes, 1994, S. 307-458

Bonnaire (1834):***
: Bonnaire, H[enry]: *De l'influence du théâtre sur la santé publique*, Paris 1834

Bonnaud (1770):
: Bonnaud, [Jacques]: *Dégradation de l'Espèce Humaine par l'usage des corps à baleine. Ouvrage dans lequel on démontre que c'est aller contre les Loix de la Nature, augmenter la dépopulation, & abâtardir, pour ainsi dire, l'Homme, que de le mettre à la torture, dès les premiers instans de son existence, sous prétexte de le former*, Paris, Hérissant le fils, 1770

Bordeu (1818):
: Bordeu, Théophile de: *Recherches sur l'histoire de la médecine*, Bd. 1, Paris, Richerand, 1818

Boswell (1928):
: Boswell, James: *The Hypochondriack. Being the seventy Essays by the celebrated biographer, JAMES BOSWELL, appearing in the LONDON MAGAZINE, from November, 1777, to August, 1783, and here first reprinted*, hg. von Margery Bailey, 2 Bde., California, Stanford University Press, 1928

Boswell (1964-1979):
: Boswell, James: *Boswell's Life of [Samuel] Johnson; Together with Boswell's Journal of a Tour to the Hebrides and Johnson's Diary of a Journey into North Wales*, hg. von George Birbeck Hill, D.C.L., überarbeitet und erweitert von L.F. Powell, 6 Bde., Oxford, Clarendon Press, 1964-1979

Boudier de Villemert (1758):
  Boudier de Villemert, Pierre Joseph: *L'Ami des femmes ou la Philosophie du beau sexe*, Paris 1758
Boyer de la Prébandier (1767):
  Boyer de la Prébandier, Pierre: *Die Mißbräuche des Aderlassen [sic]/ bewiesen aus Gründen, welche von der Natur und dem Verfahren der berühmtesten Aerzte zu allen Zeiten hergenommen sind./ Nebst einem Anhange, über die Mittel, die Arzneykunst zu verbessern. Zur Anwendung für junge Aerzte und Warnung für das Publicum*; Übersetzung aus dem Französischen von Christ. Wolfg. Behrisch, Leipzig 1767
Boyle (1965-1966):
  Boyle, Robert: *The Works*, hg. von Th. Birch, 6 Bde., Hildesheim 1965-1966 (Nachdruck der Ausgabe London 1772)
Boyveau-Laffecteur (1794):***
  Boyveau-Laffecteur: *Traité des maladies physiques et morales des femmes*, Paris, chez l'auteur, 1794
Brachet (1832):
  Brachet, J[ean]-L[ouis]: *Recherches sur la Nature et le siége [sic] de l'hystérie et de l'hypocondrie, et sur l'analogie et les différences de ces deux maladies*, Paris, Gabon, 1832
Brachet (1846):
  Brachet, J[ean]-L[ouis]: *Ueber die Hypochondrie. Eine von der Académie royale de medecine in Paris gekrönte Preisschrift*; Übersetzung aus dem Französischen «unter Redaktion von» G. Krupp, Leipzig, Kollmann, 1846
Brandes, E. (1802):
  Brandes, Ernst: *Betrachtungen über das weibliche Geschlecht und dessen Ausbildung in dem geselligen Leben*, 3 Bde., Hannover, Hahn, 1802
Breinersdorf (1807):
  Breinersdorf, D.: *Ueber die falsche Beurtheilung des Arztes vom Nichtarzte. Ein Wort zu seiner Zeit*, Breslau/Leipzig, Korn, 1807
Bressy (1789):***
  Bressy: *Recherches sur les vapeurs*, London/Paris, Planche, 1789
Briand (1826):
  Briand, Jh.: *Manuel complet d'hygiène, ou Traité des moyens de conserver sa santé: Rédigé selon la doctrine du Prof. HALLÉ, à l'usage des étudians en médecine et des gens du monde*, Paris, Chaudé, 1826
Bright (1948):
  Bright, Timothy: *A Treatise of Melancholy* [1586], New York, Facsimile Text Society, 1948
Brillat-Savarin (1881):
  Brillat-Savarin, [Anthelme]: *Physiologie du Gout ou Méditations de Gastronomie transcendante. Ouvrage théorique, historique, et à ordre du jour dépié aux gastronomes parisiens [...] avec une notice sur l'auteur [...]*, Paris, Charpentier, 1881

Brinckmann (1784):
  Brinckmann, Johann. Pet[er]: *Vergleichung der Erziehung der Alten mit der heutigen, und Untersuchung welche von beiden mit der Natur am meisten übereinstimme*, Dessau/Leipzig, Buchhandlung der Gelehrten, 1784
Broussais (1821):
  Broussais, F.-J.-V.: *Examen des doctrines médicales et des systèmes de Nosologie. Ouvrage dans lequel se trouve fondu l'examen de la Doctrine médicale généralement adapté [...]*, 2 Bde., Paris 1821
Broussais (1828):
  Broussais, F.-J.-V.: *De l'irritation et de la Folie. Ouvrage dans lequel les Rapports du Physique et du moral sont établis sur les bases de la Médecine physiologique*, Paris/Bruxelles 1828
Browne (^{2}1729):
  Browne, Richard: *Medicina Musica: Or, a Mechanical Essay on the Effects of Singing, Musick and Dancing, on Human Bodies. Revis'd and Corrected. To which is annex'd a New Essay on the Nature and Cure of the SPLEEN and VAPOURS*, London, printed for John Cooke, ^{2}1729 (^{1}1674)
Brunaud (1819):***
  Brunaud, Etienne: *De l'hygiène des gens de lettres ou Essai médico-philosophique, sur les moyens les plus propres à développer ses talens et son aptitude naturelle pour les sciences [...]*, Paris, Méquignon l'aîné père, 1819
Bruys (1730):
  Bruys, François: *L'Art de connaître les femmes*, La Haye, Van der Kieboom, 1730
Buchan (^{18}1803):
  Buchan, William: *Domestic Medicine: Or, a Treatise on the Prevention and Cure of Diseases by Regimen and simple medicines; with an Appendix, containing a Dispensatory for the use of private Practitioners [...]*, London/Edinburg, printed for A. Strahan [...], ^{18}1803
Buffon (1971):
  Buffon, Georges Louis Leclerc, Comte de: *De l'homme. Histoire naturelle*, hg. von Jean Rostand, Paris, Vialetay, 1971
Burton (^{16}1936):
  Burton, Robert: *The Anatomy of Melancholy* [1621], London ^{16}1936
Burton (1991):
  Burton, Robert: *Anatomie der Liebe*, hg. von Ulrich Horstmann, München, dtv, 1991
Cabanis (1799):
  Cabanis, Pierre-Jean-Georges: *Ueber den möglichen Grad der Gewissheit in der Arzneiwissenschaft*; Übersetzung aus dem Französischen von August Friedrich Ayrer, Göttingen, Johann Christian Dietrich, 1799
Cabanis (1956):
  Cabanis, Pierre-Jean-Georges: *Œuvres philosophiques*, hgg. von Claude Lehec und Jean Cazeneuve, Paris, Presses universitaires de France, 1956

Calmeil (1845):
  Calmeil, L.-F.: *De la Folie considérée sous le point de vue pathologique, philosophique, historique et judiciaire, depuis la Renaissance des Sciences en Europe jusqu'au dix-neuvième siècle, Description des Grandes Epidémies de Délire simple ou compliqué, qui ont atteint les Populations d'autrefois et régné dans les monastères. Exposé des condamnations auxquelles la Folie méconnue a souvent donné lieu*, 2 Bde., Paris, J.-B. Baillière, 1845
Campe (1779):
  Campe, Joachim Heinrich: *Ueber Empfindsamkeit und Empfindelei in pädagogischer Hinsicht*, Hamburg, Heroldsche Buchhandlung, 1779
Campe (1783):
  Campe, Joachim Heinrich: *Theophron, oder der erfahrne Rathgeber für die unerfahrne Jugend. Ein Vermächtnis für seine gewesenen Pflegesöhne, und für alle erwachsenere junge Leute, welche Gebrauch davon machen wollen*, Hamburg, Karl Ernst Bohn, 1783
Campe (1785):
  Campe, Joachim Heinrich: «Von der nöthigen Sorge für die Erhaltung des Gleichgewichts unter den menschlichen Kräften. Besondre Warnung vor dem Modefehler die Empfindsamkeit zu überspannen», in: ders., *Allgemeine Revision des gesamten Schul= und Erziehungswesens von einer Gesellschaft praktischer Erzieher*, Bd. 3 (Hamburg 1785), S. 291-434
Campe (1988):
  Campe, Joachim Heinrich: *Väterlicher Rath für meine Tochter. Ein Gegenstück zum Theophron. Der erwachsenern weiblichen Jugend gewidmet*, Paderborn, Hüttemann, 1988 (Neudruck der Ausgabe Braunschweig ^{5}1796 [^{1}1789])
Campan (^{3}1823):
  Campan, Mme [J.L.H. de]: *Mémoires sur la vie privée de Marie-Antoinette, reine de France et de Navarre, suivis de Souvenirs et anecdotes historiques sur les règnes de Louis XIV, de Louis XV et de Louis XVI [...]*, 3 Bde., Paris, Baudouin Frères, ^{3}1823
Camus, M. (1985-1987):
  Camus, Michel (Hg.): *Œuvres anonymes du XVIIIe siècle*, 4 Bde., Paris, Fayard, 1985-1987 (L'Enfer de la Bibliothèque Nationale, Bde. 3-6)
Camus, M. (1988):
  Camus, Michel (Hg.): *Œuvres érotiques du XVIIe siècle*, Paris, Fayard, 1988 (L'Enfer de la Bibliothèque Nationale, Bd. 7)
Caraccioli (1989):
  [Caraccioli, Louis-Antoine de]: *Lettres d'un Indien à Paris, à son ami Glazir, sur les mœurs Françoises, & sur les Bizarreries du tems [sic]. Par l'Auteur des Lettres récréatives et morales*, 3 Bde., Amsterdam/Paris, Briand, 1989

Casper (1822):
  Casper, Joh[ann] Ludw[ig]: *Charakteristik der französischen Medizin, mit vergleichenden Hinblicken auf die englische*, Leipzig, Brockhaus, 1822
Casper (1835):
  Casper, J[ohann] L[udwig]: *Die wahrscheinliche Lebensdauer des Menschen, in den verschiedenen bürgerlichen und geselligen Verhältnissen, nach ihren Bedingungen und Hemmnissen untersucht*, Berlin, F. Dümmler, 1835 (Beiträge zur medicinischen Statistik und Staatsarzneikunde, Bd. 2)
Cerise (1842):
  Cerise, [Laurent-Alexis-Philibert]: *Des Fonctions et des maladies Nerveuses dans leurs rapports avec l'Education sociale et privée, morale et physique. Essai d'un nouveau système de recherches physiologiques et pathologiques sur les rapports du physique et du moral*, Paris, Germer-Baillière, 1842
Chambon de Montaux (^{2}1784):
  Chambon de Montaux, Nicolas: *Des maladies des femmes avec corrections et additions d'articles*, 8 Bde., Paris ^{2}1784
Chamfort (1968):
  Chamfort, Sébastien: *Œuvres complètes*, hg. von P.R. Auguis, 5 Bde., Genève, Slatkine Reprints, 1968 (Nachdruck der Ausgabe Paris 1824/25)
Chandray (1698):***
  Chandray: *Les Malades de belle humeur, ou Lettres divertissantes*, Lyon, Cl. Bachelet, 1698
Chastelain (1691):
  Chastelain, Jean: *Traité des convulsions et des mouvemens convulsifs qu'on appelle à présent VAPEURS*, Lyon 1691
Chatelet (1961):
  Chatelet, Gabrielle-Emilie Le Tonnelier de Breteuil, Marquise du: *Discours sur le Bonheur*, hg. von R. Mauzi, Paris, Les Belles Lettres, 1961
Chaulieu (1928):
  Chaulieu, Guillaume Anffrie de: «A M. Le Marquis de La Fare» [1695], in: *Les Derniers Libertins*, hg. von Frédéric Lachève, Genève, Slatkine Reprints, 1968, S. 145f. (Le Libertinage au XVIIe siècle, Bd. 13 [Nachdruck der Ausgabe Paris 1909-1928, 15 Bde.])
Chevrier (1753):
  Chevrier, [François-Antoine] de: *Memoires d'une honnête femme ecrits [sic] par elle-même, et publiés par [...]*, London 1753
Chevrier (1774):
  Chevrier, [François-Antoine] de: *Œuvres complètes*, 3 Bde., London, J. Nourse, 1774
Chevrier (1993):
  Chevrier, François-Antoine de: «Le Colporteur. Histoire morale et critique» [1761], in: *Romans libertins du XVIIIe siècle*, hg. von Raymond Trousson, Paris, Laffont, 1993, S. 739-884

Cheyne (^{2}1725):
: Cheyne, George: *An Essai [sic] on Health and long Life*, London ^{2}1725 (^{1}1724)

Cheyne (1740):
: Cheyne, George: *An essay on regimen; together with five discourses, medical, moral and philosophical: serving to illustrate the principles and theory of philosophical medicin [sic], and point out some of its moral consequences*, London 1740

Cheyne (1940):
: Cheyne, George: *The Letters of Dr. Georges Cheyne to the Countess of Huntington*, hg. von Charles F. Mullett, San Marino/California, Huntington Library, 1940

Cheyne (1943):
: Cheyne, George: *The Letters of Doctor George Cheyne to Samuel Richardson (1733-1743)*, hg. von Charles F. Mullett, Columbia, University of Missouri, 1943

Cheyne (1976):
: Cheyne, Georges: *The english malady or a Treatise on nervous diseases of all kinds*, Delmar/New York, Scholar's Facsimiles & Reprints, 1976 (Nachdruck der Ausgabe London 1733)

Chirac (1755):
: Chirac, Pierre: «Sur des vapeurs», in: ders./ [J.B.] Silva, *Dissertations et consultations medicinales*, 3 Bde., Paris, Durand, 1744-1755, Bd. 3 (1755), S. 396-402 («Consultation XI») und S. 402-406 («Consultation XII»)

Cibber (1777):
: Cibber, Colley: «The Double Gallant: Or, The Sick Lady's Cure» [London 1710], in: ders., *The dramatic Works*, 5 Bde., Bd. 3, New York, AMS Press, 1966, S. 13ff. (Nachdruck der Ausgabe London 1777)

Cogan (1605):
: Cogan, Thomas: *The Haven of Health, Chiefly Made for the Comfort of Students, and consequently for all those that have a Care of their Health, Amplified upon five Words of Hippocrates, Written Epid. 6. Labour, Meat, Drinke, Sleepe, Venus, and now of late corrected and augmented [...]*, London, printed by Melch, Bradwood for John Norton, 1605

Cohausen (1720):
: Cohausen, Johann Heinrich: *Satyrische Gedancken von der PICA NASI, Oder Der Sehnsucht der Lüstern Nase, Das ist: Von dem heutigen Mißbrauch und schädlichen Effect des Schnupf-Tabacks, Nach denen Regeln der Physic, der Medicin und Morale ausgeführet*; Übersetzung aus dem Lateinischen und mit einer «Vorrede, darinn zugleich wegen der Morale und der Satyrischen Schriften etwas erinnert, sodann auch die Application auf den Mißbrauch des Schnupf-Tabacks gemachet wird, ausgefertiget von L.C.S.», Leipzig, Georg Christoph Wintzer, 1720

Collé (1868):
Collé, Charles: *Journal et mémoires sur les hommes de lettres, les ouvrages dramatiques et les événements les plus mémorables du règne de Louis XV (1748-1772)*; nouvelle édition, augmentée de fragments inédits recueillis dans le manuscrit de la Bibliothèque impériale du Louvre. [...] avec une introduction et des notes par Honoré Bonhomme, 3 Bde., Paris, Firmin Didot, Frères, fils et Cie, 1868

Condorcet (1968):
Condorcet, Marie Jean Antoine Nicolas de Caritat, Marquis de: *Œuvres*, hg. von M.F. Arago, 2 Bde., Stuttgart/Bad Cannstatt, Frommann, 1968 (Nachdruck der Ausgabe Paris 1847-1849)

Cornaro (1991):
Cornaro, Alviso: *Vom maßvollen Leben*, mit einer Einführung von Klaus Bergdolt, Heidelberg, Manutius, 1991

Correspondance littéraire (1877-1882):
Grimm/ Diderot/ Meister/ Raynal/ [u.a.]: *Correspondance littéraire, philosophique, et critique*, hg. von Maurice Tourneux, 16 Bde., Paris, Garnier Frères, 1877-1882

Coyer (1782-1783):
Coyer, [Gabriel-François]: *Œuvres complètes*, 7 Bde., Paris, Vve Duchesne, 1782-1783

Crébillon Fils (1779):
Crébillon Fils, Claude-Prosper-Jolyot de: «Lettres de la Marquise de M*** au Comte de R***» [1732], in: ders., *Œuvres complètes*, nouvelle édition revue & corrigée, 11 Bde., Maestricht, J.E. Dufour & Ph. Roux, 1779, Bd. 8

Crébillon Fils (1869):
Crébillon Fils, [Claude-Prosper-Jolyot de]: *Le Sopha. Conte moral* [1742], Bruxelles, Rozez, 1869

Crébillon Fils (1993):
Crébillon Fils, [Claude-Prosper-Jolyot de]: «Les égarements du cœur et de l'esprit» [1736-1738], in: *Romans Libertins du XVIIIe siècle*, hg. von Raymond Trousson, Paris, Laffont, 1993, S. 1-161

Créquy (1856):
Créqui [sic], Marquise de: *Lettres inédites [...] à Senac de Meilhan (1782-1789)*, hg. von Edouard Fournier, mit einem Vorwort von Sainte-Beuve, Paris, Potier, 1856

Crichton (1798):
Crichton, Alexander: *An Inquiry into the Nature and Origin of Mental Derangement. Comprehending a Concise System of the Physiology and Pathology of the Human Mind. And a History of the Passions and their Effects*, 2 Bde., London, printed for T. Cadell jr. and W. Davies, 1798

Cros (1771):
Cros: «Lettre [...] sur une maladie hypochondriaque, singulièrement protéiforme», in: *Journal de médecine [...]* 36 (1771), S. 20-25

Cullen (1794):
: Cullen, William: *Vollständige praktische Vorlesungen über die Nervenkrankheiten nebst deren Heilarten*; Übersetzung aus dem Englischen, Leipzig, Schickertscher Verlag, 1794

Cullen (1796):
: Cullen, William: *First Lines of the practice of Physic*, hg. von J. Rotheram, Edinburg 1796, S. 98-115

Cyrano de Bergerac (1968):
: Cyrano de Bergerac: *Les œuvres libertines de Cyrano de Bergerac, Parisien (1619-1655)*, hg. von Frédéric Lachèvre, Genève, Slatkine Reprints, 1968, Bd. 2 (Le Libertinage au XVIIe siècle, Bd. 10)

Dancourt (1992):
: Dancourt: «L'Été des Coquettes» [Komödie 1690], in: *Théâtre du XVIIe siècle*, hgg. von Jacques Truchet und André Blanc, 3 Bde., Paris, Gallimard (Bibliothèque de la Pléiade), Bd. 3 (1992), S. 425-449

Debay (1849):
: Debay, Auguste: *Philosophie du mariage*, Paris, Moquet, 1849

Debay (^{6}1877):
: Debay, A[uguste]: *HYGIENE et perfectionnement de la BEAUTÉ HUMAINE dans ses lignes, ses formes et sa couleur. Théorie nouvelle des Aliments et Boissons, Digestion-Nutrition. Art de développer les formes en moins et de diminuer les formes en trop. Orthopédie — Gymnastique. Éducation physique — Hygiène des sens, etc.*, Paris, E. Dentu, ^{6}1877 (^{1}1853)

Deffand (1989):
: Deffand, Mme la Marquise du: *Correspondance complète [...] avec [...] Le président Hénault, Montesquieu, D'Alembert, Voltaire, Horace Walpole [...]*, 2 Bde., Genève, Slatkine Reprints, 1989 (Nachdruck der Ausgabe Paris 1885)

Deffand (1995-1996):
: Deffand, Mme la Marquise du: *Correspondance*, hg. von Roger Duchêne, 3 Bde., Paris, Gallimard (Bibliothèque de la Pléiade), 1995-1996

Delius (^{3}1766):
: Delius, H. Fr.: *Abhandlung von Blähungen und Dünsten*; Übersetzung aus dem Lateinischen, Nürnberg ^{3}1766

Desbout (1784):***
: Desbout: *Sur l'effet de la musique dans les maladies nerveuses*, Petersburg 1784

Descartes (1984):
: Descartes: *Die Leidenschaften der Seele/ Les Passions de l'Ame*; Übersetzung und hg. von Klaus Hammacher, Hamburg, Meiner, 1984 (Philosophische Bibliothek, Bd. 345)

Descuret (o.J.):
: Descuret, J[ean-] B[aptiste-] F[élix]: *La Médecine des Passions, ou les Passions considérées dans leurs rapports avec les maladies, les lois et la*

Religion, 5. édition, revue, corrigée et augmentée, Liège, Lardinois, [o.J.] (^{1}1841)

Deslandes (1715):
Deslandes, [André François Boureau]: *L'Art de ne point s'ennuyer*, Amsterdam, Josué Steenhouwer & Herman Uytwerf, 1715

Destouches (1817):
Destouches, [Philippe] Néricault: «Le Tambour Nocturne, ou Le Mari devin» [Komödie 1762], in: *Répertoire du théâtre françois*, hg. von Petitot, Bd. 11 (1817), S. 447-564

Destouches (1818):
Destouches, [Philippe] Néricault: «La Fausse Agnès, ou Le Poëte campagnard» [Komödie 1759], in: *Répertoire du théatre françois*, hg. von Petitot, Bd. 23 (1818), S. 285-369

Destouches (1972):
Destouches, Philippe Néricault: «Le Glorieux» [Komödie 1732], in: *Théâtre du XVIIIe siècle*, hg. von Jacques Truchet, 2 Bde., Bd. 1, Paris, Gallimard (Bibliothèque de la Pléiade), 1972, S. 565-684

Deterville (1765):
Deterville: *Lettres d'Aza ou d'un Peruvien*, Paris/Leipzig, Gaspard Fritsch, 1765

Devaux (^{2}1687):
[Devaux, Jean]: *Le Medecin de soi-même, ou l'Art de conserver la santé par l'Instinct*, Leyde, Claude Jordan, ^{2}1687 (^{1}1682)

Diaetophilus (1798):
Diaetophilus [d.i. Drais, Karl Wilhelm Ludwig, Freiherr von Sauerbrom]: *Physische und Psychologische Geschichte seiner siebenjaehrigen Epilepsie. Nebst angehaengten Beitraegen zur körperlichen und Seelendiaetetik für Nervenschwache*, 2 Bde., Zürich, Orell, Füssli und Compagnie, 1798

Diderot (^{6}1938):
Diderot, Denis: *Lettres à Sophie Volland*, hg. von André Babelon, 2 Bde., Paris, Gallimard, ^{6}1938

Diderot (1966):
Diderot, Denis: *Œuvres complètes*, hgg. von J. Assézat und Maurice Tourneux, 20 Bde., Nendeln/Liechtenstein, Kraus Reprint, 1966 (Nachdruck der Ausgabe Paris 1875-77)

Doemling (1800):
Doemling, J[ohann] Jos[eph]: *Giebt es ursprüngliche Krankheiten der Säfte, welche sind es, und welche sind es nicht?*, Bamberg/Würzburg, Göbhardtsche Buchhandlung, 1800

Dorat (1993):
Dorat, Claude-Joseph: «Les malheurs de l'inconstance» [1772], in: *Romans libertins du XVIIIe siècle*, hg. von Raymond Trousson, Paris, Laffont, 1993, S. 885-1047

Dornblüth (³1908):
: Dornblüth, Otto: *Hygiene der geistigen Arbeit*, Berlin, Deutscher Verlag für Volkswohlfahrt, ³1908 (¹1890)

Doussin-Dubreuil (³1825):
: Doussin-Dubreuil, J[acques]-L[ouis]: *Lettres sur les dangers de L'Onanisme et conseils relatifs au traitement des maladies qui en résultent. Ouvrage utile aux Pères de famille et aux Instituteurs*, Paris, Roret, ³1825 (¹1806)

Dubois (1833):
: Dubois, E. Frédéric d'Amiens: *Histoire philosophique de l'hypochondrie et de l'hystérie*, Paris 1833

Du Bosc (⁴1658):
: Du Bosc, [Jacques]: *L'Honneste Femme. Divisée en trois parties [...]*, Paris, Henry Le Gras et Michel Bobin, ⁴1658

Ducasse (1782):***
: Ducasse: *Traité des vapeurs*, Sens, Tarbé, 1782

Duclos (1752):
: Duclos, Charles Pinot: *Mémoires pour servir a l'histoire des mœurs du XVIII. siècle*, Berlin, Etienne de Bourdeaux, 1752

Duclos (1971):
: Duclos, Charles Pinot: *Considérations sur les mœurs de ce siècle.* [1751] *Les Confessions de Comte de* *** [1741], mit einer Einleitung von Marcel Achard, Paris, Vialetay, 1971

Dufour, J.-F. (1770):
: Dufour, Jean-Frédéric: *Essai sur les opérations de l'entendement humain et sur les maladies qui les dérangent*, Amsterdam/Paris 1770

Dufour, P.S. (1685):
: Dufour, Philippe Sylvestre: *Traitez nouveaux & curieux du Café, du Thé & du Chocolate; ouvrage également nécessaire aux médecins, & à tous ceux qui aiment leur santé; A quoy on a adjouté [sic] dans cette edition, la meilleure de toutes les methodes, qui manquoit à ce Livre, pour composer l'excellent Chocolate*, La Haye, chez Adrian Mœtjens, 1685

Dufresny (1992):
: Dufresny: «Amusements sérieux et comiques», hg. von Jacques Chupeau, in: *Moralistes du XVIIe siècle de Pibrac à Dufresny*, hg. von Jean Lafond, Paris, Laffont, 1992, S. 976-1050

Du Hausset (1824):
: Du Hausset, Mme: *Mémoires de Madame Du Hausset, femme de chambre de Madame de Pompadour, avec des notes et des éclaircissemens historiques*, Paris, Baudouin frères, 1824

Dumas (²1806):
: Dumas, Charles-Louis: *Principes de Physiologie ou Introduction à la science expérimentale, philosophique et médicale de l'homme vivant*, 4 Bde., Paris, Déterville, ²1806 (¹1800-1804)

Dumoulin (²1710):
Dumoulin: *Nouveau Traité du Rhumatisme et des Vapeurs ou apres avoir expliqué la nature, les causes, les symptomes & les signes de ces maladies, l'on donne les remedes propres & faciles pour les guerir*, Paris, chez Laurent D'Houry, ²1710 (¹1703)
Dupont (1798):
Dupont, J. Chr.: *Recherches sur l'affection hypochondriaque*, Montpellier 1798
Du Pradel (1705):***
Du Pradel, Jean: *Traité contre le luxe des hommes et des femmes, et contre le luxe avec lequel on éleve les enfans de l'un & de l'autre sexe*, Paris, chez Michel Brunet, 1705
Dupuy (1717):
Dupuy [La Chapelle, N.]: *Dialogues sur les plaisirs, sur les passions, sur le mérite des femmes, et sur leur sensibilité pour l'honneur*, Paris, J. Estienne, 1717
Du Verdier (1632):
Du Verdier, Sʳ [Gilbert Saulnier]: *Le Chevalier Hipocondriaqve*, Paris, Pierre Billaine, 1632
Eberti (1706):
Eberti, Johann Caspar: *Eröffnetes Cabinet deß Gelehrten Frauen=Zimmers/ Darinnen die Berühmtesten dieses Geschlechtes umbständlich [sic] vorgestellet werden*, Frankfurt/Leipzig, Michael Rohrlachs sel. Wittib und Erben, 1706
Ehrenberg (²1822):
Ehrenberg, Friedrich: *Der Charakter und die Bestimmung des Mannes*, Elberfeld, Büschler'sche Verlagsbuchhandlung und Buchdruckerey, ²1822
Ehrmann (1798):
Ehrmann, Marianne [geb. von Brentano; Bühnenname: Sternheim]: *Antonie von Warnstein. Eine Geschichte aus unserm Zeitalter*, Hamburg, Mutzenbecher, 1798
Elisabeth Charlotte (1891):
Elisabeth Charlotte, Herzogin von Orléans: *Aus den Briefen der Herzogin Elisabeth Charlotte von Orléans an die Kurfürstin Sophie von Hannover. Ein Beitrag zur Kulturgeschichte des 17. und 18. Jahrhunderts*, hg. von E. Bodemann, 2 Bde., Hannover, Hahn, 1891
Elisabeth Charlotte (1988):
Elisabeth Charlotte, Herzogin von Orléans: *Briefe aus den Jahren 1676-1722*, hg. von Wilhelm Ludwig Holland, 6 Bde., Zürich/New York, Olms, 1988 (Nachdruck der Ausgabe Stuttgart/Tübingen 1867-1881)
Elsholtz (1984):
Elsholtz, [Johann Sigismund]: *DIAETETICON: Das ist Neues Tisch=Buch Oder Unterricht von Erhaltung guter Gesundheit durch eine ordentliche Diät/ und insonderheit durch rechtmäßigen Gebrauch der Speisen/ und*

des Geträncks, hg. und mit einem Nachwort versehen von Manfred Lemmer, München, Richter, 1984 (Nachdruck der Ausgabe «Cölln an der Spree», Georg Schultzen, 1682)

Engelken (1851):
Engelken, Friedrich: «Die Anwendung des Opiums in Geisteskrankheiten und einigen verwandten Zuständen», in: *Allgemeine Zeitschrift für Psychiatrie und psychisch-gerichtliche Medizin* 8 (1851), S. 393-434

D'Épinay (1818):
D'Épinay, Louise-Florence-Pétronille de la Live, Marquise: *Memoires et correspondance de Madame d'Épinay, où elle donne des détails sur les liaisons avec Duclos, J.-J. Rousseau, Grimm, Diderot, le baron d'Holbach, Saint-Lambert, Mme d'Houdetot, et autres personnages célèbres du dix-huitième siècle. Ouvrage renfermant un grand nombre de Lettres inédites de Grimm, de Diderot et de J.-J. Rousseau, lesquelles servent d'éclaircissement et de correctif aux confessions de ce dernier*, 3 Bde., Paris, Brunet, 1818

Erdt (1783):
[Erdt, Paulin]: *Philotheens Frauenzimmer=Akademie. Für Liebhaberinnen der Gelehrsamkeit*; Übersetzung aus dem Französischen von Frau von ***, Augsburg, Gebrüder Veith, 1783

Erxleben (1987):
Erxleben, Dorothea Christiana, geb. Leporin: *Gründliche Untersuchung der Ursachen, die das weibliche Geschlecht vom Studieren abhalten*, mit einem Nachwort von Gerda Rechenberg, Hildesheim/Zürich/New York, Olms, 1987 (Nachdruck der Ausgabe Berlin 1742)

Esquirol (1968):
Esquirol, Jean-Étienne-Dominique: *Von den Geisteskrankheiten*, hg. von E.H. Ackerknecht, Bern/Stuttgart, Huber, 1968 (Hubers Klassiker der Medizin und der Naturwissenschaften, Bd. 11)

Essich (1987):
Essich, Johann Gottfried: *Auswahl der beßten und außerlesensten diätetischen Mittel, zur Vorbauung oder Kur der Krankheiten*, Leipzig, Zentralantiquariat der DDR, 1987 (Nachdruck der Originalausgabe Augsburg, Matthäus Riegers sel. Söhnen, 1784)

Ewald (^{2}1801):
Ewald, Johann Ludwig: *Die Kunst, ein gutes Mädchen, eine gute Gattin, Mutter und Hausfrau zu werden. Ein Handbuch für erwachsene Töchter, Gattinnen und Mütter*, 2 Bde., Bremen, Wilmans, ^{2}1801 (^{1}1798)

Fabre (1788):
Fabre, Anton: *Untersuchungen über verschiedene Gegenstände der theoretischen und practischen Arzneywissenschaft*; Übersetzung aus dem Französischen und mit einem Anhang versehen von Ernst Platner, Leipzig, Böhmische Buchhandlung, 1788

Falconer (1788):
  Falconer, William: *Dissertation on the influence of the passions upon the disorders of the body*, London 1788
Falret (1822):
  Falret, J[ean-] P[ierre]: *De l'hypochondrie et du suicide. Considérations sur les causes, sur le siége [sic] et le Traitement de ces maladies, sur les moyens d'en arrêter les progrès et d'en prévenir le développement*, Paris, Croullebois, 1822
Faret (1634):
  Faret, [Nicolas]: *L'Honeste Homme ou l'Art de plaire à la court*, Paris, Toussainct Quinet, 1634
Faust (1791):
  Faust, Bernh[ard] Christ[oph]: *Wie der Geschlechtstrieb der Menschen in Ordnung zu bringen und wie die Menschen besser und glücklicher zu machen*, mit einer Vorrede von J[oachim] H[einrich] Campe, Braunschweig, Schul-Buchhandlung, 1791
Faust (^{2}1976):
  Faust, Bernhard Christoph: *Gesundheitskatechismus zum Gebrauche in den Schulen und beym häuslichen Unterrichte*, Stuttgart, Hippokrates, ^{2}1976 (^{1}1928), (Nachdruck der Ausgabe Bückeburg 1794)
Fawcett (1785):
  Fawcett, Benjamin: *Über Melankolie, ihre Beschaffenheit, Ursachen und Heilung, vernämlich über die so genannte religiöse Melankolie*; Übersetzung aus dem Englischen von J.F. Lehze, Leipzig 1785
Feind (1708):
  Feind, Barth[old]: *Deutsche Gedichte/ Bestehend in Musicalischen Schau= Spielen/ Lob=Glückwünschungs= Verliebten und Moralischen Gedichten/ Ernst= und scherzhafften Sinn= und Grabschrifften/ Satyren/ Cantaten und allerhand Gattungen. Sammt einer Vorrede Von dem Temperament und Gemüths=Beschaffenheit eines Poeten/ und Gedancken von der Opera*, Teil 1, Stade, Hinrich Brummer, 1708
Fénelon (1971):
  Fénelon, François de Salignac de la Mothe: *Œuvres complètes*, hg. von M. Gosselin, 10 Bde., Genève, Slatkine Reprints, 1971 (Nachdruck der Ausgabe Paris 1851-1852)
Feuerstein (1828):
  Feuerstein, Johann Heinrich: *Die sensitiven Krankheiten, oder die Krankheiten der Nerven und des Geistes*, Leipzig 1828
Feyjoo (1790):
  Feyjoo, [Benito Geronimo]: *Diätetik für Studierende, aus dem Spanischen ins Englische und aus diesem nun ins Teutsche Übersetzt, nebst den aus vieljähriger Erfahrung gezogenen Gesundheitsregeln Dr. John Fothergill's und dessen diätetischen Bemerkungen über den idiopathischen fixen*

Kopfschmerz; Übersetzung und mit Anmerkungen hg. von Christian Friedrich Michaelis, Zittau/Leipzig, Johann David Schöps, 1790

Fichte (1971):
Fichte, Johann Gottlieb: *Von den Pflichten der Gelehrten. Jenaer Vorlesungen 1794/1795*, hgg. von Reinhard Lauth, Hans Jacob und Peter K. Schneider, Hamburg, Meiner, 1971

Ficinus (1505):
Ficinus, Marsilio: *Das buch des lebens. Marsilio ficinus [sic] von Florentz von dem gesunden und langen leben der rechten artzneyen*; Übersetzung aus dem Lateinischen [von Johann Adelphus Muling], [Straßburg 1505]

Ficinus (1978):
Ficinus, Marsilius: *De vita libri tres*; kritischer Apparat, erklärende Anmerkungen, Namenregister und Nachwort von Martin Plessner; nach dem Manuskript ediert von Felix Klein-Franke, Hildesheim/New York, Olms, 1978

Fiennes ([2]1949):
Fiennes, Celia: *The Journeys of Celia Fiennes*, hg. und mit einer Einleitung von Christopher Morris, London, The Cresset Press, [2]1949 ([1]1947)

Flamant (1721):
Flamant: *Die Kunst, sein eigner MEDICUS zu seyn oder: sich durch Beobachtung seines Natürlichen Triebs gesund zu erhalten*, 2 Teile, Frankenhausen 1721

Flaubert (1974):
Flaubert, Gustave: *Madame Bovary*, hg. von Claudine Gothot-Mersch, Paris, Garnier Frères, 1974

Flaubert (1979):
Flaubert, Gustave: *Bouvard et Pécuchet avec un choix des scénarios du Sottisier. L'Album de la Marquise et Le Dictionnaire des Idées reçues*, hg. von Claudine Gothot-Mersch, Paris, Gallimard, 1979

Fleckles (1834):
Fleckles, Leopold: *Die Krankheiten der Reichen. Diätetische Grundlinien für das höhere und conversationelle Leben*, Wien, Carl Gerold, 1834

Fleury, C. (1706):
Fleury, Abbé Claude: *Traité du Choix et de la Methode des Études*, Bruxelles, Eug. Henry Frick, 1706 ([1]1675)

Fleury, M. (1898):
Fleury, Maurice de: *Introduction à la médecine de l'esprit*, Paris, Alcan, 1898

Fodéré (1813):
Fodéré, François Emmanuel: *Traité de médecine légale et d'hygiène publique ou de police de santé adopté aux codes de l'empire français, et aux connaissances actuelles [...]*, 6 Bde., Paris, Impr. de Marne, 1813

Fougeret de Monbron (1993):
Fougeret de Monbron, Louis-Charles: «Margot La Ravaudeuse» [1748], in:

Romans libertins du XVIIIe siècle, hg. von Raymond Trousson, Paris, Laffont, 1993, S. 659-737
Fournel (1967):
 Fournel, Victor (Hg.): *Les contemporains de Molière. Récueil de comédies, rares ou peu connues jouées de 1650 à 1680 avec l'histoire de chaque théâtre, des notes et notices biographiques, bibliographiques et critiques,* 3 Bde., Genève, Slatkine Reprints, 1967 (Nachdruck der Ausgabe Paris 1863-1865)
Frank ([2]1780-1813):
 Frank, Johann Peter: *System einer vollständigen medicinischen Polizey,* 5 Bde., Mannheim (Bd. 5: Tübingen), Schwan, [2]1780-1813
Frauenzimmerlexicon (1715):
 Amaranthes [d.i. Corvinius, Gottlob Siegmund Corvinius]: *Nutzbares, galantes und curiöses FRAUENZIMMERLEXICON, Worinnen nicht nur Der Frauenzimmer geistlich= und weltliche Orden, Aemtern, Würden, Ehren=Stellen, Professionen und Gewerbe, Privilegia und Rechtliche Wohlthaten, Hochzeiten und Trauer=Solennitäten, Gerade und Erb=Stücken, Rahmen und Thaten der Göttinnen, Heroinen, gelehrter Weibes=Bilder, Künstlerinnen, Prophetinnen, [...] und alle dasienige, Was einem Frauenzimmer vorkommen kan, und ihm nöthig zu wissen, Sondern auch Ein wollkommens und auf die allerneueste Art verfertigtes KOCH=TORTEN und Gebackens=Buch, samt denen darzu gehörigen Rissen, Taffel=Auffsätzen [sic] und Küchen=Zettuln [sic], Ordentlich nach dem Alphabeth kurtz und deutlich abgefaßt und erkläret zu finden, Dem weiblichen Geschlechte insgesamt zu sonderbaren Nutzen, Nachricht und Ergötzlichkeit auff Begehren ausgestellet,* Leipzig, Joh. Friedrich Gleditsch und Sohn, 1715
Friedrich der Große (1981):
 Friedrich der Große: *Friedrich der Große. Gespräche mit Henri de Catt*; Übersetzung und hg. von Willy Schüßler, München, dtv, 1981
Galen (1977):
 Galen: *Daß die Vermögen der Seele eine Folge der Mischungen des Körpers sind,* hg. von Erika Hauke, Nendeln/Liechtenstein, Kraus Reprint, 1977 (Nachdruck der Ausgabe Berlin 1937), (Abhandlungen zur Geschichte der Medizin und der Naturwissenschaften, Bd. 21)
Galiani (1818):
 Galiani, Ferdinando: *Correspondance inédite de l'abbé Ferdinand Galiani, conseiller du Roi de Naples, avec Mme d'Épinay, Le Baron D'Holbach, Le Baron de Grimm, et autres personnes célèbres du XVIIIe siècle. Édition imprimée sur le manuscrit autographe de l'Auteur, revue et accompagnée de notes, par M.***, membre de plusieurs académies. Précédée d'une Notice historique sur la vie et les ouvrages de l'Auteur, par feu Ginguené, avec des notes par M. Saligi, et du Dialogue de l'abbé Galiani sur les Femmes,* 2 Bücher in 1 Bd., Paris, Treuttel et Würtz, 1818

Garnier (1764):
: Garnier, Jean-Jacques: *L'homme de lettres*, Paris, Panckoucke, 1764
Garve (1801):
: Garve, Christian: *Gesammelte Werke*, 4 Teile in 2 Bdn., Breslau 1801 (Bd. 1, Teil 1 und 2: Nachdruck der Ausgaben Breslau 1792 und 1796; Bd. 2, Teil 3 und 4: Nachdruck der Ausgaben Breslau 1797 und 1800)
Gaston (1805):
: Gaston, Hyacinthe de: «L'homme de lettres dans la société», in: *Spectateur français* 2 (1805), S. 587-591
Geist (1837):
: Geist, Karl August: *Ueber den Schnupftabak*, München, J.A. Giesser, 1837
Gellert (1968):
: Gellert, Christian Fürchtegott: *Sämmtliche Schriften*, 10 Teile in 5 Bdn., Hildesheim, Olms, 1968 (Reprographischer Nachdruck der Ausgabe Leipzig 1769-1774)
Gellert (1992):
: Gellert, Christian Fürchtegott: *Moralische Vorlesungen. Moralische Charaktere*, hg. von Sibylle Späth, Berlin/New York, de Gruyter, 1992
Genlis (1809):
: Genlis, [Félicité, Comtesse] de: *Alphonse, ou le fils naturel*, Paris 1809
Genlis (1811):
: Genlis, Félicité, Comtesse de: *De l'influence des femmes sur la littérature française comme protectrices des lettres et comme auteurs ou Précis de l'histoire des femmes françaises les plus célèbres*, Paris 1811
Genlis (1818):
: Genlis, [Félicité], Comtesse de: *Dictionnaire critique et raisonné des Etiquettes de la Cour, des usages du monde, des amusemens, des modes, des mœurs, etc., des François, depuis la mort de Louis XIII jusqu'à nos jours; contenant le Tableau de la Cour, de la Société, et de la Littérature du dix-huitième siècle: ou L'ESPRIT des Etiquettes et des usages anciens, comparés aux modernes*, 2 Bücher in 1 Bd., Paris, P. Mongie aîné, 1818
Genlis (1974):
: Genlis, [Félicité, Comtesse] de: «L'Enfant gâté» [Komödie 1779], in: *Théâtre du XVIIIe siècle*, hg. von Jacques Truchet, Bd. 2, Paris, Gallimard (Bibliothèque de la Pléiade), 1974, S. 943-969
Georget (1821):
: Georget: *De la Physiologie du Système nerveux, et spécialement du Cerveau. Recherches sur les maladies nerveuses en général, et en particulier sur le siége [sic], la nature et le traitement de l'hystérie, de l'hypochondrie, de l'épilepsie et de l'asthme convulsif*, 2 Bde., Paris, J.B. Baillière, 1821
Gérard (^{3}1685):
: Gérard, Abbé [Armand] de: *La Philosophie des gens de cour; où l'on enseigne d'une maniere aisée & naturelle, ce qu'il y a de plus curieux dans la*

Phisique, & de plus solide dans la Morale, pour l'usage des Personnes de Qualité, Paris, Chez Estienne Loyson, ³1685 (¹1680)
Gide (1958):
Gide, André: *Romans — Récits et Soties — Œuvres Lyriques*, hgg. von Yvonne Davet und Jean-Jacques Thierry, mit einer Einleitung von Maurice Nadeau, Paris, Gallimard (Bibliothèque de la Pléiade), 1958
Glatz (²1816):
Glatz, Jacob: *Rosaliens Vermächtniß an ihre Tochter Amanda; oder Worte einer guten Mutter an den Geist und das Herz ihrer Tochter. Ein Bildungsbuch für Deutschlands Töchter*, Wien, Haas'sche Buchhandlung, ²1816 (¹1808)
Goethe (1965-1984):
Goethe: *Goethes Gespräche*. Eine Sammlung zeitgenössischer Berichte aus seinem Umgang aufgrund der Ausgabe und des Nachlasses von Flodoard Freiherrn von Biedermann, ergänzt und hg. von Wolfgang Herwig, 5 Bde., Zürich/Stuttgart, Artemis, 1965-1984
Goldsmith (1986):
Goldsmith, Oliver: *Der Weltbürger, oder Briefe eines in London weilenden chinesischen Philosophen an seine Freunde im fernen Osten*; Übersetzung aus dem Englischen [¹1762], München, Beck, 1986 (Bibliothek des 18. Jahrhunderts)
Goncourt (1956-1958):
Goncourt, Edmond und Jules: *Journal; Mémoires de la vie littéraire*, 22 Bde., Monaco, Fasquelle et Flammarion, 1956-1958
Goncourt (1985-1986):
Goncourt, Edmond und Jules: *Œuvres complètes*, 45 Bücher in 21 Bdn., Genève/Paris, Slatkine Reprints, 1985-1986 (Nachdruck der Ausgabe Paris 1854-1934)
Goulin/ Bernart/ Jourdain-Berchillet (1771):
[Goulin, Jean/ Bernart, Anselme Louis/ Jourdain-Berchillet]: *Le Medecin des Dames ou l'Art de les conserver en santé*, Paris, Vincent, 1771
Goulin/ Bernart/Jourdain-Berchillet (1773):
[Goulin, Jean/ Bernart, Anselme Louis/ Jourdain-Berchillet]: *Der Arzt des Frauenzimmers, oder die Kunst, dieselben gesund zu erhalten*; Übersetzung aus dem Französischen [von Friedrich Franz], Leipzig, Johann Gottfried Mulle, 1773
Graffigny (1765):
Graffigny, Françoise de: *Lettres d'une Peruvienne* [1747]; nouvelle édition, augmentée de plusieurs Lettres, et d'une Introduction à l'histoire, Paris/ Leipzig, Gaspard Fritsch, 1765
Graffigny (1985-1989):
Graffigny, [Françoise] de: *Correspondance de Madame de Graffigny*, hgg. von English Showalter [u.a.], 2 Bde., Oxford, The Voltaire Foundation, Taylor Institution, 1985-1989

Graham (1776):***

Graham, James: *A short inquiry into the present state of medical practice in consumptions, asthmes, gout in the head or stomach, hysterical, spasmodic, or paralytic affections of the nerves, in every species of nervous weakness, and in cancerous and other obstinate ulcers; and a more elegant speedy, and certain method of cure, by means of certain chemical essences, and aërial, astherical, magnetic and electric vapours, baths, and applications recommanded*, London 1776

Grainville (1772):

Grainville, Jean-Baptiste-François-Xavier-Cousin de: *Discours qui a remporté le prix d'Eloquence, de l'Académie de Besançon, en l'année 1772, sur ce sujet: Quelle a été l'Influence de la Philosophie sur ce siècle? Par M. l'Abbé de Grainville, Bachelier en Licence*, Paris, Humblot, 1772

Green (1930):

Green, Matthew: «The spleen», in: Fausset, Hugh l'Anson (Hg.), *Minor Poets of the eighteenth century*, London/New York, Dent & Sons/Dutton & Co., 1930, S. 207-229

Gruner (1772):

Gruner, C.G.: *Gedanken von der Arzneiwissenschaft und den Aerzten*, Breslau, Johann Friedrich Korn, 1772

Guérineau de Saint-Péravi (1761):

[Guérineau de Saint-Péravi, Jean Nicolas Marcellin]: *Epitre sur la consomption*, London 1761

Guillaud de La Motte (1989):

Guillaud de La Motte, Marie-Séraphine, Comtesse Paulin de Barral: «Mémoires (1764-1784)», in: Georges Salamand, *Paulin de Barral. Libertin dauphinois. Un débauché à la veille de la Révolution française*, Paris, La pensée sauvage, 1989

Hahnemann (1971):

Hahnemann, Samuel: «Der Kaffee in seinen Wirkungen» [Leipzig 1803], in: ders., *Kleine medicinische Schriften*, 2 Bde., hg. von Ernst Stapf, Heidelberg, Haug, 1971 (unveränderter Nachdruck der Erstausgabe Dresden/Leipzig, Arnold'sche Buchhandlung, 1829), Bd. 1, S. 52-75

Haller (1974):

Haller, Albrecht von: *Tagebuch der medicinischen Litteratur der Jahre 1745 bis 1774*, 3 Bücher in 2 Bdn., Hildesheim/New York, Olms, 1974 (Nachdruck der Ausgabe Bern 1789-1791)

Haller (1977):

Haller, Albrecht von: *Albrecht von Hallers Briefe an Auguste Tissot 1754-1777*, hg. von Erich Hintzsche, Bern/Stuttgart/Wien, Huber, 1977

Harmer (1779):***

Harmer, Thomas: *The good Liable to Intellectual Disorders of the Melancholy Kind, Equally with Others*, London 1779

Harper (1792):
Harper, Andreas: *Andreas Harper's Diätetisches Taschenbuch, oder neue und faßliche Belehrungen zur Erreichung eines gesunden, glücklichen und langen Lebens, nebst Betrachtungen über die Natur der menschlichen Seele*; Übersetzung aus dem Englischen, Leipzig, Adam Friedrich Böhme, 1792

Hartig (1775):
[Hartig, Franz de Paula Anton von]: *Essai sur les avantages que retireroient les femmes en cultivant les sciences & beaux arts; par un Amateur*, [o.O.] 1775

Hecquet (1726):
Hecquet, Philippe: *Reflexions sur l'usage de l'opium, des calmants, & des narcotiques, pour la guerison des maladies*, Paris, Guillaume Cavalier fils, 1726

Hecquet (1729):
Hecquet, Philippe: *Remarques sur l'abus des purgatifs et des amers, au commencement et à la fin des maladies. Et sur l'utilité de la saignée, dans les maladies des yeux, dans celles des vieillards, des femmes et des enfants. En forme de lettres*, Paris 1729

Hecquet (1736):
[Hecquet, Philippe]: *Lettre sur la CONVULSIONNAIRE en extase, ou la VAPOREUSE en rêve*, [o.O.] 1736

Heinroth (1818):
Heinroth, J[ohann] C[hristian] A[ugust]: *Lehrbuch der Störungen des Seelenlebens oder der Seelenstörungen und ihrer Behandlung vom nationalen Standpunkt aus entworfen*, 2 Teile in 1 Bd., Leipzig, Vogel, 1818

Heinzmann (1795):
Heinzmann, Johann Georg: *Appel an meine Nation über Aufklärung und Aufklärer; über Gelehrsamkeit und Schriftsteller; über Büchermanufakturisten, Rezensenten, Buchhändler; über moderne Philosophen und Menschenerzieher; auch über mancherley anderes, was Menschenfreyheit und Menschenrechte betrifft*, Bern, auf Kosten des Verfassers, 1795

Hellfeld (1784):
Hellfeld, Christian August Friedrich von: *Betrachtungen über den Nutzen und Mißbrauch der Ausleerungen, vornehmlich in Rücksicht auf die Gesundheit der Gelehrten*, Jena, gedruckt bey Johann Michael Mauke, 1784

Hellfeld (1790):
Hellfeld, Christian August Friedrich von: *Kurzer Entwurf einer Lebensordnung für Gelehrte*, Jena, Crökersche Buchhandlung, 1790

Henle (1837):
Henle, Friedrich Julius: *Andeutungen über die vorzüglichsten Krankheiten des schönen Geschlechts*, [o.O.] 1837

Herder (1926-1928):
Herder, Johann Gottfried von: *Herders Briefwechsel mit Caroline Flachs-

land, hg. von Hans Schauer, 2 Bde., Weimar, Verlag der Goethe-Gesellschaft, 1926-1928 (Schriften der Goethe-Gesellschaft, Bde. 39 und 41)
Heydenreich (1978):
  Heydenreich, Karl Heinrich: *System der Aesthetik*, mit einem Nachwort von Volker Deubel, Hildesheim, Gerstenberg, 1978 (Reprographischer Nachdruck der Ausgabe Leipzig 1790), (Texte zum literarischen Leben um 1800, Bd. 5)
Hill (1969):
  Hill, John: *Hypochondriasis. A practical treatise on the nature and cure of that disorder call'd the Hyp or Hypo* [London 1766], mit einer Einleitung von G.S. Rousseau, Los Angeles, University of California, William Andrews Clark Memorial Library, 1969 (The Augustan Reprint Society, Bd. 135)
Hippel (1828):
  Hippel, Theodor Gottlieb von: «Ueber die bürgerliche Verbesserung der Weiber», in: ders., *Sämtliche Werke*, 14 Bde., Berlin, Reimer, 1827-1839, Bd. 6 (1828)
Hoche (1794):
  [Hoche, Johann Gottfried]: *Vertraute Briefe über die jetzige Lesesucht und über den Einfluß derselben auf die Verminderung des häuslichen und öffentlichen Glücks*, Hannover, in Commission bei Chr. Ritscher, 1794
Hoin (1752):
  Hoin, Jean Jacques Louis: *Discours sur l'utilité des passions par rapport à la santé. Avec un éloge historique de M. Petit, & l'Art de conserver sa santé, réduit à un seul principe. Ouvrages lûs à l'Académie de Dijon*, Dijon 1752
Holbach (1978):
  Holbach, Paul Thiry de: *System der Natur oder von den Gesetzen der physischen und der moralischen Welt*; Übersetzung aus dem Französischen von Fritz-Georg Voigt, Frankfurt a.M., Suhrkamp, 1978
Holberg (1982):
  Holberg, Ludvig: *Nachricht von meinem Leben in drei Briefen an einen vornehmen Herrn*, mit 25 zeitgenössischen Illustrationen, München, Beck, 1982 (Bibliothek des 18. Jahrhunderts)
Huarte (1614):
  Huarte, Juan: *Examen des Esprits propres et naiz aux sciences. Où par merveilleux & utiles secrets, tirez tant de la vraye Philosophie naturelle, que divine, est de monstrée [sic] la difference des graces & habilitez qui se trouvent aux hommes, & à quel genre de lettres est convenable l'esprit de chacun: de maniere que quiconque lira icy attentivement, descouvrira la proprieté de son esprit, & sçaura eslire la science en laquelle il doit profiter le plus*, derniere edition; Übersetzung aus dem Spanischen von Gabriel Chappuis, Paris, Jacques de Sanlecque, 1614
Huarte (1968):
  Huarte, Juan: *Prüfung der Köpfe zu den Wissenschaften*; Übersetzung von

G.E. Lessing, Nachdruck der Ausgabe Zerbst 1752, hg., mit einer kritischen Einleitung und Bibliographie von Martin Franzbach, München, Fink, 1968
Hufeland (^{2}1798):
  Hufeland, Christoph Wilhelm: *Die Kunst das menschliche Leben zu verlängern*, Jena, Akademische Buchhandlung, ^{2}1798
Hufeland (1812):
  Hufeland, C[hristoph] W[ilhelm]: *Geschichte der Gesundheit nebst einer physischen Karakteristik des jetzigen Zeitalters. Eine Vorlesung in der königlichen Akademie der Wissenschaften zu Berlin*, Berlin, in Commission der Realschul-Buchhandlung, 1812
Hunauld (1761):
  Hunauld, Pierre: *Dissertation sur les vapeurs et les pertes de sang*, Paris, Jean-Noel LeLoup, 1761
Hussty (1786):
  Hussty, Zacharias Gottlieb: *Diskurs über die medizinische Polizei*, 2 Bde., Preßburg/Leipzig, Anton Löwe, 1786
Isenflamm (1774):
  Isenflamm, Jacob Friedrich: *Versuch einer praktischen Anmerkung über die Nerven zur Erläuterung verschiedener Krankheiten derselben vornehmlich hypochondrisch und hysterischer Zufälle*, Erlangen, Wolfgang Walther, 1774
Jacquin (1759):
  [Jacquin, Armand Pierre]: *Lettres parisiennes sur le désir d'etre [sic] heureux*, 2 Bde., Frankfurt/Leipzig, Knoch & Esslinger, 1759
Jacquin (1762):
  [Jacquin, Armand Pierre]: *De la santé; ouvrage utile à tout le monde*, Paris, Durand, 1762
Jördens (1797):
  Jördens, Johann Heinrich: *Über die menschliche Natur und die Mittel ein hohes Alter zu erreichen. Zur frühen Beherzigung junger Studierenden auf Schulen und Universitäten, und für Personen die sich einer sitzenden Lebensart widmen*, 2 Bücher in 1 Bd., Leipzig, G.J. Göschen, 1797
Joerg (^{3}1831):
  Joerg, Johann Christian Gottfried: *Handbuch der Krankheiten des Weibes nebst einer Einleitung in die Physiologie und Psychologie des weiblichen Organismus*, Leipzig, C. Cnobloch, ^{3}1831
Jorden (1603):
  Jorden, Edward: *A Briefe [sic] Discourse of a Disease called the Suffocation of the Mother*, London, printed by John Windet, 1603
Jouard (1804):***
  Jouard, Gabriel: *Nouvel essai sur la femme considérée comparativement à l'homme, principalement sous les rapports moral, physique, philosophique, etc., avec des applications nouvelles à sa pathologie*, Paris, chez l'auteur [...], 1804

Journal de la santé du Roi (1862):
: *Journal de la santé du Roi Louis XIV de l'année 1647 à l'année 1711 écrit par VALLOT, D'AQUIN et FAGON. Tous trois ses Premiers-Médecins*, hg. und mit einer Einleitung von J[oseph]-A[drien] Le Roi, Paris, Auguste Durand, 1862

Jünger (1803):
: Jünger, Johann Friedrich: *Die Charlatans, oder der Kranke in der Einbildung*; eine Posse in drey Aufzügen, Regensburg, Montag und Weiß, 1803

Juncker (1754):
: Juncker, J[ohann]: «Reflexion über das Studiren und die academischen Würden des Frauenzimmers bey der medicinischen Promotion Frauen Dorotheen Christianen Erxleben, gebohrnen Leporinin, welche hieselbst [sic] den 12ten Junii dieses Jahres vollzogen worden», in: *Wöchentliche Hallische Anzeigen* 26 (Juli 1754), S. 449-57

Kämpf (1784):
: Kämpf, Johann: *Für Ärzte und Kranken [sic] bestimmte Abhandlung von einer neuen Methode, die hartnäckigsten Krankheiten, die ihren Sitz im Unterleibe haben, besonders die Hypochondrie, sicher und gründlich zu heilen*, Dessau/Leipzig, Buchhandlung der Gelehrten, 1784

Kant (1968-1977):
: Kant, Immanuel: *Kants Werke*, Akademie-Textausgabe, 9 Bde. (und 2 Anmerkungs-Bde.), Berlin, de Gruyter, 1968-1977 (unveränderter photomechan. Abdruck des Textes der von der Preußischen Akademie der Wissenschaften 1902 begonnenen Ausgabe von Kants gesammelten Schriften)

Kilian (1800):
: Kilian, [C.] Joseph: *Anleitung zur Erhaltung und Verbesserung der Gesundheit in Leipzig für die Bewohner, Nachbarn und Fremden dieser Stadt. Nebst einer besondern Anweisung zur Pflege der Gesundheit für Mütter, Ammen und Kinder in den ersten Jahren des Lebens*, Leipzig, Georg Joachim Göschen, 1800

Kilian (1803):
: Kilian, C. Jos[eph]: *Diätetik für Tabacksraucher*, Leipzig, Weigel, 1803

Kindervater (1787):
: K-r, C.V. [d.i. Kindervater, Christian Viktor]: «Was nutzen oder schaden die Romane?», in: *Philosophische und litterarische Monatsschrift für Menschen in allen Ständen und Verhältnissen zur Bildung des Verstandes und Herzens*, hgg. von J.F. Knüppel und C.C. Nencke, Bd. 2, Berlin/Dessau/Leipzig, Januar— April 1787, S. 78-89

Kirchner (^{2}1886):
: Kirchner, Friedrich: *Diätetik des Geistes. Eine Anleitung zur Selbsterziehung*, Berlin, Verlag von Brachvogel & Boas, ^{2}1886 (^{1}1884)

Kletten (1792):
: Kletten, Georg Ernst: *Versuch einer Geschichte des Verschönerungstriebes*

im weiblichen Geschlechte nebst einer Anweisung die Schönheit ohne Schminke zu erhöhen, 2 Teile in 1 Bd., Gotha, Carl Wilhelm Ettinger, 1792
Klose (1829):
Klose, Carl Ludwig: *Über den Einfluß des Geschlechts-Unterschiedes auf Ausbildung und Heilung von Krankheiten*, Stendal, Franzen und Große, 1829
Knigge (1987):
Knigge, Adolf Freiherr von: *Über den Umgang mit Menschen* [1788], hg. von Gert Ueding, mit Illustrationen von Chodowiecki [u.a.], Frankfurt a.M., Insel, 1987
Krüger (^{2}1746):
Krüger, Johann Gottlob: *Gedancken vom Kaffee, Thee, Toback und Schnupftoback*, Halle, Carl Hermann Hemmerde, ^{2}1746 (^{1}1743)
Krüger (1751):
Krüger, Johann Gottlob: *Diät oder Lebensordnung*, Halle, Carl Hermann Hemmerde, 1751
Lacaze (^{2}1763):
Lacaze, Louis de: *Mélanges de physique et de morale. Contenant l'Extrait de l'homme physique et moral; des Réflexions sur le bonheur; un Discours sur la nature & les fondements du pouvoir politique; & un mémoire sur le principe physique de la régénération des Etres, &c.*, Paris ^{2}1763 (^{1}1761)
Lachartier (1780):
Lachartier: «Observation sur des vapeurs guéries par les vésicatoires», in: *Journal de médecine [...]* 53 (1780), S. 543-545
Laclos (1979):
Laclos, Pierre Ambroise François Choderlos de: *Œuvres complètes*, hg. von Laurent Versini, Paris, Gallimard (Bibliothèque de la Pléiade), 1979
La Harpe (1968):
La Harpe, Jean-François: *Œuvres, accompagnés d'une notice sur sa vie et sur ses ouvrages*, 16 Bde., Genève, Slatkine Reprints, 1968
Lambert, A.-T. (1748):
Lambert, Anne-Thérèse [de Marguenat de Courcelles], Marquise de: *Œuvres*, 2 Bde., Paris, Veuve Ganeau, 1748
La Mettrie (1737):
La Mettrie, Julien Offray de: *Traité du Vertige, avec la Description d'une Catalepsie Hystérique, & une Lettre à M. ASTRUC, dans laquelle on répond à la critique qu'il a faite d'une Dissertation de l'Auteur sur les Maladies Vénériennes*, Paris, Prault fils, 1737
La Mettrie (1987):
La Mettrie, Julien Offray de: *Œuvres philosophiques*, 2 Bde., Paris, Fayard, 1987
La Morlière (1993):
La Morlière, Jacques Rochette de: «Angola, histoire indienne» [1746], in: *Ro-

mans libertins du XVIIIe siècle, hg. von Raymond Trousson, Paris, Laffont, 1993, S. 355-483

Lange (1689):
Lange: *Traité des vapeurs, où leur origine, leurs effets et leurs remedes sont mécaniquement expliquez*, Paris, Veuve Nion, 1689

Langhans (1773):
Langhans, Daniel: *Von den Lastern die sich an der Gesundheit der Menschen selbst rächen*, Bern, Emanùel Haller, 1773

Laroche (1778):
Laroche, Daniel de: *Analyse des fonctions du systême nerveux pour servir d'Introduction à un Examen pratique des maux de nerfs*, 2 Bde., Genève, Du Villard Fils & Nouffer, 1778

La Rochefoucauld (1957):
La Rochefoucauld: *Œuvres complètes*, hg. von L. Martin-Chauffier, überarbeitet und erweitert von Jean Marchand, mit einer Einleitung von Robert Kanters sowie einer Chronologie und einem Index von Jean Marchand, Paris, Gallimard, 1957

La Rochefoucauld (1992):
La Rochefoucauld: «Réflexions diverses», in: *Moralistes du XVIIe siècle de Pibrac à Dufresny*, hg. von Jean Lafond, Paris, Laffont, 1992, S. 194-231

Leake ([4]1777):
Leake, John: *Medical instructions towards the prevention, and cure of chronic or slow diseases peculiar to women: especially, those proceeding from over-delicacy of habit called nervous or hysterical; from female obstructions, weakness, and inward decay; a diseased state of the womb, or critical change of constitution at particular periods of life; in which their nature is explained, and their treatment; by regimen, and simple medicines, divested of termes of art, is clearly laid down, for the use of those affected with such diseases, as well as the medical reader*, London [4]1777

Leake (1793):
Leake, John: *Abhandlung über die Krankheiten der Eingeweide des Unterleibes, vorzüglich die Krankheiten des Magens, der Gedärme, der Leber, Milz und Urinblase*; Übersetzung aus dem Englischen, Leipzig 1793

Lebègue de Presle (1763):
Lebègue de Presle, [Achille Guillaume]: *Le conservateur de la santé ou avis sur les dangers qu'il importe à chacun d'éviter, pour se conserver en bonne santé & prolonger sa vie*, Yverdon 1763

Lebègue de Presle (1766):
Lebègue de Presle, [Achille Guillaume]: *Medicinisch-historische Abhandlung von Erhaltung der Gesundheit und Verlängerung des menschlichen Lebens*; Übersetzung aus dem Französischen, Nürnberg 1766

Le Boulanger de Chalussay (1968):
Le Boulanger de Chalussay: *Élomire Hypocondre, ou Les Médecins vengez*

[1670], hg. von M.P. Lacroix, Genève, Slatkine Reprints, 1968 (Collection molièresque, Bd. 8)
Le Camus (^{2}1769):
Le Camus, [Antoine]: *Médecine de l'Esprit. Où l'on cherche 1°. le méchanisme [sic] du corps qui influe sur les fonctions de l'ame. 2°. Les causes physiques qui rendent ce méchanisme ou défectueux; ou plus parfait; 3°. Les moyens qui peuvent l'entretenir dans son état libre, & le rectifier lorsqu'il est gêné*, 2 Bde., Paris, Ganeau, ^{2}1769
Le Camus (1763):
[Le Camus, Antoine]: *Abdecker, ou l'Art de conserver la beauté*, 4 Bde., London 1763
Le Clerc (1767):
Le Clerc, Nic[olas]-Gabriel: *Histoire naturelle de l'Homme considéré dans l'état de maladie ou La Médecine rappelée à sa première simplicité*, 2 Bde., Paris 1767
Le Jayant (1779):***
Le Jayant: *Les grandes remèdes contre la Rage, l'Epilepsie, les Vertiges, les Vapeurs*, Le Mans 1779
Lemery (^{3}1716):
Lemery, Nicolas: *Dictionnaire ou Traité Universel des Drogues simples. Où l'on trouve leurs differens noms, leur origine, leur choix, les principes qu'elles renferment, leurs qualitez, leur étymologie, & tout ce qu'il y a de particulier dans les Animaux, dans les Vegetaux, & dans les Mineraux. Ouvrage dépendant de la Pharmacopée universelle*, Amsterdam, aux Dépens de la Compagnie, ^{3}1716
Lenglet-Dufresnoy (1734):
[Lenglet-Dufresnoy, Nicolas]: *De l'usage des Romans, où l'on fait voir leur utilité & leurs différens caractères: avec une Bibliotheque [sic] des Romans, accompagnée de Remarques critiques sur leur choix & leurs éditions, par M. le C. Gordon de Percel [d.i. Lenglet-Dufresnoy]*, 2 Bde., Amsterdam, Veuve de Poilras, 1734
Lenglet Dufresnoy (1735):
Lenglet Du Fresnoy, [Nicolas]: *L'histoire justifiée contre les Romans*, Amsterdam, aux dépens de la COMPAGNIE [sic], 1735
Leroy (1772):
Leroy, Alphonse: *Recherches sur les habillemens des femmes et des enfans: ou Examen de la manière dont il faut vêtir l'un [et] l'autre sêxe*, Paris, Le Boucher, 1772
Lessing (1979):
Lessing, Gotthold Ephraim: *Sämtliche Werke*, 16 Bde. nebst einem Nachtragsbd., Berlin/New York, de Gruyter, 1979 (unveränderter photomechan. Nachdruck der «Sämtlichen Schriften» von G.E. Lessing, hgg. von Karl Lachmann und Franz Muncker, 1886-1924)

Lespinasse (1809):
: Lespinasse, [Julie] de: *Lettres de Mademoiselle de Lespinasse, écrites depuis l'Année 1773, jusqu'a [sic] l'année 1776; suivies de deux chapitres dans le genre du VOYAGE SENTIMENTAL de STERNE, par le même Auteur*, 2 Bücher in 1 Bd., Paris, Léopold Collin, 1809

Lespinasse (1978):
: Lespinasse, [Julie] de: *Lettres de Mlle de Lespinasse* précédées d'une notice de Sainte-Beuve [...], Paris, Éditions D'Aujourd'hui, 1978 (Nachdruck der Ausgabe Paris, Garnier, 1893)

Leuthner (1779a):
: Leuthner, Johann Nepomuk Anton: *Practische Heilungs-Versuche der Milzdünste durch verschiedenen Gebrauch des gemeinen Wassers*, Ulm 1779

Leuthner (1779b):
: Leuthner, Johann Nepomuk Anton: *Practische Heilungsversuche der Mutterdünste durch verschiedenen Gebrauch des gemeinen Wassers*, Ulm 1779

Lévis (^{4}1841):
: Lévis, Gaston duc de: *Maximes et réflexions sur différens sujets de morale et de politique, suivies de quelques essais [...]*, Paris, Déterville, ^{4}1841 (^{1}1807)

Lévy (1766):
: [Lévy, Jean-Baptiste-Michel de]: *Journal historique ou Fastes du regne [sic] de Louis XV, surnommé le Bien-Aimé*, 2 Bde., Paris 1766

Lichtenberg (^{3}1980):
: Lichtenberg, Georg Christoph: *Sudelbücher*, 3 Bde., München, Hanser, ^{3}1980 (^{1}1968)

Lichtenberg (1992):
: Lichtenberg, Georg Christoph: *Aphorismen — Essays — Briefe*, hg. von Kurt Batt, Stuttgart, Conlibro, 1992

Lignac (1772):
: Lignac, de: *De l'Homme et de la Femme considérés physiquement dans l'état de mariage*, 2 Bde., Lille 1772

Loaisel de Tréogate (1795):
: [Loaisel de Tréogate, Joseph Marie: *Soirées de Mélancolie*, nouvelle édition, 2 Bücher in 1 Bd., Paris, Louis, L'an III [1795] (^{1}1777)

Locke (1968):
: Locke, John: *The Educational Writings of John Locke*, kritische Ausgabe mit Anmerkungen und einer Einleitung von James L. Axtell, Cambridge, University Press, 1968

Londe (1821):
: Londe, Charles: *Gymnastique médicale, ou L'Exercice appliqué aux organes de l'Homme, d'après les lois de la physiologie, de l'hygiène et de la thérapeutique*, Paris, Croullebois, 1821

Londe (³1847):
Londe, Charles: *Nouveaux éléments d'hygiène*, 2 Bde., Paris, J.-B. Baillière, ³1847
Longolius (1727):
Longolius, Johann Daniel: *Galanter Patiente, oder: Philosophischer Unterricht/ wie sich ein Krancker/ so wohl gegen sich selbst, als gegen andre, nett und galant aufführen soll. Auf Verlangen eines guten Freundes dem Druck überlassen*, Budißin, Heinrich Simon Hübnern, 1727
Lorry (1770):
Lorry, Anäus Carl [d.i. Anne-Charles]: *Von der Melancholie und den melancholischen Krankheiten*; Übersetzung aus dem Lateinischen von C.A.W. Uebersehen und einer Vorrede von Carl Christian Krausen, 2 Bde., Frankfurt/Leipzig 1770
Louyer-Villermay (1816):
Louyer-Villermay: *Traité des maladies nerveuses ou vapeurs, et particulièrement de l'hystérie et de l'hypochondrie*, 2 Bde., Paris 1816
Louyer-Villermay (1818a):
Louyer-Villermay: «Hypochondrie», in: *Dictionnaire des sciences médicales*, éd. par une société de médecins et de chirurgiens, 67 Bde., Paris 1812-1822, Bd. HYG-LE (1818), S. 107-191
Louyer-Villermay (1818b):
Louyer-Villermay: «Hystérie», in: *Dictionnaire des sciences médicales*, éd. par une société de médecins et de chirurgiens, 67 Bde., Paris 1812-1822, Bd. HYG-ILE (1818), S. 226-272
Luce (1797):
Luce, Joh.-Wilhelm-Ludwig von: *Versuch über Hypochondrie und Hysterie, ein praktisches Handbuch für angehende Aerzte*, Gotha/Petersburg 1797
Mackenzie, H. (1967):
Mackenzie, Henry: *Letters to Elisabeth Rose of Kilravock on Literature/ Events and People 1768-1815*, hg. von Horst W. Drescher, Münster, Aschendorff, 1967
Mackenzie, J. (³1760):
Mackenzie, James: *[The] History of Health, and the Art of Preserving it: Or, An Account of All That Has Been Recommended by Physicians and Philosophers, Towards the Preservation of Health, from the most remote Antiquity to this Time; to which is subjoined, a succinct Review of the principal Rules to this subject, together with the Reasons on which these Rules are founded*, Edinburgh, printed for William Gordon, ³1760
Madden (1833):***
Madden, Richard Robert: *The infirmities of genius, illustrated by referring the anomalies in the literary character to the habits and constitutional peculiarities of men of genius*, 2 Bde., London, Saunders and Otley, 1833
Mai (1786):
Mai, Franz [Anton]: *Auszug aus den Vorlesungen über die Lebensart der*

Studierenden um bey ihrem Beruf lang, und gesund zu leben, Heidelberg, Joh. Bapt. Wiesen, 1786
Maimonides (²1968):
Maimonides [d.i. Rabbenu Mosche Ben Maimon, 1135-1204]: *Regimen sanitatis oder Diätetik für die Seele und den Körper. Mit Anhang der Medizinischen Responsen und Ethik des Maimonides*; Übersetzung ins Deutsche und Einleitung von Süssmann Munter, Basel/New York und Frankfurt a.M., S. Karger und Akademische Verlagsgesellschaft, ²1968 (¹1966)
Mandeville (1975):
Mandeville, Bernard de: *The Virgin unmask'd: Or, Female Dialogues betwixt an Elderly maiden Lady, and her Niece, on several Diverting Discourses on Love, Marriage, Memoirs, and Morals, ec. of the Times*, mit einer Einleitung von Stephen H. Good, Delmar/New York, Scholar's Facsimiles & Reprints, 1975 (Nachdruck der Ausgabe London 1709)
Mandeville (1976):
Mandeville, Bernard de: *A treatise of the hypochondriack and hysterick passions, vulgarly call'd the hypo in men, and vapours in women; in which the symptoms, causes and cure of those diseases are set forth after a method intirely new*, Delmar/New York, Scholar's Facsimiles & Reprints, 1976 (Nachdruck der Ausgabe London 1730 [¹1711])
Mandeville (1981):
Mandeville, Bernard: «The Fable of the Bees», in: ders., *Collected Works*; Facsimile Editions, hgg. von Bernhard Fabian und Irwin Primer, 6 Bde., Hildesheim/New York, Olms, 1981, Bde. 4, 1 und 4, 2 (Nachdruck der Ausgabe London 1729)
Manning (1771):
Manning, Henry: *A Treatise on female diseases in which are also comprehended those most incident to pregnant and child-bed women*, London 1771
Manning (1790):
Manning, Heinrich [d.i. Henry]: *Ueber die Mutterbeschwerung, nach der 2ten Londoner Auflage aus dem Englischen übersetzt und mit einer Einleitung über die vorzüglichsten Ursachen dieser heut zu Tage herrschenden Krankheit*. Nebst vielen praktischen Zusätzen und Erläuterungen vermerkt von Franz Stephen Hanke, Wien 1790
Manningham (1746):
Manningham, Sir Richard: *The symptoms, nature, causes and cure of the febricula or little fever commonly called the nervous of hysteric fever, the fever of the spirits; vapours, Hypo, or spleen*, London 1746
Maraise (1981):
Maraise, Mme de: *Une femme d'affaires au XVIIIe siècle; la correspondance de Madame de Maraise, collaboratrice d'Oberkampf*, hg. von Serge Chassagne, Toulouse, Éditions Privat, 1981

Maret (1772):***
: Maret, Hughes: *Mémoire dans lequel on cherche à déterminer quelle influence les mœurs des François ont sur leur santé. [Qui a remporté le Prix, au jugement de l'Académie d'Amiens, en l'année 1771]*, Amiens, chez la veuve Godard, 1772

Maria (1759):
: Maria, Jean: *DISSERTATION sur les VAPEURS, Pertes de Sang, Pertes Blanches, Grossesses et Couches; Depost de Lait, et autres Maladies particuliéres [sic] du Sexe*, Lyon 1759

Marivaux (1981-1989):
: Marivaux, Pierre Carlet de Chamblain de: *Théâtre complet*, hg. von Frédéric Deloffre, 2 Bde., Bd. 1: Paris, Garnier Frères, 1981; Bd. 2: nouvelle édition revue et mise à jour avec la collaboration de Françoise Rubellin, Bordas (Classiques Garnier), 1989

Marmontel (1968):
: Marmontel, Jean-François: *Œuvres complètes*, 7 Bde., Genève, Slatkine Reprints, 1968 (Nachdruck der Ausgabe Paris 1819-1820)

Marsollier des Vivetières (1782):
: [Marsollier des Vivetières, Benoit Joseph]: *Le Vaporeux. Comédie en deux actes et en prose [...]*. Représentée par les Comédiens Italiens ordinaires du Roi, le 3 Mai 1782, Paris, Louis, 1782

Marteau (1770):
: Marteau: «Observations sur des Vapeurs guéries par le quinquina, & autres anti-spasmodiques toniques & fortifians», in: *Journal de médecine [...]* 32 (1770), S. 25-42

Mattey (1816):
: Mattey, André: *Nouvelles recherches sur les maladies de l'esprit précédées de considérations sur les difficultés de l'art de guérir*, Paris/Genève 1816

Maupertius (1746):
: Maupertius, Pierre Louis Moreau de: *Vénus physique*, [o.O.] 1746

Meirieu (1820):***
: Meirieu, Auguste Pierre: *Quelques réflexions sur l'influence de la civilisation sur les maladies*, Paris 1820

Meister (1788):
: Meister, Leonhard: «Ueber die weibliche Lectüre», in: *Jahrbuch für die Menschheit oder Beyträge zur Beförderung häuslicher Erziehung, häuslicher Glückseeligkeit und praktischer Menschenkenntniß*, hg. von Friedrich Burchard Beneken, 6 Bde., Hannover, Schmidtchen Buchhandlung, Bd. 2 (1788), S. 35-50

Mémoires et documents (^{2}1906):
: *Mémoires et documents publiées par la Société D'Histoire et d'Archéologie de Genève*, Bd. 10, Genève ^{2}1906

Mercier (1782-1788):
Mercier, Louis-Sébastien: *Tableau de Paris*; nouvelle édition, corrigée et augmentée, 12 Bde., Paris 1782-1788
Mercier (1970):
Mercier, Louis-Sébastien: *De la littérature et des littérateurs*, Genève, Slatkine Reprints, 1970 (Nachdruck der Ausgabe Yverdon 1778)
Mercier (1979):
Mercier, Louis Sébastien: *Mein Bild von Paris*; Übersetzung aus dem Französischen und hg. von Jean Villain, Leipzig, Insel, 1979
Mercier (1990):
Mercier, Louis-Sébastien: «Tableau de Paris», hg. von Michel Delon, in: *Paris le jour, Paris la nuit*, Paris, Laffont, 1990, S. 3-370 und S. 481-561 (Anm.)
Mesmer (1966):
Mesmer, Friedrich Anton: *Mesmerismus, oder System der Wechselwirkungen, Theorie und Anwendung des thierischen Magnetismus als die allgemeine Heilkunde zur Erhaltung des Menschen*, hg. von Karl Christian Wolfart, Amsterdam, Bonset, 1966 (Nachdruck der Ausgabe Berlin 1814)
Michéa (1845):
Michéa, Claude-François: *Traité pratique, dogmatique et critique de l'hypochondrie*, Paris, Labé, 1845
Midriff (1721):***
Midriff, Sir John [= Pseudonym]: *Observations on the Spleen and Vapours; Containing Remarkable Cases of Persons of both Sexes [...], who have been miserably afflicted with those Melancholy Disorders since the Fall of South-sea, and other publick Stocks; with the proper method taken for their Recovery, according to the new and uncommon circumstances of each case*, London, printed for J. Roberts, 1721
Millard (1766):***
Millard, Jean-Antoine: *Essai théorique et pratique sur les maladies des nerfs*, Paris, chez Delalain, 1766
Millot (1801):
Millot, Jacques-André: *L'Art d'améliorer et de perfectionner les hommes au moral comme au physique*, 2 Bde., Paris, Migneret, 1801
Milow (1933):
Milow, Margarethe E.: *Ich will aber nicht murren*, hgg. von Rita Bake und Birgit Kiupel, Hamburg, Dölling und Galitz, 1933
Mirabeau (1984):
Mirabeau, Honoré-Gabriel de Riquetti, comte de: *Œuvres érotiques*, hg. von Michel Camus, Paris, Fayard, 1984 (L'Enfer de la Bibliothèque Nationale, Bd. 1)
Möser (1943):
Möser, Justus: *Sämtliche Werke*, historisch-kritische Ausgabe, 14 Bde., hg. von der Akademie der Wissenschaften zu Göttingen, Bd. 4 (= «Patriotische Phantasien I» aus der Zweiten Abteilung: «Patriotische Phantasien und Zu-

gehöriges», hgg. von Ludwig Schirmeyer und Werner Kohlschmidt), Oldenburg/Berlin, Stalling, 1943
Molière (1991-1992):
   Molière: *Œuvres complètes*, hg. von Georges Couton, 2 Bde., Paris, Gallimard (Bibliothèque de la Pléiade), 1991-1992
Montagu (1965):
   Montagu, Lady Mary: *The Complete Letters*, hg. von Robert Halsband, 3 Bde., Oxford, Clarendon Press, 1965
Montaigne (1981):
   Montaigne, Michel de: *Les Essais*, publiés d'après l'exemplaire de Bordeaux par Fortunat Strowski, 3 Bde., Hildesheim/New York, Olms, 1981 (Nachdruck der Ausgaben Bordeaux 1906 und 1909)
Montfleury (1775):
   Montfleury: *Théâtre de Messieurs de Montfleury, Père et fils*; nouvelle édition, 4 Bde., Paris, Veuve Duchesne, 1775
Montesquieu (1941):
   Montesquieu, Charles Secondat, Baron de: *Cahiers (1716-1755)*, hg. von Bernard Grasset, entièrement revus sur les manuscrits par André Masson, Paris, Grasset, 1941
Moreau de la Sarthe (1803):
   Moreau de la Sarthe, Jacques-Louis: *Histoire naturelle de la femme, suivie d'un Traité d'hygiène, apliqué [sic] à son régime physique et moral aux différentes époques de la vie*, 3 Bde., Paris 1803
Morel (1857):
   Morel, B[énédict-] A[uguste]: *Traité des Dégénérescences physiques, intellectuelles et morales de l'espèce humaine et des causes qui produisent ces variétés maladives*, Paris/London/New York/Madrid, Baillière, 1857
Morellet (1821):
   Morellet, André: *Mémoires sur le dix-huitième siècle et sur la Révolution Française*, 2 Bde., Paris 1821
Morvan de Bellegarde (1702):
   [Morvan] de Bellegarde, [Jean Baptiste]: *Lettres curieuses de Littérature et de Morale*, Paris, Jean et Michel Guigard, 1702
Most (1824):
   Most, Georg Friedrich: *Moderner Todtentanz, oder die Schnürbrüste, auch Corsetts, ein Mittel zur Begründung einer dauerhaften Gesundheit [...]*, Hannover, Hellwig, 1824
Most (1827):
   Most, Georg Friedrich: *Gesundheit und Krankheit. Ein diätetisch-medicinisches Handbuch für alle Stände*, Hannover, Hahn, 1827
Most (^{2}1983):
   Most, Georg Friedrich: *Encyklopädie der Volksmedicin*, mit einer Einleitung von Karl Frick und Hans Biedermann, Graz, Akademische Druck- und

Verlagsanstalt, ²1983 (zweiter Nachdruck der um eine Einleitung vermehrten Ausgabe Leipzig, Brockhaus, ¹1843)

Mouhy (1747):
Mouhy, Charles de Fieux, Chevalier de: *Memoires d'une Fille de Qualité qui ne s'est point retirée du Monde* [roman libertin], 4 Bde., Amsterdam, Aux depens de la compagnie, 1747

Mouhy (1780):
Mouhy, [Charles de Fieux], Chevalier de: *Le Dangers des Spectacles, ou Les Mémoires de M. Le Duc de Champigny, dédies à Mgr. le Prince de Montbarey, Ministre d'Etat & de la Guerre, &c. &c. &c. par M. le Chevalier De MOUHY, ancien Officier de Cavalerie, Pensionnaire du Roi, de l'Académie des Sciences & Belles -Lettres de Dijon*, 4 Bde., Pairs, chez l'Auteur, L. Lorry [et] J.-G. Mérigot jeune, 1780

Müller (1797):
Müller, Johann Valentin: *Gesundheits-Almanach oder medicinisches Taschenbuch auf das Jahr 1797. Aerzten und allen Liebhabern der Gesundheit gewidmet*, Frankfurt a.M., Andreäische Buchhandlung, 1797

Musenhold (1737):
Musenhold, Gottlieb [d.i. Goetten, Gabriel Wilhelm]: *Der frühzeitige Student, oder Wohlgemeinte Vorstellung von dem Schaden des frühzeitigen Universitäten=Ziehens, und den wichtigen Ursachen, die dasselbe wiederrathen*, Hamburg, Conrad König, 1737

Nicolai, E.A. (1746):
Nicolai, Ernst Anton: *Abhandlung von dem Lachen in einem Glückwünschungsschreiben an Herrn Christian Göttl. Koetschken, als derselbe die Doktorwürde in der Arzneygelahrheit [sic] auf der Universitaet zu Halle erhielte*, Halle, Luederwald, 1746

Nicolai, E.A. (1990):
Nicolai, Ernst Anton: *Die Verbindung der Musik mit der Artzneygelahrtheit*, mit einem Nachwort von Christian Schwabe, Kassel/Basel/London/New York, Bärenreiter, 1990 (Nachdruck der Ausgabe Halle 1745), (Neudrucke zum Thema Musik und Medizin, Bd. 2)

Nicolai, F. (1967):
Nicolai, Friedrich: *Das Leben und die Meinungen des Herrn Magister Sebaldus Nothanker* [1773], hg. von Fritz Brüggemann, Darmstadt 1967 (Nachdruck der Ausgabe Leipzig 1938), (DLE, Reihe Aufklärung, Bd. 15)

Nicolau (1758):
Nicolau: «Observation sur une mélancholie erotico-hystérique, accompagnée de convulsions, de délire convulsif, & du dérangement général de toutes les fonctions», in: *Journal de médecine [...]* 9 (1758), 114-132

Nougaret (1777):
Nougaret, [Pierre Jean Baptiste]: *La Paysanne pervertie, ou les Mœurs des grandes villes: Mémoires de Jeannette R***; recueillis de ses Lettres & de*

celles des personnes qui ont eu part aux principaux évènemens de sa vie; mis au jour par M. Nougaret, 4 Bde., London/Paris, Bastien, 1777
Nougaret (1808):
N[ougaret], P[ierre] J[ean] B[aptiste]: *Anecdotes secrètes du dix-huitième siècle, rédigées avec soin d'après la correspondance secrète, politique et littéraire. Pour faire suite aux Mémoires de BACHAUMONT. Ouvrage qui contient, outre une infinité de Faits curieux et peu communs, un choix de Vaudevilles, Couplets, Noëls satiriques, contes plaisans ou érotiques, qui formaient l'histoire maligne de la Cour et de la ville*, 2 Bde., Paris, Léopold Collin, 1808
Osterhausen (1798):
Osterhausen, Johann Karl: *Ueber medicinische Aufklärung*, Bd. 1, Zürich, [Geßner], 1798
Palissot (1777):
Palissot [de Montenoy, Charles]: *Œuvres*; nouvelle édition, considérablement augmentée, enrichie de figures, 6 Bde., Liege [sic], Plomteux, 1777
Paré (1970):
Paré, Ambroise: *Œuvres complètes, revues et collationnés sur toutes les éditions [...]*, mit einer Einleitung von J.-F. Malgaine, 3 Bde., Genève, Slatkine Reprints, 1970
Patin (1692):
Patin, Guy: *Lettres choisies de feu Mr. Guy Patin, Docteur en Médecine de la Faculté de Paris, & Professeur au Collége Royal. Dans lesquelles sont contenuës plusieurs particularités historiques, sur la vie & la mort des Sçavans de ce siècle, sur leurs Ecrits & plusieurs autres choses curieuses depuis l'an 1645 jusqu'en 1672. Augmentées de plus de 300 Lettres dans cette derniére Edition*, 2 Bde., Paris, Jean Petit, 1692
Patin (1718):
Patin, Gui [d.i. Guy]: *Nouvelles Lettres de feu Mr. Gui Patin, tirées du cabinet de M. Charles Spon, contenant l'Histoire du tems & des particularitez sur la vie & sur les Ecrits des Savans de son siècle*, 2 Bücher in 1 Bd., Amsterdam, Steenhouwer & Uytwert, 1718
Patissier (1822):
Patissier, Ph[ilibert]: *Traité des maladies des artisans, et de celles qui résultent des diverses professions d'après Ramazzini; ouvrage dans lequel on indique les précautions que doivent prendre, sous le rapport de la salubrité publique et particulière, les Fabricans, les Manufacturiens, les Chefs d'ateliers, les Artistes, et toutes les personnes qui exercent des professions insalubres [...]*, Paris, J.-B. Baillière, 1822
Paumerelle (^{2}1784):
[Paumerelle, Abbé C.-J. de B. de]: *La philosophie des vapeurs, ou Correspondance d'une jolie femme*; nouvelle édition, augmentée d'un petit *Traité des crises magnétiques à l'usage des Mesmériennes*, Paris, Royez, ^{2}1784 (^{1}1774)

Perfect (1777):
: Perfect, William: *Methods of cure in some particular cases of insanity: the epilepsy, hypochondriacal affection, hysteric passion and nervous disorders*, Rochester 1777

Perfect (1804):
: Perfect, Wilhelm [d.i. William], *Annalen einer Anstalt für Wahnsinnige*; Übersetzung aus dem Englischen von E. Fr. Wilh. Heine, Hannover 1804

Peisse (1857):
: Peisse, Louis: *La Médecine et les médecins: Philosophie, Doctrines, Institutions, Critiques, Mœurs et Biographies médicales*, 2 Bde., Paris, J.B. Baillière et fils, 1857

Pernety (1776-1777):
: Pernety, Antoine Joseph: *La Connoissance de l'homme moral par celle de l'homme physique*, 3 Teile in 2 Bdn., Berlin, Decker, 1776-1777

Petetin (1787):
: Petetin, [Jacques Henri Désiré]: *Mémoire sur la Découverte des Phénomenes que présentent la catalepsie et le somnabulisme. Symptômes de l'affection hystérique essentielle, avec des recherches sur la cause physique de ces phénomenes*, [Lyon] 1787

Petitot (1817-1818):
: Petitot (Hg.): *Répertoire du Théatre [sic] françois ou Recueil des Tragédies, et Comédies restées au Théatre depuis Rotrou, pour faire suite aux éditions in-octavo de Corneille, Moliere [sic], Racine, Regnard, Crébillon, et au Théatre de Voltaire; avec des notices sur chaque auteur, et l'examen de chaque piece par M. Petitot*; nouvelle édition revue avec soin, et augmentée [...], 25 Bde., Paris, Foucault, 1817-1818)

Pinel (1789):
: Pinel, Philippe: *Nosographie philosophique ou la méthode de l'analyse appliqué à la médecine*, 2 Bde., Paris 1789

Piron (1972):
: Piron: «Arlequin-Deucalion» [1722], in: *Théâtre du XVIIIe siècle*, hg. von Jacques Truchet, 2 Bde., Bd. 1, Paris, Gallimard (Bibliothèque de la Pléiade), 1972, S. 491-516

Platner (1770-1771):
: Platner, Ernst: *Briefe eines Arztes an seinen Freund über den menschlichen Körper*, 2 Bücher in 1 Bd., Leipzig 1770-1771

Platner (1772):
: Platner, Ernst: *Anthropologie für Aerzte und Weltweise*, Leipzig, Dyckische Buchhandlung, 1772

Platner (1790):
: Platner, Ernst: *Neue Anthropologie für Aerzte und Weltweise. Mit besonderer Rücksicht auf Physiologie, Pathologie, Moralphilosophie und Aesthetik*, Leipzig, Siegfried Lebrecht Crusius, 1790

Platon (^{2}1990):
   Platon: *Werke* [grch.-dt.], hg. von Gunther Eigler, 8 Bde., Darmstadt, Wissenschaftliche Buchgesellschaft, ^{2}1990 (^{1}1977)
Pockels (1797-1802):
   Pockels, Carl Friedrich: *Versuch einer Charakteristik des weiblichen Geschlechts. Ein Sittengemählde des Menschen, des Zeitalters und des geselligen Lebens*, 4 Bde. (und 1 Ergänzungsbd.), Hannover 1797-1802
Pockels (1805-1808):
   Pockels, Carl Friedrich: *Der Mann. Ein anthropologisches Charaktergemälde seines Geschlechts. Ein Gegenstück zu der Charakteristik des weiblichen Geschlechts*, 4 Bücher in 3 Bdn., Hannover, Ritscher, 1805-1808
Poellnitz (1734):
   [Poellnitz, Karl Ludwig, Freiherr von]: *Amusemens des Eeaux [sic] de Spa. Ouvrage utile à ceux qui vont boire ces Eeaux Minérales sur les Lieux [...]*, 2 Bde., Amsterdam, Pierre Mortier, 1734
Pomme (1763):
   Pomme, Pierre: *Traité des affections vaporeuses des deux sexes, où l'on a tâché de joindre à une théorie solide une pratique sûre fondée sur des observations*, Lyon, Benoit Duplain, 1763
Poncet de la Grave (1801):
   Poncet de la Grave, [Guillaume]: *Considérations sur le Célibat, relativement à la politique, à la population et aux bonnes mœurs*, Paris, Moutardier, 1801
Poujoulat (1854):
   Poujoulat: *Lettres sur Bossuet à un Homme d'État*, Paris, Auguste Vaton, 1854
Poullain de La Barre (1674):
   Poullain de La Barre, François: *De l'education des dames pour la conduite de l'esprit dans les sciences et dans les mœurs*, Paris, chez Antoine Dezallier, 1674
Poullain de La Barre (1984):
   Poullain de La Barre, François: *De l'égalité des deux sexes. Discours physique et moral, où l'on voit l'importance de se défaire des Préjugez*, Paris 1984 (Nachdruck der Ausgabe Paris 1673)
Pressavin (1770):
   Pressavin, Jean-Baptiste: *Nouveau Traité des vapeurs ou Traité des maladies des nerfs dans lequel on développe les vrais principes des vapeurs*, Lyon 1770
Pressavin (1772):
   Pressavin, Jean-Baptiste: *Neue und gründliche Abhandlung von den Nervenkrankheiten und den Dünsten, oder sogenannten VAPEURS, worinnen zugleich die rechte Art dieselben zu heilen gelehret wird*; Übersetzung aus dem Französischen, Nürnberg 1772

Puissieux (1750):
P[uissieux, Madeleine d'Arsant de]: *Conseils à une Amie, par Madame P****, [o.O.] 1750
Pujati (^{2}1768):
Pujati, Guiseppe Antonio: *Della preservazione della salute de'Letteratti e della gente applicata e sedentaria [...]*, Venedig, Presso Antonio Zatta, ^{2}1768
Purcel (1702):
Purcel, John: *A treatise of vapours or hysterick fits containing an analytical proof of its causes, mechanical explanations of all its symptoms and accidents, according to the newest and most rational principles. Together with its cure at large*, London 1702
Pure (1938):
Pure, Michel de: *La Prétieuse ou Le Mystère des Ruelles*, Texte publié d'après l'édition originale avec une notice inédite sur l'Abbé de Pure, une Bibliographie et des notes, hg. von Émile Magne, Paris, Droz, 1938
Rabelais (1962):
Rabelais: *Œuvres complètes*, hg. von Pierre Jourda, 2 Bde., Paris, Garnier Frères, 1962
Rabelais (1973):
Rabelais: *Œuvres complètes*, hg. von Guy Demerson, Paris, Seuil, 1973
Ramazzini (1977):
Ramazzini, Bernhardino: *Untersuchung von denen Кranckheiten der Künstler und Handwercker, worinnen die Кranckheiten, womit fast alle Künstler und Handwercker gemeiniglich befallen werden, genau beschrieben, wie durch die Kunst oder Handwerck solche zugezogen werden, und wie man solche hernachmals aufs beste und leichteste curiren kan*, Leipzig, Moritz George Weidmann, 1977 (Nachdruck der Ausgabe Leipzig 1718)
Rau (1781):
[Rau, Wolfgang Thomas]: *Von der Nothwendigkeit und dem Nutzen einer medicinischen Policey in einem Staat*, [o.O.], Peter Martran, 1781
Raulin (^{2}1759):
Raulin, Joseph: *Traité des affections vaporeuses du sexe. Avec l'exposition de leurs symptômes, de leurs différentes causes, & la méthode de les guérir. On y trouve aussi des connoissances relatives aux affections des hommes*, Paris ^{2}1759 (^{1}1758)
Raynal (1781):
Raynal, Guillaume Thomas François: *La Révolution de l'Amérique*, London 1781
Reid (1819):
Reid, John: *Versuche über hypochondrische und andere Nervenleiden*; Übersetzung aus dem Englischen, mit Anmerkungen und Zusätzen von U. Haindorf, Essen/Duisburg 1819

Reinhard (1756/1757):
Reinhard, Christian Tobias Ephraim: *Satyrische Abhandlung von den Krankheiten der Frauenspersonen, welche sie sich durch ihren Putz und Anzug zuziehen*, 2 Bde., Bd. 1: Glogau/Leipzig, Christian Friedrich Gunthern, 1756; Bd. 2: Berlin/Leipzig 1757

Restif de La Bretonne (1978):
Restif de La Bretonne, Nicolas Edme: *Œuvres*, hg. von Henri Bachelin, 9 Bde., Genève, Slatkine Reprints, 1978 (Nachdruck der Ausgabe Paris 1930-1932)

Restif de La Bretonne (1985):
Restif de La Bretonne, Nicolas Edme: *Œuvres érotiques*, hg. von Michel Camus, Paris, Fayard, 1985 (L'Enfer de la Bibliothèque Nationale, Bd. 2)

Restif de La Bretonne (1990):
Restif de La Bretonne, Nicolas Edme: «Les Nuits de Paris», hg. von Daniel Baruch, in: *Paris le jour, Paris la nuit*, Paris, Laffont, 1990, S. 589-1109 und S. 1243-1292 (Anm.)

Reveille-Parise ([4]1843):
Reveille-Parise, [Joseph-Henri-Gabriel]: *Physiologie et Hygiène des hommes livrés aux travaux de l'esprit ou Recherches sur le physique et le moral, les habitudes, les maladies et le régime des gens de lettres, artistes, savans, hommes d'état, jurisconsultes, administrateurs, etc.*, 2 Bde., Paris, G.-A. Dentu, [4]1843

Revillon ([2]1786):
Revillon, Claude: *Recherches de la cause des affections hypochondriaques appellées communément vapeurs; ou lettres d'un médecin sur ces affections. On y a joint un journal de l'état du corps, en raison de la perfection de la transpiration et de la température de l'air*, Paris [2]1786 ([1]1784)

Riccoboni (1865):
Riccoboni, [Marie-Jeanne Laboras de Mézières]: *Œuvres de Madame Riccoboni*, Paris, Garnier Frères, 1865

Riccoboni (1979):
Riccoboni, [Marie-Jeanne Laboras de Mézières]: *Lettres de Mistriss Fanni Butlerd* [1757], hg. von Joan Hinde Stewart, Genève, Droz, 1979

Riccoboni (1992):
Riccoboni, [Marie-Jeanne Laboras de Mézières]: *Lettres de Mylord Rivers à Sir Charles Cardigan* [1776], hg. von Olga B. Cragg, Genève, Droz, 1992

Richardson (1970):
Richardson, Samuel: *Pamela, or Virtue rewarded*, 4 Bde., New York, AMS Press, 1970 (Nachdruck der Ausgabe 1902), (The novels of Samuel Richardson, 19 Bde., Bde. 1-4)

Richardson (1990):
Richardson, Samuel: *Clarissa, or The history of a young Lady: comprehending the most important concerns of private Life*; 8 Bde., mit einer Einlei-

tung von Florian Stuber, New York, AMS Press, 1990 (Nachdruck der Ausgabe London, Richardson, ³1751)

Richardson (1804):
Richardson, Samuel: *The Correspondence of Samuel Richardson, author of Pamela, Clarissa, and Sir Charles Grandison, selected from the Original Manuscripts [...] to which are prefixed, a Biographical Account of that Author, and Observations on his Writings*, hg. von Anna Laetitia Barbauld, 6 Bde., London, printed for Richard Philipps, 1804

Richerand (²1812):
Richerand, [Balthasar-] A[nthelme]: *Des Erreurs populaires relatives à la médecine*, Paris, Caille et Ravier, ²1812

Richter (⁵1715):
Richter, Christian Friedrich: *Die höchst=nöthige Erkenntniß des Menschen, sonderlich nach dem Leibe und natürlichem Leben, oder ein deutlicher Unterricht, Von der Gesundheit und deren Erhaltung: auch von denen Ursachen, Kennzeichen und Namen der Kranckheiten, und bewährten Mitteln gegen dieselben, Damit ein jeder, auch ungelehrter, bey Ermangelung eines Medici, sonderlich durch XI: sichere hiezu hinlänglich erfundene und zu einer bequemen Haus= Reise= und Feld=Apothecken religirte Medicamenta, und Gebrauch dieses Tractats, Vermöge bißheriger reichen Erfahrung, die gewöhnlichen, auch schweren Kranckheiten sicher, und mit gutem Success curiren könne*, Leipzig, Joh. Friedrich Gleditsch und Sohn, ⁵1715

Richter (1824):
Richter, Friedrich: *Diätetik für solche Personen, welche bei ihren Geschäften wenig Bewegung haben. Oder wie können Gelehrte, Gerichtspersonen, Regierungs- und Kassenbeamte, Kaufleute, Künstler und alle diejenigen, welche eine sitzende Lebensart zu führen gezwungen sind, sich gesund erhalten und vor Krankheiten bewahren, um ein hohes Alter zu erreichen*, Quedlinburg/Leipzig, Gottfried Basse, 1824

Riedel (1979):
Riedel, Friedrich Justus: «Umständlicher Beweiß, daß im heiligen Römischen Reiche viele Narren sind», in: *Satiren der Aufklärung*, hg. von Gunter Grimm, Stuttgart, Reclam, 1979, S. 110-125

Rigoley de Juvigny (1787):
Rigoley de Juvigny, [Jean Antoine]: *De la décadence des Lettres et de Mœurs, depuis les Grecs et les Romains jusqu'a [sic] nos jours*, Paris, Merigot le jeune, 1787

Robinson (²1729):
Robinson, Nicholas: *A new system of the spleen, vapours, and hypochondriack melancholy: wherein all the decays of the nerves, and lownesses of the spirits, are mechanically accounted for. To which is subjoin'd a Discourse upon the nature, cause, and cure, of melancholy, madness, and lunacy. With a particular Dissertation on the origine of the passions; the*

structure, mechanism, and modulation of the nerves, necessary to produce sensation in animal bodies. To which is prefixed, a philosopical essay concerning the principles of thought, sensation and reflection, and the manner how those noble endowments are disconcerted under the foregoing diseases, London ²1729

Rohatzsch (1840):
 Rohatzsch, R.H.: «Die Krankheiten der höhern Stände und Klassen, nebst den Mitteln, sie zu heilen, zu verhüten und die körperliche und geistige Gesundheit bis in ein spätes Alter zu erhalten», in: ders., *Die Krankheiten, welche verschiedenen Ständen, Altern und Geschlechtern eigenthümlich sind, populär=medizinisch dargestellt*, 6 Bde., Bd. 1, Ulm, Ebner'sche Verlagsbuchhandlung, 1840

Rostain (³1768):
 [Rostain]: *Réflexions sur les affections vaporeuses: ou Examen du Traité des vapeurs des deux sexes. Par Monsieur ****, Paris ³1768

Rostain (1769):
 Rostain: «Analyse de la Réponse de M. BRUN, aux Réflexions sur les Affections vaporeuses, ou Examen du Traité des Vapeurs des deux sexes de M. POMME», in: *Journal de médecine [...]* 31 (1769), S. 395-430

Rousseau, J.J. (1865):
 J.J. Rousseau. Ses Amis et ses Ennemis. Correspondance, hg. von M.G. Steckeisen-Moultou, 2 Bde., Paris, Michel Lévy Frères, 1865

Rousseau, J.J. (1925):
 Rousseau, Jean-Jacques: *Correspondance générale, collationnée sur les originaux*, hg. von Théophile Dufour, 4 Bde., Paris, Armand Colin, 1925

Rousseau, J.J. (1990-1991):
 Rousseau, Jean-Jacques: *Œuvres complètes*, hg. von B. Gagnebin und M. Raymond, 4 Bde., Paris, Gallimard (Bibliothèque de la Pléiade), 1990-1991

Rowley (1788):
 Rowley, William: *A treatise on female, nervous, hysterical, hypochondrical, bilious, convulsive diseases; apoplexy and palsy; with thoughts on madness, suicide &c. In which the principal disorders are explained from anatomical facts and the treatment formed on several new principles*, London 1788

Rozier (1822):***
 Rozier: *Lettres médicales et morales*, Paris, Béchet, 1822

Rübel (1758):***
 Rübel, Jo. Fr.: *Die Mittel, wie denen Hypochondriacis, Melancholicis, Maniacis zu helfen sey, nach physikalischen Lehrsätzen ausgeführt und erwiesen*, Breslau 1758

Rufus von Ephesos (1978):
 Rufus von Ephesos: *Krankenjournale*; Übersetzung, Erläuterungen und hg. von Manfred Ullmann, Wiesbaden, Harrassowitz, 1978

Rush (1947):
: Rush, Benjamin: *Selected writings*, hg. von Dagobert D. Runes, New York 1947

Rymer (^{2}1785):
: Rymer, James: *A tract upon indigestion and the hypochondriac disease and upon the atonic or flying gout; [...]*, London ^{2}1785

Sachs (1830):
: Sachs, J[ohann] J[acob]: *Aerztliches Gemälde des weiblichen Lebens im gesunden und krankhaften Zustande, aus physiologischem, intellektuellem und moralischem Standpunkte. Ein Lehrbuch für Deutschlands Frauen*, Berlin, Vereinsbuchhandlung, 1830

Saint-Simon (1983-1988):
: Saint-Simon: *Mémoires, suivi d'Additions au Journal de Dangeau*, nouvelle édition, hg. von Yves Coirault, 8 Bde., Paris, Gallimard (Bibliothèque de la Pléiade), 1983-1988

Sainte-Palaye (1781):
: Sainte-Palaye, [Jean Baptiste] de La Curne de: *Mémoires sur l'ancienne chevalerie, considérée comme un établissement politique & militaire*, Neue, vermehrte Auflage, 3 Bde., Bd. 3, Paris, Veuve Duchesne, 1781

Salzmann (^{2}1784-1788):
: Salzmann, Christian Gotthilf: *Carl von Carlsberg oder über das menschliche Elend*, 6 Bde., Karlsruhe ^{2}1784-1788

Saurin (1974):
: Saurin, [Bernard Joseph]: «Les Mœurs du Temps» [Komödie 1760], in: *Théâtre du XVIIIe siècle*, hg. von Jacques Truchet, Bd. 2, Paris, Gallimard (Bibliothèque de la Pléiade), 1974, S. 261-284

Sauvages (1772):
: Sauvages, François Boissier de: *Nosologie méthodique ou distribution des maladies en classes, en genres et en espèces suivant l'esprit de Sydenham*, 10 Bde., Lyon, Bruysset, 1772

Schaarschmidt (1755):
: Schaarschmidt, Samuel: *Diaetetik oder Lehre von der Lebensordnung für Gesunde und Krancke zur Erhaltung und Wiederherstellung der Gesundheit*, hg. und mit Zusätzen vermehrt von Ernst Anton Nicolai, Berlin, Verlag Joh. Jacob Schützens seel. Wittwe [sic], 1755

Scheibel (1981):
: Scheibel, Gottfried Ephraim: *Die Unerkannte [sic] Sünden der Poeten Welche man Sowohl in ihren Schriften als in ihrem Leben wahrnimmt. Nach den Regeln des Christentums und vernünfftiger Sittenlehre geprüfet*, München, Kraus International Publications, 1981 (Nachdruck der Ausgabe Leipzig 1734), (Quellen zur Geschichte des Buchwesens, Bd. 2)

Scheidemantel (1787):
: Scheidemantel, F.C.G.: *Leidenschaften als Heilmittel betrachtet*, Hildenburghaußen, Johann Gottfried Hanisch, 1787

Schiller (1958):
Schiller, Friedrich: «Über die Krankheitsumstände des Eleven Grammont» (1780), in: *Schillers Werke*, Nationalausgabe, im Auftrag der Nationalen Forschungs- und Gedenkstätten der klassischen deutschen Literatur in Weimar (Goethe- und Schiller-Archiv) und des Schiller-Nationalmuseums, hgg. von Julius Petersen [u.a.], 42 Bde., Weimar, Hermann Böhlaus Nachfolger, 1943-67, Bd. 22 (1958), S. 19-30

Schlosser (1787):
Schlosser, Johann Georg: «Ueber Pedanterie und Pedanten [als eine Warnung für die Gelehrten des XVIII. Jahrhunderts]», in: ders., *Kleine Schriften*, 6 Teile in 2 Bdn., Basel, Carl August Serini, 1779-1794, Bd. 2, Teil 5 (1787), S. 247-278

Schopenhauer (^{3}1972):
Schopenhauer, Arthur: «Aphorismen zur Lebensweisheit», in: ders., *Sämtliche Werke*, hg. von Arthur Hübscher, 6 Bde., Wiesbaden, Brockhaus, ^{3}1972, Bd. 1, S. 331-530

Schopenhauer (1991):
Schopenhauer, Arthur: *Werke*, nach den Ausgaben letzter Hand, hg. von Ludger Lütkehaus, 5 Bde. und 1 Beibuch, Zürich, Haffmans, 1991

Schreiber (1756):
Schreiber, Johann Friedrich: *Kurze doch zulängliche Anweisung zur Erkenntnis und Cur der vornehmsten Krankheiten des menschlichen Leibes; doch vornehmlich in Absicht auf erwachsene Mannspersonen [...]*, Leipzig 1756

Sénac de Meilhan (^{2}1789):
Sénac de Meilhan, Gabriel: *Considérations sur l'esprit et les mœurs*, London/Paris ^{2}1789 (^{1}1787)

Seneca (1993):
Seneca: *Philosophische Schriften*, hg., übersetzt und mit einer Einleitung von Otto Apelt, 4 Bde., Hamburg, Meiner, 1993

Sévigné (1976):
Sévigné, Marie de: *Lettres*, hg. von Bernard Raffalli, Paris, Garnier-Flammarion, 1976

Sévigné (1995-1996):
Sévigné, [Marie] de: *Correspondance*, hg. von Roger Duchêne, 3 Bde., Paris, Gallimard (Bibliothèque de la Pléiade), 1995-1996

Seze (1786):
Seze, Paul-Victor de: *Recherches phisiologiques [sic] et philosophiques sur la sensibilité ou la vie animale*, Paris, Prault, 1786

Soemmerring (1793):
Soemmerring, [Samuel] Th[omas]: *Über die Wirkungen der Schnürbrüste*, völlig umgearbeitete Auflage, Berlin, Vossische Buchhandlung, 1793

Somaize (1972):
Somaize, Antoine Baudeau de: *Le Dictionnaire des Précieuses*; nouvelle

édition augmentée de divers opuscules et d'une clef historique et anecdotique, hg. von Charles-Louis Livet, 2 Bücher in 1 Bd., Hildesheim/New York, Olms, 1972 (Nachdruck der Ausgabe Paris 1856)

Sponitzer (1795):
Sponitzer, D.: *Das Tanzen in pathologisch = moralischer Hinsicht erwogen. Allen Erziehern und Freunden der Jugend angelegentlichst empfohlen*, Berlin, Friedrich Maurer, 1795

Spurzheim (1820):
Spurzheim, G.: *Essai philosophique sur la nature morale et intellectuelle de l'homme*, Paris, Treuttel et Würtz, 1820

Stahl (1961):
Stahl, Georg Ernst: «Über den mannigfaltigen Einfluß von Gemütsbewegungen auf den menschlichen Körper» [Halle 1695], in: ders., *Schriften*; Übersetzung ins Deutsche und hg. von Bernward Josef Gottlieb, Leipzig, Johann Ambrosius Barth, 1961, S. 23-37

Stendhal (1981-1982):
Stendhal: *Œuvres intimes*, 2 Bde., hg. von V. Del Litto, Paris, Gallimard (Bibliothèque de la Pléiade), 1981-1982

Storch (1744):
Storch, Joh. [alias Pelargus]: *Schuldige Pflicht eines Physici gegen seine ihm anvertrauete Patienten, wie er selbige in der Diaet und Verhalten, solcher gestalt unterrichtet und warnet, daß sie nicht durch ungegründete und mehr schädliche als nützliche Selbst = oder verbotene Pfuschers-Curen sich ums Leben und Gesundheit bringen, sondern sich vielmehr also verhalten, damit ein vernünftiger Medicus einen leichten und richtigen Weg zu glücklicher Cur bey ihnen finde*, Gotha, Mevius, 1744

Storr (1805):
Storr, Ludwig: *Untersuchungen über den Begriff, die Natur und die Heilbedingungen der Hypochondrie*, Stuttgart, Magazin für Litteratur, 1805

Struve (1803):
Struve, Christian August: *Der Gesundheitsfreund der Jugend oder praktische Anweisung, wie man in der Jugend den Grund zu einer dauerhaften Gesundheit legen und sie bis ins späte Alter erhalten könne*, Hannover, Gebrüder Hahn, 1803

Struve (1824):
Struve, Christian August: *Der Gesundheitsfreund des Alters oder praktische Anweisung wie man im Alter seine Gesundheit erhalten, sein Leben verlängern und froh genießen könne*, Hannover, Hahnsche Hof-Buchhandlung, 1824

Stukeley (1723):
Stukeley, William: *Of the Spleen, its Description and History, Uses and Diseases, particularly the Vapors with their Remedy. Being a Lecture read at the Royal College of Physicians, London 1722. To which is Added Some*

Anatomical Observations in the Dissection of an Elephant, London, printed for the Author, 1723

Styr (^{2}1806):
Styr, Martin Ernst: *Handbuch der populären Arzneiwissenschaft, für die gebildeten Stände in den nördlichen und südlichen Provinzen Rußlands*, Riga, in der nordischen Kommissionshandlung, ^{2}1806

Tabor (1792):
Tabor, Heinrich: *Abhandlung über Nervenschwäche nebst neuer Muthmassung über die Nervenflüssigkeit*, Dürkheim, Pfähler, 1792

Tabor (1793):
Tabor, Heinrich: *Anweisung für Hypochondristen ihren Zustand gehörig einzusehen und zu verbessern*, Dürkheim, Pfähler, [1793]

Tallavignes (1821):***
Tallavignes, Jean Antoine: *Dissertation sur la médecine ou l'on prouve que l'homme civilisé ou l'homme moral est plus sujet aux maladies graves que l'homme qui vit dans l'état de la nature [...]*, Carcassonne 1821

Telinge (1771):
Telinge, Jacques: «Observations sur l'Effet des Stomachiques & Apéritifs, dans les Vapeurs hystériques», in: *Journal de médecine [...]* 36 (1771), S. 434-439

Thomas (1802):
Thomas, Antoine Léonard: *Œuvres complètes*, 5 Bde., Paris 1802

Thümmel (1856):
Thümmel, M[oritz] A[ugust]: *Sämmtliche [sic] Werke*, 4 Bde., Leipzig, Göschensche Verlagsbuchhandlung, 1856

Tissot, C.-J. (1780):
Tissot, [Clément-Joseph]: *Gymnastique médicinale et chirurgicale, ou Essai sur l'utilité du Mouvement, ou des différens Exercices du corps, & du repos dans la cure des Maladies*, Paris, Bastien, 1780

Tissot, C.-J. (1798):
Tissot, C[lément]-J[oseph]: *De l'influence des Passions de l'Ame dans les Maladies, et des Moyens d'en corriger les mauvais Effets*, Paris, Armand-Koenig, 1798

Tissot, C.-J. (1799):
Tissot, C[lément]-J[oseph]: *Über den Einfluß der Leidenschaften auf Krankheiten und von den Mitteln ihre schädlichen Wirkungen zu verbessern*; Übersetzung aus dem Französischen von J[ohann] G[eorg] Breiting, Leipzig/Gera, Wilhelm Heinsius, 1799

Tissot, S.-A.-A.-D. (1760):***
Tissot, Samuel-Auguste-André-David: *L'Onanisme; dissertation physique et morale*, Lausanne, Antoine Chapuis, 1760

Tissot, S.-A.-A.-D. (^{2}1762):
Tissot, Samuel-Auguste-André-David: *Avis au peuple sur sa santé*; nouvelle édition, augmentée de la Description & de la cure de plusieurs maladies, &

principalement de celles qui demandent de prompts secours, Paris, Didot le Jeune, ²1762 (¹1761)

Tissot, S.-A.-A.-D. (³1767):
Tissot, Samuel-Auguste-André-David: *Avis au peuple sur sa santé*, troisième édition originale, augmentée par l'auteur, 2 Bde., Lyon, Duplain, ³1767 (¹1761)

Tissot, S.-A.-A.-D. (1768):
Tissot, Samuel-Auguste-André-David: *De la santé des Gens de Lettres*, Lausanne, chez Franç. Grasset & Comp., 1768

Tissot, S.-A.-A.-D. (1770):
Tissot, Samuel-Auguste-André-David: *Essai sur les maladies des gens du monde*, Genève, chez Fellet & Fils Imp., 1770

Tissot, S.-A.-A.-D. (1778-1783):
Tissot, Samuel-Auguste-André-David: *Traité des nerfs et de leurs maladies*, 5 Bde., Paris/Lausanne 1778-1783

Tode (1797):
Tode, Johann Clemens: *Nöthiger Unterricht für Hypochondristen, die ihren Zustand recht erkennen und sich vor Schaden hüten wollen*, Kopenhagen 1797

Tourtelle (1804):
Tourtelle, Etienne: *Histoire philosophique de la Médecine depuis son origine jusqu'au commencement du 18ᵉ siècle*, 2 Bde., Paris 1804

Toussaint (1748):
Toussaint, François-Vincent: *Les Mœurs*, Amsterdam, aux depens [sic] de la compagnie, 1748

Troxler (1803):
Troxler, [Ignaz Paul Vitalis]: *Ideen zur Grundlage der Nosologie und Therapie*, Jena, Academische Buchhandlung, 1803

Trublet (1755-60):
Trublet, Abbé [Nicolas-Charles-Joseph]: *Essais sur divers sujets de littérature et de morale*, 2 Bde., Paris, ⁶1755-1760 (¹1735)

Unger (1991):
Unger, Friederike Helene: *Julchen Grünthal. Eine Pensionsgeschichte* [1784], hg. und mit einem Nachwort versehen von Susanne Zantop, 2 Bde., Hildesheim/Zürich/New York, Olms, 1991 (Nachdruck der Ausgabe Berlin, Unger, ³1798), (Frühe Frauenliteratur in Deutschland, Bd. 11,1 und 11,2)

Unzer, J.A. (1851):
Unzer, Johann August: *The principles of physiology [...] and A dissertation on the function of the nervous system, by Georges Prochaska*; Übersetzung und hg. von Thomas Laycook, London 1851

Unzer, J.C. (²1767):
Unzer, Johanna Charlotte: *Grundriß einer Weltweißheit für das Frauenzimmer*, hg. und mit einer einer Vorrede von Johann Gottlob Krüger [...], Halle, Carl Hermann Hemmerde, ²1767

Vandermonde (1756):
Vandermonde, Charles-Augustin: *Essai sur la manière de perfectionner l'espèce humaine*, 2 Bde., Paris, Vincent, 1756
Van Swieten (1770):
Van Swieten, Gerhard: *Commentaires sur les Aphorismes d'Herman Boerhave [sic], de la connaissance et de la cure des maladies [...]*; Übersetzung ins Französische von M. Moublet [...], 6 Bde., Lyon 1770
Varnhagen (^{2}1979):
Varnhagen, Rahel: *Briefwechsel*, [hg. von Friedhelm Kemp], 4 Bde., München, Winkler, ^{2}1979
Vauvenargues (1968):
Vauvenargues, L.C. Marquis de: *Œuvres complètes*, hg. von Henry Bonnier, Paris, Hachette, 1968
Venette (1687):
Venette, Nicolas: *Tableau de l'amour considéré dans l'Estat du Marriage [sic]*, 4 Teile, Amsterdam, chez Jean & Gilles Iansson a Waesberge, 1687
Verardi Zeviani (1794):
Verardo [sic] Zeviani, Giovanni: *Ueber die Hypochondrie, hypochondrische Flatulenz, Windsucht und die übrigen Blähungsbeschwerden. Aerzten und Hypochondristen gewidmet*; Übersetzung aus dem Italienischen und mit Anmerkungen versehen, Leipzig, J.T. Feind, 1794
Vicq D'Azyr (1805):***
Vicq d'Azyr, Felix: *Œuvres*; avec des notes et un discours [...] par Jacques L. Moreau, 6 Bde., Paris 1805
Vigarous (1801):
Vigarous, Joseph-Marie-Joachim: *Cours élémentaire de maladies des femmes, ou Essai sur une nouvelle méthode pour étudier et pour classer les maladies de ce sexe*, 2 Bde., Paris, Deterville, 1801
Virey (1810):
Virey, Julien-Joseph: *De l'influence des Femmes sur le goût dans la littérature et les Beaux-Arts. Pendant le XVIIe et le XVIIIe siècle. Discours qui a remporté le prix sur cette question proposée par la Société des Sciences, Lettres et Arts de Mâcon, en 1809*, Paris 1810
Virey (^{2}1826):
Virey, Julien-Joseph: *De la femme sous ses rapports physiologiques, morale et littéraire*, Paris ^{2}1826
Virey (1828):
Virey, J[ulien-] J[oseph]: *Hygiène philosophique ou De la santé dans le régime physique, moral et politique de la civilisation moderne*, Paris, Crochard, 1828
Viridet (1726):***
Viridet, Jean: *Dissertation sur les vapeurs qui nous arrivent*, Yverdon 1726
Voisin (1826):
Voisin, Félix: *Des causes morales et physiques des maladies mentales et de*

quelques autres affections nerveuses telles que l'hystérie, la nymphomanie et le satyriasis, London/Paris 1826
Voltaire (1950a):
Voltaire: *Correspondance avec les Tronchin*, hg. von André Delattre, Paris, Mercure de France, 1950
Voltaire (1950b):
Voltaire: *Lettres inédites aux Tronchin*, mit einer Einleitung von Bernard Gagnebin, 3 Bde., Genève/Lille, Textes Littéraires Français, 1950
Voltaire (1967):
Voltaire: *Œuvres complètes*; nouvelle édition [...], hg. von Louis Moland, 52 Bde., Nendeln/Liechtenstein, Kraus Reprint, 1967 (Nachdruck der Ausgabe Paris 1877-1885)
Voltaire (1977-1992):
Voltaire: *Correspondence and related documents*, hg. von Theodore Besterman, 51 Bde., Genève, Institut et Musée Voltaire [u.a.], 1968-1977 (The complete works of Voltaire, Bde. 85-135)
Wainewright ([2]1708):
Wainewright, Jer[emiah]: *A Mechanical Account of the Non-Naturals. Being a Brief Explication of the changes made in Human Bodies, by AIR, DIET, &c. Together with an Enquiry into the Nature and the Use of BATHS upon the same principles. To which is prefixed the Doctrin of ANIMAL SECRETION in several Propositions*, London, printed by J.B. Ralph Smith, [2]1708 ([1]1707)
Walpole (1939):
Walpole, Horace: *Horace Walpole's correspondence with Madame du Deffand and Mademoiselle Sanadon*, hg. von W.S. Lewis und Warren Hunting Smith, 6 Bde., New Haven/London, Yale University Press/Humpfrey Milford, Oxford University Press [u.a.], 1939
Weikard (1775-1777):
Weikard, Melchior Adam: *Der philosophische Arzt*, 4 Teile in 1 Bd., Frankfurt/Hanau/Leipzig 1775-1777
Weikard (1797):
Weikard, M[elchior] A[dam]: *Toilettenlektüre für Damen und Herren in Rücksicht auf die Gesundheit*, Frankfurt a.M., Andreäische Buchhandlung, 1797
Wendt (1803):
Wendt, J.: *Ueber den Tanz als Vergnügen und Schädlichkeit. Ein Beytrag zur Diätetik*, Breslau, August Schall, 1803
Wetzel ([2]1820):
We[t]zel, [Karl Fr.]: *Sieg über die Hypochondrie oder gemeinfaßliche Anweisung, das Uebel der Hypochondrie zu erkennen und gründlich zu heilen*, hg. von L. Vogel, Erfurt [2]1820
Wetzler (1801):
Wetzler, Johann Evang[elist]: *Ueber den Einfluß des Tanzes auf die Ge-

sundheit nebst Verhaltungsmaßregeln, Landshut, Anton Weber'sche Buchhandlung, 1801

Wezel (1970):
: [Wezel, Johann Karl]: *Wilhelmine Arend, oder die Gefahren der Empfindsamkeit*, Frankfurt a.M., Minerva, 1970 (unveränderter Nachdruck der Ausgaben Dessau/Leipzig, Buchhandlung der Gelehrten/Schwickert, 1782)

Whytt (1767):
: Whytt, Robert: *Les vapeurs et maladies nerveuses, hypocondriaques, ou hystériques. Reconnus & traitées dans les deux sexes. Traduction de l'Anglois [...]. On y a joint 1° Une Exposition anatomique des nerfs, avec figures, par M. Alexandre MONRO. 2° L'extrait des principaux ouvrages sur la nature & les causes des maladies nerveuses. 3° Des Conseils sur le régime & la conduite qu'on doit observer pour préserver, tant de l'attaque que des retours de ces maladies*. Ouvrages revues & publiés par M Lebegue [sic] de Presle, 2 Bde., Paris 1767

Whytt (^{3}1794):
: Whytt, Robert: *Beobachtungen über die Natur und Heilung der Krankheit, die man gemeiniglich Nervenübel ingleichen hypochondrische und hysterische Zufälle nennt*; Übersetzung aus dem Englischen, Leipzig ^{3}1794 (^{1}1766)

Willich (1802):
: Willich: *Hygiène domestique ou l'art de conserver la santé et de prolonger la vie, mis à la portée des gens du monde; Ouvrage qui contient, entr'autres choses utiles, des préceptes simples et raisonnés sur l'éducation physique des Enfans, l'usage des bains, le choix des alimens, la conservation des yeux et la direction de [sic] affections de l'ame. Traduction anglais du Dr Willich, à laquelle on a joint un grand nombre de Notes critiques et explications*, par E.M. Itard, 2 Bde. in 1 Bd., Paris, Ducauroy, 1802

Wilson (1777):***
: Wilson, Andrew: *Medical Researches; being an Inquiry into the Nature and Origin of Hysteric in the Female constitution, and into the Distinction between that Disease and Hypochondriac of Nervous Disorders*, London 1777

Wobeser (1990):
: [Wobeser, Wilhelmine Karoline von]: *Elisa oder das Weib wie es seyn sollte* [1795], Hildesheim/Zürich/New York, Olms, 1990 (Nachdruck der Ausgaben Leipzig ^{4}1799 und 1800), (Frühe Frauenliteratur in Deutschland, hg. von Anita Runge, Bd. 8)

Zimmermann (1995):
: Zimmermann, Johann Georg: *Von der Diät für die Seele*, hgg. von Udo Benzenhöfer und Gisela vom Bruch, Hannover, Laurentius, 1995

Zückert (^{2}1768):
: Zückert, Johann Friedrich: *Von den Leidenschaften*, Berlin ^{2}1768

II. Forschungsliteratur

Abensour (1977):
 Abensour, Léon: *La femme et le féminisme avant la Révolution*, Genève, Slatkine Reprints, 1977 (Nachdruck der Ausgabe Paris 1923)
Abricossoff (1897):
 Abricossoff, Glafira: *L'Hystérie aux XVIIe et XVIIIe siècles*, Thèse Paris 1897
Achelis (1938):
 Achelis, Daniel: *Die Ernährungsphysiologie des 17. Jahrhunderts*, Heidelberg 1938 (Sitzungsbericht der Heidelberger Akademie der Wissenschaften, Mathematisch-Naturwissenschaftliche Klasse, Jg. 1938, 3. Abhandlung)
Ackerknecht (1948):
 Ackerknecht, Erwin H.: «Hygiene in France 1815-1848», in: *Bulletin of the History of Medicine* 22, 2 (1948), S. 117-155
Albert (1994):
 Albert, Mechthild: «‹Une ermite au milieu de la Cour›: La mélancolie de Madame Palatine», in: *«Diversité, c'est ma devise.» Studien zur französischen Literatur des 17. Jahrhunderts*. Festschrift für Jürgen Grimm zum 60. Geburtstag, hgg. von Frank-Rutger Hausmann, Christoph Miething und Margarete Zimmermann, Tübingen, Romanisches Seminar, Biblio 17 (Suppléments aux ‹Papers on French Seventeenth Century Literature›), 1994, S. 17-41
Aldis (^{2}1906):
 Aldis, Janet: *Madame Geoffrin. Her Salon and her Times (1750-1777)*, London ^{2}1906 (^{1}1905)
Alic (1987):
 Alic, Margaret: *Hypatias Töchter. Der verleugnete Anteil der Frauen an der Naturwissenschaft*; Übersetzung aus dem Englischen von Rita Peterli, Zürich, Unionsverlag, 1987
Alletz (1855):
 Alletz, Edouard: *Maladies du siècle*, Paris, Charles Gosselin, 1855
Amstutz (1974):
 Amstutz, Jacob: «Montaignes Begriff der Gesundheit», in: *Heidelberger Jahrbuch* 18 (1974), S. 101-122
Anderson/ Zinsser (1992):
 Anderson, Bonnie S./ Zinsser, Judith P.: *Eine andere Geschichte. Frauen in Europa*, 2 Bde.; Übersetzung aus dem Amerikanischen von Katharina Biegger Schwarz, Zürich, Schweizer Verlagshaus, 1992
Andries (1989):
 Andries, Lise: *La Bibliothèque bleue au dix-huitième siècle: une tradition éditoriale*, Oxford, The Voltaire Foundation, 1989 (Studies on Voltaire [...], Bd. 270

D'Angeli (1969):
D'Angeli, Dina: «La médecine et la littérature réaliste», in: *Culture française Bari* 16 (1969), S. 257-259
Antonioli (1976):
Antonioli, Roland: *Rabelais et la Médecine*, Genève, Droz, 1976 (Études Rabelaisiennes, Bd. 12)
Ariès (1971):
Ariès, Philippe: *Histoire des populations françaises et de leurs attitudes devant la vie depuis le XVIIIe siècle*, Paris, Seuil, 1971
Ariès/ Duby (1995):
Ariès, Philippe/ Duby, Georges (Hgg.): *Geschichte des privaten Lebens*; Übersetzung aus dem Französischen, 5 Bde., Frankfurt a.M., Fischer, 1995
Arnold, K. (1959):
Arnold, Konrad: *Die Geschichte der französischen Physiologie zwischen 1750 und 1850*, Diss. med. Münster 1959
Arnold, W. (1966):
Arnold, Werner: «Ennui — spleen — nausée — tristesse: Vier Formen des Ungenügens an der Welt», in: *Die Neueren Sprachen* 65 (1966), S. 159-173
Artelt (1968):
Artelt, Walter: «Arzt und Leibesübungen in Mittelalter und Renaissance», in: *Medizinhistorisches Journal* 3 (1968), S. 222-242
Artelt/ Heischkel (1969):
Artelt, Walter/ Heischkel, Edith/ Mann, Gunter/ Rüegg, Walter (Hgg.): *Städte-, Wohnungs- und Kleidungshygiene des 19. Jahrhunderts in Deutschland*; Vorträge eines Symposiums vom 17. bis 18. Juni 1967 in Frankfurt a.M., Stuttgart, Ferdinand Enke, 1969
Ascoli (1906):
Ascoli, Georges: «Bibliographie pour servir à l'histoire des idées féministes depuis le milieu du XVIIe jusqu'à la fin du XVIIIe siècle», in: *Revue de synthèse historique* 13 (1906), S. 99-106
Astruc, P. (1949):
Astruc, Pierre: *Saint-Simon et la médecine*, Paris, Éditions Hippocrate, 1949
Astruc, P. (1951):
Astruc, Pierre: «Les sciences médicales et leurs représentants dans l'Encyclopédie», in: *Revue d'histoire des sciences* 4 (1951), S. 359-368
Aubertin (1968):
Aubertin, Charles: *L'esprit public au XVIIIe siècle. Étude sur les mémoires et les correspondances politiques des contemporains — 1715 à 1789 —*, Genève, Slatkine Reprints, 1968 (Nachdruck der Ausgabe Paris 1873)
Avigdor (1974):
Avigdor, Eva: *Madame de Sévigné. Un portrait intellectuel et moral*, mit einem Vorwort von Jacques Morel, Paris, Nizet, 1974

Aziza-Shuster (1952):
Aziza-Shuster, Evelyne: *Le médecin de soi-même*, Paris, Presses universitaires de France, 1972
Azouvi (1981):
Azouvi, François: «Woman as a model of pathology in the 18th century», in: *Diogenes* 115 (1981), S. 22-36
Baader (1980):
Baader, Renate: «Die Literatur der Frau oder die Aufklärung der kleinen Schritte», in: *Neues Handbuch der Literaturwissenschaft*, hg. von Klaus von See, 23 Bde., Wiesbaden 1978-1984, Bd. 13 (1980): «Europäische Aufklärung III», hgg. von Jürgen von Stackelberg [u.a.], S. 79-106
Baader (1985):
Baader, Renate: «Die verlorene weibliche Aufklärung — Die französische Salonkultur des 17. Jahrhunderts und ihre Autorinnen», in: Hiltrud Gnüg/ Renate Möhrmann (Hgg.), *Frauen — Literatur — Geschichte. Schreibende Frauen vom Mittelalter bis zur Gegenwart*, Stuttgart, Metzler, 1985, S. 58-82
Baader (1988):
Baader, Renate (Hg.): *Das Frauenbild im literarischen Frankreich. Vom Mittelalter bis zur Gegenwart*, Darmstadt, Wissenschaftliche Buchgesellschaft, 1988 (Wege der Forschung, Bd. 611)
Baader/ Fricke (1979):
Baader, Renate/ Fricke, Dietmar (Hgg.): *Die französische Autorin vom Mittelalter bis zur Gegenwart*, Wiesbaden, Akademie Verlag, 1979
Baas (1892):
Baas, J.H.: «Zur Geschichte der öffentlichen Hygiene», in: *Deutsche Vierteljahresschrift zur öffentlichen Gesundheitspflege* 11 (1892), S. 325-347
Baasner (1988):
Baasner, Frank: *Der Begriff der ‹sensibilité› im 18. Jahrhundert; Aufstieg und Niedergang eines Ideals*, Heidelberg, Winter, 1988
Babb (1936):
Babb, Lawrence: «The Cave of the Spleen», in: *The Review of English Studies* 12 (1936), S. 165-176
Babb (1951):
Babb, Lawrence: *The Elisabethan Malady. A Study of Melancholia in English Literature from 1580 to 1642*, East Lansing, Michigan State College Press, 1951
Badinter (1983):
Badinter, Elisabeth: *Emile, Emile; l'ambition féminine au XVIIIème siècle*, Paris, Flammarion, 1983
Barni (1967):
Barni, Jules: *Histoire des idées morales et politiques en France au XVIIIe siècle*, Genève, Slatkine Reprints, 1967 (Nachdruck der Ausgabe Paris 1865)

Bartel (1960):
Bartel, Roland: «Suicide in Eighteenth-Century England: The Myth of a Reputation», in: *Huntington Library Quarterly* 23 (1960), S. 145-158
Barthel (1989):
Barthel, Christian: *Medizinische Polizey und medizinische Aufklärung. Aspekte des öffentlichen Gesundheitsdiskurses im 18. Jahrhundert*, Frankfurt a.M./New York, Campus, 1989
Bastide (1912):
Bastide, Ch[arles]: *Français et Anglais au XVIIe siècle*, Paris, Alcan, 1912
Battersby (1989):
Battersby, Christine: «Genius and ‹the female sex› in the eighteenth century», in: *Studies on Voltaire [...]* 264 (1989), S. 909-912
Baudet (1923):
Baudet, Raoul: «Le Dix-huitième siècle pittoresque. Grands malades et grands médecins», in: *Conférencia*, Paris 1923, S. 524-543
Bauer, J. (^{2}1966):
Bauer, Joseph: *Geschichte der Aderlässe*, München, Fritsch, ^{2}1966 (Nachdruck der Ausgabe München 1870)
Baur (1988):
Baur, Susan: *Hypochondria: Woeful imaginings*, Berkely/Los Angeles/London, University of California Press, 1988
Baxmann (1983):
Baxmann, Inge: «Von der Egalité im Salon zur Citoyenne. Einige Aspekte der Genese des bürgerlichen Frauenbildes», in: A. Kuhn/ J. Rüsen (Hgg.), *Frauen in der Geschichte*, Bd. 3, Düsseldorf, Schwann, 1983, S. 118-137
Becker-Cantarino (1987a):
Becker-Cantarino, Barbara: *Der lange Weg zur Mündigkeit. Frau und Literatur (1500-1800)*, Stuttgart, Metzler, 1987
Becker-Cantarino (1987b):
Becker-Cantarino, Barbara: «Die ‹gelehrte Frau› und die Institutionen und Organisationsformen der Gelehrsamkeit am Beispiel der Anna Maria van Schurmann (1607-1678)», in: *Res publica litteraria: die Institution der Gelehrsamkeit in der Frühen Neuzeit*, hgg. von Sebastian Neumeister und Conrad Wiedemann, 2 Bde., Wiesbaden, Harrassowitz, 1987, Bd. 2, S. 559-576
Béclard (1982):
Béclard, Léon: *Sébastien Mercier. Sa vie, son œuvre, son temps d'après des documents inédits*, avec un Portrait en héliogravure, Hildesheim/Zürich/New York, Olms, 1982 (Nachdruck der Ausgabe Paris, Champion, 1903)
Beetz (1987):
Beetz, Manfred: «Der anständige Gelehrte», in: *Res publica litteraria: die Institution der Gelehrsamkeit in der frühen Neuzeit*, hgg. von Sebastian Neumeister und Conrad Wiedemann, 2 Bde., Wiesbaden, Harrassowitz, 1987, Bd. 1, S. 153-173

Belin (1973):
 Belin, Jean Paul: *Le mouvement philosophique de 1748 à 1789*, Hildesheim/ New York, Olms, 1973 (Nachdruck der Ausgabe Paris 1913)
Benaroyo (1988):
 Benaroyo, Lazare: *L'AVIS AU PEUPLE SUR SA SANTÉ de Samuel-Auguste Tissot (1728-1797): la voie vers une médecine éclairée*, Zürich, Juris, 1988 (Zürcher medizingeschichtliche Abhandlungen, Bd. 195)
Benaroyo (1989):
 Benaroyo, Lazare: «Tissot et la conception de la médecine savante au 18e siècle», in: *Gesnerus* 46 (1989), S. 229-238
Benedek ([2]1976):
 Benedek, István: *Pariser Salons. Historischer Roman*; Übersetzung aus dem Ungarischen von Ita Szent-Iványi, Berlin, Volk und Welt, [2]1976 ([1]1974)
Bennemann (1969):
 Bennemann, H. Jürgen: *Das psychopathologische Bild der Melancholie seit 1800*, Diss. med. Kiel 1969
Benrekassa (1987):
 Benrekassa, Georges: «Hystérie, ‹crises› et convulsions au XVIIIe siècle: Age des Lumières, éclipses du sujet», in: *Revue des Sciences Humaines* 208 (1987), S. 113-140
Benzenhöfer (1990):
 Benzenhöfer, Udo: *Melancholie in Literatur und Kunst*, Hürtgenwald, Pressler, 1990 (Schriften zur Psychopathologie, Kunst und Literatur, Bd. 1)
Benzenhöfer (1993):
 Benzenhöfer, Udo: *Psychiatrie und Anthropologie in der ersten Hälfte des 19. Jahrhunderts*, Hürtgenwald, Pressler, 1993 (Schriften zur Wissenschaftsgeschichte, Bd. 11)
Benzenhöfer/ Kühlmann (1992):
 Benzenhöfer, Udo/ Kühlmann, Wilhelm (Hgg.): *Heilkunde und Krankheitserfahrung in der frühen Neuzeit. Studien am Grenzrain von Literaturgeschichte und Medizingeschichte*, Tübingen, Niemeyer, 1992
Bergdolt (1992):
 Bergdolt, Klaus: *Arzt, Krankheit und Therapie bei Petrarca. Die Kritik an Medizin und Naturwissenschaft im italienischen Frühhumanismus*, Weinheim, VCH, Acta Humaniora, 1992
Bergdolt (1999):
 Bergdolt, Klaus: *Leib und Seele: eine Kulturgeschichte des gesunden Lebens*, München, Beck, 1999
Bernal (1956):
 Bernal, J.D.: «Les rapports scientifiques entre la Grande-Bretagne et la France au XVIIIe siècle», in: *Revue d'Histoire des Sciences et de leurs applications* 9 (1956), S. 289-300

Bernard, L. (1962):
Bernard, Léon: «Medicine at the Court of Louis XIV», in: *Medical History* 6 (1962), S. 201-212
Bernett (1980):
Bernett, Hajo: «Johann Christoph Friedrich GutsMuths», in: Horst Ueberhorst (Hg.), *Geschichte der Leibesübungen*, Bd. 3, 1, Berlin/München/Frankfurt a.M., Bartels & Wernitz, 1980, S. 197-214
Bernier (1993):
Bernier, Olivier: *Ludwig XIV. Eine Biographie*, München, Knaur, 1993
Bernoulli (1992):
Bernoulli, René: «Montaigne und Paracelsus», in: *Gesnerus* 49 (1992), S. 311-322
Berryman (1989):
Berryman, Jack W.: «The Tradition of the ‹Six Things Non-Natural›: Exercise and Medicine from Hippocrates through Ante-Bellum America», in: *Exercise and Sport Sciences Reviews* 17 (1989), S. 515-559
Bertaut (1954):
Bertaut, J.: *La vie littéraire en France au XVIIIe siècle*, Paris, J. Tallandier, 1954
Bertrand (1969):
Bertrand, Joseph: *L'Académie des Sciences et les Académiciens de 1666 à 1793*, Amsterdam, Israël, 1969 (Nachdruck der Ausgabe Paris 1869)
Biesbrock (1978):
Biesbrock, Hans-Rüdiger van: *Die literarische Mode der Physiologien in Frankreich (1840-1842)*, Frankfurt a.M./Bern/Las Vegas, Lang, 1978 (Studien und Dokumente zur Geschichte der Romanischen Literaturen, hg. von Hans-Joachim Lope, Bd. 3)
Binet/ Vallery-Radot (1965):
Binet, Léon/ Vallery-Radot, Pierre: *Médecine et littérature; Prestige de la médecine*, Paris, Expression scientifique française, 1965
Birchler (1975):
Birchler, Urs Benno: *Der Liebeszauber (Philtrum) und sein Zusammenhang mit der Liebeskrankheit in der Medizin besonders des 16.-18. Jahrhunderts*, Diss. Zürich 1975
Bischoff (1991):
Bischoff, Hans-Dieter: «Auf dem steinigen Weg von der Theorie zur Praxis. Die Entdeckung des menschlichen Blutkreislaufs», in: *Damals* 7 (1991), S. 634-638
Blaicher (1977):
Blaicher, Günther: *Freie Zeit — Langeweile — Literatur. Studien zur therapeutischen Funktion der englischen Prosaliteratur im 18. Jahrhundert*, Berlin/New York, de Gruyter, 1977
Bleker (1983):
Bleker, Johanna: «Der gefährdete Körper und die Gesellschaft — Ansätze zu

einer sozialen Medizin zur Zeit der bürgerlichen Revolution in Deutschland», in: A.E. Imhof (Hg.), *Der Mensch und sein Körper*, München 1983, S. 226-242
Blochmann (1966):
Blochmann, Elisabeth: *Das «Frauenzimmer» und die «Gelehrsamkeit». Eine Studie über die Anfänge des Mädchenschulwesens in Deutschland*, Heidelberg, Quelle & Meyer, 1966
Bodinaud (1963):
Bodinaud, Jehan: *L'enseignement et la diffusion de la Médecine au XVIIIème siècle*, Diss. med. Rennes 1963
Boehn (1923):
Boehn, Max von: *Rokoko. Frankreich im 18. Jahrhundert*, Berlin 1923
Bolster (1970):
Bolster, Richard: *Stendhal, Balzac et le féminisme romantique*, Paris, Minard, 1970
Bonnet-Roy (1944):
Bonnet-Roy, F.: *Balzac. Les Médecins, la médecine et la science*, mit einem Vorwort von Marcel Bouteron, Paris, Horizons de France, 1944
Bonno (1943):
Bonno, Gabriel: «Hans Sloane et les relations intellectuelles franco-anglaises au dix-huitième siècle (d'après des documents inédits)», in: *The Romantic Review* 34 (1943), S. 40-49
Bonno (1948):
Bonno, Gabriel: *La culture et la civilisation britanniques devant l'opinion française de la paix d'Utrecht aux ‹lettres philosophiques› (1713-1734)*, New York 1948 (Transactions of the American Philosophical Society, N.S., Bd. 38)
Borel (1971):
Borel, Jacques: *Médecine et Psychiatrie Balzaciennes. La science dans le roman*, Paris, J. Corti, 1971
Bougard (1986):
Bougard, Roger G.: *Érotisme et amour physique dans la littérature française du XVIIe siècle*, Paris, Lachurie, 1986
Brandes, G. (1923):
Brandes, Georg: *Voltaire*, 2 Bde., Berlin 1923
Braun, K. (1995):
Braun, Karl: *Die Krankheit Onania. Körperangst und die Anfänge moderner Sexualität im 18. Jahrhundert*, Frankfurt a.M./New York, Campus, 1995 (Historische Studien, Bd. 16)
Braun, R./ Gugerli (1993):
Braun, Rudolf/ Gugerli, David: *Macht des Tanzes — Tanz der Mächtigen: Hoffeste und Herrschaftszeremoniell 1550-1914*, München, Beck, 1993

Braunek (1993-1996):
Braunek, Manfred: *Die Welt als Bühne. Geschichte des europäischen Theaters*, 2 Bde., Stuttgart/Weimar, Metzler, 1993-1996
Bray/ Schlobach/ Varloot (1976):
Bray, Bernard/ Schlobach, Jochen/ Varloot, Jean (Hgg.): *La Correspondance Littéraire de Grimm et de Meister (1754-1813)*. Colloque de Sarrebruck (22-24 février 1974) [...], Paris, Klincksieck, 1976 (Actes et Colloques, Bd. 19)
Brazier (1984):
Brazier, Mary Agnes Burniston: *A history of Neurophysiology in the 17th and 18th centuries; from Concept to Experiment*, New York, Raven Press, 1984
Bréhant (1982):
Bréhant, Jacques: «Voltaire et la médecine», in: *La Semaine des hôpitaux*, 23. Dezember 1982, S. 2792-2801
Bréhant (1987):
Bréhant, Jacques: «Voltaire et la médecine», in: *Revue des sciences morales et politiques* 142 (1987), S. 105-116
Brokmann-Nooren (1994):
Brokmann-Nooren, Christiane: *Weibliche Bildung im 18. Jahrhundert: «gelehrtes Frauenzimmer» und «gefällige Gattin»*, Oldenburg, bis, 1994 (Beiträge zur Sozialgeschichte der Erziehung, Bd. 2)
Brulé (1929):
Brulé, André: *La vie au dix-huitième siècle: Les gens de lettres*, Paris, Seheur, 1929
Brunetière (1911):
Brunetière, Ferdinand: *Etudes sur le XVIIIe siècle*, Paris, Hachette, 1911
Brunner (1891):
Brunner, Hugo: «Ueber academische Romane des 18. Jahrhunderts als Quellen für die Geschichte des studentischen Lebens, sowie über deren Verfasser», in: *Academische Monatshefte* 7 (1891), S. 66-71, S. 125-131 und S. 192-200
Bubenik-Bauer/ Schalz-Laurenze (1995):
Bebenik-Bauer, Iris/ Schalz-Laurenze, Ute (Hgg.): *Frauen in der Aufklärung. «... ihr werten Frauenzimmer, auf!» [...]*, Frankfurt a.M., Helmer, 1995
Bucher (1958):
Bucher, Heinrich W.: *Tissot und sein Traité des nerfs*, Diss. Zürich 1958 (Züricher medizingeschichtliche Abhandlungen, N.R., hg. von E.H. Ackerknecht, Bd. 1)
Buchwald (1937):
Buchwald, Hans: *Ärztliche Studien über die Hygiene der geistigen Arbeit. Ein Beitrag zu ihrer Geschichte*, Diss. med. Dortmund 1937
Buck (1981):
Buck, August [u.a.] (Hgg.): *Europäische Hofkultur im 16. und 17. Jahrhun-*

dert: Vorträge und Referate gehalten anläßlich des Kongresses des Wolfenbütteler Arbeitskreises für Renaissanceforschung und des Internationalen Arbeitskreises für Barockliteratur in der Herzog-August-Bibliothek vom 4.-8. September 1979, 3 Bde., Hamburg, Hauswedell, 1981 (Wolfenbütteler Arbeiten zur Barockforschung, Bde. 8-10)

Büff (1979):
Büff, Renate: *Ruelle und Realität. Preziöse Liebes- und Ehekonzeptionen und ihre Hintergründe*, Heidelberg, Winter, 1979 (Studia Romanica, Bd. 35)

Bugyi (1971):
Bugyi, Blasius: «Über die Gesundheitsschäden der Gelehrten, deren Vorbeugung und Behandlung im Spiegel der Medizingeschichte», in: *Prophylaxe* 10 (1971), S. 132-135

Burckhardt (1997):
Burckhardt, Jacob: *Bilder des Ewigen. Ein kulturgeschichtliches Lesebuch*, hg. von Hanno Helbling, Darmstadt, Wissenschaftliche Buchgesellschaft, 1997

Burill (1931):
Burill, Ives-Marie-Paul-Jean: *La Marquise de Sévigné; Doctor en Médecine (in honoris causa)*, Diss. med. Paris 1931

Burlat (1898):
Burlat, Antonin: *Le roman médical*, Diss. med. Montpellier 1898

Busse (1952):
Busse, Walter: *Der Hypochondrist in der deutschen Literatur der Aufklärung*, Diss. Mainz 1952

Bynum (1980):
Bynum, W.F.: «Health, Disease and medical Care», in: *The Ferment of Knowledge: Studies in the Historiography of Eighteenth-Century Science*, hg. von G. Rousseau und Roy Porter, Cambridge 1980, S. 210-253

Callot (1965):
Callot, Emile: *La philosophie de la vie au XVIIIe siècle*, Paris, Marcel Rivière, 1965

Camporesi (1992):
Camporesi, Piero: *Der feine Geschmack. Luxus und Moden im 18. Jahrhundert*; Übersetzung aus dem Italienischen von Karl F. Hauber, Frankfurt a.M./ New York, Campus, 1992

Carlson/ Simpson (1969):
Carlson, Eric T./ Simpson, Meribeth M.: «Models of the nervous system in eighteenth century psychiatry», in: *Bulletin of the History of Medicine* 43, 2 (1969), S. 101-115

Carmichael/ Ratzan (1994):
Carmichael, Ann G./ Ratzan, Richard M. (Hgg.): *Medizin in Literatur und Kunst*; Übersetzung aus dem Englischen von Andreas Heering, Köln, Könemann, 1994

Carnus (1945):
  Carnus, Juliette: «La conception de la nature humaine au dix-huitième siècle chez les écrivains français», in: *French Review* 19 (Oktober 1945), S. 24-31
Caroll (1976):
  Caroll, Berenice A. (Hg.): *Liberating Woman's History: Theoretical and Critical Essays*, Urbana/Chicago/London, University of Illinois Press, 1976
Cassirer (1945):
  Cassirer, Ernst: «Ficino's place in intellectual history», in: *Journal of the History of Ideas* 6 (1945), S. 483-501
Cesbron (1909):
  Cesbron, Henri: *Histoire critique de l'hystérie*, Paris, Asselin et Houzeau, 1909
Chambers (1987):
  Chambers, Ross: *Mélancholie et opposition; Les débuts du modernisme en France*, Paris, J. Corti, 1987
Chambers (1988):
  Chambers, Ross: «Vapeurs d'Emma, vertige du texte: *Madame Bovary* et la mélancolie», in: Michel Guggenheim (Hg.), *Women in french Literature*, America, Anma Libri, 1988, S. 157-167
Chartier (1995):
  Chartier, Roger: *Die kulturellen Ursprünge der Französischen Revolution*; Übersetzung aus dem Französischen von Klaus Jöken, Frankfurt a.M./New York, Campus, 1995
Chaussinand-Nogaret (1977):
  Chaussinand-Nogaret, Guy: «Nobles médecins et médecins de cour au XVIIIe siècle», in: *Annales Économies Sociétés Civilisations* 4-6 (1977), S. 851-857
Chevalier (1938):
  Chevalier, A.G.: «Ärzte der französischen Revolution», in: *Ciba Zeitschrift* 5, 60 (1938), S. 2058-2085
Cleu (1912):
  Cleu, Hubert: «Traités d'Hygiène du XVIIe siècle», in: *Bulletin de la société française d'histoire de la médecine* 11 (1912), S. 59-76
Cohn (1921):
  Cohn, Egon: *Gesellschaftsideale und Gesellschaftsroman des 17. Jahrhunderts. Studien zur deutschen Bildungsgeschichte*, Berlin, Ebering, 1921
Coleman (1974):
  Coleman, William: «Health and Hygiene in the ENCYCLOPÉDIE: A Medical Doctrine for the Bourgeoisie», in: *Journal of the History of Medicine and Allied Sciences* 29 (1974), S. 399-421
Coleman (1977):
  Coleman, William: «The people's health: Medical themes in 18th-century

French popular literature», in: *Bulletin of the History of Medicine* 51 (1977), S. 55-74
Collier (1969):
Collier, Jeremy: «Of the Spleen», in: *Essays upon Several Moral Subjects*, 2 Teile, Hildesheim, Olms, 1969 (Nachdruck der Ausgabe London 1698-1709), Teil 2, S. 35-40
Combes de Patris (1923):
Combes de Patris, B.: «L'inoculation et la morale au XVIIIe siècle», in: *Revue des Études historiques* 89 (1923), S. 177-184
Conte Corti (^{2}1986):
Conte Corti, Egon Caesar: *Geschichte des Rauchens. ‹Die trockene Trunkenheit›. Ursprung, Kampf und Triumph des Rauchens*, Frankfurt a.M., Insel, ^{2}1986 (^{1}1930)
Corbin (1984):
Corbin, Alain: *Pesthauch und Blütenduft. Eine Geschichte des Geruchs*; Übersetzung aus dem Französischen von Grete Osterwald, Berlin, Wagenbach, 1984
Craveri (1987):
Craveri, Benedetta: *Madame du Deffand et son monde*; Übersetzung aus dem Italienischen von S. Zavriew, Paris, Seuil, 1987
Crocker (1952):
Crocker, Lester G.: «The Discussion of Suicide in the eighteenth century», in: *Journal of the History of Ideas* 13 (1952), S. 47-72
Dandrey (1998):
Dandrey, Patrick: *La Médecine et la maladie dans le théâtre de Molière*, 2 Bde. (Bd. 1: «Sganarelle et la médecine ou De la mélancolie érotique»; Bd. 2: «Molière et la maladie imaginaire ou De la mélancolie hypocondriaque»), Paris, Klincksieck, 1998 (Bibliothèque française et romane)
Daremberg (1974):
Daremberg, Charles: *Histoire des Sciences Médicales comprenant l'Anatomie, la Physiologie, la Médecine, la Chirurgie et les Doctrines de Pathologie générale*, 2 Bde., Graz, Akademische Druck- und Verlagsanstalt, 1974 (unveränderter Nachdruck der Ausgabe Paris, J.-B. Baillière et Fils, 1870)
Darnton (1968):
Darnton, Robert: *Mesmerism and the end of the Enlightenment in France*, Cambridge/Massachusetts/London, Harvard University Press, 1968
Darnton (1992):
Darnton, Robert: *Gens de lettres, gens du livre*; Übersetzung aus dem Englischen von Marie-Alyx Revellat, Paris, Éditions Odile Jacob, 1992
Daros (1997):
Daros, Philippe (Hg.): *Poètes du Spleen: Leopardi, Baudelaire, Pessoa*, Paris, Champion, 1997 (Collection Unichamps, Bd. 61)

Dedieu (^{2}1946):
: Dedieu, Joseph: *Les philosophes du XVIIIe siècle*, Paris, Hatier, ^{2}1946 (^{1}1936)

Dedner (1969):
: Dedner, Burghard: *Topos, Ideal und Realitätspostulat. Studien zur Darstellung des Landlebens im Roman des 18. Jahrhunderts*, Tübingen, Niemeyer, 1969

Deguéret (1924):
: Deguéret, Émile: *Histoire médicale du grand Roi*, Paris, Vigné, 1924

Deichgräber (1971):
: Deichgräber, Karl: *Aretaeus von Kappadozien [sic] als medizinischer Schriftsteller. Mit Anhang: Der kranke Gelehrte*, Berlin, Akademie Verlag, 1971 (Abhandlungen der Sächsischen Akademie der Wissenschaften zu Leipzig, Philol.-histor. Klasse, Bd. 83, 3)

Delaunay (1905):
: Delaunay, Paul: *Le monde médical parisien au dix-huitième siècle*, Paris, Rousset, 1905

Delaunay (1935):
: Delaunay, Paul: *La vie médicale aux XVIe, XVIIe et XVIIIe siècles*, Paris, Éditions Hippocrate, 1935

Delumeau (1956):
: Delumeau, Jean: «Les sciences de la vie au XVIIIe siècle», in: *Information historique* 18 (1956), S. 169-175

Deneke (1969):
: Deneke, J.F. Volrad: *Arzt und Medizin in der Tagespublizistik des 17. und 18. Jahrhunderts*, Köln/Berlin, Deutscher Ärzte-Verlag, 1969

Deruisseau (1937):
: Deruisseau, L.G.: «Krankheit und Heilkunst am Hofe Ludwigs XIV», in: *Ciba Zeitschrift* 5, 52 (1937), S. 1782-1806

Desnoireterres (1967):
: Desnoireterres, C.: *Voltaire et la société française au XVIIIe siècle*, 8 Bde., Genève, Slatkine Reprints, 1967 (Nachdruck der Ausgabe Paris 1871-1876)

Dieckmann (1938):
: Dieckmann, Herbert: «Théophile Bordeu und Diderots ‹Rêve de D'Alembert›», in: *Romanische Forschungen* 52 (1938), S. 55-122.

Diepgen (1938):
: Diepgen, Paul: *Medizin und Kultur*. Gesammelte Aufsätze von Paul Diepgen zu seinem 60. Geburtstag am 24. Nov. 1938, hgg. von W. Artelt, E. Heischkel und J. Schuster, Stuttgart, Enke, 1938

Diepgen (1965):
: Diepgen, Paul: «Die Stellung der nosologischen Systeme in der Geschichte der Medizin», in: *Sudhoffs Archiv* 34 (1965), S. 61-67

Diethelm (1971):
Diethelm, Oskar: *Medical Dissertations of Psychiatric Interest: printed before 1750*, Basel/München/Paris/London/New York/Sydney, Karger, 1971
Dock (1922):
Dock, George: «Robert Talbor, Madame de Sévigné, and the Introduction of Cinchona. An Episode illustrating the Influence of Women in Medicine», in: *Annals of Medical History* 4 (1922), S. 241-247
Döhner (1975):
Döhner, Otto jr.: «Historisch-soziologische Aspekte des Krankheitsbegriffes und des Gesundheitsverhaltens im 16. bis 18. Jahrhundert (anhand von gedruckten Leichenpredigten)», in: Rudolf Lenz (Hg.), *Leichenpredigten als Quelle historischer Wissenschaften*, Köln/Wien, Böhlau, 1975, S. 442-469
Döhner (1977):
Döhner, Otto: *Krankheitsbegriff, Gesundheitsverhalten und Einstellung zum Tod im 16. bis 18. Jahrhundert. Eine historisch-medizin-soziologische Untersuchung von gedruckten Leichenpredigten*, Diss. med. Hannover 1977
Dörner (^{2}1975):
Dörner, Klaus: *Bürger und Irre. Zur Sozialgeschichte und Wissenschaftssoziologie der Psychiatrie*, Frankfurt a.M., Europäische Verlagsanstalt, ^{2}1975 (^{1}1969)
Doscot (1967):
Doscot, Roger Gérard: *Madame du Deffand ou le monde où l'on s'ennuie*, Lausanne 1967
Doughty (1926):
Doughty, Oswald: «The English malady of the eighteenth century», in: *The Review of English Studies* 2, 7 (1926), S. 257-269
Dreissigacker (1970):
Dreissigacker, Erdmuth: *Populärmedizinische Zeitschriften des 18. Jahrhunderts zur hygienischen Aufklärung*, Marburg 1970
Du Bled (1899/1900):
Du Bled, Victor: «Les femmes au XVIIIe siècle», in: *Bulletin University Lyon* 13 (1899/1900), S. 161-175
Duby/ Perrot (1997):
Duby, Georges/ Perrot, Michelle (Hgg.): *Geschichte der Frauen*; Übersetzung aus dem Italienischen, 5 Bde., Frankfurt a.M., Fischer, 1997
Duchêne (1981):
Duchêne, Roger: «Texte public, texte privé: le cas des lettres de Madame de Sévigné», in: *Papers on French Seventeenth Century Literature* (Seatle 1981), S. 31-69
Duchêne (1988):
Duchêne, Roger: «Mme de Sévigné et la cour», in: *Seventeenth-Century French Studies*, Norwich 1988, S. 88-100

Duchesneau (1982):
   Duchesneau, François: *La Physiologie des Lumières. Empirisme, Modèles et Théories [...]*, The Hague/Boston/London, Nijhoff, 1982 (Archives Internationales d'Histoire des Idées, Bd. 95)
Duchet (1977):
   Duchet, Michèle: «Du sexe des livres, *Sur les femmes* de Diderot», in: *Revue des sciences humaines* 168 (1977), S. 525-536
Ducros (1922):
   Ducros, Louis: *La Société française au dix-huitième siècle d'après les mémoires et les correspondances du temps*, Paris, Hatier, 1922
Duden/ Schatten (1978):
   Duden, Barbara/ Schatten, Isabelle: «Die Gebärmutter — das hungrige Tier. Zur Geschichte der Hysterie», in: *Courage* 3, 3 (1978), S. 19-23
Dürbeck (1998):
   Dürbeck, Gabriele: *Einbildungskraft und Aufklärung: Perspektiven der Philosophie, Anthropologie und Ästhetik um 1750*, Tübingen, Niemeyer, 1998 (Studien zur deutschen Literatur, Bd. 148)
Dulieu (1958):
   Dulieu, Louis: «Le mouvement scientifique montpelliérain au XVIIIe siècle», in: *Revue d'histoire des sciences* 11 (1958), S. 227-249
Dumesnil (1935):
   Dumesnil, René: *Histoire illustrée de la médecine*, Paris, Plon, 1935
Dumesnil/ Schadewaldt ([2]1966):
   Dumesnil, René/ Schadewaldt, Hans (Hgg.): *Die berühmten Ärzte*; Übersetzung aus dem Französischen, Köln, Aulis Verlag Deubner & Co., [2]1966
Dupic (1911):
   Dupic, A.: «Ce qu'il coûtait pour devenir médecin à la fin du XVIIIe siècle», in: *Aesculape* 1 (1911), S. 57-59
Duplessis de Pouzilhac (1910):
   Duplessis de Pouzilhac, Paul: *Les Goncourt et la médecine*, Diss. med. Montpellier 1910
Duriau (1896):
   Duriau, Gustave: «De la médecine au XVIIIe siècle», in: *Mémoires de la société dunkerquoise pour l'encouragement des sciences, des lettres et des arts* 29 (1896), S. 66-73
Eccles (1974):
   Eccles, Audrey: «The reading Public, the medical Profession, and the use of English for medical Books in the 16th and 17th centuries», in: *Neurophilologische Mitteilungen* 75 (1974), S. 143-156
Eckart (1980):
   Eckart, W[olfgang U.]: «Medizinkritik in der europäischen Prosaliteratur des Barock — Albertinus, Lesage, Moscherosch», in: *Tempo Medical* 18 (Okt. 1980), S. 30-35

Eckart (1982a):
Eckart, Wolfgang [U.]: «Medizinkritik in einigen Romanen der Barockzeit — Albertinus, Grimmelshausen, Lesage, Ettner», in: *Heilberufe und Kranke im 17. und 18. Jahrhundert. Die Quellen- und Forschungssituation. Ein Arbeitsgespräch*, hgg. von Wolfgang Eckart und Johanna Geyer-Kordesch, Münster 1982, S. 49-75 (Münstersche Beiträge zur Geschichte und Theorie der Medizin, Bd. 18)
Eckart (1982b):
Eckart, Wolfgang U.: «Machiavellus Medicus: Eine satirisch-kritische Schrift zur medizinischen Politik des ausgehenden 17. Jahrhunderts», in: *Nouvelles de la République des Lettres* 1 (1982), S. 97-125
Eckart (1984):
Eckart, Wolfgang U.: «‹Medicus Politicus› oder ‹Machiavellus Medicus›? Wechselwirkungen von Ideal und Realität des Arzttypus im 17. Jahrhundert», in: *Medizinhistorisches Journal* 19 (1984), S. 210-224
Eckart (1996):
Eckart, Wolfgang U.: «Medizin zur Zeit Liselottes von der Pfalz — Akademische Theorie und ärztliche Praxis», in: *Liselotte von der Pfalz. Madame am Hofe des Sonnenkönigs*, hg. von Sigrun Paas, Heidelberg, Winter, 1996, S. 231-238
Eckart (1997):
Eckart, Wolfgang U.: «‹Die wachsende Nervosität unserer Zeit›. Medizin und Kultur um 1900 am Beispiel einer Modekrankheit», in: *Kultur und Kulturwissenschaften um 1900*, hgg. von Gangolf Hübinger, Rüdiger vom Bruch und Friedrich Wilhelm Graf, Bd. 2: *Idealismus und Positivismus*, Stuttgart, Steiner, 1997, S. 207-226
Ehrard (1963):
Ehrard, Jean: *L'idée de nature en France dans la première moitié du XVIIIe siècle*, 2 Bde., Paris, S.E.V.P.E.N., 1963
Eleftheriadis (1991):
Eleftheriadis, Anastassia: *Die Struktur der hippokratischen Theorie der Medizin. Logischer Aufbau und dynamische Entwicklung der Humoralpathologie*, Frankfurt a.M./Bern/New York/Paris, Lang, 1991 (Europäische Hochschulschriften, Reihe 10: Philosophie, Bd. 330)
Elias ([17]1992):
Elias, Norbert: *Über den Prozeß der Zivilisation. Soziogenetische und psychogenetische Untersuchungen*, 2 Bde., Frankfurt a.M., Suhrkamp, [17]1992 ([1]1976)
Emch-Dériaz (1992a):
Emch-Dériaz, Antoinette: *Tissot. Physician of the Enlightenment*, New York/San Francisco/Bern/Frankfurt a.M./Berlin/Wien/Paris, Lang, 1992
Emch-Dériaz (1992b):
Emch-Dériaz, Antoinette: «The non-naturals made easy», in: Porter, Roy

(Hg.), *The Popularization of Medicine 1650-1850*, London/New York, Routledge, 1992, S. 134-159
Engelhardt (1974):
Engelhardt, H.T.jr.: «The disease of masturbation: value and the concept of disease», in: *Bulletin of the History of Medicine* 48, 2 (1974), S. 234-248
Engelsing (1974):
Engelsing, Rolf: *Der Bürger als Leser. Lesergeschichte in Deutschland 1500-1800*, Stuttgart, Metzler, 1974
Enhorn (1983):
Enhorn, Janine: «La médecine dans la lutte philosophique de Voltaire», in: *Colloque 76: Voltaire*; Acts of the eighth Colloquium organized by the Department of French, hg. von Robert L. Walters, London, The University of Western Ontario, Department of French, 1983, S. 95-115
Eynard (1839):
Eynard, Charles: *Essai sur la vie de Tissot, contenant des lettres inédites*, Lausanne 1839
Fabian (1985):
Fabian, Bernhard: «Im Mittelpunkt der Bücherwelt. Über Gelehrsamkeit und gelehrtes Schrifttum um 1750», in: *Wissenschaften im Zeitalter der Aufklärung*, aus Anlaß des 250jährigen Bestehens des Verlages Vandenhoeck & Ruprecht, hg. von Rudolf Vierhaus, Göttingen, Vandenhoeck & Ruprecht, 1985, S. 249-274
Falke (1977):
Falke, Jacob: *Der französische Salon: Galanterie, Amusement, Esprit im 17. Jahrhundert*, hg. und bearbeitet von Ulrike Romm, Bonn, Keil, 1977
Falvey (1979):
Falvey, John: «Women and Sexuality in the Thought of La Mettrie», in: *Woman and Society in Eighteenth-Century France: Essays in Honour of John Stephenson Spink*, hgg. von Eva Jacobs/ W.H. Barber/ Jean H. Bloch/ F.W. Leakey und Eileen Le Breton, London, The Athlone Press, 1979, S. 55-68
Fauchery (1972):
Fauchery, Pierre: *La destinée féminine dans le roman européen du dix-huitième siècle 1713-1807. Essai de gynécomythie romanesque*, Paris, Colin, 1972
Feder (1980):
Feder, Lilian: *Madness in Literature*, Princeton/New York, Princeton University Press, 1980
Felman (1978):
Felman, Shoshana: *La folie et la chose littéraire*, Paris, Seuil, 1978
Feyl (1991):
Feyl, Renate (Hg.): *«Sein ist das Weib, Denken der Mann». Ansichten und Äußerungen für und wider die gelehrten Frauen gesammelt*, Köln, Kiepenheuer & Witsch, 1991

Feyl (^{2}1992):
Feyl, Renate: *Idylle mit Professor* [hist. Roman], Köln, Kiepenheuer & Witsch, ^{2}1992 (^{1}1989)
Fiette (1969):
Fiette, Suzanne: «La ‹Correspondance› de Grimm et la condition des écrivains dans la 2e moitié du 18e siècle», in: *Revue d'Histoire économique et sociale* 4 (1969), S. 473-505
Figard (1970):
Figard, Léon: *Un médecin philosophe au XVIIe siècle: étude sur la psychologie de Jean Fernel*, Genève, Slatkine Reprints, 1970 (Nachdruck der Ausgabe Paris 1903)
Fischer, A. (1934):
Fischer, Alfons: «Grundriß einer Bibliographie der Kulturhygiene», in: *Sozialhygienische Mitteilungen* 18 (1934), S. 18-72
Fischer, A. (1965):
Fischer, Alfons: *Geschichte des deutschen Gesundheitswesens*, 2 Bde., Hildesheim, Olms, 1965 (Nachdruck der Ausgabe Berlin 1933)
Fischer, C. (1994):
Fischer, Carolin: *Éducation érotique: Pietro Aretinos «Ragionamenti» im libertinen Roman Frankreichs*, Stuttgart, M & P (Verlag für Wissenschaft und Forschung), 1994
Fischer, C. (1997):
Fischer, Carolin: *Gärten der Lust. Eine Geschichte erregender Lektüren*, Stuttgart/Weimar, Metzler, 1997
Fischer-Homberger (1969):
Fischer-Homberger, Esther: «Hysterie und Misogynie — ein Aspekt der Hysteriegeschichte», in: *Gesnerus* 26 (1969), S. 117-127
Fischer-Homberger (1970):
Fischer-Homberger, Esther: *Hypochondrie. Melancholie bis Neurose. Krankheiten und Zustandsbilder*, Bern/Stuttgart/Wien, Huber, 1970
Fischer-Homberger (1972):
Fischer-Homberger, Esther: «Hypochondriasis of the eighteenth century — Neurosis of the present century», in: *Bulletin of the History of Medicine* 46 (1972), S. 391-401
Fischer-Homberger (1975):
Fischer-Homberger, Esther: *Die traumatische Neurose. Vom somatischen zum sozialen Leiden*, Bern/Stuttgart/Wien, Huber, 1975
Fischer-Homberger (1979):
Fischer-Homberger, Esther: *Krankheit Frau und andere Arbeiten zur Medizingeschichte der Frau*, Bern/Stuttgart/Wien, Huber, 1979
Flandrin (1970):
Flandrin, Jean-Louis und Marie: «La circulation du livre dans la société du 18e siècle: un sondage à travers quelques sources», in: *Livre et société dans*

la France du XVIIIe siècle, hgg. von F. Furet [u.a.], 2 Bde., Paris/La Haye, Mouton & Co, 1965-1970, Bd. 2 (1970), S. 39-72
Flashar (1966):
Flashar, Hellmut: *Melancholie und Melancholiker in den medizinischen Theorien der Antike*, Berlin, de Gruyter, 1966
Forster, E. (1986):
Forster, Elborg: «Santé et maladie dans les lettres de Madame: ses vues médicales», in: *Cahiers Saint-Simon* 14 (1986), S. 35-44
Forster, L. (1987):
Forster, Leonard: «‹Charlataneria eruditorum› zwischen Barock und Aufklärung in Deutschland», in: *Res publica litteraria: die Institution der Gelehrsamkeit in der frühen Neuzeit*, hgg. von Sebastian Neumeister und Conrad Wiedemann, 2 Bde., Wiesbaden, Harrassowitz, 1987, Bd. 1, S. 203-220
Foucault (1972):
Foucault, Michel: *Histoire de la folie à l'âge classique*, Paris, Gallimard, 1972
Foucault (1994):
Foucault, Michel: *Dits et Écrits*, hgg. von Daniel Defert und François Ewald, Paris, Gallimard, 1994
Foucault ([13]1994)
Foucault, Michel: *Wahnsinn und Gesellschaft: eine Geschichte des Wahns im Zeitalter der Vernunft*; Übersetzung aus dem Französischen von Ulrich Köppen, Frankfurt a.M., Suhrkamp, [13]1994 ([1]1973)
Fournel (1968):
Fournel, Victor: *Le Théâtre au XVIIe siècle. La Comédie*, Genève, Slatkine Reprints, 1968 (Nachdruck der Ausgabe Paris 1892)
François (1911):
François, Alexis: «Correspondance de Jean-Jacques Rousseau et du médecin Tissot», in: *Annales de la société Jean-Jacques Rousseau* 7 (1911), S. 19-40
Franklin (1887-1901):
Franklin, Alfred: *La vie privée d'autrefois. Arts et métiers, modes, mœurs, usages des parisiens du XIIe au XVIIIe siècle d'après des documents originaux ou inédits*, 26 Bde., Paris, Plon, Nourrit et Cie, 1887-1901
French (1969):
French, R.K.: *Robert Whytt, the soul, and medicine*, London, The Wellcome Institute of the History of Medicine, 1969
Freudmann (1973):
Freudmann, Félix R.: «Le rôle de la maladie dans les lettres de Madame de Sévigné», in: *Actes du Colloque de Marseille: Madame (Marie) de Sévigné, (Jean Baptiste Poquelin dit) Molière et la médecine de son temps*, 3 (1973), S. 83-87
Friedreich (1965):
Friedreich, J.B.: *Versuch einer Literargeschichte der Pathologie und Therapie der psychischen Krankheiten, von den ältesten Zeiten bis zum 19. Jahr-*

hundert, Amsterdam, E.J. Bonset, 1965 (Nachdruck der Ausgabe Würzburg 1830)
Fritz/ Morton (1976):
   Fritz, Paul/ Morton, Richard (Hgg.): *Woman in die 18th century*, Toronto, Hakkert, 1976
Furet (1965-1970):
   Furet, François [u.a.] (Hgg.): *Livre et société dans la France du XVIIIe siècle*, 2 Bde., Paris, La Haye, 1965-1970 (Collection civilisations et sociétés, Bd. 16)
Furet (1998):
   Furet, François (Hg.): *Der Mensch der Romantik*; Übersetzung aus dem Französischen von Klaus Jöken und Bodo Schulze, aus dem Englischen und Italienischen von Andreas Simon, Frankfurt a.M./New York, Campus, 1998
Galliani (1983):
   Galliani, R[enato]: «Voltaire, Astruc et la maladie vénérienne», in: *Studies on Voltaire [...]* 219 (1983), S. 19-36
Galliani (1989):
   Galliani, Renato: *Rousseau, le luxe et l'idéologie nobilitaire. Étude sociohistorique*, Oxford, The Voltaire Foundation, 1989 (Studies on Voltaire [...], Bd. 268)
Galsterer (1983):
   Galsterer, Hartmut: «‹Mens sana in corpore sano› — Der Mensch und sein Körper in römischer Zeit», in: Arthur E. Imhof (Hg.), *Der Mensch und sein Körper von der Antike bis heute*, München, Beck, 1983, S. 31-45
Garat (1820):
   Garat, Dominique Joseph: *Mémoires historiques sur la vie de M. Suard, sur ses écrits, et sur le dix-huitième siècle*, 2 Bde., Paris 1820
Garbe (1978):
   Garbe, Christine: «Zur Lesegeschichte der Frauen. ‹Grenzenloser Hang zum Luxus, Lebensüberdruß und ein früher Tod›», in: *Courage* 3, 7 (1978), S. 32-36
Garin (1990):
   Garin, Eugenio (Hg.): *Der Mensch der Renaissance*; Übersetzung aus dem Französischen und Englischen von Linda Gränz, aus dem Italienischen von Asa-Bettina Wuthenow [...], Frankfurt a.M./New York, Campus, 1990
Gaston (1805):
   G[aston], H[yacinthe de]: «L'Homme de lettres dans la société», in: *Spectateur français* 2 (1805), S. 587-591
Gaulin (1991):
   Gaulin, Michel: *Le Concept d'homme de lettres, en France, à l'époque de l'Encyclopédie*, New York/London, Garland, 1991
Gautier (1906):
   Gautier, Léon: *La Médecine à Genève jusqu'à la fin du XVIIIe siècle*, Genève

1906 (Mémoires et documents publiés par la Société d'histoire et d'archéologie de Genève)
Gay (1997):
:   Gay, Peter: *Die Macht des Herzens. Das 19. Jahrhundert und die Erforschung des Ich*; Übersetzung aus dem Englischen von Ulrich Enderwitz, Monika Noll und Rolf Schubert, München, Beck, 1997
Gay (1999):
:   Gay, Peter: *Die zarte Leidenschaft. Liebe im bürgerlichen Zeitalter*; Übersetzung aus dem Englischen von Holger Fließbach, Darmstadt, Goldmann (Seidler), 1999
Gebhardt-Wäger (1948):
:   Gebhardt-Wäger, Gusti: *Die Dichtung des 18. Jahrhunderts in ihrem Verhältnis zur körperlichen Krankheit*, Diss. phil. Erlangen, Nürnberg 1948
Geffriaud-Rosso (1984):
:   Geffriaud-Rosso, Jeannette: *Études sur la féminité aux XVIIe et XVIIIe siècles*, Pisa/Paris 1984
Geffriaud-Rosso (1989):
:   Geffriaud-Rosso, Jeannette: «Quelques aspects de la thérapie de la femme à travers l'‹Encyclopédie»», in: *Studies on Voltaire [...]* 264 (1989), S. 868-873
Geitner (1985):
:   Geitner, Ursula: «Passio Hysterica — Die alltägliche Sorge um das Selbst. Zum Zusammenhang von Literatur, Pathologie und Weiblichkeit im 18. Jahrhundert», in: *Frauen, Weiblichkeit, Schrift*, hgg. von Renate Berger [u.a.], Berlin, Argument-Verlag, 1985, S. 130-144
Geldbach (1980):
:   Geldbach, Erich: «Die Philanthropen als Wegbereiter moderner Leibeskultur», in: Horst Ueberhorst (Hg.), *Geschichte der Leibesübungen*, Bd. 3, 1, Berlin/München/Frankfurt a.M., Bartels & Wernitz, 1980, S. 165-196
Gemert (1987):
:   Gemert, Guillaume van: «‹Theatrum Pseudo-Eruditorum›. Johann Gottfried Büchners *Schediasma* (1718) und das Gelehrtenbild des 17. Jahrhunderts», in: *Res publica litteraria: die Institution der Gelehrsamkeit in der frühen Neuzeit*, hgg. von Sebastian Neumeister und Conrad Wiedemann, 2 Bde., Wiesbaden, Harrassowitz, 1987, Bd. 1, S. 221-238
Genschorek (1984):
:   Genschorek, Wolfgang: *Christoph Wilhelm Hufeland. Der Arzt, der das Leben verlängern half*, Leipzig, Hirzel, 1984
Georg (1888):
:   Georg, Carl: *Verzeichnis der Litteratur über Speise und Trank bis zum Jahre 1887*, Hannover, Klindworth's Verlag, 1888
Gérard, M. (1973):
:   Gérard, Mireille: «Molière dans la correspondance de Madame de Sévigné», in: *Revue d'Histoire Littéraire de la France* 73 (1973), S. 608-625

Gerth (1976):
Gerth, Hans H.: *Bürgerliche Intelligenz um 1800. Zur Soziologie des deutschen Frühliberalismus*, mit einem Vorwort und einer ergänzten Bibliographie hg. von Ulrich Herrmann, Göttingen, Vandenhoeck & Ruprecht, 1976
Geyer-Kordesch/ Kuhn (1986):
Geyer-Kordesch, J./ Kuhn, A. (Hgg.): *Frauenkörper — Medizin — Sexualität. Auf dem Wege zu einer neuen Sexualmoral*, Düsseldorf, Schwann, 1986 (Geschichtsdidaktik; Studien und Materialien, Bd. 31)
Geyl (1908):
Geyl, A.: «Dr. Theodor Tronchin», in: *Archiv für Geschichte der Medizin* 1, 2 (1908), S. 81-101 und 1, 3 (1908), S. 289-309
Glatzel (1990):
Glatzel, Johann: *Melancholie und Wahnsinn. Beiträge zur Psychopathologie und ihren Grenzgebieten*, Darmstadt, Wissenschaftliche Buchgesellschaft, 1990
Gleichen-Russwurm (1911):
Gleichen-Russwurm, A. von: *Das galante Europa. Geselligkeit der großen Welt, 1600-1789*, Stuttgart 1911
Glotz/ Maire (1949):
Glotz, Marguerite/ Maire, Madelaine: *Salons du XVIIIe siècle*, Paris 1949
Göres (1977):
Göres, Jörn (Hg.): *Lesewuth, Raubdruck und Bücherluxus. Das Buch in der Goethe-Zeit. Eine Ausstellung des Goethe-Museums Düsseldorf vom 26. Mai bis 2. Oktober 1977*, Düsseldorf, Hoch, 1977
Goerke (1998):
Goerke, Heinz: *Arzt und Heilkunde. 3000 Jahre Medizin: Vom Asklepiospriester zum Klinikarzt*, Köln, Parkland, 1998 (München, Callwey, ^{1}1984)
Gössmann (1984):
Gössmann, Elisabeth (Hg.): *Das wohlgelahrte Frauenzimmer*, München, iudicium, 1984 (Archiv für philosophie- und theologiegeschichtliche Frauenforschung, Bd. 1)
Goldberg (1984):
Goldberg, R.: *Sex and Enlightenment. Women in Richardson and Diderot*, Cambridge, University Press, 1984
Goldmann (1990):
Goldmann, Stefan: «Zur Ständesatire in Bernardino Ramazzinis ‹De Morbis Artificum Diatriba›», in: *Sudhoffs Archiv* 74, 1 (1990), S. 1-21
Goldstein (1991):
Goldstein, Jan: «The Uses of Male Hysteria: Medical and Literary Discourse in Nineteenth-Century France», in: *Representations* 34 (Frühling 1991), S. 134-165
Goltz (1987):
Goltz, Dietlinde: «Samenflüssigkeit und Nervensaft. Zur Rolle der antiken

Medizin in den Zeugungstheorien des 18. Jahrhunderts», in: *Medizinhistorisches Journal* 22 (1987), S. 135-163

Goncourt (1986a):
Goncourt, Edmond und Jules: «La femme au dix-huitième siècle», in: dies., *Œuvres complètes*, 45 Bücher in 21 Bdn., (Nachdruck der Ausgabe Paris 1854-1934), Bd. 15-16, Genève/Paris, Slatkine Reprints, 1986

Goncourt (1986b):
Goncourt, Edmond und Jules: «Madame de Pompadour», in: dies., *Œuvres complètes*, 45 Bücher in 21 Bdn., (Nachdruck der Ausgabe Paris 1854-1934), Bd. 27/29, Genève/Paris, Slatkine Reprints, 1986

Goodman (1988/89):
Goodman, Dena: «Enlightenment salons; The convergence of female and philosophic ambitions», in: *Eighteenth Century Studies* 22 (1988/1989), S. 329-350

Goubert (1977):
Goubert, Jean Pierre: «L'Art de guérir. Médecine savante et médecine populaire dans la France de 1790», in: *Annales Économies Sociétés Civilisations* 32, 5 (1977), S. 908-926

Goubert/ Lebrun (1973):
Goubert, Jean-Pierre/ Lebrun, François: «Médecins et chirurgiens dans la société française du XVIIIe siècle», in: *Annales cisalpines d'histoire sociale* I, 4 (1973), S. 119-136

Goulemot (1980):
Goulemot, Jean Marie: «Fureurs utérines», in: *Dix-huitième Siècle* 12 (1980), S. 97-111

Goulemot (1993):
Goulemot, Jean Marie: *Gefährliche Bücher. Erotische Literatur, Pornographie, Leser und Zensur im 18. Jahrhundert*; Übersetzung aus dem Französischen von Andrea Spingler, Hamburg, Rowohlt, 1993

Green (1924):
Green, Fréderick Charles: *La Peinture des mœurs de la bonne société dans le roman français de 1715 à 1761*, Paris, Presses universitaires de France, 1924

Grenz (1981a):
Grenz, Dagmar: *Mädchenliteratur. Von den moralisch-belehrenden Schriften im 18. Jahrhundert bis zur Herausbildung der Backfischliteratur im 19. Jahrhundert*, Stuttgart, Metzler, 1981

Grenz (1981b):
Grenz, Dagmar: «Von der Nützlichkeit und der Schädlichkeit des Lesens. Lektüreempfehlungen in der Mädchenliteratur des 18. Jahrhunderts», in: *Die Schiefertafel* 4 (1981), S. 75-92

Grimm, G.E. (1983):
Grimm, Gunter E.: *Literatur und Gelehrtentum in Deutschland. Untersu-

chungen zum Wandel ihres Verhältnisses vom Humanismus bis zur Frühaufklärung, Tübingen, Niemeyer, 1983
Grimm, J. (^{2}1991):
Grimm, Jürgen (Hg.): *Französische Literaturgeschichte*, Stuttgart, Metzler, ^{2}1991
Grmek (1976):
Grmek, Mirko D.: «L'émergence de la médecine scientifique en France sous le règne de Louis XIV», in: *Medizinhistorisches Journal* 11 (1976), S. 271-298
Grmek (1990):
Grmek, Mirko D.: *La première révolution biologique. Réflexions sur la physiologie et la médecine du XVIIe siècle*, Paris, Éditions Payot, 1990
Grmek (1996):
Grmek, Mirko D. (Hg.): *Die Geschichte des medizinischen Denkens. Antike und Mittelalter*; Übersetzung aus dem Italienischen von Corinna Fiedler [u.a.], München, Beck, 1996
Gruman (1961):
Gruman, G[erald] J.: «The rise and fall of prolongevity hygiene: 1558-1873», in: *Bulletin of the History of Medicine* 35 (1961), S. 221-229
Gruman (1966):
Gruman, Gerald J.: *A History of Ideas about the Prolongation of Life. The Evolution of Prolongevity Hypothesis to 1800*, Philadelphia, The American Philosophical Society, 1966 (Transactions of the American Philosophical Society, N.S., 56, 9)
Guisan (1928):
Guisan, André: «Le Docteur Tissot (1728-1797)», in: *Revue historique vaudoise* 36 (1928), S. 226-258
Gusdorf (1960):
Gusdorf, Georges: *Introduction aux sciences humaines*, Paris, Les belles Lettres, 1960
Gusdorf (1966-1985):
Gusdorf, Georges: *Les Sciences humaines et la pensée occidentale*, 12 Bde., Paris, Plon, 1966-1985
Guthrie (1945):
Guthrie, Douglas: *A History of medicine*, London/Edinburgh/Paris/Melbourne/Toronto/New York, Nelson and Sons LTD, 1945
Guyénot (^{2}1957):
Guyénot, E.: *Les sciences de la vie aux XVIIe et XVIIIe siècles. L'idée d'évolution*, Paris, A. Michel, ^{2}1957 (^{1}1941)
Hänel (1972):
Hänel, Herbert (1972): *Deutsche Ärzte des 18. Jahrhunderts über Leibesübungen*, Frankfurt a.M., Limpert, 1972 (Studientexte zur Leibeserziehung, Bd. 9)

Haeser (1971):
   Haeser, Heinrich: *Lehrbuch der Geschichte der Medizin und der epischen Krankheiten*, Hildesheim/New York, Olms, 1971 (Nachdruck der Ausgabe Jena, Gustav Fischer, ³1881)
Haferkorn (1974):
   Haferkorn, H.J.: «Zur Entstehung der bürgerlich-literarischen Intelligenz und des Schriftstellers in Deutschland zwischen 1750 und 1800», in: Bernd Lutz (Hg.), *Literaturwissenschaft und Sozialwissenschaften*, Bd. 3: «Deutsches Bürgertum und literarische Intelligenz 1750-1800», Stuttgart, Metzler, 1974, S. 113-275
Haffter (1979):
   Haffter, Carl: «Die Entstehung des Begriffs der Zivilisationskrankheiten», in: *Gesnerus* 36, 3/4 (1979), S. 228-237
Haley (1978):
   Haley, Bruce: *The Healthy Body and Victorian Culture*, Cambridge/London, Harvard University Press, 1978
Hall (1977):
   Hall, H. Gaston: «Molière Satirist of Seventeenth-century French Medicine: Fact and Fantasy», in: *Proceedings of the Royal Society of Medicine* 70 (1977), S. 425-431
Halsband (1953):
   Halsband, Robert: «New Light on Lady Mary Worthley Montagu's contribution to Inoculation», in: *Journal of the History of Medicine and Allied Sciences* 8 (1953), S. 390-405
Hamelin (1956):
   Hamelin, Jacques: *Hommes de lettres inculpés*, Paris 1956
Handbuch politisch-sozialer Grundbegriffe in Frankreich (1985ff.)
   Handbuch politisch-sozialer Grundbegriffe in Frankreich 1680-1820, hgg. von Rolf Reichardt [u.a.], München/Wien, Oldenbourg, 1985ff. [noch unabgeschlossen; 18 Hefte bis 1999]
Hanken (1996):
   Hanken, Caroline: *Vom König geküßt. Das Leben der großen Mätressen*; Übersetzung aus dem Niederländischen von Christiane Kuby, Berlin, Berlin Verlag, 1996
Harig/ Kollesch (1971):
   Harig, Georg/ Kollesch, Jutta: «Gesellschaftliche Aspekte der antiken Diätetik», in: *Zeitschrift für Geschichte der Naturwissenschaften, Technik und Medizin* 8, 2 (1971), S. 14-23
Hartmann (1973):
   Hartmann, Fritz: *Ärztliche Anthropologie. Das Problem des Menschen in der Medizin der Neuzeit*, Bremen, Schünemann Universitätsverlag, 1973
Hassauer-Ross (1983):
   Hassauer-Ross, Friederike: «Das Weib und die Idee der Menschheit; Überlegungen zur neueren Geschichte der Diskurse über die Frau», in: A. Kuhn/ J.

Rüsen (Hgg.), *Frauen in der Geschichte*, Bd. 3, Düsseldorf, Schwann, 1983, S. 87-108
Hauser (1992):
Hauser, Margit: *Gesellschaftsbild und Frauenrolle in der Aufklärung. Zur Herausbildung des egalitären und komplementären Geschlechtsrollenkonzeptes bei Poullain de la Barre und Rousseau*, Wien, Passagen, 1992
Hausmann (1985):
Hausmann, Frank-Rutger: «Melancholie und Misanthropie im 17. und 18. Jahrhundert — Molière und Rousseau», in: *Aufsätze zur Literaturgeschichte in Frankreich, Belgien und Spanien*, hg. von H.-J. Lope, Frankfurt a.M./Bern/New York, Lang, 1985 (Studien und Dokumente zur Geschichte der Romanischen Literaturen, Bd. 16), S. 29-58
Hazard (1946):
Hazard, Paul: *La Pensée européenne au XVIIIème siècle. De Montesquieu à Lessing*, 2 Bde., Paris, Boivin & Cie, 1946
Hazard (1963):
Hazard, Paul: *La Crise de la conscience européenne*, Paris, Fayard, 1963 (^{1}1935)
Heck (1962):
Heck, P.H.: *Die Leidenschaften als ärztliches Problem im Aufklärungszeitalter*, Diss. med. München 1962
Heinrich (1997):
Heinrich, Nathalie: *Das «zarte» Geschlecht. Frauenbilder in der abendländischen Literatur*; Übersetzung aus dem Französischen von Eva Moldenhauer, Düsseldorf/Zürich, Artemis & Winkler, 1997
Heischkel (1956):
Heischkel, Edith: «Der Arzt der Goethezeit», in: *Ciba-Zeitschrift* 80 (1956), S. 2646-2676
Heischkel (1965):
Heischkel, Edith: «Das Wasser als Arzneimittel in der romantischen Medizin», in: *Sudhoffs Archiv* 36 (1965), S. 119-149
Heischkel-Artelt (1969):
Heischkel-Artelt, Edith: «Kaffee und Tee im Spiegel der medizinischen Literatur des 17. bis 19. Jahrhunderts», in: *Medizinhistorisches Journal* 4 (1969), S. 250-260
Henne (1955):
Henne, M.: «L'Hypocondrie à travers les âges», in: *Histoire de la médecine* 5 (1955), S. 5-27
Herrlinger (1958):
Herrlinger, Robert: «Die Milz», in: *Ciba-Zeitschrift* 90, 8 (1958), S. 2982-3007
Heyden-Rynsch (1992):
Heyden-Rynsch, Verena von der: *Europäische Salons*, Darmstadt, Wissenschaftliche Buchgesellschaft, 1992

Hickel (1977):
Hickel, Erika: «Der Spiritus-Begriff in der Pharmazie des 17. Jahrhunderts und die Neuorientierung der Hirnforschung», in: *Casella-Reidel Archiv Wissenschaftliche Reihe Cerebrum* 1, 1 (1977), S. 2-18
Hösle (^{2}1992):
Hösle, Johannes: *Molière. Sein Leben. Sein Werk. Seine Zeit*, München/Zürich, Piper, ^{2}1992 (^{1}1987)
Hoffmann (1976):
Hoffmann, Paul: «L'héritage des lumières: Mythes et modèles de la féminité au XVIIIe siècle», in: *Romantisme*, No. spécial, 13-14 (1976), S. 7-21
Hoffmann (1977a):
Hoffmann, Paul: *La femme dans la pensée des Lumières*, Paris, Éditions Ophrys, 1977 [Nachdruck: Genève, Slatkine Reprints, 1995]
Hoffmann (1977b):
Hoffmann, Paul: «L'idée de la femme parfaite dans la deuxième moitié du XVIIe siècle», in: *L'information Littéraire* 29 (1977), S. 55-62
Holzhey/ Boschung (1995):
Holzhey, Helmut/ Boschung, Urs [u.a.] (Hgg.): *Gesundheit und Krankheit im 18. Jahrhundert: Referate der Tagung der Schweizerischen Gesellschaft zur Erforschung des 18. Jahrhunderts, Bern, 1. und 2. Oktober 1993*, Amsterdam [u.a.], Rodopi, 1995 (Clio-Medica, Bd. 31)
Honegger (1983):
Honegger, Claudia: «Überlegungen zur Medikalisierung des weiblichen Körpers», in: *Leib und Leben in der Geschichte der Neuzeit*, hg. von Arthur E. Imhof, Berlin, Duncker & Humblot, 1983, S. 203-213
Honegger (1991):
Honegger, Claudia: *Die Ordnung der Geschlechter. Die Wissenschaften vom Menschen und das Weib 1750-1850*, Frankfurt a.M./New York, Campus, 1991
Hopfner (1990):
Hopfner, Johanna: *Mädchenerziehung und weibliche Bildung um 1800 im Spiegel der populär-pädagogischen Schriften der Zeit*, Bad Heilbrunn/ OBB., Klinkhardt, 1990
Huard (1958a):
Huard, Pierre: «La première réforme de l'enseignement médico-chirurgial français», in: *Concours Médical* 8 (22. Februar 1958), S. 903-905
Huard (1958b):
Huard, Pierre: «L'émergence de la médecine sociale au XVIIIe siècle», in: *Concours Médical* 8 (22. Februar 1958), S. 4483-4486
Huard (1964):
Huard, Pierre: «L'enseignement de la médecine et de la chirurgie au XVIIIe siècle», in: Taton, R., *Enseignement et diffusion des sciences en France au XVIIIe siècle*, Paris 1964, S. 167-236

Huard (1968):
Huard, Pierre: «Les échanges médicaux Franco-Anglais au XVIIIe siècle», in: *Clio Medica* 3 (1968), S. 41-58
Hürzeler (1973):
Hürzeler, Heinz Otto: *Robert Whytt (1714) und seine physiologischen Schriften*, Zürich 1973 (Zürcher Medizingeschichtliche Abhandlungen, Neue Reihe, Bd. 96)
Hunter/ Macalpine ([2]1964):
Hunter, Richard/ Macalpine, Ida: *Three hundred years of psychiatry 1535-1860: a history presented in selected English texts*, London/New York/Toronto, Oxford University Press, [2]1964 ([1]1963)
Imbroscio (1980):
Imbroscio, Carmelina: «Recherches et réflexions de la médecine française du dix-huitième siècle sur des phénomènes psychosomatiques», in: *Studies on Voltaire [...]* 190 (1980), S. 494-501
Imhof, A.E. (1983):
Imhof, Arthur E. (Hg.): *Der Mensch und sein Körper von der Antike bis heute*, München, Beck, 1983
Im Hof, U. (1982):
Im Hof, Ulrich: *Das gesellige Jahrhundert. Gesellschaft und Gesellschaften im Zeitalter der Aufklärung*, München, Beck, 1982
Im Hof, U. (1993):
Im Hof, Ulrich: *Das Europa der Aufklärung*, München, Beck, 1993
Israël (1983):
Israël, Lucien: *Die unerhörte Botschaft der Hysterie*; Übersetzung aus dem Französischen von Peter Müller und Peter Posch, München/Basel, Reinhardt, 1983
Jackson (1970):
Jackson, Stanley W.: «Force and kindred notions in eighteenth-century neurophysiology and medical psychology», in: *Bulletin of the History of Medicine* 44 (1970), S. 397-410 und S. 539-554
Jackson (1986):
Jackson, Stanley W.: *Melancholia and Depression. From Hippocratic times to modern times*, New Haven/London, Yale University Press, 1986
Jackson (1990):
Jackson, Stanley W.: «The Use of the Passions in Psychological Healing», in: *Journal of the History of Medicine and Allied Sciences* 45 (1990), S. 150-175
Jacobs (1976):
Jacobs, Jürgen: *Prosa der Aufklärung. Moralische Wochenschriften — Autobiographie — Satire — Roman. Kommentar zu einer Epoche*, München, Winkler, 1976
Jäger (1969):
Jäger, Georg: *Empfindsamkeit und Roman. Wortgeschichte, Theorie und*

Kritik im 18. Jahrhundert und frühen 19. Jahrhundert, Stuttgart/Berlin/ Köln/Mainz, Kohlhammer, 1969
Jauch (1988):
Jauch, Ursula Pia: *Immanuel Kant zur Geschlechterdifferenz. Aufklärerische Vorurteilskritik und bürgerliche Geschlechtsvormundschaft*, Wien, Passagen, 1988
Jauch (1990):
Jauch, Ursula Pia: *Damenphilosophie & Männermoral. Von Abbé de Gérard bis Marquis de Sade. Ein Versuch über die lächelnde Vernunft*, Wien, Passagen, 1990
Jobe (1976):
Jobe, T.H.: «Medical Theories of Melancholia in the Seventeenth and Early Eighteenth centuries, in: *Clio Medica* 11, 4 (1976), S. 217-231
Jütte (1996):
Jütte, Robert: *Geschichte der Alternativen Medizin. Von der Volksmedizin zu den unkonventionellen Therapien von heute*, München, Beck, 1996
Jüttner (1983):
Jüttner, Siegfried: «Aufklärer zwischen Salon und Nation. Zur Einschätzung von Buch und Lektüre im 18. Jahrhundert», in: *Französische Literatur im Zeitalter der Aufklärung; Gedächtnisschrift für Fritz Schalk*, hg. v. Wido Hempel, Frankfurt a.M., Klostermann, 1983, S. 152-183
Juquelier/ Vinchon (1913):
Juquelier, Paul/ Vinchon, Jean: «Les vapeurs, les vaporeux et le Dr Pierre Pomme», in: *Annales Médico-Psychologiques* 10 (Juni 1913), S. 641-656
Kafker (1988):
Kafker, F.A. und S.L.: *The Encyclopedists as individuals: a biographical dictionary of the authors of the Encyclopédie*, Oxford 1988 (Studies on Voltaire [...], Bd. 257)
Kahn (1932):
Kahn, Charlotte: *Die Melancholie in der deutschen Lyrik des 18. Jahrhunderts*, Heidelberg, Winter, 1932
Kahl (1906):
Kahl, Wilhelm: «Die älteste Hygiene der geistigen Arbeit. Die Schrift des Marsilius Ficinus *De vita sana sive de cura valetudinis eorum qui incumbunt studio litterarum* (1482)», in: *Neue Jahrbücher für das klassische Altertum, Geschichte und deutsche Literatur, und für Pädagogik* 18 (1906), S. 482-491, S. 525-546 und S. 599-619
Kalkühler (1920):
Kalkühler, Florine: *Die Natur des Spleen bei den englischen Schriftstellern in der ersten Hälfte des 18. Jahrhunderts*, Diss. phil. Münster, Borna-Leipzig, Noske, 1920
Kaufmann (1995):
Kaufmann, Doris: *Aufklärung, bürgerliche Selbsterfahrung und die «Erfindung» der Psychiatrie in Deutschland, 1770-1850*, Göttingen, Vanden-

hoeck & Ruprecht, 1995 (Veröffentlichungen des Max-Planck-Instituts für Geschichte, Bd. 122)
Kemper (1994):
Kemper, Peter (Hg.): *Die Geheimnisse der Gesundheit. Medizin zwischen Heilkunde und Heiltechnik*, Frankfurt a.M./Leipzig, Insel, 1994
Kempf (1980):
Kempf, Roger: «Les vapeurs de Pomme [...]», in: *Nouvelle Revue Française* 56, 335 (1.12.1980), S. 171-180
Kératry (1831):
Kératry: «Les gens de lettres d'autrefois», in: *Paris ou le livre des Cent-et-un*, Bd. 2 (Paris 1831), S. 395-422
Kératry (1832):
Kératry: «Les gens de lettres d'aujourd'hui», in: *Paris ou le livre des Cent-et-un*, Bd. 6 (Paris 1832), S. 24-45
Kevekordes (1986):
Kevekordes, Beate: *Arzt, Medizin und Krankheit im Epigramm des 16. und 17. Jahrhunderts*, Diss. Münster 1986
Kiesel (1981):
Kiesel, Helmuth: *Briefe der Liselotte von der Pfalz*, Frankfurt a.M., Insel, 1981
Killy/ Perels (1983):
Killy, Walter/ Perels, Christoph (Hgg.): *18. Jahrhundert*, 2 Teil-Bde., München, Beck, 1983 (Die deutsche Literatur, Texte und Zeugnisse, Bd. 4)
King, D. L. (1929):
King, Donald L.: *L'Influence des Sciences Physiologiques sur la Littérature Française, de 1670 à 1870*, Diss. Paris, Belles Lettres, 1929
King, L.S. (1958):
King, Lester Snow: *The Medical World of Eighteenth Century*, Chicago, University of Chicago Press, 1958
King, L.S. (1966):
King, Lester Snow: «Boissier de Sauvages and 18th Century Nosology», in: *Bulletin of the History of Medicine* 40 (1966), S. 43-51
King, L.S. (1976):
King, Lester Snow: «Theory and Practice in 18th-Century Medicine», in: *Studies on Voltaire [...]* 153 (1976), S. 1201-1218
King, L.S. (1978):
King, Lester S[now]: *The Philosophy of Medicine; The Early Eighteenth Century*, Cambridge/Massachusetts/London, Harvard University Press, 1978
Kleinau/ Opitz (1996):
Kleinau, Elke/ Opitz, Claudia (Hgg.): *Geschichte der Mädchen- und Frauenbildung*, 2 Bde., Bd. 1: *Vom Mittelalter bis zur Aufklärung*, Frankfurt a.M./New York, Campus, 1996
Kleinschmidt (1987):
Kleinschmidt, Erich: «Gelehrte Frauenbildung und frühneuzeitliche Menta-

lität», in: *Res publica litteraria: die Institution der Gelehrsamkeit in der frühen Neuzeit*, hgg. von Sebastian Neumeister und Conrad Wiedemann, 2 Bde., Wiesbaden, Harrassowitz, 1987, Bd. 2, S. 549-557

Klerks (1961):
Klerks, Wilhelm: *Madame du Deffand. Essai sur l'ennui*, Assen, Van Gorcum, 1961

Klibansky/ Panofsky/ Saxl (1964):
Klibansky, Raymond/ Panofsky, Erwin/ Saxl, Fritz: *Saturn and Melancholy. Studies in the History of Natural Philosophy, Religion and Art*, London, Nelson, 1964

Klibansky/ Panofsky/ Saxl (1990):
Klibansky, Raymond/ Panofsky, Erwin/ Saxl, Fritz: *Saturn und Melancholie: Studien zur Geschichte der Naturphilosophie und Medizin, der Religion und der Kunst*; Übersetzung aus dem Englischen von Christa Buschendorf, Frankfurt a.M., Suhrkamp, 1990

Kluckhohn ([2]1931):
Kluckhohn, Paul: *Die Auffassung der Liebe in der Literatur des 18. Jahrhunderts und in der deutschen Romantik*, Halle (Saale), Niemeyer, [2]1931

Knabe (1983):
Knabe, Peter-Eckhard (Hg.): *Frankreich im 17. Jahrhundert: Eine Kölner Ringvorlesung*, Köln, dme, 1983 (Kölner Schriften zu Geschichte und Kultur, Bd. 4)

Knapp-Tepperberg (1978):
Knapp-Tepperberg, Eva-Maria: «Rousseaus ‹Émile ou de l'Éducation›. Sexualauffassung und Bild der Frau. Ein Kapitel zur Antinomie des bürgerlichen Freiheitsbegriffs», in: *Romanistische Zeitschrift für Literaturgeschichte* 1978, S. 199-223

Knibiehler (1976a):
Knibiehler, Yvonne: «Le discours médical sur la femme: Constantes et ruptures», in: *Romantisme*, N° spécial, 13/14 (1976), S. 41-55

Knibiehler (1976b):
Knibiehler, Yvonne: «Les médecins et la ‹nature féminine› au temps du Code civil», in: *Annales E.S.C.* 4-6 (1976), S. 824-845

Knibiehler/ Fouquet (1983):
Knibiehler, Yvonne/ Fouquet, Catherine: *La femme et les médecins*, Paris, Hachette, 1983

Körtgen (1982):
Körtgen, Andreas: *Die Gesundheit des Fürsten. Diätetische Vorschriften für eine herausgehobene Menschengruppe von der Antike bis zum Anfang des zwanzigsten Jahrhunderts*, Frankfurt a.M./Bern, Lang, 1982 (Marburger Schriften zur Medizingeschichte, Bd. 3)

Kollesch/ Nickel (1979):
Kollesch, Jutta/ Nickel, Diethard (Hgg.): *Antike Heilkunst. Ausgewählte*

Texte aus dem medizinischen Schrifttum der Griechen und Römer, Frankfurt a.M., Röderberg, 1979
Koschorke (1999):
Koschorke, Albrecht: *Körperströme und Schriftverkehr: Mediologie des 18. Jahrhunderts*, München, Fink, 1999
Krabs (1996):
Krabs, Otto: *Wir, von Gottes Gnaden. Glanz und Elend der höfischen Welt*, München, Beck, 1996
Kristeller (1972):
Kristeller, Paul Oskar: *Die Philosophie des Marsilio Ficino*, Frankfurt a.M., Klostermann, 1972
Kristeller (1986):
Kristeller, Paul Oskar: *Acht Philosophen der italienischen Renaissance; Petrarca, Valla, Ficino, Pico, Pomponazzi, Telesio, Patrizi, Bruno*; Übersetzung von Elisabeth Blum, Weinheim, Acta humaniora, 1986
Kroll (1996):
Kroll, Renate: *Femme poète: Madeleine de Scudéry und die ‹poésie précieuse›*, Tübingen, Niemeyer, 1996 (mimesis, Bd. 23)
Kudlien (1967):
Kudlien, Fridolf: *Der Beginn des medizinischen Denkens bei den Griechen. Von Homer bis Hippokrates*, Zürich/Stuttgart, Artemis, 1967 (Die Bibliothek der Alten Welt, Reihe ‹Forschung und Deutung›)
Küfner (1959):
Küfner, Hans K[arl]: *Der Missvergnügte in der Literatur der deutschen Aufklärung 1688-1759*, Diss. phil. Würzburg 1959
Kühlmann (1982):
Kühlmann, Wilhelm: *Gelehrtenrepublik und Fürstenstaat. Entwicklung und Kritik des deutschen Späthumanismus in der Literatur des Barockzeitalters*, Tübingen, Niemeyer, 1982
Kümmel (1984):
Kümmel, Werner Friedrich: «Der Homo litteratus und die Kunst, gesund zu leben. Zur Entfaltung eines Zweiges der Diätetik im Humanismus», in: Rudolf Schmitz/ Gundolf Keil (Hgg.), *Humanismus und Medizin*, Weinheim, Acta humaniora, 1984, S. 67-85
Kümmel (1989):
Kümmel, Werner Friedrich: «Kopfarbeit und Sitzberuf: Das früheste Paradigma der Arbeitsmedizin», in: *Jahrbuch des Instituts für Geschichte der Medizin der Robert Bosch Stiftung* 6 (1989), S. 53-70
Kümmel (1990):
Kümmel, Werner Friedrich: «De Morbis Aulicis: On Diseases found at Court», in: Vivian Nutton (Hg.), *Medicine at the Courts of Europe, 1500-1837*, London/New York, Routledge, 1990, S. 15-48

Kuhn (1967):
Kuhn, Reinhard: «Ennui in der französischen Literatur», in: *Die Neueren Sprachen* 66 (1967), S. 17-30

Kunze (1938):
Kunze, Horst: *Lieblings-Bücher von Dazumal. Eine Blütenlese aus den erfolgreichsten Büchern von 1750-1860. Zugleich ein erster Versuch zu einer Geschichte des Lesergeschmacks*, München, Heimeran, [1938]

Kupfer (1996):
Kupfer, Alexander: *Göttliche Gifte. Kleine Kulturgeschichte des Rausches seit dem Garten Eden*, Stuttgart/Weimar, Metzler, 1996

Labisch (1986):
Labisch, Alfons: «Hygiene ist Moral — Moral ist Hygiene. Soziale Disziplinierung durch Ärzte und Medizin», in: C. Sachßse/ F. Tennstedt (Hgg.), *Soziale Sicherheit und soziale Disziplinierung. Beiträge zu einer historischen Theorie der Sozialpolitik*, Frankfurt a.M., Suhrkamp, 1986, S. 265-286

Labisch (1989):
Labisch, Alfons: «Gesundheitskonzepte und Medizin im Prozeß der Zivilisation», in: ders./ Reinhard Spree (Hgg.), *Medizinische Deutungsmacht im sozialen Wandel des 19. und frühen 20. Jahrhunderts*, Bonn, Psychiatrie-Verlag, 1989, S. 15-36

Labisch (1992):
Labisch, Alfons: *Homo Hygienicus. Gesundheit und Medizin in der Neuzeit*, Frankfurt a.M./New York, Campus, 1992

Laehr (1900):
Laehr, Heinrich: *Die Literatur der Psychiatrie von 1459 bis 1799*, 4 Bde., Berlin 1900

Lafarge (1988):
Lafarge, Cathérine: «‹Oh femmes, vous êtes des enfants bien extraordinaires›. Images de la femme au 18e siècle», in: *Women in French Literature. A collection of essays*, hg. von Michel Guggenheim, Saragota (California), Anma Libri, 1988, S. 91-99 (Stanford French and Italian Studies, Bd. 58)

Laget (1984):
Laget, Mireille: «Les livrets de santé pour les pauvres aux XVIIe et XVIIIe siècles», in: *Histoire, Économie et Société* 4 (1984), S. 567-582

Laignet-Lavastine (1951):
Laignet-Lavastine, Mireille: «Les Médecins collaborateurs de l'Encyclopédie», in: *Revue d'histoire des sciences* 4 (1951), S. 353-358

Laignel-Lavastine/ Vinchon (1930):
Laignel-Lavastine, Maxime/ Vinchon, Jean: *Les maladies de l'esprit et leurs médecins du XVIe au XIXe siècles. Les étapes des connaissances psychiatriques de la Renaissance à Pinel*, Paris, Éditions Médicales Norbert Maloine, 1930

Lambert, A. (1982):
Lambert, Annie: «Quelques remarques à propos de certains ‹textes de femmes›», in: *Lendemains* 25/26 (1982), S. 149-156
Lambrecht (1994):
Lambrecht, Roland: *Melancholie. Vom Leiden an der Welt und den Schmerzen der Reflexion*, Reinbek bei Hamburg, Rowohlt, 1994
Lange, S. (1990):
Lange, Sigrid (Hg.): *Ob die Weiber Menschen sind. Geschlechterdebatten um 1800*, Leipzig, Reclam, 1990
Lange-Eichbaum (^{3}1942):
Lange-Eichbaum, Wilhelm: *Genie, Irrsinn und Ruhm*, München, Ernst Reinhardt, ^{3}1942
Lanson (1906):
Lanson, Gustave (Hg.): *Choix de Lettres du XVIIe siècle*, Paris, Hachette, 1906
Lebigre (1992):
Lebigre, Arlette: *Liselotte von der Pfalz. Eine Biographie*; Übersetzung aus dem Französischen von Andrea Spingler, Hildesheim, Claasen, 1992
Lebrun (1967):
Lebrun, François: *Le XVIIe siècle*, Paris, Armand Collin, 1967
Lebrun (1983):
Lebrun, François: *Médecins, saints et sorciers aux 17e et 18e siècles*, Paris, Temps Actuels, 1983
Lebrun (1984):
Lebrun, François: «Médecins et empiriques à la cour de Louis XIV», in: *Histoire, Économie et Société* 4 (1984), S. 557-566
Leconte (1995):
Leconte, Frantz Antoine: *La Tradition de l'Ennui Splénétique en France de Christine De Pisan à Baudelaire*, New York/Frankfurt a.M. [u.a.], Lang, 1995 (Reading Plus, Bd. 16)
Lecuir (1979):
Lecuir, Jean: «La médicalisation de la société française dans la deuxième moitié du XVIIIe siècle en France: aux origines des premiers traités de médecine légale», in: *Annales de Bretagne et des Pays de l'Ouest* 86 (1979), S. 231-250
Legué (1896):
Legué, G.: *Médecins et empoisonneurs au XVIIe siècle*, Paris, Bibliothèque Charpentier, 1896
Lehoux (1976):
Lehoux, Françoise: *Le cadre de vie des médecins parisiens aux XVIe et XVIIe siècles*, Paris, Picard, 1976
Leibbrand (1953a):
Leibbrand, Werner: *Heilkunde. Eine Problemgeschichte der Medizin*, Freiburg/München, Alber, 1953

Leibbrand (1953b):
Leibbrand, Werner: «Gesundheit und Krankheit im abendländischen medizinischen Denken», in: *Studium Generale* 6 (1953), S. 32-39

Leibbrand (1956):
Leibbrand, Werner: *Die spekulative Medizin der Romantik*, Hamburg, Claassen, 1956

Leibbrand (1972):
Leibbrand, Werner/ Leibbrand, Annemarie: *Formen des Eros. Kultur- und Geistesgeschichte der Liebe*, 2 Bde., Freiburg/München, Alber, 1972 (Orbis Academicus: Problemgeschichte der Wissenschaft in Dokumenten und Darstellungen, Sonderbde. 3/1 und 3/2)

Leibbrand/ Wettley (1961):
Leibbrand, W./Wettley, A.: *Der Wahnsinn. Geschichte der abendländischen Psychopathologie*, Freiburg/München, Alber, 1961

Leiner ([2]1984):
Leiner, Wolfgang: *Onze études sur l'image de la femme dans la littérature française du dix-septième siècle*, Tübingen, Narr, [2]1984

Le Maguet (1971):
Le Maguet, Paul-Émile: *Le Monde médical parisien sous le grand Roi suivi du Portefeuille de Vallant, médecin de S.A.R. Madame de Guise et de Madame la Marquise de Sablé*, Genève, Slatkine Reprints, 1971 (Nachdruck der Ausgabe Paris 1899)

Lepape (1994):
Lepape, Pierre: *Denis Diderot. Eine Biographie*; Übersetzung aus dem Französischen von Gabriele Krüger-Wirrer, Frankfurt a.M./New York, Campus, 1994

Lepape (1996):
Lepape, Pierre: *Voltaire oder die Geburt der Intellektuellen im Zeitalter der Aufklärung*; Übersetzung aus dem Französischen von Gabriele Krüger-Wirrer, Frankfurt a.M./New York, Campus, 1994

Lepenies (1969):
Lepenies, Wolf: *Melancholie und Gesellschaft*, Frankfurt a.M., Suhrkamp, 1969

Lepenies (1976):
Lepenies, Wolf: *Das Ende der Naturgeschichte. Wandel kultureller Selbstverständlichkeiten in den Wissenschaften des 18. und 19. Jahrhunderts*, München, Suhrkamp, 1976

Leroy (1952):
Leroy, Alfred: *Visages de la France au XVIIIe siècle. «Une douceur de vivre»*, Paris, Librairie Floury, 1952

Le Savoureux (1913):
Le Savoureux, Henry: *Le Spleen. Contribution à l'étude des perversions de l'instinct de conservation*, Paris, Steinheil, 1913

Lesky (1950):
Lesky, Erna: *Die Zeugungs- und Vererbungslehren der Antike und ihr Nachwirken*, Mainz/Wiesbaden 1950 (Akademie der Wissenschaften und der Literatur, Abh. der geistes- und sozialwissenschaftl. Klasse, Bd. 19)
Lesky (1973):
Lesky, Erna: «Van Swietens Hypochondrie. Zur Berufskrankheit der Gelehrten und zur Musiktherapie», in: *Clio Medica* 8, 3 (1973), S. 171-190
Leussink (1957):
Leussink, Bernard Arie Günter: *Der Einfluß des Tee-, Kaffee- und Tabakgenusses auf die menschliche Gesundheit im Urteil deutscher Wochenzeitschriften, Zeitungen und Intelligenzblätter im Zeitraum von etwa 1730 bis 1780*, Diss. med. Münster 1957
Lévy-Valensi (1933):
Lévy-Valensi, Jean: *La médecine et les médecins français au XVIIe siècle*, Paris, Baillière, 1933
Le Yaouanc (1959):
Le Yaouanc, Moïse: *Nosographie de l'humanité balzacienne*, Paris, Librairie Maloine, 1959
Livi (1984):
Livi, Jacelyne: *Vapeurs de femmes: Essai historique sur quelques fantasmes médicaux et philosophiques*, Paris, Navarin, 1984
Lobjoit (1972):
Lobjoit, Karin: *Voltaire und die Medizin seiner Zeit*, Diss. med. Köln 1972
Locher (1847):
Locher, Hans: *Aretäus aus Kappadocien. Mit Uebersetzung seiner vorzüglichsten und interessantesten pathologischen und therapeutischen Schilderungen. Eine Monographie*, Zürich 1847
Loménie (1870):
Loménie, Louis de: *La Comtesse de Rochefort et ses amis. Études sur les mœurs en France au XVIIIe siècle; avec des documents inédits*, Paris 1870
Loos (1950):
Loos, Erich: *Charles Pinot Duclos als Moralist des 18. Jahrhunderts und seine Bedeutung für den Stand der ‹gens de lettres›*, Köln 1950
Lope (1984):
Lope, Hans-Joachim: *Französische Literaturgeschichte*, Heidelberg, Quelle & Meyer, 1984 (UTB, Bd. 767)
Lotte (1929):
Lotte, F.: «Les études médicales du 16e au 18e siècle», in: *Paris médical* 1929, S. 205-208
Lough (1961):
Lough, John: *An Introduction to Eighteenth Century France*, London, Longmans, 1961

Lütkehaus (1992):
  Lütkehaus, Ludger: *«O Wollust, o Hölle». Die Onanie. Stationen einer Inquisition*, Frankfurt a.M., Fischer, 1992
Magendie (^{2}1979)
  Magendie, Maurice: *La Politesse Mondaine et les théories de l'honnêteté en France au XVIIe siècle, de 1600 à 1660*, 2 Bücher in 1 Bd., Genève, Slatkine Reprints, ^{2}1979 (^{1}1970), (Nachdruck der Ausgabe Paris 1925)
Magnan (1972):
  Magnan, A.: «Un épisode oublié de la lutte des médecins parisiens contre Théodore Tronchin: à propos de deux lettres de Voltaire», in: *Studies on Voltaire [...]* 94 (1972), S. 412-429
Magne (^{3}1929):
  Magne, Émile.: *Voiture et l'Hotel [sic] de Rambouillet. Les Origines 1597-1635. Portraits et Documents inédits*, Paris, Éditions Émile-Paul Frères, ^{3}1929
Magne (1930):
  Magne, Émile: *Voiture et l'Hotel [sic] de Rambouillet. Les Années de Gloire 1635-1648. Portraits et Documents inédits*; Nouvelle Édition, corrigée et augmentée de documents inédits, Paris, Édition Émile-Paul Frères, 1930
Magne (1942):
  Magne, É[mile]: «Gens de lettres au temps de Louis XIII», in: *Revue des Deux Mondes* 67 (1942), S. 228-242
Mandrou (1985):
  Mandrou, Robert: *De la culture populaire aux 17e et 18e siècles. La Bibliothèque bleue de Troyes*; mit einem Vorwort von Philippe Joutard, Paris, IMAGO, 1985
Mann (1967):
  Mann, Gunther: «Gesundheitswesen und Hygiene in der Zeit des Übergangs von der Renaissance zum Barock», in: *Medizinisches Historisches Journal* 2 (1967), S. 107-123
Mann (1984):
  Mann, Gunther: «Die populärmedizinische Volksbelehrung und Gesundheitserziehung im 18. und 19. Jahrhundert», in: Klaus Klein/ Jürgen Zepp (Hgg.), *2000 Jahre Gesundheitssicherung*, Mainz 1984, S. 377-406
Martens (1968):
  Martens, Wolfgang: *Die Botschaft der Tugend. Die Aufklärung im Spiegel der deutschen Moralischen Wochenschriften*, Stuttgart, Metzler, 1968
Martens (1975):
  Martens, Wolfgang: «Leserezepte fürs Frauenzimmer. Die Frauenzimmerbibliotheken der deutschen Moralischen Wochenschriften», in: *Archiv für Geschichte des Buchwesens* 15 (1975), S. 1143-1200
Martens (1978):
  Martens, Wolfgang: «Von Thomasius bis Lichtenberg: Zur Gelehrtensatire der Aufklärung», in: *Lessing Yearbook* 10 (1978), S. 7-34

Martens (1987):
Martens, Wolfgang: «Hallescher Pietismus und Gelehrsamkeit oder vom ‹allzu großen Mißtrauen in die Wissenschaften›», in: *Res publica litteraria: die Institution der Gelehrsamkeit in der frühen Neuzeit*, hgg. von Sebastian Neumeister und Conrad Wiedemann, 2 Bde., Wiesbaden, Harrassowitz, 1987, Bd. 2, S. 497-523

Mason (1982):
Mason, Hayn: *French Writers and their Society 1715-1800*, London, The Macmillian Press, 1982

Mass (1980):
Mass, Edgar: «Die Entwicklung des Buches zum Massenmedium oder der Glaube an die Macht der Worte», in: *Neues Handbuch der Literaturwissenschaft*, hg. von Klaus von See, 23 Bde., Wiesbaden 1978-84, Bd. 13: «Europäische Aufklärung III» (1980), hgg. von J. v. Stackelberg [u.a.], S. 51-78

Mattenklott (^{2}1985):
Mattenklott, Gert: *Melancholie in der Dramatik des Sturm und Drang*, Königstein, Athenäum, ^{2}1985 (Stuttgart ^{1}1968)

Mattheier/ Valentin (1990):
Mattheier, Klaus J./ Valentin, Paul (Hgg.): *Pathos, Klatsch und Ehrlichkeit. Liselotte von der Pfalz am Hofe des Sonnenkönigs*, Tübingen, Stauffenburg, 1990 (Romanica et comparatistica, Bd. 14)

Mauser (1981):
Mauser, Wolfram: «Melancholieforschung des 18. Jahrhunderts zwischen Ikonographie und Ideologiekritik. Auseinandersetzung mit den bisherigen Ergebnissen und Thesen zu einem Neuansatz», in: *Lessing Yearbook* 13 (1981), S. 253-277

Mauzi (o.J.):
Mauzi, Robert: «Les maladies de l'âme au XVIIIe siècle», in: *Revue des Sciences Humaines* 60 [o.J.], S. 459-493

Mauzi (1960):
Mauzi, Robert: *L'idée du bonheur dans la littérature et la pensée française au XVIIIe siècle*, Paris, Colin, 1960

May (1951):
May, Georges Claude: *Quatre visages de Denis Diderot*, Paris, Boivin, 1951

Mead (1977):
Mead, Kate Campbell Hurd: *A History of Women in Medicine. From earliest Times to the Beginnings of the Nineteenth Century*, Haddam, The Haddam Press, 1977 (Nachdruck der Ausgabe Haddam 1938)

Mehnert (1978):
Mehnert, Henning: *Melancholie und Inspiration. Begriffs- und wissenschaftsgeschichtliche Untersuchungen zur poetischen «Psychologie» Baudelaires, Flauberts und Mallarmés. Mit einer Studie über Rabelais*, Heidelberg, Winter, 1978

Meise (1992):
: Meise, Helga: *Die Unschuld und die Schrift. Deutsche Frauenromane im 18. Jahrhundert*, Frankfurt a.M., Helmer, 1992 (Aktuelle Frauenforschung)

Meissner, F.-J. (1979):
: Meissner, Franz-Joseph: *Wortgeschichtliche Untersuchungen im Umkreis von französisch Enthousiasme und Genie*, Genève, Droz, 1979 (Kölner Romanistische Arbeiten, Neue Folge, Heft 55)

Meissner, T. (1992):
: Meissner, Toni: «Melancholie. Trauerkrankheit der Künstler und Denker», in: *Damals* 11 (1992), S. 922-934

Menck (1940):
: Menck, Ursula: *Die Auffassung der Frau in den frühen moralischen Wochenschriften*, Diss. Hamburg 1940

Menetrier (1923):
: Menetrier, M.P.: «Louis XIV, ses médecins et ses historiens», in: *Bulletin de la société française d'Histoire de la Médecine* 17, 11-12 (Nov.-Dez. 1923), S. 413-424

Mentzos (1980):
: Mentzos, Stavros: *Hysterie*, München, Kindler, 1980

Mergenthal (1997):
: Mergenthal, Silvia: *Erziehung zur Tugend. Frauenrollen und der englische Roman um 1800*, Tübingen, Niemeyer, 1997

Merlin (1994):
: Merlin, Hélène: *Public et littérature en France en XVIIe siècle*, Paris, Belles Lettres, 1994 (Histoire, Bd. 29)

Meyer (1973):
: Meyer, François: «Science et pratique médicales au XVIIe siècle», in: *Actes du Colloque de Marseille: Madame (Marie) de Sévigné, (Jean Baptiste Poquelin dit) Molière et la médecine de son temps* 3 (1973), S. 105-108

Micard (1924):
: Micard, Étienne: *Un écrivain académique au XVIIIe siècle: Antoine-Léonard Thomas (1732-1785)*, Paris, Librairie Ancienne Édouard Champion, 1924

Michler (1995):
: Michler, Markwart: *Melchior Adam Weikard (1742-1803) und sein Weg in den Brownianismus: Medizin zwischen Aufklärung und Romantik; eine medizinhistorische Biographie*, Leipzig/Halle (Saale), Barth/Deutsche Akademie der Naturforscher Leopoldina, 1995 (Acta Historica Leopoldina, Bd. 24)

Milhaud (1966):
: Milhaud, Marianne und Gérard: «Molière face à la médecine de Thomas Diafoirus», in: *Europe* 441 (1966), S. 114-128

Millepierres (1964):
  Millepierres, François: *La vie quotidienne des médecins au temps de Molière*, Paris, Hachette, 1964
Minder-Chappuis (1973):
  Minder-Chappuis, Geneviève: *Auguste Tissot — sa correspondance avec A. de Haller et ses œuvres durant la période de 1754 à 1761*, Diss. med. Bern 1973
Mocek (1988):
  Mocek, Reinhard (Hg.): *Die Wissenschaftskultur der Aufklärung*, Wittenberg, Martin-Luther-Universität Halle, 1988
Mocek (1995):
  Mocek, Reinhard: *Johann Christian Reil (1759-1813). Das Problem des Übergangs von der Spätaufklärung zur Romantik in Biologie und Medizin in Deutschland*, Frankfurt a.M., Lang, 1995 (Philosophie und Geschichte der Wissenschaften; Studien und Quellen, Bd. 28)
Mönch (1967):
  Mönch, Walter: *Die italienische Platonrenaissance und ihre Bedeutung für Frankreichs Literatur und Geistesgeschichte (1450-1550)*, Nendeln/Liechtenstein, Kraus Reprint LTD, 1967 (Nachdruck der Ausgabe Berlin 1936), (Romanische Forschungen, Bd. 40)
Mohr (1990):
  Mohr, Ute: *Melancholie und Melancholiekritik im England des 18. Jahrhunderts*, Frankfurt a.M./Bern/New York/Paris, Lang, 1990 (Münsteraner Monographien zur englischen Literatur, Bd. 2)
Mongrédien (1965):
  Mongrédien, Georges: *Recueil des textes et des documents du XVIIe siècle relatifs à Molière*, 2 Bde., Paris, Éditions du Centre National de la Recherche Scientifique, 1965
Mongrédien (1986):
  Mongrédien, Georges: *Comédies et pamphlets sur Molière*, Paris, Nizet, 1986
Montagne (1988):
  Montagne, Édouard: *Histoire de la Société des gens de lettres de France*, Paris, Guernesey Press, 1988
Montariol (1912):
  Montariol, L.: *Sur l'étude et l'exercice de la Médecine depuis le XIVe siècle jusqu'à la Révolution française. Médecins, Chirurgiens, Barbiers*, Diss. Toulouse 1912
Montbas (1950):
  Montbas, C[om]te de: «La République des Lettres au XVIIIe siècle et l'avènement de la tolérance», in: *Revue des travaux de l'Académie des Sciences morales et politiques*, 1er sem. 1950, S. 39-54
Moore (1953):
  Moore, Cecil A.: «The English Malady», in: ders., *Backgrounds of English*

Literature 1700-1760, Minneapolis, University of Minnesota Press, 1953, S. 179-235

Moravia (1972):
Moravia, Sergio: «Philosophie et médecine en France à la fin du XVIIIe siècle», in: *Studies on Voltaire [...]* 89 (1972), S. 1089-1151

Mortier (1969):
Mortier, Roland: *Clartés et Ombres du siècle des Lumières. Études sur le XVIIIe siècle littéraire*, Genève, Droz, 1969

Mossiker (1993):
Mossiker, Frances: *Madame de Sévigné: A life and letters*, New York, Knopf, 1993

Moureau (1992):
Moureau, François: *Le MERCURE GALANT de Dufresny (1710-1714) ou le journalisme à la mode*, Oxford, The Voltaire Foundation, 1982 (Studies on Voltaire [...], Bd. 206)

Müller, H. (1937):
Müller, Hermann: «Ärztliches und Menschliches um die Wende des 17. Jahrhunderts nach Briefen der Liselotte von der Pfalz», in: *Deutsche Medizinische Wochenschrift* 3 (15.01.1937), S. 109-112 und 4 (22.01.1937), S. 148-150

Mueller, W. (1960):
Mueller, Wolf: *Bibliographie des Kaffee, des Kakao, der Schokolade, des Tee und deren Surrogate bis zum Jahre 1900*, Bad Bocklet/Wien/Zürich/Florenz, Krug, 1960 (Bibliotheca bibliographica, Bd. 20)

Müri (1953):
Müri, Walter: «Melancholie und schwarze Galle», in: *Museum Helveticum* 10 (1953), S. 21-38

Murard (1971):
Murard, Jean: «Balzac — la médecine et les médecins», in: *Histoire de la Médecine* 21 (August — September 1971), S. 1-45, (Oktober 1971), S. 1-47, (November 1971), S. 1-48

Nager (1994):
Nager, Frank: *Goethe — Der heilkundige Dichter*, Frankfurt a.M./Leipzig, Insel, 1994

Nassen (1980):
Nassen, U.: «Trübsinn und Indigestion — Zum medizinischen und literarischen Diskurs über Hypochondrie im 18. Jahrhundert», in: *Fugen. Deutsch-Französisches Jahrbuch für Text-Analytik* 1 (1980), S. 172-186

Naudin (1984):
Naudin, Marie: «La maladie dans le roman féminin du Consulat au Premier Empire», in: *Nineteenth Century French Studies Fredonia* 13, 1 (1984), S. 22-32

Neschen-Siemsen (1992):
Neschen-Siemsen, Birgit: *Madame de Genlis und die Französische Aufklä-

rung, Frankfurt a.M./Berlin/Bern/New York/Paris/Wien, Lang, 1992 (Bonner Romanistische Arbeiten, Bd. 44)
Neubert (^{3}1960):
Neubert, Rudolf: *Gesundheit und geistige Arbeit*, Leipzig/Jena, Urania, ^{3}1960 (^{1}1955)
Neuburger (1926):
Neuburger, Max: *Die Lehre von der Heilkraft der Natur im Wandel der Zeiten*, Stuttgart, Enke, 1926
Neumann (1991):
Neumann, Joseph N.: «Rousseaus Kritik an der Heilkunde seiner Zeit. Zur Frage nach der handlungstheoretischen und ethischen Begründung medizinischen Handelns», in: *Medizinhistorisches Journal* 26, 3/4 (1991), S. 195-213
Niebyl (1971):
Niebyl, Peter H.: «The Non-Naturals», in: *Bulletin of the History of Medicine* 45 (1971), S. 486-492
Nies (1972):
Nies, Fritz: *Gattungspoetik und Publikumsstruktur. Zur Geschichte der Sévignébriefe*, München, Fink, 1972 (Theorie und Geschichte der Literatur und der schönen Künste, Bd. 21)
Nieser (1992):
Nieser, Bruno: *Aufklärung und Bildung: Studien zur Entstehung und gesellschaftlichen Bedeutung von Bildungskonzeptionen in Frankreich und Deutschland im Jahrhundert der Aufklärung*, Weinheim, Deutscher Studien Verlag, 1992
Niklaus (1979):
Niklaus, Robert: «Diderot and Women», in: *Woman and Society in Eighteenth-Century France: Essays in Honour of John Stephenson Spink*, hgg. von Eva Jacobs, W.H. Barber, J.H. Bloch [u.a.], London, The Athlone Press, 1979, S. 69-82
Nimtz (1937):
Nimtz, Herbert: *Motive des Studentenlebens in der deutschen Literatur von den Anfängen bis zum Ende des achtzehnten Jahrhunderts*, Würzburg, Triltsch, 1937
Nolte (1952):
Nolte, Ursula: *Die Entwicklung der weiblichen Bildung von der Aufklärung bis zur deutschen Romantik*, Diss. Mainz 1952
Nutton (1990):
Nutton Vivian (Hg.): *Medicine at the courts of Europe, 1500-1837*, London/New York, Routledge, 1990 (The Wellcome Institute series in the history of medicine)
Oeschger (1965):
Oeschger, Johannes (Hg.): *Melancholie*, Basel, Privatdruck Geigy, 1965

O'Malley (1969):
O'Malley, C.D.: «The medical history of Louis XIV: Intimations of mortality», in: J.C. Rule (Hg.), *Louis XIV and the craft of kingship*, Ohio, State University Press, 1969, S. 132-154
Opitz (1975):
Opitz, Alfred: *Schriftsteller und Gesellschaft in der Literaturtheorie der französischen Enzyklopädisten*, Frankfurt a.M./Bern, Lang, 1975
Paas (1996):
Paas, Sigrun (Hg.): *Liselotte von der Pfalz. Madame am Hofe des Sonnenkönigs*, Heidelberg, Winter, 1996 (Katalog zur Ausstellung der Stadt Heidelberg zur 800-Jahr-Feier, 21. September 1996 bis 26. Januar 1997 im Heidelberger Schloß)
Packard (1970):
Packard, Francis R.: *Guy Patin and the medical profession in Paris in the XVIIth Century*, New York, Augustus M. Kelley, 1970
Pancke-Kochinke (1991):
Panke-Kochinke, Birgit: *Die anständige Frau. Konzeption und Umsetzung bürgerlicher Moral im 18. und 19. Jahrhundert*, Pfaffenweiler, Centaurus, 1991 (Frauen in Geschichte und Gesellschaft, Bd. 31)
Pasquet (1920):
Pasquet, D.: «La découverte de l'Angleterre par les Français au XVIIIe siècle», in: *Revue de Paris* 1920, S. 204-224
Pellisson (1970):
Pellisson, Maurice: *Les hommes de lettres au XVIIIe siècle*, Genève, Slatkine Reprints, 1970 (Nachdruck der Ausgabe Paris 1911)
Peschel (1980):
Peschel, Enid Rhodes: *Medicine and literature*, mit einer Einleitung von Edmund D. Pellegrino, New York, Neale Watson Academic Publications, 1980
Peter (1976):
Peter, Jean-Pierre: «Entre femmes et médecins. Violence et singularité dans les discours du corps d'après les manuscrits médicaux de la fin du XVIIIe siècle», in: *Ethnologie française* 3-4 (1976), S. 341-348
Peter (1978):
Peter, Jean-Pierre: «Kranke und Krankheiten am Ende des 18. Jahrhunderts (aufgrund einer Untersuchung der Königlich-Medizinischen Gesellschaft 1774-1794)», in: A.E. Imhof (Hg.), *Biologie des Menschen in der Geschichte. Beiträge zur Sozialgeschichte der Neuzeit aus Frankreich und Skandinavien*, Stuttgart/Bad Cannstadt, grommann-holzbog, 1978, S. 274-326
Peter (1979):
Peter, Jean-Pierre: «Les médecins français face au problème de l'inoculation variolique et de sa diffusion (1750-1790)», in: *Annales de Bretagne et des Pays de l'Ouest* 86, 2 (1979), S. 251-264
Pflug (1953):
Pflug, Günther: «Julien Offray de Lamettrie und die biologischen Theorien

des 18. Jahrhunderts», in: *Deutsche Vierteljahresschrift für Literaturwissenschaft und Geistesgeschichte* 4 (1953), S. 509-527
Picard (1943):
Picard, Roger: *Les Salons littéraires et la société française 1610-1789*, New York, Bretano's, 1943
Pigeaud (1981):
Pigeaud, Jackie: *La maladie de l'âme. Étude sur la Relation de l'âme et du corps dans la tradition médico-psychologique antique*, Paris, Belles Lettres, 1981
Pigeaud (1988):
Pigeaud, Jackie: *Aristote, l'Homme de génie et la mélancolie*, Paris, Petite Bibliothèque Rivages, 1988
Pigeaud (1984):
Pigeaud, Jackie: «Prologomènes à une histoire de la mélancolie», in: *Histoire, Économie et Société* 4 (1984), S. 501-510
Pihlström (1991):
Pihlström, Irene: *Le médecin et la médecine dans le théâtre français du XVIIe siècle*, Stockholm, Alquest & Wiksell, 1991 (Studia Romanica Upsaliensia, Bd. 47)
Pikulik (1979):
Pikulik, Lothar: *Romantik als Ungenügen an der Normalität am Beispiel Tiecks, Hoffmanns, Eichendorffs*, Frankfurt a.M., Suhrkamp, 1979
Pintard (1983):
Pintard, R.: *Le Libertinage érudit dans la première moitié du XVIIe siècle*; nouvelle édition augmentée d'un avant-propos et de notes et réflexions sur les problèmes de l'histoire du libertinage, Genève/Paris, Slatkine Reprints, 1983 (Nachdruck der Ausgabe Paris 1943)
Plagnol-Diéval (1997):
Plagnol-Diéval, Marie-Emmanuelle: *Madame de Genlis et le théâtre d'éducation au XVIIIe siècle*, Oxford, Voltaire Foundation, 1997 (Studies on Voltaire [...], Bd. 350)
Pollak (1993):
Pollak, Kurt: *Wissen und Weisheit der alten Ärzte. Die Heilkunde der Antike*, Eltville am Rhein, Bechtermünz, 1993
Polter (1934):
Polter, Karl-Heinz: *Musik als Heilmittel*, Diss. med. Düsseldorf, Nolte, 1934
Prange (1990):
Prange, Peter: *Das Paradies im Boudoir. Glanz und Elend der erotischen Libertinage im Zeitalter der Aufklärung*, Marburg, Hitzeroth, 1990
Prigent (1964):
Prigent, Françoise: *Contribution à l'étude des rapports médicaux Franco-Anglais du XVIème au XIXème siècle*, Diss. Rennes 1964
Probst (1971):
Probst, Irmgard: *Die Balneologie des 16. Jahrhunderts im Spiegel der deut-*

schen Badeschriften, Münster, Institut für Geschichte der Medizin der Universität Münster, 1971 (Münstersche Beiträge zur Geschichte und Theorie der Medizin, Bd. 4)

Profitlich (1977):
Profitlich, Ulrich: «Risiken der Romanlektüre als Romanthema. Zu Jean Pauls *Titan*», in: *Leser und Lesen im 18. Jahrhundert*, Colloquium der Arbeitsstelle des Achtzehnten Jahrhunderts, Gesamthochschule Wuppertal (24.-26.10.1975), Heidelberg, Winter, 1977, S. 76-82 und S. 144-147

Prokop (1991):
Prokop, Ulrike: *Die Illusion vom Großen Paar*, 2 Bde., Frankfurt a.M., Fischer, 1991 (Psychoanalytische Studien zur Kultur)

Promies (1987):
Promies, Wolfgang: *Der Bürger und der Narr oder das Risiko der Phantasie. Sechs Kapitel über das Irrationale in der Literatur des Rationalismus*, Frankfurt a.M., Fischer, 1987

Putscher (1973):
Putscher, Marielene: *Pneuma, Spiritus, Geist. Vorstellungen vom Lebensantrieb in ihren geschichtlichen Wandlungen*, Wiesbaden, Steiner, 1973

Py (1997):
Py, Gilbert: *Rousseau et les éducateurs. Étude sur la fortune des idées pédagogiques de Jean-Jacques Rousseau en France et en Europe au XVIIIe siècle*, Oxford, Voltaire Foundation, 1997 (Studies on Voltaire [...], Bd. 356)

Radkau (1994):
Radkau, Joachim: «Die wilhelminische Ära als nervöses Zeitalter, oder: Die Nerven als Netz zwischen Tempo- und Körpergeschichte», in: *Geschichte und Gesellschaft* 20 (1994), S. 211-241

Ramsey (1988):
Ramsey, Matthew: *Professional and Popular Medicine in France, 1770-1830: The Social World of Medical Practice*, Cambridge/New York, Cambridge University Press, 1988 (Cambridge History of Medicine)

Rather (1965):
Rather, L.J.: *Mind and body in eighteenth century medicine: A study based on Gerome Gaub's «De Regimine mentis»*, London, Wellcome, 1965

Rather (1968):
Rather, L.J.: «The ‹Six things Non-Natural›: A Note on the Origins and Fate of a Doctrine and a Phrase», in: *Clio Medica* 3 (1968), S. 337-347

Raynaud (^{2}1863):
Raynaud, Maurice: *Les médecins au temps de Molière*, Paris, Didier, ^{2}1863

Reinalter (1993):
Reinalter, Helmut (Hg.): *Aufklärungsgesellschaften*, Frankfurt a.M./Berlin/Bern/New York/Paris/Wien, Lang, 1993 (Schriftenreihe der Internationalen Forschungsstelle «Demokratische Bewegungen in Mitteleuropa 1770-1850», Bd. 10)

Rey (1989):
Rey, Roselyne: «La pathologie mentale dans l'*Encyclopédie*. Définitions et distribution nosologique», in: *Recherches sur Diderot et sur l'Encyclopédie* 7 (Oktober 1989), S. 51-70
Rey (1991):
Rey, Roselyne: «La vulgarisation médicale au XVIIIe siècle: le cas des dictionnaires portatifs de santé», in: *Revue d'histoire des sciences* 44, 3-4 (1991), S. 413-433
Reynier (1929):
Reynier, Gustave: «La Science des dames au temps de Molière», in: *Revue des deux mondes* 99 (Mai 1929), S. 436-464
Ricke (1981):
Ricke, Gabriele: *Schwarze Phantasie und trauriges Wissen. Beobachtungen über Melancholie und Denken im 18. Jahrhundert*, Hildesheim, Gerstenberg, 1981
Riva (1983):
Riva, Massimo: «Malattia dell'immaginazione e immaginazione della malattia: ipocondria e malinconia del settecento», in: *Lettere Italiane* 39, 3 (1987), S. 346-377
Roche (1988):
Roche, Daniel: *Les Républicains des lettres. Gens de culture et lumières au XVIIIe siècle*, Paris, Fayard, 1988
Roche (1989):
Roche, Daniel: *La culture des apparences. Une histoire du vêtement (XVIIe—XVIIIe siècle)*, Paris, Fayard, 1989
Roelcke (1999):
Roelcke, Volker: *Krankheit und Kulturkritik. Psychiatrische Gesellschaftsdeutungen im bürgerlichen Zeitalter (1790-1914)*, Frankfurt a.M./New York, Campus, 1999
Roger (1963):
Roger, Jacques: *Les Sciences de la vie dans la pensée française du XVIIIe siècle*, Paris, Armand Colin, 1963
Rohlje (1991):
Rohlje, Uwe: *Autoerotik und Gesundheit. Untersuchungen zur gesellschaftlichen Entstehung und Funktion der Masturbationsbekämpfung im 18. Jahrhundert*, Münster/New York, Waxmann, 1991
Rosen (1958):
Rosen, George: *A History of Public Health*, New York, MD Publications, 1958
Rossat-Mignod (1973):
Rossat-Mignod, Suzanne: «La pensée rationnelle de Molière en médecine», in: *Cahiers rationnalistes* 302 (1973), S. 407-428

Rothschuh (1958):
  Rothschuh, K[arl] E[d]: «Vom Spiritus animalis zum Nervenaktionsstrom», in: *Ciba-Zeitschrift* 8 (1958), S. 2949-2980
Rothschuh (1978):
  Rothschuh, Karl Ed: *Konzepte der Medizin in Vergangenheit und Gegenwart*, Stuttgart, Hippokrates, 1978
Rousseau, G.S. (1976):
  Rousseau, Georges S.: «Nerves, Spirits, and Fibres. Towards Defining the Origins of Sensibility», in: *Studies in the Eighteenth Century* 3 (1976), S. 137-157
Roussel, F. (1988):
  Roussel, Fabrice: «Le concept de mélancolie chez Aristote», in: *Revue d'histoire des sciences* 41 (1988), S. 299-330
Roussel, J. (1972):
  Roussel, Jean: *Jean-Jacques Rousseau en France après la Révolution 1795-1830. Lectures et Légende*, Paris, Arman Colin, 1972
Roustan (^{4}1902):
  Roustan, M.: *La Lettre. Evolution du genre*, Paris, Paul Delaplane, ^{4}1902
Roustan (1970):
  Roustan, Mario: *Les philosophes et la société française au XVIIIe siècle*, Genève, Slatkine Reprints, 1970 (Nachdruck der Ausgabe Paris, Hachette, 1911)
Rowbotham (1935):
  Rowbotham, A.H.: «The ‹philosophes› and the propaganda for inoculation of smallpox in 18th century France», in: *University of California publications in modern philology* 18, 4 (1935), S. 265-290
Rudolph (1969):
  Rudolph, Gerhard: «Jean-Jacques Rousseau (1712-1778) und die Medizin», in: *Sudhoffs Archiv* 53 (1969), S. 30-67
Rullmann (1993):
  Rullmann, Margit [u.a.]: *Philosophinnen von der Antike bis zur Aufklärung*, Zürich/Dortmund, edition ebersbach im eFeF-Verlag, 1993
Rustin (1979):
  Rustin, Jacques: *Le vice à la mode. Étude sur le roman français du XVIIIe siècle de «Manon Lescaut» à l'apparition de «La Nouvelle Héloïse» (1731-1761)*, Paris, Ophrys, 1979
Sainte-Beuve (1922):
  Sainte-Beuve, Charles-Augustin: *Portraits de femmes*, Berlin, Internationale Bibliothek, 1922
Sallwürk (1886):
  Sallwürk, E. von: *Fénelon und die Litteratur [sic] der weiblichen Bildung in Frankreich von Claude Fleury bis Frau Necker de Saussure*, Langensalza, Hermann Beyer & Söhne, 1886

Sandgruber/ Kühnel (1994):
Sandgruber, Roman/ Kühnel, Harry (Hgg.): *Genuß und Kunst. Kaffee, Tee, Schokolade, Tabak, Cola*, Katalog zur Ausstellung Schloß Schallaburg 1994, Innsbruck, Athesia-Druck, 1994
Sauder (1977):
Sauder, Gerhard: «Gefahr empfindsamer Vollkommenheit für Leserinnen und die Furcht vor Romanen in einer Damenbibliothek. Erläuterungen zu Johann Georg Heinzmann, *Vom Lesen der Romanen* und *Einleitung und Entwurf zu einer Damenbibliothek* aus: J.G.H., *Die Feyerstunden der Grazien. Ein Lesebuch*, Bern 1780», in: *Leser und Lesen im 18. Jahrhundert*, Colloquium der Arbeitsstelle des Achtzehnten Jahrhunderts [...], Heidelberg, Winter, 1977, S. 83-91 und S. 144-147
Schalk (1956):
Schalk, Fritz: «Diderots Artikel ‹mélancolie› in der Enzyklopädie», in: *Zeitschrift für französische Sprache und Literatur* 66 (1956), S. 175-185
Schaps (1982):
Schaps, Regina: *Hysterie und Weiblichkeit. Wissenschaftsmythen über die Frau*, Frankfurt a.M./New York, Campus, 1982
Scheffers (1980):
Scheffers, Henning: *Höfische Konvention und die Aufklärung. Wandlungen des ‹honnête-homme›-Ideals im 17. und 18. Jahrhundert*, Bonn, Bouvier Verlag Herbert Grundmann, 1980
Scheuerl (^{2}1991):
Scheuerl, Hans: *Klassiker der Pädagogik*, 2 Bde., München, Beck, ^{2}1991 (^{1}1979)
Schiebinger (1993):
Schiebinger, Londa: *Schöne Geister. Frauen in den Anfängen der modernen Wissenschaft*; Übersetzung aus dem Amerikanischen von Susanne Lüdemann und Ute Spengler, Stuttgart, Klett-Cotta, 1993
Schiff (1910):
Schiff, Mario: *La Fille d'Alliance de Montaigne, Marie de Gournay. Essai suivi de «L'Égalité des Hommes et des Femmes» et du «Grief des Dames» avec des variantes, des notes, des appendices et un portrait*, Paris, Librairie Honoré Champion, 1910 (Bibliothèque littéraire de la Renaissance, série 1, Bd. 10)
Schings (1977):
Schings, Hans-Jürgen: *Melancholie und Aufklärung. Melancholiker und ihre Kritiker in Erfahrungsseelenkunde und Literatur des 18. Jahrhunderts*, Stuttgart, Metzler, 1977
Schipperges (1963):
Schipperges, Heinrich: «Ärztliche Bemühungen um die Gesunderhaltung seit der Antike», in: *Heidelberger Jahrbücher* 7 (1963), S. 121-136

Schipperges (1967):
Schipperges, Heinrich: «Melancholia als ein mittelalterlicher Sammelbegriff für Wahnvorstellungen», in: *Studium Generale* 20, 11 (1967), S. 723-736

Schipperges (1970):
Schipperges, Heinrich: *Moderne Medizin im Spiegel der Geschichte*, Stuttgart, Thieme, 1970

Schipperges (1976):
Schipperges, Heinrich: «Die Kunst zu leben. Aus Gesundheitsbüchern des Mittelalters», in: *Tacuinum Sanitatis. Das Buch der Gesundheit*, hg. von Luisa Cogliati Arano, mit einer Einführung von Heinrich Schipperges und Wolfram Schmitt, München, Heimeran, 1976, S. 9-15

Schipperges (1977a):
Schipperges, Heinrich: «Diätetik für den ‹homo litteratur›. Ein historischer Beitrag zur Gesundheit der Gelehrten», in: *Semper attentus*. Beiträge für Heinz Götze zum 8. August 1977, Berlin/Heidelberg/New York, Springer, 1977, S. 308-316

Schipperges (1977b):
Schipperges, Heinrich: «Geschichte und Gliederung der Gesundheitserziehung», in: *Handbuch der Sozialmedizin*, hgg. von M. Blohmke, C.v. Ferber, K.J. Kister und H. Schäfer, 2 Bde., Stuttgart, Enke, 1975-1977, Bd. 2 (1977), S. 550-568

Schipperges (^{3}1993):
Schipperges, Heinrich: *Die Kranken im Mittelalter*, München, Beck, ^{3}1993 (^{1}1990)

Schipperges/ Seidler/ Unschuld (1978):
Schipperges, Heinrich/ Seidler, Eduard/ Unschuld, Paul U. (Hgg.): *Krankheit, Heilkunst, Heilung*, Freiburg, Alber, 1978 (Veröffentlichungen des ‹Instituts für Historische Anthropologie e.V.›, Bd. 1)

Schivelbusch (1990):
Schivelbusch, Wolfgang: *Das Paradies, der Geschmack und die Vernunft. Eine Geschichte der Genußmittel*, Frankfurt a.M., Fischer, 1990

Schlobach (1992):
Schlobach, Jochen (Hg.): *Denis Diderot*, Darmstadt, Wissenschaftliche Buchgesellschaft, 1992 (Wege der Forschung, Bd. 655)

Schmaußer (1991):
Schmaußer, Beatrix: *Blaustrumpf und Kurtisane: Bilder der Frau im 19. Jahrhundert*, Stuttgart, Kreuz, 1991

Schmitt (1973):
Schmitt, Wolfram: *Theorie der Gesundheit und ‹Regimen sanitatis› im Mittelalter*, Habil. med. Heidelberg 1973

Schmitt (1976):
Schmitt, Wolfram: «Geist und Überlieferung der Regimina Sanitatis», in: *Tacuinum Sanitatis. Das Buch der Gesundheit*, hg. von Luisa Cogliati Ara-

no, mit einer Einführung von Heinrich Schipperges und Wolfram Schmitt, München, Heimeran, 1976, S. 17-35
Schmitt (1990):
Schmitt, Wolfram: «Zur Phänomenologie und Theorie der Melancholie», in: *Melancholie in Literatur und Kunst*, hgg. von Udo Benzenhöfer, Walter Blank [u.a.], Hürtgenwald, Pressler, 1990, S. 14-28
Schmitz (1969):
Schmitz, Heinz-Günter: «Phantasie und Melancholie. Barocke Dichtung im Dienst der Diätetik», in: *Medizinhistorisches Journal* 4 (1969), S. 210-230
Schmitz (1976):
Schmitz, Heinz-Günter: «Das Melancholieproblem in Wissenschaft und Kunst der frühen Neuzeit», in: *Sudhoffs-Archiv* 60, 2 (1976), S. 135-162
Schneider (1970):
Schneider, G.: *Der Libertin. Zur Geistes- und Sozialgeschichte des Bürgertums im XVI. und XVII. Jahrhundert*, Stuttgart, Metzler, 1970
Schnucker (1974):
Schnucker, R.V.: «The English Puritans and Pregnancy, Delivery and Breast-Feeding», in: *History of Childhood Quarterly* 1, 4 (1974), S. 637-658
Schoell (1983):
Schoell, Konrad: *Die französische Komödie*, Wiesbaden, Athenaion, 1983 (Schwerpunkte Romanistik, Bd. 17)
Schön (1993):
Schön, Erich: *Der Verlust der Sinnlichkeit oder Die Verwandlungen des Lesers. Mentalitätswandel um 1800*, Stuttgart, Klett-Cotta, 1993 (Sprache und Geschichte, Bd. 12)
Schöner (1964):
Schöner, Erich: *Das Viererschema in der antiken Humoralpathologie*, Wiesbaden, Franz Steiner, 1964
Schott (1998):
Schott, Heinz (Hg.): *Der sympathetische Arzt. Texte zur Medizin im 18. Jahrhundert*, München, Beck, 1998 (Bibliothek des 18. Jahrhunderts)
Schrenk (1973):
Schrenk, Martin: *Über den Umgang mit Geisteskranken. Die Entwicklung der psychiatrischen Therapie vom «moralischen Regime» in England und Frankreich zu den «psychischen Curmethoden» in Deutschland*, Berlin, Springer, 1973 (Monographien aus dem Gesamtgebiete der Psychiatrie, Bd. 10)
Schumann (^{2}1985):
Schumann, Sabine: «Das ‹lesende Frauenzimmer›: Frauenzeitschriften im 18. Jahrhundert», in: Barbara Becker-Cantarino (Hg.), *Die Frau von der Reformation zur Romantik*, Bonn, Bouvier, ^{2}1985 (^{1}1980), S. 138-169
Schwarz (1993):
Schwarz, Christopher: *Langeweile und Identität. Eine Studie zur Entstehung und Krise des romantischen Selbstgefühls*, Heidelberg, Winter, 1993

Schweitzer/ Sitte (1985):
  Schweitzer, Antonie/ Sitte, Simone: «Tugend — Opfer — Rebellion. Zum Bild der Frau im weiblichen Erziehungs- und Bildungsroman», in: Hiltrud Gnüg, Renate Möhrmann (Hgg.), *Frauen — Literatur — Geschichte. Schreibende Frauen vom Mittelalter bis zur Gegenwart*, Stuttgart, Metzler, 1985, S. 144-165
Sckommodau (1933):
  Sckommodau, Hans: *Der französische psychologische Wortschatz der zweiten Hälfte des 18. Jahrhunderts*, Leipzig/Paris, Selbstverlag des Romanischen Seminars/Droz, 1933 (Leipziger Romanistische Studien, Heft 2)
Screech (1976):
  Screech, M.A.: «Medicine and Literature: Aspects of Rabelais and Montaigne (with a glance at the law)», in: Peter Sharratt (Hg.), *French Renaissance studies, 1540-1570*, Edinburgh, University of Edinburgh Press, 1976, S. 156-169
Screech (1992):
  Screech, M.A.: *Montaigne et la mélancolie. La sagesse des «Essais»*; mit einem Vorwort von Marc Fumaroli, Übersetzung aus dem Englischen von Florence Bourgne unter der Mitwirkung von Jean-Louis Haquette, Paris, Presses universitaires de France, 1992 (England [1]1983)
Seidenadel (1903-1904):
  Seidenadel, Emil: «'Frauenzimmer'. Eine wortgeschichtliche Untersuchung», in: *Zeitschrift für deutsche Wortforschung* 5 (1903-1904), S. 59-98
Sena (1967):
  Sena, Johan Frank: *The English Malady: The Idea of Melancholy from 1700 to 1760*, Diss. Princeton University 1967
Sena (1970):
  Sena, John F[rank]: *A bibliography of melancholy 1660-1800*, London, Nether Press, 1970
Sennett (1990):
  Sennett, Richard: *Verfall und Ende des öffentlichen Lebens. Die Tyrannei der Intimität*; Übersetzung aus dem Amerikanischen von Reinhard Kaiser, Frankfurt a.M., Fischer, 1990
Sennett (1995):
  Sennett, Richard: *Fleisch und Stein. Der Körper und die Stadt in der westlichen Zivilisation*; Übersetzung aus dem Amerikanischen von Linda Meissner, Berlin, Berlin Verlag, 1995
Shorter (1989):
  Shorter, Edward: «Medizinische Theorien spezifisch weiblicher Nervenkrankheiten im Wandel», in: Alfons Labisch/ R. Spree (Hgg.), *Medizinische Deutungsmacht im sozialen Wandel des 19. und frühen 20. Jahrhunderts*, Bonn, Psychiatrie-Verlag, 1989, S. 171-180
Shorter (1994):
  Shorter, Edward: *Moderne Leiden. Zur Geschichte der psychosomatischen*

Krankheiten; Übersetzung von Kurt Neff, Reinbek bei Hamburg, Rowohlt, 1994
Siegel (1973):
Siegel, Rudolph E.: *Galen on psychology, psychopathology, and function and diseases of the nervous system. An analysis of his doctrines, observations and experiments*, Basel/München/Paris/London/New York/Sydney, Karger, 1973
Siemek (1981):
Siemek, Andrzej: *La Recherche morale et ésthétique dans le roman de Crébillon Fils*, Oxford, The Voltaire Foundation, 1981 (Studies on Voltaire [...], Bd. 200)
Sigerist (1933):
Sigerist, Henry E.: «The Philosophy of Hygiene», in: *Bulletin of the History of Medicine* 1 (1933), S. 323-331
Sigerist (1952):
Sigerist, Henry E.: *Krankheit und Zivilisation. Geschichte der Zerstörung der menschlichen Gesundheit*, Frankfurt a.M./Berlin, Metzler, 1952
Sigerist (1956):
Sigerist, Henry E.: *Landmarks in the History of Hygiene*, London/New York/Toronto, Oxford University Press, 1956
Sillem (1997):
Sillem, Peter (Hg.): *Melancholie oder vom Glück, unglücklich zu sein. Ein Lesebuch*, München, dtv, 1997
Singer (1961):
Singer, Herbert: *Der galante Roman*, Stuttgart, Metzler, 1961
Solmi (1993):
Solmi, Sergio: *La santé de Montaigne*, Paris, Allia, 1993
Sonnié-Moret (1926):
Sonnié-Moret, P.: *La Marquise de Sévigné. Une Amie de la Médecine, Ennemie des Médecins 1626-1926*, Paris 1926
Spiegel (1967):
Spiegel, Marianne: *Der Roman und sein Publikum im früheren 18. Jahrhundert 1700-1767*, Bonn, Bouvier, 1967
Stackelberg (1979):
Stackelberg, Jürgen von: «Der ‹Homme de Lettres›. Zur ‹schwierigen Lage des Schriftstellers› im Ancien Régime: Sozialstatus, Verdienstmöglichkeiten und Zensur», in: ders., *Themen der Aufklärung*, München, Fink, 1979, S. 30-52
Starobinski (1960):
Starobinski, Jean: *Geschichte der Melancholiebehandlung von den Anfängen bis 1900*, Basel 1960 (Documenta Geigy, Acta Psychosomatica, Bd. 4)
Starobinski (1963a):
Starobinski, Jean: «La nostalgie: théories médicales et expression littéraire», in: *Studies on Voltaire [...]* 27 (1963), S. 1505-1518

Starobinski (1963b):
Starobinski, Jean: «L'encre de la mélancolie», in: *La Nouvelle Revue Française* 123 (März 1963), S. 410-423
Starobinski (1966):
Starobinski, Jean: «Molière and the doctors», in: *Ciba Symposion* 14 (1966), S. 143-148
Starobinski (1986):
Starobinski, Jean: *Denken und Existenz*; Übersetzung aus dem Französischen von Hans-Horst Henschen, Darmstadt, Wissenschaftliche Buchgesellschaft, 1986
Starobinski (1991):
Starobinski, Jean: *Kleine Geschichte des Körpergefühls*; Übersetzung aus dem Französischen von Inga Pohlmann, mit einer Einleitung von Hans Robert Jauß, Frankfurt a.M., Fischer, 1991
Steiger (1996):
Stieger, Johann Anselm: *Melancholie, Diätetik und Trost. Konzepte der Melancholie-Therapie im 16. und 17. Jahrhundert*, Heidelberg, Manutius, 1996
Steinbrügge (1982):
Steinbrügge, Lieselotte: «Vom Aufstieg und Fall der gelehrten Frau. Einige Aspekte der ‹Querelle des Femmes› im XVIII. Jahrhundert», in: *Lendemains* 25/26 (1982), S. 157-167
Steinbrügge (1983):
Steinbrügge, Lieselotte: «Die Aufteilung des Menschen. Zur anthropologischen Bestimmung der Frau in Diderots Encyclopédie», in: Ilse Brehmer [u.a.] (Hgg.), *Frauen in der Geschichte*, Bd. 4, Düsseldorf, Schwann, 1983, S. 51-64
Steinbrügge (1987):
Steinbrügge, Lieselotte: *Das moralische Geschlecht. Theorien und literarische Entwürfe über die Natur der Frau in der französischen Aufklärung*, Weinheim/Basel, Beltz, 1987
Steiner (1964):
Steiner, Andreas: «Das nervöse Zeitalter. Der Begriff der Nervosität bei Laien und Ärzten in Deutschland und Österreich um 1900, Zürich, Juris, 1964 (Zürcher medizingeschichtliche Abhandlungen, Neue Reihe, Bd. 21)
Steinhausen (1895):
Steinhausen, Georg: «Das gelehrte Frauenzimmer», in: *Nord und Süd. Eine deutsche Monatsschrift* 75 (Breslau/Berlin 1895), S. 46-55
Stenton (1957):
Stenton, Doris Mary: *The English Woman in History*, London/New York, George Allen & Unwin/The Macmillan Company, 1957
Stenzel (1987):
Stenzel, Hartmut: *Molière und der Funktionswandel der Komödie im 17. Jahrhundert*, München, Fink, 1987

Stephanson (1988):
Stephanson, Raymond: «Richardson's ‹Nerves›: The Physiology of sensibility in *Clarissa*», in: *Journal of the History of Ideas* 49, 2 (1988), S. 267-285

Stichler (1909):
Stichler, Carl: «Reisende Ärzte, Wunderdoktoren und Medizinhändler des 17. Jahrhunderts. Nach ungedruckten Originalberichten geschildert», in: *Archiv der Geschichte der Medizin* 2 (Leipzig 1909), S. 285-300

Stierle (1993):
Stierle, Karlheinz: *Der Mythos von Paris. Zeichen und Bewußtsein der Stadt*, München/Wien, Hanser, 1993

Stopczyk (1980):
Stopczyk, Annegret: *Was Philosophen über Frauen denken*, München, Matthes & Seitz, 1980

Strosetzki (1985):
Strosetzki, Christoph: *Balzacs Rhetorik und die Literatur der Physiologien*, Mainz/Stuttgart, Akademie der Wissenschaften und der Literatur/Steiner, 1985 (Abhandlungen der Geistes- und Sozialwissenschaftlichen Klasse, Akademie der Wissenschaften und der Literatur, Nr. 6)

Süßenberger (1996):
Süßenberger, Claus: *Abenteurer, Glücksritter und Maitressen. Virtuosen der Lebenskunst an europäischen Höfen*, Frankfurt a.M./New York, Campus, 1996

Tarczylo (1980):
Tarczylo, Théodore: «‹Prêtons la main à la Nature ...›. L'‹Onanisme› de Tissot», in: *Dix-huitième siècle* 12 (1980), S. 79-96

Tarczylo (1983):
Tarczylo, Théodore: *Sexe et Liberté au siècle des Lumières*, Paris, Presses de la Renaissance, 1983

Tellenbach ([4]1983):
Tellenbach, Hubertus: *Melancholie: Problemgeschichte, Endogenität, Typologie, Pathogenese, Klinik; vierte, erweiterte Auflage mit einem Exkurs in die manisch-melancholische Region*, Berlin/Heidelberg/New York/Tokyo, Springer, [4]1983 ([1]1961)

Terrisse (1984):
Terrisse, Arnaud: «La Psychiatrie en France dans le miroir de la thèse. (L'évolution des thèses de médecine psychiatrique française du début du XVIIe siècle à 1934 d'après le fichier des thèses de médecine de la Bibliothèque Nationale)», in: *Histoire, Economie et Société* 3 (1984), S. 247-292

Theopold (1964):
Theopold, Wilhelm: *Schiller. Sein Leben und die Medizin im 18. Jahrhundert*, Frankfurt a.M., Fischer, 1964 (Medizin in Geschichte und Kultur, Bd. 6)

Thiele-Dohrmann (1997):
Thiele-Dormann, Klaus: *Europäische Kaffeehauskultur*, Düsseldorf/Zürich, Artemis & Winkler, 1997
Toellner (1985):
Toellner, Richard: «Medizin in der Mitte des 18. Jahrhunderts», in: *Wissenschaften im Zeitalter der Aufklärung*, aus Anlaß des 250jährigen Bestehens des Verlages Vandenhoeck & Ruprecht, hg. von Rudolf Vierhaus, Göttingen, Vandenhoeck & Ruprecht, 1985, S. 194-217
Toppe (1993):
Toppe, Sabine: *Die Erziehung zur guten Mutter. Medizinisch-pädagogische Anleitungen zur Mutterschaft im 18. Jahrhundert*, Oldenburg, bis, 1993
Touaillon (1919):
Touaillon, Christine: *Der deutsche Frauenroman des 18. Jahrhunderts*, Wien/Leipzig, Wilhelm Braumüller, 1919
Treichler (1988):
Treichler, Hans Peter: *Die magnetische Zeit. Alltag und Lebensgefühl im frühen 19. Jahrhundert*, Zürich, Schweizer Verlagshaus, 1988
Trénard (1963):
Trénard, Louis: «Pour une histoire sociale de l'idée de bonheur au XVIIIe siècle», in: *Annales Historiques de la Révolution Française*, Juli-September 1963, S. 309-330 und Oktober-Dezember 1963, S. 428-452
Treue (1955):
Treue, Wilhelm: *Mit den Augen ihrer Leibärzte. Von bedeutenden Medizinern und ihren großen Patienten*, Düsseldorf, Droste, 1955
Trillat (1984):
Trillat, Étienne: «Promenade à travers l'histoire de l'hystérie», in: *Histoire, Économie et Société* 4 (1984), S. 525-534
Tronchin, H. (1905):
Tronchin, Henry: «Rousseau et le Docteur Tronchin», in: *Annales de la Société J.J. Rousseau* 1 (1905), S. 25-65
Tronchin, H. (1906):
Tronchin, Henry: *Un médecin du XVIIIe siècle. Théodore Tronchin (1709-1781), d'après des documents inédits*, Paris, Plon/Kündig, 1906
Truchet (1985):
Truchet, J.: *Thématique de Molière*, Paris, Société d'éducation d'enseignement supérieur, 1985
Tutzke (1956):
Tutzke, Dietrich: «Die populärmedizinischen Zeitschriften des 18. Jahrhunderts und ihr Wert für die damalige hygienische Volksaufklärung», in: *Medizinische Monatsschrift* 11 (1956), S. 757-759
Ueberhorst (1980):
Ueberhorst, Horst: «Synoptische Übersicht über Leibesübungen/Leibeserziehung, Politik, Kultur und Technik in Deutschland und Europa nebst Auswirkungen nach Übersee in der Zeit von 800 bis 1914», in: ders. (Hg.),

Geschichte der Leibesübungen, Bd. 3, 1, Berlin/München/Frankfurt a.M., Bartels & Wernitz, 1980, S. 594-616
Vallery-Radot (1939):
Vallery-Radot, Pierre: *La Médecine et les Médecins dans l'œuvre de Montaigne*, Paris, Lefrançois, 1939
Vallery-Radot (1958):
Vallery-Radot, Pierre: «Voltaire. Ses médecins. Ses maladies», in: *La Presse médicale*, 15. November 1958, S. 1803f.
Vallery-Radot (1963):
Vallery-Radot, Pierre: «Diderot et ses vues sur la médecine et les médecins, d'après sa correspondance avec Sophie Volland», in: *La Presse médicale*, 19. Januar 1963, S. 148-150
Van der Cruysse (^{2}1991):
Van der Cruysse, Dirk: *«Madame sein ist ein ellendes Handwerk». Liselotte von der Pfalz — eine deutsche Prinzessin am Hof des Sonnenkönigs*; Übersetzung aus dem Französischen von Inge Leipold, München/Zürich, Piper, ^{2}1991 (^{1}1990)
Van Dülmen (1992):
Van Dülmen, Andrea (Hg.): *Frauenleben im 18. Jahrhundert*, München, Beck (und Leipzig/Weimar, Kiepenheuer), 1992
Veith (1956):
Veith, Ilza: «On hysterical and hypochondriacal afflictions», in: *Bulletin of the History of Medicine* 30, 3 (1956), S. 233-40
Veith (1965):
Veith, Ilza: *Hysteria. The History of a disease*, Chicago/London, The University of Chicago Press, 1965
Veith (1968):
Veith, Ilza: «English melancholy and American nervousness», in: *Bulletin of the Menninger Clinic* 32 (1968), S. 301-317
Versini (1979):
Versini, Laurent: *Le roman épistolaire*, Paris, Presses universitaires de France, 1979
Vigarello (1992):
Vigarello, Georger: *Wasser und Seife, Puder und Parfüm. Geschichte der Körperhygiene seit dem Mittelalter*; mit einem Nachwort von Wolfgang Kaschuba; Übersetzung aus dem Französischen von Linda Gränz, Frankfurt a.M./New York, Campus, 1992
Villari (1997):
Villari, Rosario (Hg.): *Der Mensch des Barock*, Frankfurt a.M./New York, Campus, 1997
Vinet (^{2}1881):
Vinet, Alexandre Rodolphe: *Histoire de la littérature française au dix-huitième siècle*, 2 Bde., Paris ^{2}1881 (^{1}1853)

Völker (1975):
Völker, Ludwig: *Langeweile. Untersuchungen zur Vorgeschichte eines literarischen Motivs*, München, Fink, 1975
Völker (1978):
Völker, Ludwig: *Muse Melancholie — Therapeutikum Poesie. Studien zum Melancholie-Problem in der deutschen Lyrik von Hölty bis Benn*, München, Fink, 1978
Vovelle (1996):
Vovelle, Michel (Hg.): *Der Mensch der Aufklärung*; Übersetzung aus dem Französischen von Bodo Schulze und Rolf Schubert, aus dem Italienischen von Andreas Simon, Frankfurt a.M./New York, Campus, 1996
Vyverberg (1958):
Vyverberg, Henri Sabin: *Historical pessimism in the French enlightenment*, Cambridge/London, Havard University Press/Oxford University Press, 1958
Wagner-Egelhaaf (1997):
Wagner-Egelhaaf, Martina: *Die Melancholie der Literatur: Diskursgeschichte und Textfiguration*, Stuttgart/Weimar, Metzler, 1997
Waldinger (1967):
Waldinger, Renée: «Voltaire et médecine», in: *Studies on Voltaire [...]* 58 (1967), S. 1777-1806
Walker (1954):
Walker, William B.: «Luigi Cornaro, a Renaissance Writer on Personal Hygiene», in: *Bulletin of the History of Medicine* 28 (1954), S. 525-534
Waller (1978):
Waller, Richard: «L'homme de lettres en France et en Angleterre (1700-1730)», in: *Dix-huitième siècle* 10 (1978), S. 229-252
Walter (1973):
Walter, Eric: «Sur l'intelligentsia des Lumières», in: *Dix-huitième siècle* 5 (1973), S. 173-201
Walter (1980):
Walter, Eric: «Le complexe d'Abélard ou le célibat des gens de lettres», in: *Dix-huitième siècle* 12 (1980), S. 127-152
Walther (1999):
Walther, Lutz (Hg.): *Melancholie*, Leipzig, Reclam, 1999 (Reclam Bibliothek, Bd. 1664)
Watanabe-O'Kelly (1978):
Watanabe-O'Kelly, Helen: *Melancholie und die melancholische Landschaft. Ein Beitrag zur Geistesgeschichte des 17. Jahrhunderts*, Bern, Francke, 1978
Wear (1986):
Wear, Andrew: «Popularized ideas of health and illness in seventeenth-century France», in: *Seventeenth century French Studies* 8 (1986), S. 229-242

Weber, U. (1949):
Weber, Ulrich: *Ennui. Die Bedeutungen des Wortes in der französischen Romantik*, Diss. Freiburg 1949
Weber, W. (1990):
Weber, Wolfgang: «Im Kampf mit Saturn. Zur Bedeutung der Melancholie im anthropologischen Modernisierungsprozeß des 16. und 17. Jahrhunderts», in: *Zeitschrift für historische Forschung* 17 (1990), S. 155-192
Wehrli (1951):
Wehrli, Fritz: «Ethik und Medizin. Zur Vorgeschichte der aristotelischen Mesonlehre», in: *Museum Helveticum* 8 (1951), S. 36-62
Weitenweber (1855):
Weitenweber, Wilhelm Rudolph: *Über des Marsilius Ficinus Werk ›De vita studiosorum‹ nebst einigen Bemerkungen über den Hellenismus*, Prag 1855
Wellmann (1895):
Wellmann, Max: *Die pneumatische Schule bis auf Archigenes in ihrer Entwicklung dargestellt*, Berlin 1895 (Philologische Untersuchungen, hg. von A. Kiessling und U.V. Wilamowitz-Moellendorff, Heft 14)
Wenzel (1992):
Wenzel, Manfred: *Goethe und die Medizin. Selbstzeugnisse und Dokumente*, Frankfurt a.M./Leipzig, Insel, 1992
Wesly (1933):
Wesly, Margot: *Das junge Mädchen im deutschen Roman des 18. Jahrhunderts bis zum Beginn des Sturm und Dranges (Unter besonderer Berücksichtigung des gleichzeitigen französischen und englischen Romans)*, Diss. Leipzig, Hamburg, Christians, 1933 (Dissertationen deutsche Literatur, Bd. 7, 1)
Westerwelle (1993):
Westerwelle, Karin: *Ästhetisches Interesse und nervöse Krankheit. Balzac, Baudelaire, Flaubert*, Stuttgart/Weimar, Metzler, 1993
Wickersheimer (1970):
Wickersheimer, Ernest: *La médecine et les médecins en France à l'époque de la Renaissance*, Genève, Slatkine Reprints, 1970 (Nachdruck der Ausgabe Paris 1905)
Wieckenberg (1988):
Wieckenberg, Ernst-Peter: *Einladung ins 18. Jahrhundert: ein Almanach aus dem Verlag C.H. Beck im 225. Jahr seines Bestehens*, München, Beck, 1988
Wies (1953):
Wies, Ruth: *Das Journal des Luxus und der Moden (1786-1827), ein Spiegel kultureller Strömungen der Goethezeit*, Diss. München 1953
Willard (1963):
Willard, Nedd: *Le génie et la folie au dix-huitième siècle*, Paris, Presses universitaires de France, 1963

Wittkower (1989):
 Wittkower, Rudolf und Margot: *Künstler — Außenseiter der Gesellschaft*; Übersetzung aus dem Englischen von Georg Kauffmann, Stuttgart, Klett-Cotta, 1989
Wöbkemeier (1990):
 Wöbkemeier, Rita: *Erzählte Krankheit. Medizinische und literarische Phantasien um 1800*, Stuttgart/Weimar, Metzler, 1990
Wöhrle (1990):
 Wöhrle, Georg: *Studien zur Theorie der antiken Gesundheitslehre*, Stuttgart, Steiner, 1990
Wolf (1984):
 Wolf, Werner: *Ursprünge und Formen der Empfindsamkeit im französischen Drama des 18. Jahrhunderts (Marivaux und Beaumarchais)*, Frankfurt a.M./Bern/New York/Nancy, Lang, 1984
Wonderky (1951):
 Wonderky, A. Wayne: «Some notes on hypochondria and melancholy in German literature of the early eighteenth century», in: *Philosophical Quarterly* 30 (Juli 1951), S. 186-193
Wright (1980):
 Wright, John P.: «Hysteria and Mechanical Man», in: *Journal of the History of Ideas* 41, 2 (1980), S. 233-247
Wunder (1992):
 Wunder, Heide: *«Er ist die Sonn', sie ist der Mond.» Frauen in der Frühen Neuzeit*, München, Beck, 1992
Zepp (1984):
 Zepp, Jürgen: «Wichtige Persönlichkeiten aus der Anfangszeit der Gesundheitserziehung», in: K. Klein/ J. Zepp (Hgg.), *2000 Jahre Gesundheitssicherung*, Mainz 1984, S. 389-394
Zimmer (1978):
 Zimmer, Wolfgang: *Die literarische Kritik am Preziösentum*, Meisenheim am Glan, Hain, 1978 (Untersuchungen zur Romanischen Philologie, Bd. 12)

Indizes

I. Personenindex

A
Ackermann, J.C.G.   115, 167, 168, 175
Ackermann, J.K.H.   81, 94, 175, 181, 202
D'Alembert   96, 109, 112, 157, 188
D'Aquin   43, 56, 57, 58, 60
Aretaios   15
Aristoteles   22, 23, 180
Astruc   121

B
Balzac   203, 204, 205, 206
Baudelaire   83, 203, 206, 207
Baudouin   11, 82, 86
Beauchêne   81, 94, 101, 118, 119, 124, 125, 126, 127, 128, 136, 137, 138, 139, 155
Beaumarchais   194
Bernardin de Saint-Pierre   128, 132, 140
Bienville   38, 46, 47, 48
Bilguer   94, 101, 112, 126, 180
Blackmore   81, 85, 180, 181
Blégny   23, 41
Boerhaave   98
Boileau   22
Bonnaud   113
Bordeu   85
Brachet   202
Browne   81, 85
Bussy-Rabutin   63

C
Cabanis   199
Campe   129, 130, 131, 144
Camus, M.   150
Chambon de Montaux   121
Chamfort   112, 170

Chaulieu   68
Chevrier   151
Cheyne   81, 83, 85, 158, 180, 181
Cousinot   56, 57
Crébillon Fils   183, 184
Cullen   80
Cyrano de Bergerac   24, 72

D
Dancourt   75, 76
Deffand   11, 86, 88, 95, 134, 142, 143, 173, 174
Descartes   165
Destouches   148
Devaux   38, 142
Diderot   30, 83, 84, 86, 95, 96, 99, 107, 109, 119, 133, 150, 151, 171, 172, 173, 182, 184
Dorat   112
Doussin-Dubreuil   185
Du Barry   85, 115
Duclos   112, 157, 184
Dufour   46, 48
Dumoulin   79, 81, 102, 120, 181

E
Elisabeth Charlotte, Herzogin von Orléans   36, 47, 52, 53, 65, 113, 114, 115, 116, 125
D'Épinay   86, 96, 98
Esquirol   199

F
Fagon   41, 55, 56, 57, 58, 59
Falconer   118
Falret   88
Faret   52
Félix   62
Flaubert   203, 207

327

Fleury, C. 65, 66, 67
Foucault 17
Friedrich der Große 164, 165
Furetière 33, 39

G
Galen 14, 15, 21, 22, 44, 51, 180
Galiani 86
Garat 92, 94
Garnier 112
Georget 156, 179
Gide 207
Goethe 176
Goncourt 17, 88, 92, 94, 114, 120, 135
Graffigny *142-143*
Grainville 181, 182
Green 126
Grimm, M. 86, 96, 98

H
Harvey 21, 41, 83
Hecquet 40
Hellfeld 176, 177, 178, 184
Helvétius 42, 107, 182
Hippocrates 14, 15, 21, 25, 29, 30, 36, 38, 40, 51, 70, 80, 81, 99, 103, 122, 123, 158, 180
Hoin 118
Holbach 86
Houdon 98
Hunauld 81, 155, 156

J
Jacquin 46
Jaucourt 122

K
Kant 131, 132
Kilian 175

L
Laclos 136, 143
La Fayette 63, 64

Lange 181
La Rochefoucauld 69
Lebuègue de Presle 111
Le Boulanger de Chalussay 70, 72
Lesage 68
Leuthner 81, 91, 169
Lichtenberg 112, 113, 164
Lignac 112, 129, 176, 177
Linné 121
Lorry 40, 94, 101, 123, 180, 198
Louyer-Villermay 17, 81, 94, 123, 171, 181, 202
Luce 40, 81, 181
Ludwig XIV. 13, 25, 39, 41, 42, 45, 46, 51, 52, 55, 56, 57, 58, 59, 60, 62, 63, 65, 136, 173, 208

M
Mai 46
Maintenon 55, 57
Mandeville 81, 181
Manningham 81, 85, 94
Mareschal 62
Maria 81
Marivaux 144
Marsollier des Vivetières 189, 190
Mercier 86, 144, 145, 157
Mesmer 80
Midriff 85
Mirabeau 150, 187
Molière 21, 28, 33, 35, 38, 54, 57, 68, 69, 70, 71, 73, 74, 85, 87, 189, 195, 209
Montagu 92
Montaigne 174
Montesquieu 165
Moreau de la Sarthe 97, 109, 116, 132, 139
Morellet 86

P
Patin 38
Paumerelle 13, 152
Peisse 200, 201

Pernety 131, 156
Pinel 197, 198, 199
Platner 160, 174
Platon 122, 159
Polybos 14
Pomme *88-92*, 93, 101, 198
Pompadour 85
Pressavin 81, 111, 119, 171, 181
Puissieux 125
Pujati 160
Purcel 81
Pure 67

Q
Quesnay 85

R
Rabelais 182
Ramazzini 160, 181
Rambouillet 66
Raulin 17, 81, 101, 107, 108, 119, 122, 135, 155, 174, 198
Raynal 86
Reid 81, 139, 169, 170, 181
Restif de La Bretonne 32, 144, 145
Reveille-Parise 47, 163, 181
Revillon 46, 81, 101, 107, 108, 109, 120, 136, 158, 169, 174, 181
Riccoboni 143
Robinson 81, 85, 181
Rohatzsch 202
Rostain 81, 91
Rousseau, J.J. 18, 87, 94, 95, 96, 113, 117, 124, 130, 131, 132, 133, *134-140*, 143, 144, 155, 157, 168, 169, 183, 186, 187, 197
Rowley 81

S
Saint-Simon 52, 64, 188
Salzmann 178, 184, 185, 186
Scarron 67
Schaarschmidt 46, 107
Schiller 188, 189

Scudéry 66, 67
Seneca 136
Sévigné 45, 49, 63, 64, 65, 188
Somaize 67
Stendhal 203
Sydenham 85

T
Talbor 41
Testu (o.a. Têtu) 64, 188
Thomas 95, 112, 157
Tissot, S.-A.-A.-D. 18, 48, 88, 93, *99-117*, 129, 134, 139, *159-167*, 172, 178, 184, 187, 198
Tode 94, 181
Tronchin 18, 86, 88, *92-99*, 136
Trublet 181

U
Unger 129, 144

V
Vallot 56, 57, 58, 59
Vaultier 56, 57
Verardi Zeviani 81, 170, 181, 202
Vigarous 123
Virey 11, 124, 138
Viridet 79
Voisin 139
Voltaire 30, 86, 87, 93, 95, 96, 97, 112, 157, 165, 173, 174

W
Walpole 11, 134, 142, 143
Weikard 46, 170, 171
Wetzel 168, 172, 174, 181
Wetzler 109
Whytt 17, 80, 81, 101, 108, 174, 181
Willis 85

Z
Zückert 118

329

II. Sachindex

A
Abführmittel 15, 28, 35, 36, *39f.*, 45, 58, 59, 94, 166, *172-174*
Acedia 201
Aderlaß 15, 26, 28, 29, 30, 31, 32, *36-38*, 39, 40, 55, 57, 58, 59, 60, 70, 94, 98, 166
Antimon 38, 40, *42f.*
apothicaire *34f.*, 37, 38, 40, 41, 55
Ausschweifungen 91, *111f.*, 128, 139, 158, 159, 170, 177, 178, 186

B
Bader 32, 37
Bäder/Badekur 32, 37, 44, 45, 90, 104
Ballspiel 109, 165
barbier 24, 26, 27, 29, *30-34*, 37
Bekleidung 94, 97, 102, 111, *112f.*, 126, 166
Bewegung 59, 91, 94, 95, 104, *108-110*, 111, 124, 125, 185
Bewegungsmangel 59, 61, 126, 127, 160, *164*, 168, 169, 173, 179
Brechmittel 36, *39f.*, 58, 102
Brechwurzel *40-42*

C
charlatan *33f.*, 73, 86, 87, 98
Chinarinde 38, *40-42*, 56, 57, 166
chirurgien 24, 26, 27, 28, *29f.*, 31, 32, 34, 37, 38, 55, 62, 103
clystère (s.a. Abführmittel) 35, 39
Correspondance littéraire 88, 93, 97, 99, 100, 189

D
délicatesse 74, 91, 122, 127, 131, 135, 145, 154, 157, 205
Diätetik/Diät 16, 36, 103, 104, 105, 158, 174, 175, 179

E
Eheschließung 68, *111f.*, 114, 129, 130, 146, 148, *176f.*, 204, 205
empirique 23, 24, 34, 41
Encyclopédie 85, 93, 112, 122, 137, 155, 157
ennui (s.a. Langeweile) 68, 82, 84, 98, 106, 109, 110, 124, 134, 136, 137, 142, 143, 145, 146, 147, 151, 161, 179, 184, 192
épicier 32, 34, 55
Ernährung 15, 83, 94, 95, 102, 104, *107f.*, 109, 110, 125, 139, 159, 165, *172-176*
esprits animaux 22, 40, 70, 80, 81, 89, 174, 180
étuve/étuviste (s. Bader)

F
Fiber 80, 105, 122, 131, 154, 161, 164, 165, 204
Fisteloperation 29, 55, 62, 63
Frauenzimmerbibliotheken 130

G
Galle, schwarze 13, 14, 15, 16, 51, 61, 72, 103, 180, 183, 187, 201
Gebärmutter 13, 51, 89, 122, 123
Genie 72, 77, 140, 174, 179, 181, 183, 187, 189, 201, 208

H
Heirat (s. Eheschließung)
honnête homme 52, 137
Hôtel de Rambouillet 66, 67
Humoralpathologie 14, 15, 35, 51, 61, 69, 79, 80, 122, 159, 180, 182, 199, 202, 203, 204, 205, 208, 209
Hydrotherapie (s.a. Pomme) 90f.
Hygiene 53, 100, 139, 158, 159, 160, 179, 204

Hypochondrie 16, 40, 70, 71, 73, 82, 89, 90, 91, 103, 107, 109, 123, 126, 141, 155, 156, 163, 164, 168, 169, 170, 171, 174, 175, 177, 180, 181, 182, 183, 188, 189, 195, 197, 198, 199, 200, 201, 202, 204, 207
Hysterie 16, 17, 46, 79, 80, 82, 89, 90, 91, 112, 122, 123, 181, 197, 199, 200, 201, 202, 204, 206, 207

I
ipécacuana/ipéca (s. Brechwurzel)

J
Jagen (s. Reiten)
Journal de la santé du Roi 56, 57, *58-62*

K
Kaffee 32, *45-48*, 49, 60, 91, 108, 115, 166, 172, 174,
Kartenspiel 52, 126
Korsett 112, 113
Kosmetika 111, *114f.*
Klistier (s. clystère und Abführmittel)

L
Langeweile (s.a. ennui) 52, 65, 84, 87, 106, 111, 116, 124, 126, 136, 137, 143, 145, 150, 169, 171, 179, 184, 188, 190, 192
lavement (s.a. Abführmittel) 35, 38, 39, 60, 90, 98, 142
Lebensgeister (s. esprits animaux)
Leibarzt 26, 29, 41, *53-57*, 58, 59, 62
Leidenschaften 68, 83, 91, 104, 110, 111, *116-120*, 125, 126, 127, 128, 129, 132, 137, 138, 145, 149, 157, 164, 168, 197
Lesesucht 125, *127- 130*, 129, 130, 133, 144, 178
Luxus 68, 77, 97, 106, 114, 117, 122, 124, 128, 129, 130, 146, 155, 156, 157, 198, 209

M
Magnetismus/Mesmerismus 80
mal du siècle 197, 203
Manie 15, 38, 70
Massage 159, 166
matrice (s. Gebärmutter)
médecin 17, 21, 22, 23, *24-28*, 29, 30, 32, 33, 34, 35, 37, 38, 42, 45, 53, 55, 63, 73, 85, 86, 87, 88, 91, 93, 97, 98, 99, 100, 112, 151, 165, 173, 191, 201
Melancholie 13, 14, 15, 16, 17, 19, 40, 51, 60, 61, 62, 69, 70, 71, 72, 77, 79, 82, 83, 84, 89, 91, 109, 111, 118, 140, 143, 145, 146, 163, 170, 171, *179-182*, 183, 185, 186, 187, 188, 191, 195, 196, 198, 201, 202, 204, 205, 206, 207, 208, 209
Müßiggang 11, 68, 86, 87, 91, 94, 102, 105, 106, 107, 108, 110, 111, 123, 124, 125, 126, 128, 135, 136, 139, 144, 145, 146, 155, 157, 174, 183, 184, 190, 194, 196, 197, 198, 199, 200, 208, 209

N
Nerven 11, 22, 23, 47, 60, 61, 80, 81, 89, 91, 100, 101, 102, 105, 106, 107, 122, 123, 124, 125, 127, 131, 135, 143, 145, 162, 163, 164, 168, 171, 175, 178, 181, 182, 185, 195, 199, 201, 203, 204, 205, 206
Nervenerkrankung 16, 40, 82, 91, 97, 101, 102, 103, 114, 123, 126, 127, 130, 131, 145, 162, 170, 175, 177, 178, 185, 198, 199, 200, 201, 202, 203, 204, 206, 207
Nervenkrafttheorie 82, 199
Nervensafttheorie 80, 81, 100, 122, 199

Neurasthenie 201, 202, 207
Neurose (s.a. Nervenerkrankung) 19, 197, 201, 202, 204, 205, 207, 208, 209
névropathie (s. Neurasthenie)
Nosologie 121, 200, 203

O
Ohnmacht 38, 101, 114, 119, 148, 149, 153, 168, 203
Onanie 150, *176-179*, 184, 185, 186, 187
opérateur *33f.*
Opium 44, 168

P
Parfum 114, 115, 125
passions (s. Leidenschaften)
Pockenschutzimpfung 56, 85, 92, 93, 99
Preziöse 65, *66-68*, 73, 75, 77, 147, 209
Psychiatrie 19, 82, 199, 200, 202, 203, 208, 209
Puls 26, 27, 28, 55, 145

Q
quinquina (s. Chinarinde)

R
Rauchen 91, 111, *115f.*, 166, 175, 176
Reiten 37, 58, 109, 165
Romanlektüre (s.a. Lesesucht) *127-130*, 131

S
Säftelehre (s.a. Humoralpathologie) 13, 14, 15, 35, 37, 61, 80, 103, 104, 107, 111, 112, 115, 175, 177, 199, 201
Salon 65, *66-68*, 73, 85, 89, 98, 142, 146, 157
Scharlatan (s. charlatan)

Schokolade 45, 46, 47, *48f.*, 91, 108, 166, 174
sex res non naturales *103f.*, 125, 200
Spielsucht 52, 126
spleen 48, *82-85*, 181, 200, 201, 206

T
Tanzen 52, 58, 109, 148, 164
Tee 45, 46, 47, *48f.*, 108, 166, 172, 174
Temperament/-enlehre 14, 28, 35, 59, 60, 61, 62, 63, 72, 119, 124, 122, 138, 157, 161, 177, 181, 182, 187, 188
Theaterbesuch *125-127*, 128, 189
thériaque 33, 34
triacleur 33
tristesse 13, 15, 16, 19, 70, 71, 84, 116, 118, 119, 131, 142, 143, 146, 151, 152, 155, 161, 170, 171, 181, 182, 186, 190, 191, 192, 193, 201, 203, 204, 206, 207

U
Urin 27, 28, 43, 110, 161
Uterus (s. Gebärmutter)

W
Wahnsinn 17, 38, 70, 150, 191
Wein 71, 72, 91, 107, 108, 125, 165, 166, 168, 172, 174, 175
Weltschmerz 201

Z
Zivilisationserkrankung 13, 16, 18, 83, 104, *134-140*, 147, 177, 199, 200, 208
Zivilisationskritik 134, 136, 139, 141, 143, 144, 154, 155, 179, 183, 196, 209